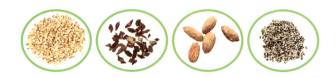

神农本草经

彩色图鉴

上卷

◎ 主编　路军章　魏　锋

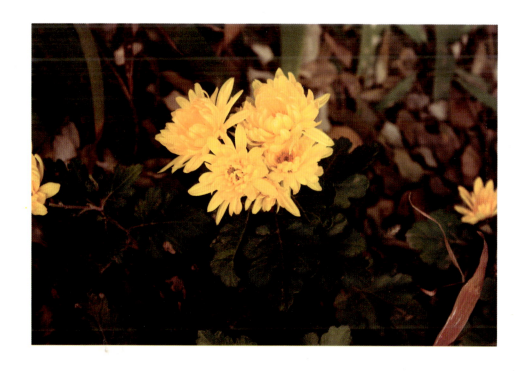

中医古籍出版社

图书在版编目（CIP）数据

《神农本草经》彩色图鉴 / 路军章，魏锋主编. --北京：中医古籍出版社，2013.8
　　ISBN 978-7-5152-0473-4

Ⅰ．①神… Ⅱ．①路… ②魏… Ⅲ．①《神农本草经》－图谱 Ⅳ．①R281.2-64

中国版本图书馆CIP数据核字(2013)第213006号

《神农本草经》彩色图鉴

路军章　魏锋　主编

责任编辑	朱定华
选题策划	谢　宇
封面设计	李建军
美术设计	天宇工作室（xywenhua@aliyun.com）
图文制作	李建军
出版发行	中医古籍出版社
社　　址	北京东直门内南小街16号（100700）
印　　刷	北京彩虹伟业印刷有限公司
开　　本	889mm×1194mm　1/16
印　　张	28
字　　数	1280千字
版　　次	2013年9月第1版　2013年9月第1次印刷
印　　数	0001～3000
书　　号	ISBN 978-7-5152-0473-4
定　　价	298.00元（全二卷）

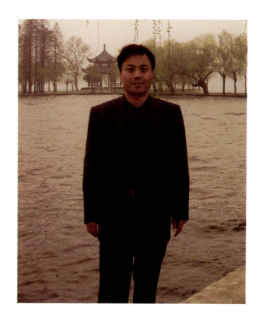

路军章

　　硕士，中国人民解放军总医院中医科副主任医师，1992年毕业于北京中医药大学医疗系，曾师从中医伤寒名家刘渡舟教授侍诊抄方3年，对其学术思想及临证经验有比较全面的继承和发扬，并打下了扎实的中医基本功，擅长运用中医历代名方治疗各种疑难杂证，侧重于肿瘤的中西医结合临床研究，对肺癌、胃癌、大肠癌、乳腺癌、胰腺癌的中西医结合治疗有较丰富的经验，对放射性食管炎及其他一些放化疗毒副反应如出汗、食欲减退等证的中医辨证论治具有独到见解和良好疗效。同时对糖尿病、脾胃病、肾病、妇科病、皮肤病、抑郁焦虑症、更年期综合证等也有较丰富的经验。主编《表格式临床医学系列丛书肿瘤分册》、《中老年人心脑血管保健》，参加编写《现代自身免疫病学》、《中国中医专家临床用药经验和特色》、《中医例案分析》、《保健食品功效成分检测技术与方法》等书，发表论文30余篇，获医疗成果三等奖1项。

魏锋

　　博士，研究员，现为中国药品生物制品检定所中药材室主任，世界中医药联合会中药委员会理事。2001年获北京中医药大学中药学博士学位，2002-2004年在美国密西西比大学药学院、美国国家天然产物研究中心（National Center for Natural Products Research, School of Pharmacy, The University of Mississippi, U.S.A.）进行博士后研究工作，主要从事天然产物化学及美国食品补充剂的安全性和质量评价研究。2004年回国后，在中国药品生物制品检定所从事中药、天然药物和保健食品的质量控制和安全性评价等工作。先后参与并完成了"九五"、"十五"、"十一五"等多项国家科技攻关计划课题。在国际、国内学术期刊发表研究论文50余篇。主编《保健食品功效成分检测技术与方法》、《保健食品安全性检测技术与方法》、《常用中药标准物质分析图谱》等书，为《中国药典》英文版一部2005、2010版编委，《Chinese Herbal Drug Research Trends》编委。

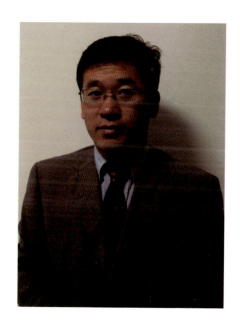

编委会

主　　编	路军章　魏　锋
副 主 编	谢　宇　魏献波　周重建
编　　委	裴　华　李　翠　朱　进　吕凤涛　王　俊
	王丽梅　许仁倩　晏　丽　于承良　于亚南
	张　淼　邹　江　刘超英　刘鸿涛　黄静华
	刘亚辉　袁　玫　董　萍　鞠玲霞
图片摄影	谢　宇　周重建
美术设计	天宇工作室（xywenhua@yahoo.cn）
图文制作	张亚萍　李　翔

阅读指南

《神农本草经》原著中的药物名称。

《神农本草经》原著中收录的该品种的经典内容。

该种药物的线描图。

决明子

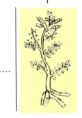

【原文】味咸，平。主青盲；目淫肤赤白膜，眼赤痛、泪出。久服益精光；轻身。生川泽。

依据《中华人民共和国药典》（2010年版一部）、《中药学》（第二版）收录的该种中草药的性味归经、功效主治、用法用量。

▶【今 释】◀

- **性味归经**：甘，苦，咸，微寒。归肝、大肠经。
- **功效主治**：清热明目，润肠通便。用于目赤涩痛，羞明多泪，头痛眩晕，目暗不明，大便秘结。
- **用量用法**：9～15克，煎服。用于润肠通便，不宜久煎。
- **使用禁忌**：气虚便溏者不宜使用。
- **来源**：本品为豆科植物决明或小决明的干燥成熟种子。
- **形态特征**：一年生半灌木状草本，高1～2米。双数羽状复叶互生；小叶3对，倒卵形或长圆状倒卵形，先端圆形。花成对腋生，黄色，倒卵形。荚果条形。种子多数，菱形，淡褐色，有光泽，两侧面各有1条线形的浅色斜凹纹。
- **采收加工**：秋季采收成熟果实，晒干，打下种子，除去杂质。
- **别名**：决明、假绿豆、草决明、马蹄决明。

该种药物的来源及识别特征。

该种药物的常用别名。

该品种在正文中的页码。 184

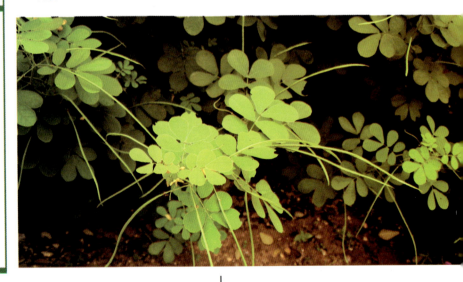

该种药物的生境图。

〖现代研究〗

化学成分：本品主含大黄酸、大黄素、芦荟大黄素、决明子素、橙黄决明素、决明素等蒽醌类物质，以及决明苷、决明酮、决明内酯等萘并吡咯酮类物质；此外，尚含甾醇、脂肪酸、糖类、蛋白质等。

药理作用：本品的水浸出液、醇水浸出液及乙醇浸出液都有降低血压作用；本品有降低血浆总胆固醇和三酰甘油的作用；其注射液可使小鼠胸腺萎缩，对吞噬细胞吞噬功能有增强作用；其所含蒽醌类物质有缓和的泻下作用；其醇浸出液除去醇后，对金黄色葡萄球菌、白色葡萄球菌、橘色葡萄球菌、白喉杆菌、巨大芽孢杆菌、伤寒杆菌、副伤寒杆菌、乙型副伤寒杆菌及大肠杆菌均有抑制作用；其水浸液对皮肤真菌有不同程度的抑制作用。

〖配伍应用〗

肝热目赤肿痛、羞明多泪：常配黄芩、赤芍、木贼用，如决明子散（《银海精微》）。

风热上攻头痛目赤：配菊花、青葙子、蔓荆子等，如决明子丸（《证治准绳》）。

肝肾阴亏、视物昏花、目暗不明：配山茱萸、生地黄等，如决明散（《银海精微》）。

肝阳上亢之头痛、眩晕：常配菊花、钩藤、夏枯草等用。

内热肠燥、大便秘结：可与火麻仁、瓜蒌仁等同用。

〖药膳食疗〗

◎ **决明子粥**

原料：决明子10~15克，白菊花10克，粳米60克，冰糖少许。

制法：先将决明子放入铁锅内，炒至起爆微有香气时，取出待冷后，与白菊花同放入砂罐，加清水煎煮30分钟，去渣留汁，加入粳米煮至粥熟时，加入冰糖，再煮1~2沸即可。

用法：每日1剂，分早、晚食用。

功效：清肝明目，平抑肝阳，润肠通便。

适用：肝火上炎之目赤肿痛，或肝阳上扰之头晕目眩、头痛如胀、烦躁易怒、便秘难解等。

◎ **决明子菊花茶**

原料：决明子15克，茶叶、杭菊花各3克。

制法：将以上3味药放入盖杯中，用滚开水冲泡，加盖浸片刻即成。

用法：代茶频饮。

功效：清肝明目，减脂降压，平抑肝阳。

适用：高血压、高脂血症、便秘。

◎ **决明子木贼茶**

原料：决明子30克，木贼3克。

制法：先将决明子洗净，晾干或晒干，将木贼去杂，去根须，洗净，晒干，切段，与决明子同放入杯中，用沸水冲泡，加盖焖10分钟，即可。

用法：代茶，频频饮用，一般可冲泡3~5次。

功效：清肝明目，平抑肝阳。

适用：肝火上炎型目赤、眼干、痒、迎风流泪等。

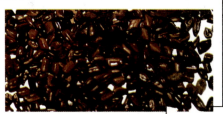

185

顾氏自序

　　李濒湖云："神农古本草，凡三卷三品，共三百六十五种，首有名例数条，至陶氏作《别录》，乃拆分各部，而三品亦移改，又拆出膏菥、赤小豆二条（按《本经》目录，青葙子在下品，非后人拆出也。疑"菥"当作"蘘"）。故有三百六十七种，逮乎唐宋屡经变易旧制莫考（此上并李氏语）。今考《本经》三品不分部数，上品一百二十种，中品一百二十种，下品一百二十五种（见《本经》名例），品各一卷，又有序录一卷，故梁·《七录》云三卷，而陶氏《别录》云四卷，韩保昇谓《神农本草》上中下并序录合四卷是也。梁·陶隐居《名医别录》始分玉、石、草、木三品为三卷，虫、兽、果、菜、米、食，有名未用三品为三卷，又有序录一卷，合为七卷，故《别录》序后云："《本草经》卷上，序药性之原本，论病名之形诊，题记品录，详览施用，《本草经》卷中，玉、石、草、木三品；《本草经》卷下，虫、兽、果、菜、米、食三品，有名未用三品，右三卷其中下二卷，药合七百三十种，各别有目录，并朱墨杂书并子注，今大书分为七卷"（以上并陶氏语）。盖陶氏《别录》仍沿用《本经》上、中、下三卷之名，而中下二卷并以三品，分为子卷，《唐本草》讥其草木同品，虫兽共条，披览既难，图绘非易是也。《别录》于《本经》诸条间有并析，如胡麻《经》云叶名青蘘，即在胡麻条下，而《别录》乃分之（《本经》目录无青蘘），中品葱薤，下品胡粉、锡镜鼻，并各自为条，而《别录》乃合之，由此类推，凡《证类本草》三品与《本经》目录互异者，疑皆陶氏所移，李濒湖所谓拆分各部，移改三品者是也。青蘘之分，盖自《别录》始，（《唐本草》注云，《本经》在草部上品，即指《别录》原次言之。），赤小豆之分，则自《唐本草》始，是为三百六十七种，《唐本草》退姑活，别羁、石下长卿、翘根、屈草、淮木于有名未用，故云三百六十一种（见《别录》序后，《唐本草》注。），宋本草又退彼子于有名未用，故云三百六十种（见《补注》总叙后），今就《证类本草》三品计之，上品一百四十一种，中品一百十三种，下品一百二十五种，已与《本经》名例绝不相符，又有人部一种，有名未用七种并不言于三品何属，李濒湖所谓屡经变易，旧制莫考者是也。李氏《纲目》世称为集大成，以今考之《本经》，而误注《别录》者四种（草薢、葱、薤、杏仁）；从《本经》拆出而误注他书者二种（土蜂、桃蠹虫）；原无经文而误注《本经》者一种（绿青）；明注《本经》，而经文混入《别录》者三种（枲耳实、鼠妇、石龙子）；经文混入《别录》，而误注《别录》者六种（王不留行、龙眼、肤青、姑活、石下长卿、燕屎）；《别录》混入经文，而误注《本经》者四种（升麻、由跋、赭魁、鹰屎白）。夫以濒湖博洽而舛误至此，可见著书难，校书亦复不易，《开宝本草》序云，朱字墨字无本得同，旧注新注其文互缺，则宋本已不能无误，又无论濒湖矣，今去濒湖二百余载，古书亡佚殆尽，幸而《证类本草》灵光岿然，又幸而《纲目》卷二具载《本经》目录，得以寻其原委，而析其异同，《本经》三百六十五种之文，章章可考，无阙佚，无羡衍，岂非天之未丧斯文，而留以有待乎。近孙渊如尝辑是书，刊入问经堂中，惜其不考《本经》目录，故三品种数，显与名例相违，缪仲淳、张路玉辈，未见《证类本草》，而徒据《纲目》以求经文，尤为荒陋。大率考古者不知医，业医者不知古，遂使赤文绿字埋没于陈编蠹简之中，不及今而亟为搜辑，恐数百年后，《证类》一书又复亡佚，则经文永无完璧之期矣。爰于潘阅之余，重为甄录其先后，则以《本经》目录定之，仍用韩氏之说，别为序录一卷，而唐宋类书所引有出《证类》外者，亦备录焉，为考古计，非为业医计也，而非邃于古而明于医者，恐其闻之而骇，且惑也。

甲辰九月霜降日顾观光识

前 言

《神农本草经》简称《本草经》、《本经》,是我国现存最早的药物学专著,成书于东汉,并非出自一时、一人之手,而是秦汉时期众多医学家总结、搜集、整理当时药物学经验成果的专著。是对我国中草药历史上的第一次系统总结,是汉代本草官员的托名之作,后因战乱而丧失。仅存四卷本(见陶弘景序),后经魏晋名医迭加增订,又产生了多种本子,陶弘景并称为"诸经"。陶弘景"苞综诸经,研括烦省"作《本草经集注》。以《集注》为分界点,对《集注》以前的多种《本草经》,称之为陶弘景以前的《本草经》;收载在《集注》中的《本草经》,称之为陶弘景整理的《本草经》。陶弘景整理的《本草经》见于历代主流本草中;陶弘景以前的《本草经》散见于宋以前的类书和文、史、哲古书的注文中。

《神农本草经》全书分三卷,收入药物365种,并将药物按照效用分为上、中、下三品。上品120种,主要是一些无毒药,以滋补营养为主,既能祛病又可长服强身延年;中品120种,一般无毒或有小毒,多数具补养和祛疾的双重功效,但不需久服;下品125种,是以祛除病邪为主的药物,多数有毒或药性峻猛,容易克伐人体正气,使用时一般病愈即止,不可过量使用。另外,《本经》依循《内经》提出的君臣佐使的组方原则,也将药物以朝中的君臣地位为例,来表明其主次关系和配伍的法则。《本经》对药物性味已有了详尽的描述,指出寒、热、温、凉四气和酸、苦、甘、辛、咸五味是药物的基本性情,可针对疾病的寒、热、湿、燥性质的不同选择用药。寒病选热药,热病选寒药,湿病选温燥之品,燥病须凉润之流,相互配伍,并参考五行生克的关系,对药物的归经、走势、升降、浮沉都很了解,才能选药组方,配伍用药。

作为最早的一部药物学专著,《神农本草经》对于药物及其采摘、炮制及使用方法等的论述,到了今天,仍是医药工作者的主要理论依据和操作规范。虽然由于历史条件的限制,书中掺杂了少数荒诞无稽之说,如朴消"炼何服之、轻身神仙";太一余粮"久服轻身飞行千里神仙";泽泻"久服能行水上";水银"久服神仙不死"等等。但是书中对于药物性质的定位和对其功能、主治的描述总体上是十分准确的,其中大部分药物学理论和规定的配伍规则以及提出的"七情合和"原则在几千年的用药实践中发挥了巨大作用,被誉为中药学经典著作。因此很长一段历史时期内都是医生和药师学习中药学的教科书,也是医学工作者案头必备的工具书之一。

《神农本草经彩色图鉴》是在忠实于《神农本草经》(清代顾观光的辑本)原著的基础上,以《中华人民共和国药典》(2010年版第一部)及《中药学》(第二版)为指导,以全新的视野和全新的形式对原著进行深度挖掘(从《神农本草经》一书所载的各种药物中精选出200多种现今仍常用于中医临床的、药效明显的药物配上彩色药物照片的形式进行全新演绎),更加符合现代疾病特点及现代人养生保健习惯。书中对每种药物的原文、今释(含现代药物上的性味归经、功效主治、用量用法、使用禁忌、来源、形态特征、采收加工、别名等)、现代研究(化学成分、药理作用)、配伍应用、药膳食疗等都作了详细的说明,具有较强的时效性、实用性和可操作性。需要特别声明的是：广大读者朋友在阅读和使用本书时，如果需要应用书中所列的部分内容，必须要在专业医师的指导下使用，以免造成不必要的健康损害！编者衷心希望本书能使广大读者朋友对《神农本草经》的进一步研究和传播起到一定的作用。

本书的主要读者对象是广大医务工作者、医学研究机构的从业人员、相关院校的师生参考和阅读，还可供广大中医药爱好者及全国各种类型的图书馆收藏。

另外，由于书中需要考证的地方也较多，加上编者知识水平所限，书中的错漏之处，请广大读者批评指正，以便我们在再版时及时修改，使本书更加完美！

读者交流邮箱：xywenhua@aliyun.com。

编　者
2013年4月

目录

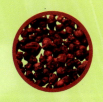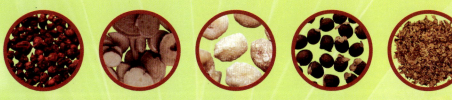

本经·上品

合欢	2
天麻	6
龙眼	10
滑石	14
禹余粮	16
猪苓	18
茯苓	20
柏实	22
天门冬	24
麦门冬	27
白术	30
干地黄	33
菖蒲	37
远志	40
泽泻	42
薯蓣	44

菊花	47
甘草	51
人参	54
石斛	58
络石	60
龙胆	62
牛膝	64
卷柏	67
杜仲	69
细辛	72
独活	76
柴胡	78
酸枣	80
槐实	82
枸杞	84
薏苡仁	88
车前子	91
蛇床子	95
菟丝子	97
地肤子	99
蒺藜子	101
茜根	103
白英	106
茵陈蒿	108
漏芦	110
王不留行	112
蒲黄	114
肉苁蓉	116
石下长卿	118

蔓荆实	120
女贞实	122
桑上寄生	125
辛夷	127
榆皮	129
龙骨	131
阿胶	133
牡蛎	135
葡萄	137
蓬蘽	139
大枣	141
藕实茎	145
鸡头	149
白瓜子	151
冬葵子	155
胡麻	157

本经·中品

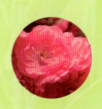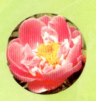

慈石	160
凝水石	162
石膏	164
阳起石	166
防风	168
秦艽	170

黄芪	172
巴戟天	175
吴茱萸	177
黄连	179
五味子	181
决明子	184
芍药	186
桔梗	188
川芎	190
葛根	192
知母	195
贝母	197
栝楼	199
丹参	201
厚朴	204
竹叶	206
玄参	209
沙参	211
苦参	213
续断	215
枳实	217
山茱萸	219
桑根白皮	222
狗脊	224
萆薢	226
石韦	228
通草	230
瞿麦	232
秦皮	234

蜀椒	236
白芷	238
白薇	240
升麻	242
苍耳	244
茅根	246
百合	250
酸酱	252
淫羊藿	254
栀子	256
卫矛	258
凌霄花	260
紫草	262
紫菀	264
白鲜	266
五加皮	268
水萍	270
干姜	272
木香	275
麝香	277
羚羊角	279
牛角䚡	281
牛黄	283
鹿茸	285
露蜂房	287
白僵蚕	289
桑螵蛸	291
龟甲	293
鳖甲	295

乌贼鱼骨 ············ 297
梅实 ············ 299

本经·下品

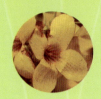

代赭石 ············ 302
大黄 ············ 304
当归 ············ 306
蔓椒 ············ 309
泽漆 ············ 311
旋覆花 ············ 313
蚤休 ············ 315
狼毒 ············ 317
萹蓄 ············ 319
商陆 ············ 321
乌头 ············ 323
附子 ············ 325
射干 ············ 327
假苏 ············ 329
积雪草 ············ 331
皂荚 ············ 333
麻黄 ············ 335
楝实 ············ 337
桐叶 ············ 339
半夏 ············ 341
款冬 ············ 343

药名	页码
牡丹皮	345
防己	347
黄芩	349
地榆	351
泽兰	353
紫参	355
贯众	357
青葙子	359
藜芦	361
虎掌	363
连翘	365
白蔹	367
白头翁	369
白及	371
海藻	373
败酱	375
羊桃	377
羊蹄	379
陆英	381
夏枯草	383
蛇蜕	385
蜈蚣	387
白颈蚯蚓	389
蜣螂	391
斑蝥	393
水蛭	395
郁核	397
杏核仁	399
桃核仁	402

瓜蒂 …… 406
苦瓠 …… 408

附 录

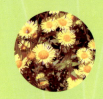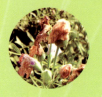

附录一：拼音索引 …… 410
附录二：笔画索引 …… 414
附录三：常见病症选药指南 …… 418
附录四：识别植物四字诀 …… 427
附录五：古今计量单位对照与换算 …… 430

神农本草经

彩色图鉴

本经·上品

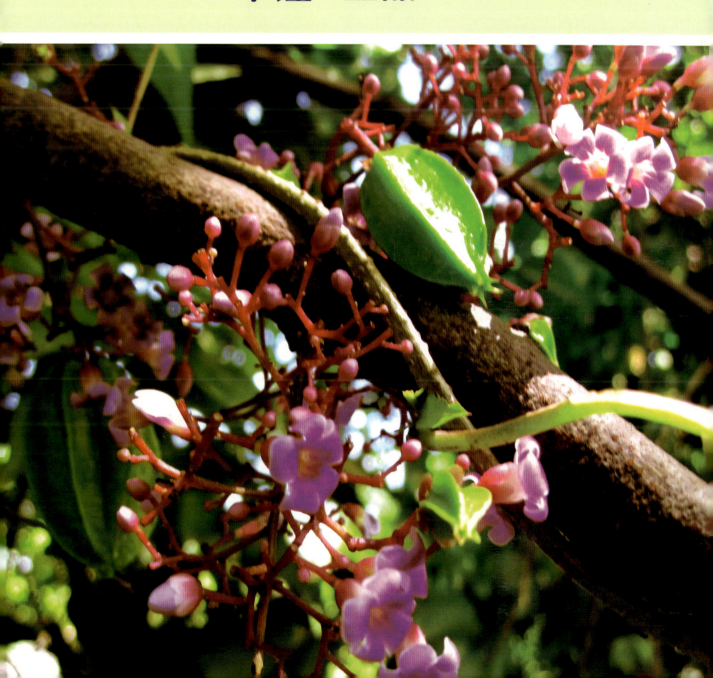

合欢

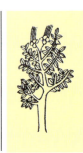

【原文】味甘,平。主安五脏,利心志,令人欢乐无忧。久服轻身,明目,得所欲。生山谷。

【今 释】

性味归经: 甘,平。归心、肝、肺经。
功效主治: 解郁安神,活血消肿。用于心神不安,忧郁失眠,肺痈,疮肿,跌仆伤痛。
用量用法: 6~12克,煎服。外用:适量,研末调敷。
使用禁忌: 合欢的花或花蕾,阴虚津伤者慎用。
来源: 本品为豆科植物合欢的干燥树皮。
形态特征: 落叶乔木,高4~15米。羽片4~12对,小叶10~30对,长圆形至线形,两侧极偏斜。花序头状,多数,伞房状排列,腋生或顶生;花淡红色。荚果线形,扁平,幼时有毛。
采收加工: 夏、秋二季剥取,晒干。
别名: 夜台皮、合昏皮、合欢木皮。

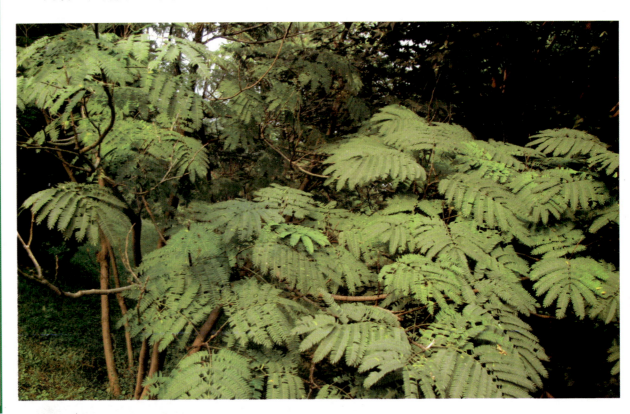

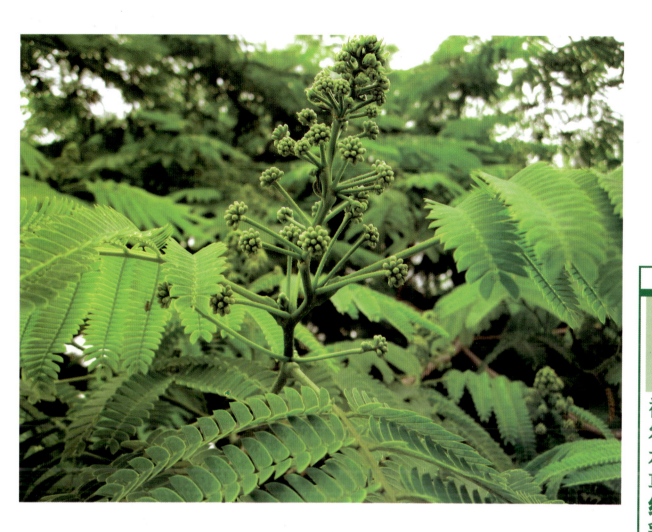

〖现代研究〗

化学成分：本品含皂苷、黄酮类化合物，鞣质和多种木脂素及其糖苷、吡啶醇衍生物的糖苷等。

药理作用：合欢皮水煎液及醇提取物均能延长小鼠戊巴比妥钠睡眠时间；对妊娠子宫能增强其节律性收缩，并有终止妊娠抗早孕效应；其水、醇提取物分别具有增强小鼠免疫功能及抗肿瘤作用。

〖配伍应用〗

忿怒忧郁、烦躁失眠、心神不宁等症：可单用或与酸枣仁、柏子仁、首乌藤等配伍应用。

跌打扑伤、损筋折骨：与桃仁、乳香、红花、没药、骨碎补等配伍同用。

肺痈、胸痛、咳吐脓血：单用有效，如黄昏汤（《千金方》）；也可与冬瓜仁、鱼腥草、桃仁、芦根等同用。

疮痈、肿毒：常与蒲公英、连翘、紫花地丁、野菊花等同用。

〖药膳食疗〗

◎ 合欢大枣茶
原料：合欢花15克，大枣25克。
制法：合欢花、大枣加水350毫升，煮沸3分钟。
用法：分2次温服、食枣，每日1剂。服10剂后，改用百合花15克，以后交替续服。
功效：清火安眠。
适用：神经衰弱、失眠等。

◎ 合欢皮酒
原料：合欢皮500克，黄酒2500毫升。
制法：将合欢皮瓣碎，放入酒坛中，倒入黄酒，密封坛口，置于阴凉处，每日摇晃1~2次，15日后即成。
用法：每日2次，每次15~20毫升。
功效：安神健脑，止痛消肿。
适用：健忘、神经衰弱、失眠、头痛、伤口疼痛等。

◎ 合欢花粥
原料：合欢花30克（鲜花50克），粳米50克，红糖适量。
制法：将合欢花、粳米、红糖同放入锅内，加清水500毫升，用小火烧至粥稠即可。
用法：于每晚睡前1小时温热顿服。
功效：安神解郁，活血，消痈肿。
适用：妇女更年期综合症，症见忧郁忿怒、虚烦不安、健忘失眠等。

◎ 合欢芡实茶
原料：合欢皮15克，芡实、红糖各30克。
制法：合欢皮、芡实加水1000毫升，煮沸30分钟，去渣，加入红糖，再煎至300毫升，分3次温服。
用法：每日1剂。
功效：益气安神。
适用：神经衰弱、失眠等。

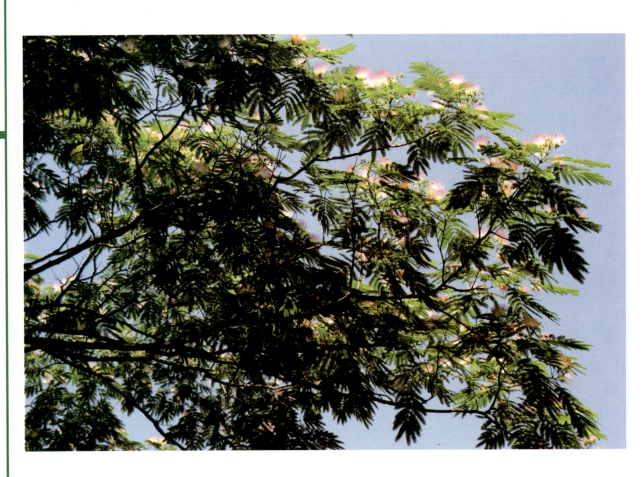

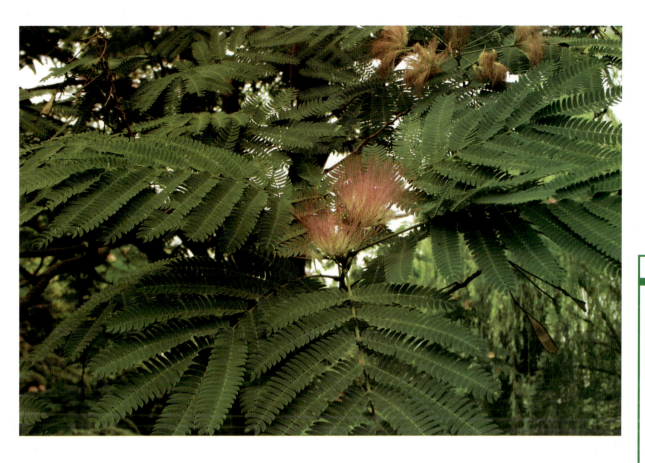

◎ 黄花合欢大枣汤

原料：合欢花10克，黄花菜30克，大枣10枚，蜂蜜适量。

制法：将黄花菜洗净，与合欢花共入锅内，水煎去渣取汁，再与大枣共炖熟，调入蜂蜜即成。

用法：每日1～2次，连服7～10日。

功效：除烦解郁安神。

适用：肝气不舒引起的惊悸、失眠。

◎ 合欢豆麦汤

原料：合欢花30克，黑豆、小麦各15克。

制法：将合欢花、黑豆、小麦同煎2次，每次用水300毫升，煎半小时，去渣取汁，将2次取汁合在一起即可。

用法：1～2次服完。

功效：清肝利胆。

适用：肝胆火热、情志不舒、精神恍惚、失眠多梦、耳鸣、耳聋等。

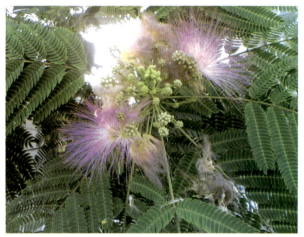

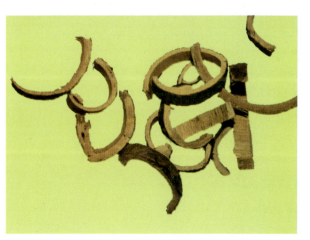

天麻

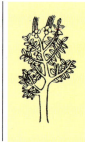

【原文】味辛，温。主杀鬼精物，蛊毒恶气。久服益气力，长阴，肥健，轻身增年。一名离母，一名鬼督邮。生川谷。

〖今 释〗

性味归经：甘，平。归肝经。

功效主治：息风止痉，平抑肝阳，祛风通络。用于小儿惊风，癫痫抽搐，破伤风，头痛眩晕，手足不遂，肢体麻木，风湿痹痛。

用量用法：3～10克，煎服；研末冲服，每次1～1.5克。

使用禁忌：气虚甚者慎服。

来源：本品为兰科植物天麻的干燥块茎。

形态特征：多年生寄生植物。寄主为密环菌，以密环菌的菌丝或菌丝的分泌物为营养源。块茎横生，椭圆形或卵圆形，肉质。茎单一，直立，黄红色。叶退化成膜质鳞片状，互生，下部鞘状抱茎。总状花序顶生；苞片膜质，披针形或狭叶披针形，膜质，具细脉。花淡绿黄色或橙红色，花被下部合生成歪壶状，顶端5裂；唇瓣高于花被管2/3，能育冠状雄蕊1枚，着生于雄蕊上端子房柄扭转。蒴果长圆形或倒卵形。种子多而极小，成粉末状。

采收加工：立冬后至次年清明前采挖，立即洗净，蒸透，敞开低温干燥。

别名：神草、离母、赤箭芝、合离草、鬼督邮、明天麻、定风草、白龙皮。

〖现代研究〗

化学成分：本品含天麻苷、天麻苷元、β-甾谷醇、胡萝卜苷、枸橼酸、单甲酯、棕榈酸、琥珀酸和蔗糖等；尚含天麻多糖、维生素A、多种氨基酸、微量生物碱，及多种微量元素，如铬、锰、铁、钴、镍、铜、锌等。

药理作用：天麻水、醇提取物及不同制剂，均能使小鼠自发性活动明显减少，且能延长巴比妥钠、环己烯巴比妥钠引起的小鼠睡眠时间，可抑制或缩短实验性癫痫的发作时间，天麻还有降低外周血管、脑血管和冠状血管阻力，并有降压、减慢心率及镇痛抗炎作用，天麻多糖有免疫活性。

〖配伍应用〗

小儿急惊风：常与羚羊角、钩藤、全蝎等同用，如钩藤饮（《医宗金鉴》）。

小儿脾虚慢惊：与人参、白术、白僵蚕等配伍，如醒脾丸（《普济本事方》）。

小儿诸惊：与全蝎、制南星、白僵蚕同用，如天麻丸（《魏氏家藏方》）。

破伤风痉挛抽搐、角弓反张：与天南星、白附子、防风等配伍，如玉真散（《外科正宗》）。

肝阳上亢之眩晕、头痛：常与钩藤、石决明、牛膝等同用，如天麻钩藤饮（《杂病证治新义》）。

风痰上扰之眩晕、头痛、痰多胸闷者：常与半夏、陈皮、茯苓、白术等同用，如半夏白术天麻汤（《医学心悟》）。

头风攻注、偏正头痛、头晕欲倒者：可配等量川芎为丸，如天麻丸（《普济方》）。

中风手足不遂、筋骨疼痛等：可与没药、制乌头、麝香等配伍，如天麻丸（《圣济总录》）。

妇人风痹、手足不遂：可与牛膝、杜仲、附子浸酒服，如天麻酒（《十便良方》）。

风湿痹痛、关节屈伸不利者：多与秦艽、羌活、桑枝等同用，如秦艽天麻汤（《医学心悟》）。

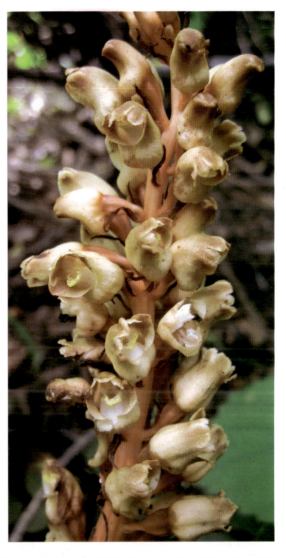

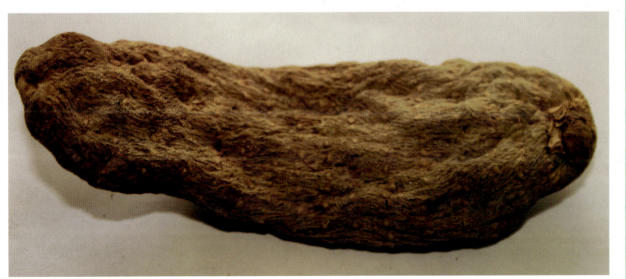

〖药膳食疗〗

用法：每日1剂，连服4～5日。
功效：平肝潜阳，滋养肝肾，清热生津。
适用：眩晕眼花、头昏痛。

◎ 天麻竹笋汤

原料：天麻20克，竹笋150克。
制法：先将天麻用温水浸2小时，再切成薄片，加水1000毫升煎煮40分钟，放竹笋（切片）同煮20分钟，加调味品少许。
用法：吃药喝汤，1次下，连服5～7日。
功效：凉肝熄风。
适用：肝风欲动所致之头晕。

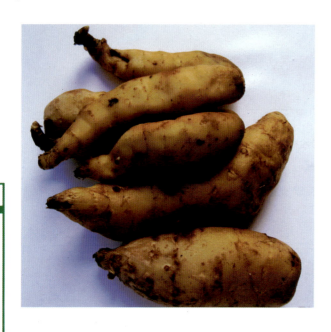

◎ 天钩石藕饮

原料：天麻9克，钩藤12克，石决明15克，藕粉20克，白糖适量。
制法：先将前三味用布包，煎水去渣，趁热烫熟藕粉，白糖调味服食。

◎ 天麻炖猪脑

原料：天麻10克，猪脑1付，盐适量。
制法：上味药洗净，加清水适量，隔水蒸熟调味即可。
用法：佐餐食用。
功效：降压安神，软化血管。
适用：眩晕眼花、头昏痛、耳鸣者。

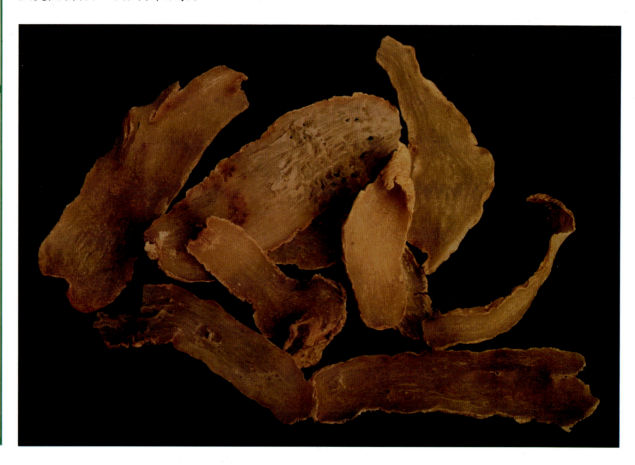

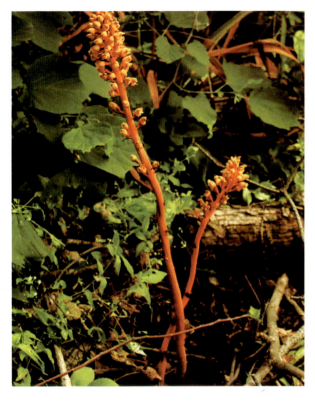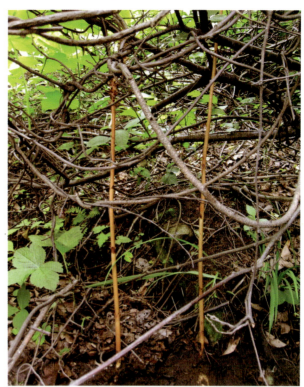

◎ 天麻绿茶

原料：天麻3~5克，绿茶1克。

制法：将天麻、绿茶加沸水冲泡。

用法：代茶饮用。

功效：平肝熄风，定惊安神。

适用：肝阳上亢所致眩晕者。

◎ 天麻酒

原料：天麻（切）、杜仲、牛膝各60克，好酒1500毫升。

制法：将天麻等3药研为细末，以生绢袋盛，用好酒浸经7日。

用法：每服温饮下15~30毫升。

功效：祛风湿，补肾壮阳。

适用：妇人风痹、手足不遂。

◎ 天麻鲤鱼

原料：天麻25克，茯苓、川芎各10克，鲜鲤鱼1尾（1000克）。

制法：将川芎、茯苓切片，与天麻一同放入二次米泔水中，浸泡4~6小时，捞出天麻，置米饭上蒸透，切片；再将天麻片放入去鳞、鳃、内脏之鱼腹中，置盆内，加入少量姜、葱、清水，蒸约30分钟；再按常规方法制作调味羹汤，浇于鱼上即成。

用法：佐餐服用。

功效：平肝宁神，活血止痛。

适用：肝阳头痛、眩晕、失眠等。

龙眼

【原文】味甘，平。主五脏邪气；安志，厌食。久服强魂聪明，轻身不老，通神明。一名益智。生山谷。

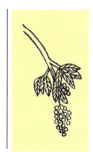

〖今 释〗

性味归经： 甘，温。归心、脾经。

功效主治： 补益心脾，养血安神。用于气血不足，心悸怔忡，健忘失眠，血虚萎黄。

用量用法： 10～25克，煎服；大剂量30～60克。

使用禁忌： 有上火发炎症状时不宜食用，怀孕后不宜过多食用。

来源： 本品为无患子科植物龙眼的假种皮。

形态特征： 常绿大乔木，树体高大，多为偶数羽状复叶，小叶对生或互生。圆锥花序顶生或腋生，果球形，种子黑色，有光泽。

采收加工： 夏、秋二季采收成熟果实，干燥，除去壳、核，晒至干爽不黏。

别名： 桂圆肉、亚荔枝。

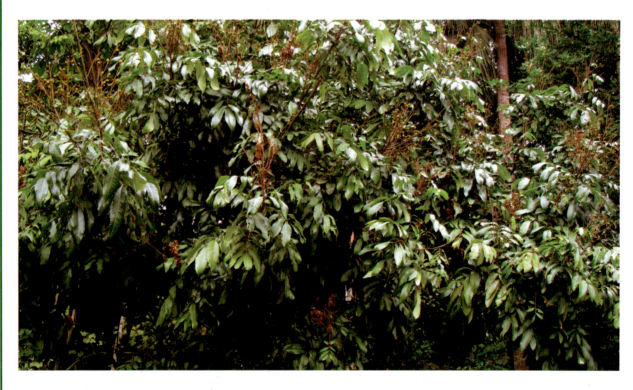

【现代研究】

化学成分：龙眼肉含水溶性物质、不溶性物质、灰分。可溶性物质含葡萄糖，还含有蛋白质、脂肪以及维生素B_1、B_2、P、C等。

药理作用：龙眼肉和蛤蚧提取液可促进生长，增强体质。可明显延长小鼠常压耐缺氧存活时间，减少低温下死亡率。

【配伍应用】

思虑过度、劳伤心脾、惊悸怔忡、失眠健忘：与人参、当归、酸枣仁等同用，如归脾汤（《济生方》）。

年老体衰、产后、大病之后，气血亏虚：可单服本品，如（《随息居饮食谱》）玉灵膏（一名代参膏），即单用本品加白糖蒸熟，开水冲服。

【药膳食疗】

◎ 桂圆红枣汤

原料：桂圆肉30克，红枣25克，冰糖适量。

制法：将桂圆肉、红枣洗净，放入砂锅中，加水适量，用大火烧沸后改用小火煎煮片刻，加冰糖调味即成。

用法：睡前食用。

功效：健脾养心，益气补血。

适用：心脾两虚所致贫血等。

◎ 桂圆肉猪心汤

原料：桂圆肉、党参各30克，猪心1个（约300克），红枣5个。

制法：将猪心切去肥油，洗净，桂圆肉、红枣（去核）、党参洗净，与猪心一齐放入锅内，加清水适量，先以大火煮沸后，再以小火煲2小时，调味即可。

用法：每日分2次服用。

功效：补益气血，养心安神。

适用：气血亏虚引起的失眠健忘者。

◎ 桂圆首乌汤

原料：桂圆肉20克，当归6克，红枣、制首乌各15克，冰糖50克。

制法：将制首乌、当归去净灰渣，烘干碾

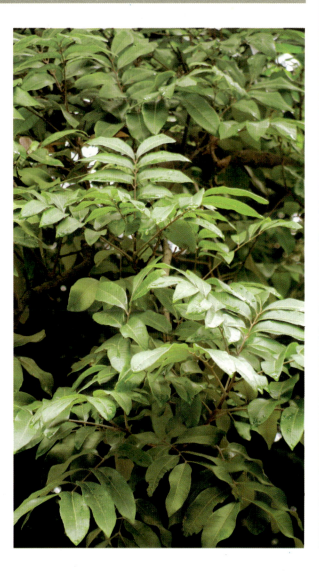

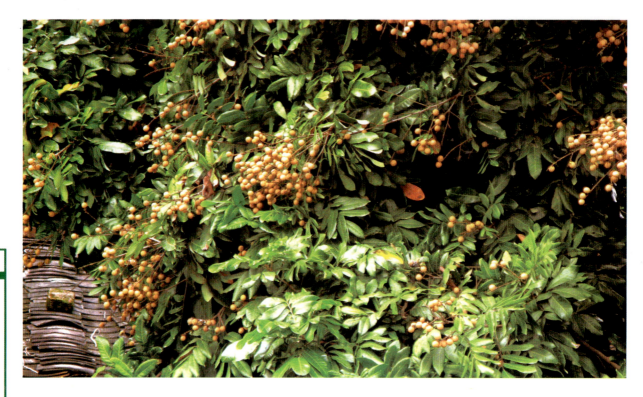

洗净，花生米、红枣、桂圆肉同放入锅中，用中火煮沸25分钟左右，加入白糖继续煮至花生米熟，盛入碗中即成。

用法：当点心食用。

功效：健美肌肤，延缓衰老。

适用：脸色萎黄、身体虚弱者。

◎ 桂芝补血汤

原料：桂圆肉400克，黑芝麻300克，冰糖100克。

制法：桂圆肉蒸熟，置阳光中暴晒约2小时，蒸5次，晒5次，剁成细末；黑芝麻炒酥压碎，冰糖砸成碎粒，三样混合均匀，盛入瓶内备用。

用法：每次取20克用沸水冲服。

功效：益气血，止脱发。

适用：血不足、面色萎黄、四肢寒冷、极易脱发等。

◎ 龙眼鸽蛋汤

原料：龙眼肉30克，枸杞15克，鸽蛋2个，冰糖适量。

制法：龙眼肉、枸杞分别洗净，加水烧开后，再将鸽蛋打入，煮熟后，下入冰糖，继续煮至糖溶。

用法：分1~2次趁热服用。

功效：益气血，益智。

适用：气血虚弱、智力减退、年老体衰患者。

◎ 桂圆葡萄干汤

原料：桂圆肉、葡萄干各50克，红糖适量。

制法：先将葡萄干、桂圆肉洗净，加适量水入锅中，全部原料放入同煮半小时即可。

用法：每日1次，饮汤食料。

功效：补益气血，延年益寿。

适用：气血虚少、体质衰弱者。

◎ 桂圆糯米粥

原料：桂圆肉15克，糯米100克。

制法：将淘洗干净的糯米入锅，加水1000毫升，用大火烧沸后转用小火熬煮，待粥半熟时加入桂圆肉，搅匀后继续煮至粥成。

用法：每日晨起和睡前温热食用。

功效：补益心脾，安神。

适用：提高记忆力、贫血等。

◎ 桂圆杏仁炖银耳

原料：桂圆肉、甜杏仁、银耳各20克，冰糖适量。

制法：将银耳用冷水浸泡，涨发后捞起，去杂质后洗净，放入炖盅内，加入清水适量，上笼蒸约1小时待用。甜杏仁用沸水浸泡5分钟，倒入炖盅内，上笼蒸1小时取出，再将银耳倾入甜杏仁盅内。锅内加沸水，放入冰糖，待溶化后滤净杂质，倾入盅内，上笼蒸15分钟即可。

用法：当点心食用。

功效：滋补强壮。

适用：老年虚劳等。

◎ 桂圆薏仁莲子羹

原料：桂圆肉30克，薏苡仁70克，莲子100克，冰糖适量。

制法：将莲子用水泡发，去皮和心，洗净，与洗净的桂圆肉、薏苡仁同放入砂锅中，加水适量，用大火煮沸后转用小火煎煮至莲子酥烂，加冰糖调味即成。

用法：睡前服用。

功效：健脾补心。

适用：营养不良、贫血、消瘦等。

◎ 桂圆童子鸡

原料：桂圆肉、姜、葱各10克，盐5克，黄酒100毫升，净童子鸡1只。

制法：将童子鸡洗净，去爪，将鸡颈别在鸡翅下，使其团起来，放入沸水锅中焯片刻，去除血水，捞出洗净；桂圆肉也用清水洗净。将鸡放入汤锅，再放入桂圆肉、黄酒、葱、姜、盐和清水500毫升，上笼蒸约1小时后取出，去葱、姜即成。

用法：日常佐餐食用。

功效：补益气血，养心安神。

适用：心脾两虚引起的面色萎黄、失眠健忘、心悸头昏、食欲不振以及病后或产后体虚等。

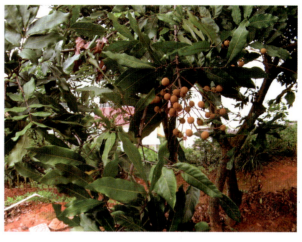

◎ 桂圆鹌鹑蛋

原料：桂圆肉20克，鹌鹑蛋3个，红糖适量。

制法：桂圆肉洗净后放入汤碗内，磕入鹌鹑蛋，放入红糖，加适量清水，隔水蒸熟即可。

用法：每日1次，饮汤食料。

功效：养心神，补气血。

适用：心血虚引起的失眠多梦、记忆力减退者。

◎ 桂圆大枣煲鸭

原料：桂圆肉30克，大枣10枚，陈皮6克，鸭1只。

制法：将鸭宰杀后去毛及内脏，洗净，切块，与桂圆肉、大枣和陈皮共入锅，用大火煮沸后，改用小火煲至鸭熟透，调味即可。

用法：食肉饮汤，分次食完。

功效：健脾补血，补心安神，滋阴清热。

适用：心血不足引起的心悸、失眠者。

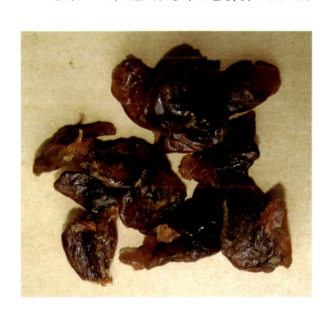

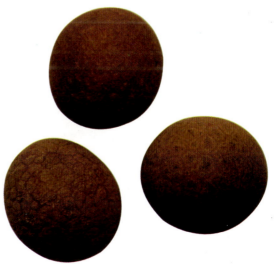

滑石

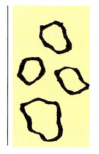

【原文】味甘，寒。主身热泄澼；女子乳难；癃闭，利小便；荡胃中积聚寒热；益精气。久服轻身，耐饥长年。生山谷。

〖今 释〗

性味归经：甘、淡，寒。归膀胱、肺、胃经。

功效主治：利尿通淋，清热解暑；外用祛湿敛疮。用于热淋，石淋，尿热涩痛，暑湿烦渴，湿热水泻；外治湿疹、湿疮、痱子。

用量用法：10～20克，先煎。外用：适量。

使用禁忌：脾胃虚弱，或热病伤津，或肾虚滑精者均禁用。孕妇慎服。

来源：本品为硅酸盐类矿物滑石族滑石，主含水硅酸镁。

形态特征：本品单斜晶系，多为块状集合体，晶体呈六方形或菱形板状，但完好的晶体极少见，通常为粒状和鳞片状的致密块体。白色、黄白色或淡蓝灰色，有蜡样光泽。质软，细腻，手摸有滑润感，无吸湿性，置水中不崩散。

采收加工：采挖后，除去泥沙及杂石。

别名：冷石、共石。

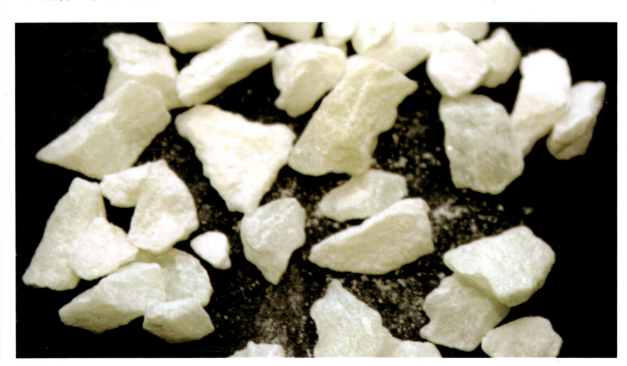

〖现代研究〗

化学成分：本品含硅酸镁、氧化铝、氧化镍等。

药理作用：本品有吸附和收敛作用，内服能保护肠壁。滑石粉撒布创面形成被膜，有保护创面，吸收分泌物，促进结痂的作用。在体外，10%滑石粉对伤寒杆菌、甲型副伤寒杆菌有抑制作用。

〖配伍应用〗

热淋（若湿热下注之小便不利、热淋及尿闭等）：常与车前子、瞿麦等同用，如八正散（《和剂局方》）。

石淋：与海金沙、金钱草等配用。

暑热烦渴、小便短赤：可与甘草同用，即六一散（《伤寒标本》）。

湿温初起及暑温夹湿、头痛恶寒、身重胸闷、脉弦细而濡：与薏苡仁、白蔻仁、杏仁等配用，如三仁汤（《温病条辨》）。

湿疮、湿疹：可单用或与枯矾、黄柏等为末，撒布患处。

痱子：可与薄荷、甘草等配合制成痱子粉外用。

〖药膳食疗〗

◎ **滑石田螺汤**

原料：滑石、白茅根各50克，田螺500克，姜、盐各适量。

制法：先将田螺用清水反复浸洗至沙吐净，加入上几味药材、田螺、姜及适量清水同煮大半小时，加盐调味即可。

用法：餐前食用。

功效：清热消炎，通利小便。

适用：湿热内蕴型前列腺发炎、小便混浊、涩抑不畅等。

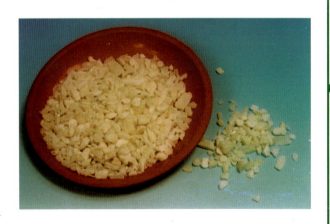

◎ **滑石粥**

原料：滑石30克，瞿麦10克，粳米约100克。

制法：先把滑石用布包扎，然后与瞿麦同入砂锅煎汁去渣，入粳米煮为稀薄粥。

用法：每日早餐食用。

功效：清热消炎，通利小便。

适用：急、慢性膀胱炎引起的小便不畅、尿频尿急、淋沥热痛等。

◎ **滑石甘草冲豆浆**

原料：滑石粉3克，甘草粉0.5克，豆浆200毫升。

制法：将滑石粉、甘草粉用豆浆冲服。

用法：每日1次。

功效：清火通淋。

适用：尿频尿急、淋沥热痛等。

禹余粮

【原文】味甘，寒。主欬逆寒热烦满；下赤白；血闭癥瘕；大热，炼饵服之不饥，轻身延年。生池泽及山岛中。

〖今 释〗

性味归经：甘、涩，微寒。归胃、大肠经。

功效主治：涩肠止泻，收敛止血。用于久泻久痢，大便出血，崩漏带下。

用量用法：9～15克，先煎；或入丸散。

使用禁忌：孕妇慎用。

来源：本品为氢氧化物类矿物褐铁矿，主含碱式氧化铁。

形态特征：本品为块状集合体，呈不规则的斜方块状，长5～10厘米，厚1～3厘米。表面红棕色、灰棕色或浅棕色，多凹凸不平或附有黄色粉末。断面多显深棕色与淡棕色或浅黄色相间的层纹，各层硬度不同，质松部分指甲可划动。嚼之无砂粒感。

采收加工：采挖后，除去杂石。

别名：禹粮石。

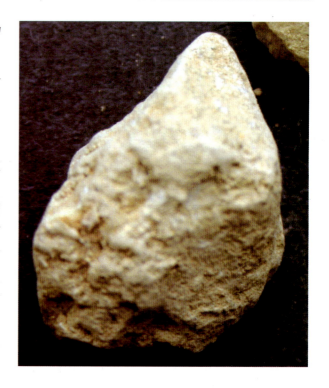

〖现代研究〗

化学成分：本品含氧化铁及磷酸盐，尚有Al、Ca、Mg、K、Na、PO_4、SiO_4和黏土杂质。

药理作用：100%禹余粮的生品、煅品、醋品水煎液能抑制小鼠肠蠕动。生品禹余粮能明显缩短凝血时间和出血时间，而煅品则出现延长作用。据报道禹余粮能促进胸腺增生，提高细胞免疫功能作用。

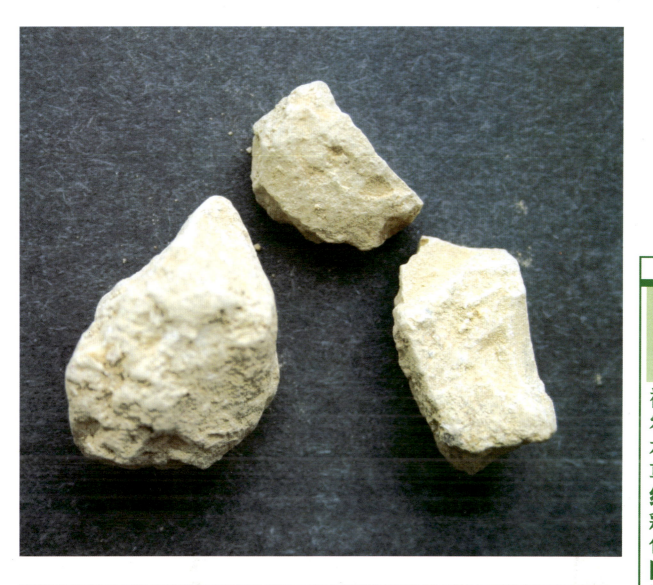

【配伍应用】

久泻、久痢者：常与赤石脂相须而用，如赤石脂禹余粮汤（《伤寒论》）。
崩漏：常与海螵蛸、赤石脂、龙骨等同用，如治妇人漏下方（《千金方》）。
气虚失摄之便血者：配人参、白术、棕榈炭等。
肾虚带脉不固之带下清稀者：常与海螵蛸、煅牡蛎、白果等药同用。

【药膳食疗】

◎ **赤石脂禹余粮汤**

原料：赤石脂（碎）、禹余粮（碎）各30克。
制法：将上两味以水1200毫升，煮取400毫升，去滓。
用法：分3次温服。
功效：收敛固脱，涩肠止泻。
适用：久泻、久痢、肠滑不能收摄者。

猪苓

【原文】味甘，平。主痎疟；解毒；蛊疰不祥；利水道。久服轻身耐老。一名猳猪矢。生山谷。

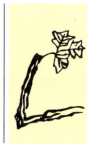

〖今 释〗

性味归经：甘、淡，平。归肾、膀胱经。
功效主治：利水渗湿。用于小便不利，水肿，泄泻，淋浊，带下。
用量用法：6～12克，煎服。
使用禁忌：无水湿者忌服。
来源：本品为多孔菌科真菌猪苓的干燥菌核。
形态特征：菌核体呈长形块或不规则块状，表面凹凸不平，有皱纹及瘤状突起，棕黑色或黑褐色，断面呈白色或淡褐色。子实体自地下菌核内生出，常多数合生；菌柄基部相连或多分枝，形成一丛菌盖，伞形或伞半状半圆形，总直径达15厘米以上。每一菌盖为圆形，直径1～3厘米；中央凹陷呈脐状，表面浅褐色至茶褐色。菌肉薄与菌管皆为白色；管口微小，呈多角形。
采收加工：春、秋二季采挖，除去泥沙，干燥。
别名：野猪食、猪屎苓、地乌桃。

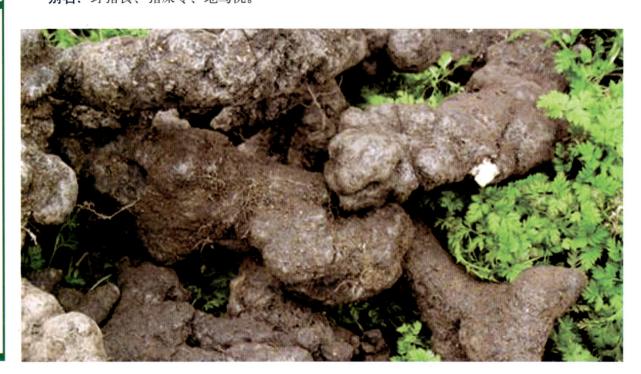

〖现代研究〗

化学成分：本品含猪苓葡聚糖I、甾类化合物、游离及结合型生物素、粗蛋白等。

药理作用：其利尿机制是抑制肾小管对水及电解质的重吸收所致。猪苓多糖有抗肿瘤、防治肝炎的作用。猪苓水及醇提取物分别有促进免疫及抗菌作用。

〖配伍应用〗

通身肿满、小便不利：单用一味猪苓为末，热水调服。

水湿内停所致之水肿、小便不利：常与泽泻、茯苓、白术等同用，如四苓散（《明医指掌》）。

肠胃寒湿、濡泻无度：常与肉豆蔻、黄柏同用，如猪苓丸（《圣济总录》）。

热淋、小便不通、淋沥涩痛：本品配生地、滑石、木通等，如十味导赤汤（《医宗金鉴》）。

〖药膳食疗〗

猪苓粥

原料：猪苓10克，大米100克，白糖少许。

制法：将猪苓择净，放入锅中，加清水适量，水煎取汁，加大米煮粥，待熟时调入白糖，再煮一、二沸即成。

用法：每日1剂。

功效：利水渗湿。

适用：小便不利、水肿、泄泻、淋浊、带下等。

猪苓瓜皮鲫鱼汤

原料：猪苓、冬瓜皮各30克，鲫鱼500克，生姜4片。

制法：鲫鱼去鳞、鳃及内脏，洗净；猪苓、冬瓜皮、生姜洗净，与鲫鱼一齐放入沙煲内，加清水适量，武火煮沸后，改用文火煲2小时，调味食用即可。

用法：佐餐食用。

功效：健脾去湿，消肿利水。

适用：肝硬化腹水、营养不良性水肿属脾虚水湿内停者。

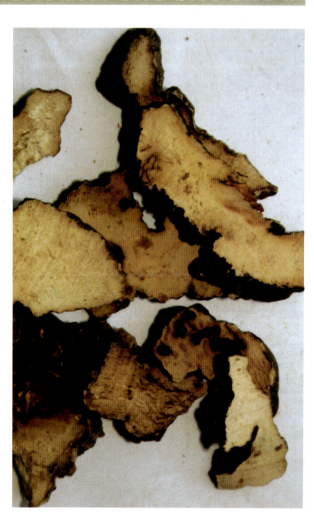

茯苓

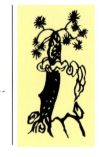

【原文】味甘，平。主胸胁逆气忧恚；惊邪恐悸；心下结痛，寒热烦满，咳逆，口焦舌干，利小便；久服安魂养神，不饥延年。一名茯菟。生山谷。

〖今 释〗

性味归经：甘、淡，平。归心、肺、脾、肾经。

功效主治：利水渗湿，健脾，宁心。用于水肿尿少，痰饮眩悸，脾虚食少，便溏泄泻，心神不安，惊悸失眠。

用量用法：10～15克，煎服。

使用禁忌：虚寒精滑或气虚下陷者忌服。

来源：本品为多孔菌科真菌茯苓的干燥菌核。

形态特征：寄生或腐寄生。菌核埋在土内，大小不一，表面淡灰棕色或黑褐色，断面近外皮处带粉红色，内部白色。子实体平伏，伞形，直径0.5～2毫米，生长于菌核表面成一薄层，幼时白色，老时变浅褐色。菌管单层，孔多为三角形，孔缘渐变齿状。

采收加工：多于7～9月采挖，挖出后除去泥沙，堆置"发汗"后，摊开晾至表面干燥，再"发汗"，反复数次至现皱纹、内部水分大部散失后，阴干，称为"茯苓个"；或将鲜茯苓按不同部位切制，阴干，分别称为"茯苓皮"及"茯苓块"。

别名：茯菟、茯灵。

〖现代研究〗

化学成分：本品含β-茯苓聚糖，占干重约93%，另含茯苓酸、蛋白质、脂肪、卵磷脂、胆碱、组氨酸、麦角甾醇等。

药理作用：茯苓煎剂、糖浆剂、醇提取物、乙醚提取物，分别具有利尿、镇静、抗肿瘤、降血糖、增加心肌收缩力的作用。茯苓多糖有增强免疫功能的作用。茯苓有护肝作用，能降低胃液分泌，对胃溃疡有抑制作用。

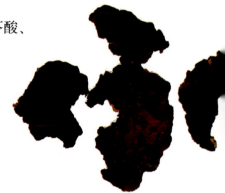

〖配伍应用〗

斑秃：茯苓粉，每日2次，每次6克或临睡前10克吞服，或用茯苓煎水内服也可。

水湿内停所致之水肿、小便不利：常与泽泻、猪苓、白术、桂枝等同用，如五苓散（《伤寒论》）。

脾肾阳虚水肿：可与附子、生姜同用，如真武汤（《伤寒论》）。

水热互结、阴虚小便不利水肿：与滑石、阿胶、泽泻合用，如猪苓汤（《伤寒论》）。

痰饮之目眩心悸：配以桂枝、白术、甘草同用，如苓桂术甘汤（《金匮要略》）；若饮停于胃而呕吐者，多和半夏、生姜合用，如小半夏加茯苓汤（《金匮要略》）。

脾虚泄泻：可与山药、白术、薏苡仁同用，如参苓白术散（《和剂局方》）。

脾胃虚弱、倦怠乏力、食少便溏：配人参、白术、甘草同用，如四君子汤（《和剂局方》）。

心脾两虚、气血不足之心悸、失眠、健忘：多与黄芪、当归、远志同用，如归脾汤（《济生方》）；若心气虚，不能藏神，惊恐而不安卧者，常与人参、龙齿、远志同用，如安神定志丸（《医学心悟》）。

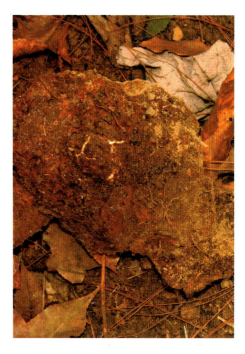

〖药膳食疗〗

◎ 茯苓益胃粥

原料：白茯苓15克，粳米100克，清水适量。

制法：将白茯苓磨成细粉，同淘净的粳米一同入锅煮粥，至米烂汁黏稠即可。

用法：早餐食用。

功效：健脾益胃，利水消肿。

适用：脾胃不和、小便不利者。

◎ 茯苓大枣粥

原料：茯苓粉、白米各30克，红枣20枚。

制法：如常法煮粥食。

用法：当早点或餐间加餐经常食用。

功效：健脾利湿。

适用：脾胃虚弱者。

◎ 茯苓赤小豆粥

原料：茯苓25克，赤小豆30克，大枣10枚，粳米100克。

制法：先将赤小豆冷水浸泡半日后同茯苓、大枣、粳米煮粥。

用法：早、晚餐温热服食。

功效：利水消肿，健脾益胃。

适用：水肿病、肥胖症以及大便溏薄等。

◎ 茯苓百合粥

原料：白茯苓、百合各15克，粳米60克。

制法：茯苓、百合磨成细粉，同淘洗干净的粳米一同入锅，加水适量煮粥。

用法：早、晚分食。

功效：健脾利湿，养阴降脂。

适用：脾虚湿盛兼失眠的肥胖症。

柏实

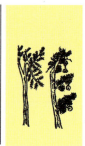

【原文】味甘，平。主惊悸；安五脏，益气；除风湿痹。久服令人润泽美色；耳目聪明，不饥不老，轻身延年。生山谷。

〖今 释〗

性味归经：甘，平。归心、肾、大肠经。

功效主治：养心安神，润肠通便，止汗。用于阴血不足，虚烦失眠，心悸怔忡，肠燥便秘，阴虚盗汗。

用量用法：3～10克，煎服，大便溏者宜用柏子仁霜代替柏子仁。

使用禁忌：便溏及痰多者慎服。

来源：本品为柏科植物侧柏的干燥成熟种仁。

形态特征：长绿小乔木，树皮薄，淡红褐色，常易条状剥落。树枝向上伸展，小枝扁平，排成一平面，直展。叶鳞形、质厚、紧贴在小枝上交互对生，正面的一对通常扁平。花单性，雌雄同株；雄花球长圆形，黄色，生于上年的枝顶上；雌花球长椭圆形，单生于短枝顶端，由6～8枚鳞片组成。球果卵状椭圆形，嫩时蓝绿色，肉质，被白粉；熟后深褐色，木质。

采收加工：秋、冬二季采收成熟种子，晒干，除去种皮，收集种仁。

别名：柏实、侧柏仁。

〖现代研究〗

化学成分：含脂肪油，并含少量挥发油、皂苷及植物甾醇、维生素A、蛋白质等。

药理作用：柏子仁单方注射液可使猫的慢波睡眠深睡期明显延长，并具有显著的恢复体力作用。

〖配伍应用〗

心阴不足、心血亏虚、心神失养之心悸怔忡、虚烦不眠、头晕健忘等：常与人参、五味子、白术等配伍，如柏子仁丸（《普济本事方》）；也可与酸枣仁、当归、茯神等同用，如养心汤（《校注妇人良方》）。

心肾不交之心悸不宁、心烦少寐、梦遗健忘：常以本品配伍麦冬、熟地黄、石菖蒲等同用，

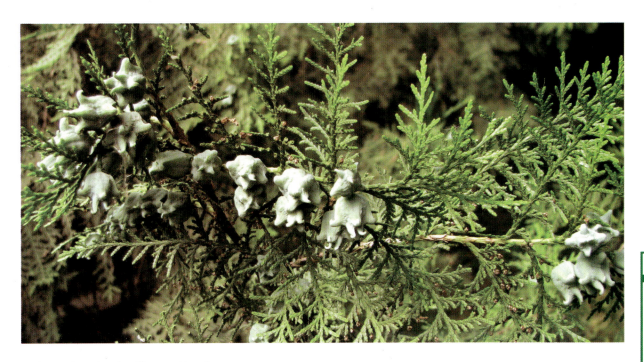

如柏子养心丸（《体仁汇编》）。

阴虚血亏，老年、产后等肠燥便秘证：常与郁李仁、松子仁、杏仁等同用，如五仁丸（《世医得效方》）。

〖药膳食疗〗

◎ 柏子仁粥

原料：柏子仁10~15克，粳米30~60克，蜂蜜适量。

制法：先将柏子仁去净皮壳杂质，稍捣烂，同粳米煮粥，待粥成时，兑入蜂蜜适量，稍煮1~2沸即可。

用法：每日2次。

功效：养心安神，润肠通便。

适用：心血不足，心神失养之心悸、失眠、健忘以及阴血不足、肠燥便秘。

◎ 柏子李仁粥

原料：柏子仁、郁李仁各10~15克，蜂蜜20克，粳米100克。

制法：将柏子仁、郁李仁洗净，捣碎，煎汁，去净渣。粳米淘洗入锅，掺水烧开后加入药汁，煮成粥时，放入蜂蜜食之。

用法：每日2次。

功效：润肠通便，养心安神，利水消肿。

适用：慢性便秘、心悸失眠、健忘、小便不利、水肿腹满等。

◎ 柏子仁炖猪心

原料：柏子仁15克，猪心1个，盐适量。

制法：将猪心洗净，剖开，纳入洗净的柏子仁，盛入瓦煲内，加清水适量，再将瓦煲置于大锅中，隔水蒸炖1小时左右，直至猪心熟烂，加盐调味即成。

用法：佐餐食用。

功效：养心安神，补血润肠。

适用：心阴血虚引起的心悸不宁、失眠多梦、健忘及血虚肠燥所致大便秘结等。

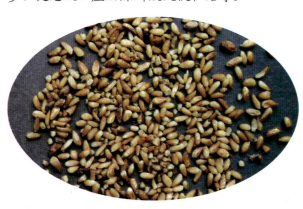

天门冬

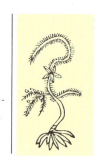

【原文】味苦,平。主诸暴风湿偏痹;强骨髓,杀三虫,去伏尸,久服轻身益气延年。一名颠勒。生山谷。

〖今 释〗

性味归经:甘、苦,寒。归肺、肾经。

功效主治:养阴润燥,清肺生津。用于肺燥干咳,顿咳痰黏,腰膝酸痛,骨蒸潮热,内热消渴,热病津伤,咽干口渴,肠燥便秘。

用量用法:6~12克,煎服。

使用禁忌:虚寒泄泻及外感风寒致嗽者,皆忌服。

来源:本品为百合科植物天门冬的干燥块根。

形态特征:攀援状多年生草本。块根肉质,簇生,长椭圆形或纺锤形,灰黄色。茎细,常扭曲多分枝,有纵槽纹。主茎鳞片状叶,顶端尖长,叶基部伸长为2.5~3厘米飞硬刺,在分支上的刺较短或不明显,叶状枝2~3枚簇生叶腋,扁平有棱,镰刀状。花通常2朵腋生,淡绿色,单性,雌雄异株,雄花花被6,雄蕊6枚,雌花与雄花大小相似,具6枚退化雄蕊。浆果球形,熟时红色,有种子一粒。

采收加工:秋、冬二季采挖,洗净,除去茎基和须根。置沸水中煮或蒸至透心,趁热除去外皮,洗净,干燥。

别名:天冬、武竹。

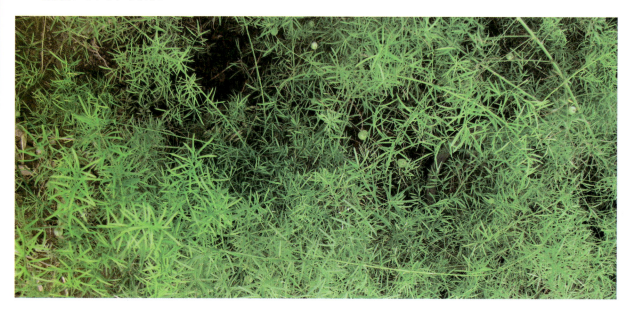

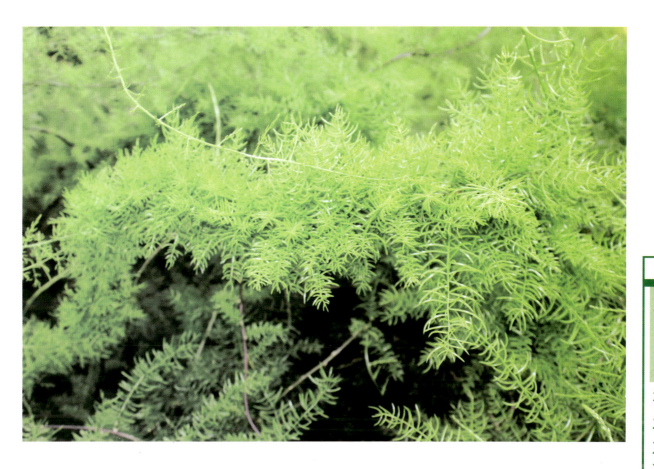

〖现代研究〗

化学成分：本品含天门冬素（天冬酰胺）、黏液质、β-谷甾醇及5-甲氧基甲基糖醛、甾体皂苷、多种氨基酸、新酮糖、寡糖及多糖等成分。

药理作用：天冬酰胺有一定平喘镇咳祛痰作用；可使外周血管扩张、血压下降、心收缩力增强、心率减慢和尿量增加；煎剂体外试验对甲型及乙型溶血性链球菌、白喉杆菌、肺炎双球菌、金黄色葡萄球菌等均有不同程度的抑制作用；天冬具有升高外周白细胞，增强网状内皮系统吞噬能力及体液免疫功能的作用；煎剂或醇提取液可促进抗体生成，延长抗体生存时间；对实验动物有非常显著的抗细胞突变作用，可升高肿瘤细胞cAMP水平，抑制肿瘤细胞增殖。

〖配伍应用〗

肺阴不足、燥热内盛之证：常与麦冬、沙参、川贝母等同用。
肾阴亏虚、眩晕耳鸣、腰膝酸痛者：常与熟地黄、枸杞子、牛膝等同用。
阴虚火旺、骨蒸潮热者：宜与生地黄、麦冬、知母、黄柏等同用。
肾阴久亏、内热消渴证：可与生地黄、山药、女贞子等同用。
肾阴虚之咳嗽咯血：可与生地黄、玄参、川贝母等同用。
气阴两伤、食欲不振、口渴者：宜与生地黄、人参等配伍同用。
津亏肠燥便秘者：宜与生地黄、当归、生首乌等同用。

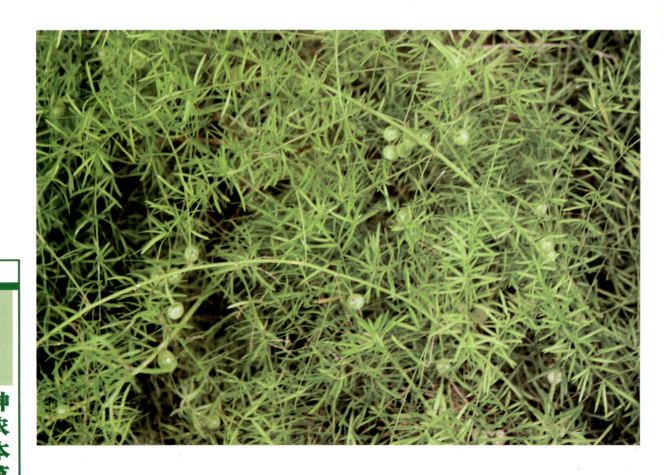

〖药膳食疗〗

◎ 天冬粥

原料：天冬20克，粳米100克。

制法：将天冬熬水，约20分钟，去渣留汁，备用。将粳米洗净，锅内加药汁及水适量，煮粥，待粥汁稠黏时停火起锅。

用法：每食适量。

功效：润肾燥，益肌肤，悦颜色，清肺，降火。

适用：老年痰嗽、少年干咳、风湿不仁、冷痹、心腹积聚、耳聋等。

◎ 天冬枸杞粥

原料：天冬30克，枸杞子15克，粳米90克。

制法：将天冬、枸杞子用温开水浸泡5分钟，清水冲洗干净，加水煎取浓汁，待用。把粳米清洗干净，倒入锅内，加入天冬、枸杞汁，置于火上煮成粥，食之。

用法：每日分2次服食。

功效：益肾养阴。

适用：肺肾阴虚者。

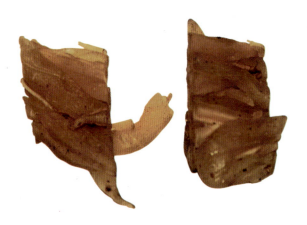

麦门冬

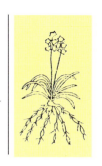

【原文】味甘，平。主心腹结气伤中，伤饱胃络脉绝，羸瘦短气。久服轻身，不老，不饥。生川谷及堤阪。

〖今 释〗

性味归经：甘、微苦，微寒。归心、肺、胃经。

功效主治：养阴生津，润肺清心。用于肺燥干咳，阴虚痨嗽，喉痹咽痛，津伤口渴，内热消渴，心烦失眠，肠燥便秘。

用量用法：6～12克，煎服。

使用禁忌：与款冬、苦瓠、苦参、青蘘相克。

来源：本品为百合科植物麦门冬的干燥块根。

形态特征：多年生草本植物，地上匍匐茎细长。叶丛生，狭线形，草质，深绿色，平行脉明显，基部绿白色并稍扩大。花葶常比叶短，总状花序轴长2～5厘米，花1～2朵，生于苞片腋内，花梗长2～4毫米，关节位于近中部或中部以上，花微下垂，花被片6枚，披针形，白色或淡紫色。浆果球形，成熟时深绿色或蓝黑色。

采收加工：拣净杂质，用水浸泡，捞出，润透后抽去心，再洗净晒干。

别名：麦冬、沿阶草。

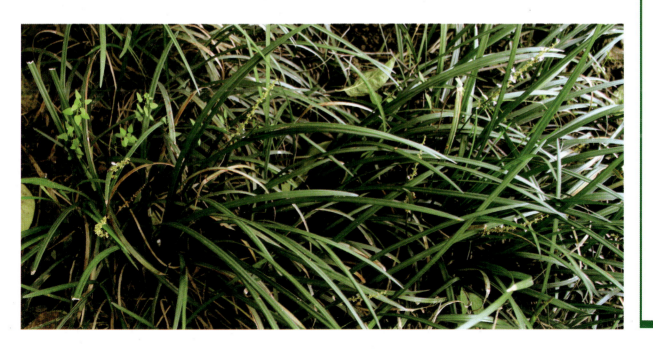

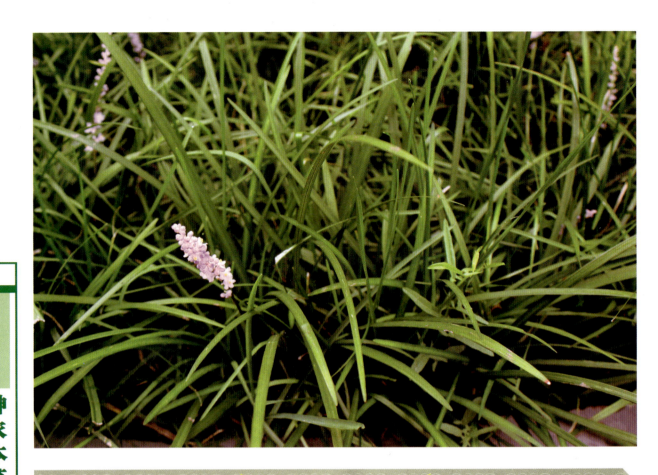

〖现代研究〗

化学成分：本品含多种甾体皂苷、β-谷甾醇、豆甾醇、高异黄酮类化合物、多种氨基酸、各种类型的多聚糖、维生素A样物质、铜、锌、铁、钾等成分。

药理作用：家兔用麦冬煎剂肌内注射，能升高血糖；正常兔口服麦冬的水、醇提取物则有降血糖作用；麦冬能增强网状内皮系统吞噬能力，升高外周白细胞，提高免疫功能；能增强垂体肾上腺皮质系统作用，提高机体适应性；能显著提高实验动物耐缺氧能力，增加冠脉流量，对心肌缺血有明显保护作用，并能抗心律失常及改善心肌收缩力；有改善左心室功能与抗休克作用；还有一定镇静和抗菌作用。

〖配伍应用〗

热伤胃阴、口干舌燥：常与生地黄、玉竹、沙参等同用。

消渴：与天花粉、乌梅等同用。

胃阴不足之气逆呕吐：与半夏、人参等同用，如麦门冬汤（《金匮要略》）。

热邪伤津之便秘：与生地黄、玄参同用，如增液汤（《温病条辨》）。

阴虚肺燥有热的鼻燥咽干、干咳痰少、咳血，咽痛音哑等症：常与阿胶、石膏、桑叶、枇杷叶等同用，如清燥救肺汤（《医门法律》）。

心阴虚有热之心烦、失眠多梦、健忘、心悸怔忡等症：宜与生地黄、酸枣仁、柏子仁等配伍，如天王补心丹（《摄生秘剖》）。

热伤心营、神烦少寐者：宜与黄连、生地黄、玄参等清同用，如清营汤（《温病条辨》）。

〖药膳食疗〗

◎ **麦冬竹叶粥**

原料：麦冬30克，淡竹叶15克，粳米100克，大枣6枚。

制法：先将麦冬、炙甘草、淡竹叶、大枣煎水，去渣取汁，入粳米一同煮成粥即可。

用法：随意食用。

功效：甘淡清热，益气和胃。

适用：暑热口渴、气短乏力、不思纳食等症。

◎ **麦冬粥**

原料：麦冬30克，粳米50克。

制法：先将麦冬捣烂，加水煮成浓汁，去渣，取汁煮米做粥。

用法：作早餐食用。

功效：滋阴养心，生津止渴。

适用：阴虚痨嗽、津伤口渴、内热消渴者。

◎ **麦冬汤**

原料：麦冬（去心）10克，大枣2枚，大米50克，冰糖适量。

制法：麦冬温水浸泡片刻，合大枣、大米及冰糖同入锅后，加水如常法煮粥，煮至麦冬熟烂、米花粥稠即可。

用法：每日温热服用，连服半个月。

功效：润肺养胃，养阴清心。

适用：肺燥干咳、心烦失眠者。

◎ **麦冬酒**

原料：麦冬30克，适量白酒。

制法：将麦冬洗净，切片，放入酒瓶内，注酒满瓶，浸泡1月即可饮用。

用法：每日1次。

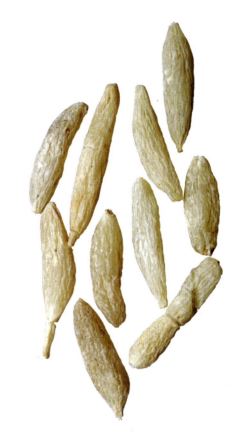

功效：养阴润肺，疏筋活血。

适用：降血糖、泽肤延年。

◎ **麦冬石斛茶**

原料：麦冬10克，石斛6克，绿茶3克。

制法：将麦冬、石斛共研成粗末，与绿茶一同放入大杯中，用沸水冲泡，加盖焖10分钟即成。

用法：当茶频频饮用，一般可冲泡3~5次。

功效：养胃阴，调胃气。

适用：脾胃不和。

白术

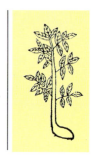

【原文】味苦,温。主风寒湿痹死肌,痉;疸;止汗;除热;消食,作煎饵。久服轻身延年,不饥。一名山蓟。生山谷。

〖今 释〗

性味归经:苦、甘,温。归脾、胃经。

功效主治:健脾益气,燥湿利水,止汗,安胎。用于脾虚食少,腹胀泄泻,痰饮眩悸,水肿,自汗,胎动不安。

用量用法:6~12克,煎服,炒用可增强补气健脾止泻作用。

使用禁忌:阴虚燥渴,气滞胀闷者忌服。

来源:本品为菊科植物白术的干燥根茎。

形态特征:多年生草本,高30~60厘米,根状茎肥厚,略呈拳状,茎直立,上部分枝。叶互生,叶片3,深裂或上部茎的叶片不分裂,裂片椭圆形,边缘有刺。头状花序顶生,总苞钟状,花冠紫红色,瘦果椭圆形,稍扁。

采收加工:冬季下部叶枯黄、上部叶变脆时采挖,除去泥沙,烘干或晒干,再除去须根。

别名:山蓟、山芥、日蓟、山姜、山精、山连、冬白术。

〖现代研究〗

化学成分:本品含挥发油,油中主要有苍术酮、苍术醇、苍术醚、杜松脑、苍术内脂等,并含有果糖、菊糖、白术多糖,多种氨基酸及维生素A类成分等。

药理作用:白术对肠管活动有双向调节作用,当肠管兴奋时呈抑制作用,而肠管抑制时则呈兴奋作用;有防治实验性胃溃疡的作用;有强壮作用;能促进小鼠体重增加;能明显促进小肠蛋白质的合成;能促进细胞免疫功能;有一定提升白细胞作用;还能保肝、利胆、利尿、降血糖、抗血凝、抗菌、抗肿瘤。白术挥发油有镇静作用。

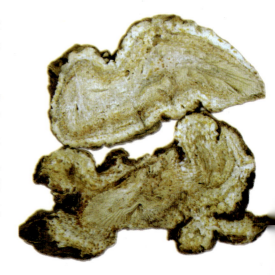

〖配伍应用〗

脾虚有湿、食少便溏或泄泻：常与人参、茯苓等同用，如四君子汤（《和剂局方》）。

脾虚中阳不振、痰饮内停者：宜与温阳化气、利水渗湿之品配伍，如苓桂术甘汤（《金匮要略》）。

脾虚水肿：可与茯苓、桂枝等同用。

脾肺气虚、卫气不固、表虚自汗、易感风邪者：宜与黄芪、防风等配伍，以固表御邪，如玉屏风散（《丹溪心法》）。

脾虚胎儿失养者：宜与人参、阿胶等配伍。

脾虚失运、湿浊中阻之妊娠恶阻、呕恶不食、四肢沉重者：宜与人参、茯苓、陈皮等配伍。

便秘：生白术30～60克，水煎，早、晚2次分服，每日1剂。

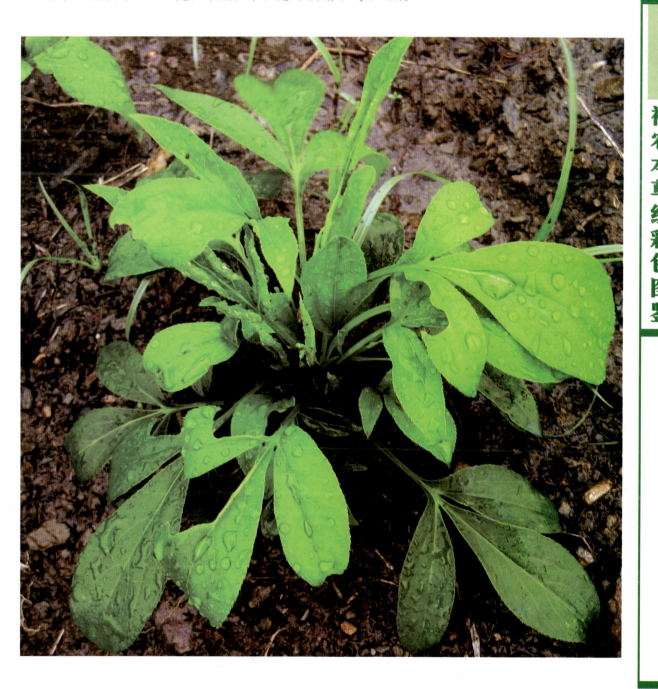

〖药膳食疗〗

◎ 白术山药粥

原料：炒白术、炒山药各30克。

制法：将上药放入砂锅煎汁，去渣，再加入洗净的粳米，共煮成粥，调入白糖即成。

用法：温热服食，每日2次。

功效：健脾燥湿。

适用：脾虚所致带下腰酸神疲、纳呆食少等。

◎ 白术鲫鱼粥

原料：白术10克，鲫鱼30～60克，粳米30克，调料适量。

制法：将鲫鱼去掉鳞甲及内脏，白术洗净先煎汁100毫升，然后将鱼与粳米同煮成粥，粥成后入药汁和匀即可。

用法：根据个人口味加入盐或糖食用。

功效：健脾和胃。

适用：脾胃虚弱型脘腹胀痛，呕恶不食、浑身无力、倦怠思睡、舌质淡、苔白、脉缓滑等。

◎ 白术茯苓粥

原料：白术12克，茯苓15克，陈皮6克，粳米100克。

制法：将上药煎汁去渣，加入粳米同煮为稀粥。

用法：每日2次，早、晚温热服。

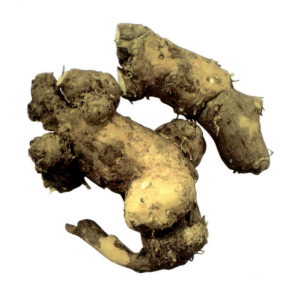

功效：健脾行水。

适用：脾虚所致妊娠面目、四肢浮肿或遍及全身、小便短少。

◎ 白术糖

原料：生白术30～60克，绵白糖50～100克。

制法：先将生白术晒干后，研为细粉，过筛；再把白术粉同绵白糖和匀，加水适量，调拌成糊状，放入碗内，隔水蒸或置饭锅上蒸熟即可。

用法：每日10～15克，分作2～3次，温热时嚼服，连服7～10日。

功效：健脾摄涎。

适用：小儿流涎。

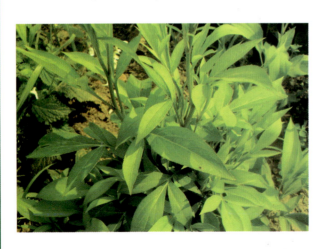
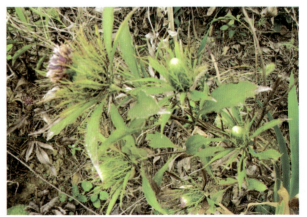

干地黄

【原文】味甘，寒。主折跌绝筋；伤中，逐血痹，填骨髓，长肌肉，作汤除寒热积聚，除痹；生者尤良。久服轻身不老。一名地髓。生川泽。

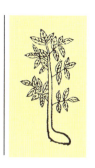

〖今 释〗

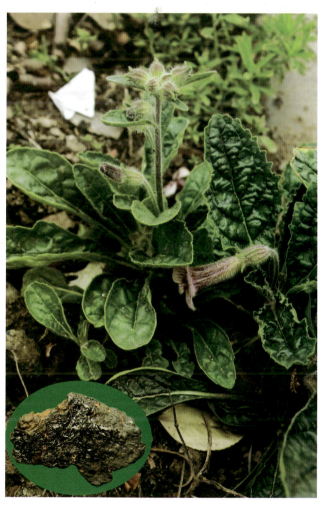

性味归经：鲜地黄：甘、苦，寒。归心、肝、肾经。生地黄：甘，寒。归心、肝、肾经。

功效主治：鲜地黄：清热生津，凉血，止血。用于热病伤阴，舌绛烦渴，温毒发斑，吐血，衄血，咽喉肿痛。生地黄：清热凉血，养阴生津。用于热入营血，温毒发斑，吐血衄血，热病伤阴，舌绛烦渴，津伤便秘，阴虚发热，骨蒸劳热，内热消渴。

用量用法：鲜地黄：12～30克。生地黄：10～15克。

使用禁忌：地黄性凉，脾虚腹泻、胃虚食少者忌食。

来源：本品为玄参科植物地黄的新鲜或干燥块根。

形态特征：多年生草本植物高25～40厘米，全植株被灰白色长柔毛和腺毛。叶多基生，莲座状，向上逐渐缩小而在茎上互生；叶片倒卵形或长椭圆形，先端钝，后部渐窄，边缘具有不整齐钝齿，叶面多皱。总状花序，花萼钟状，花冠筒状稍弯曲，紫红色，里面常有黄色带紫的条纹，呈二唇形。蒴果卵形，种子多数。

采收加工：秋季采挖，除去芦头、须根及泥沙，鲜用或将地黄缓缓烘焙至约八成干。前者习称"鲜地黄"，后者习称"生地黄"。

别名：山烟、酒壶花、山白菜。

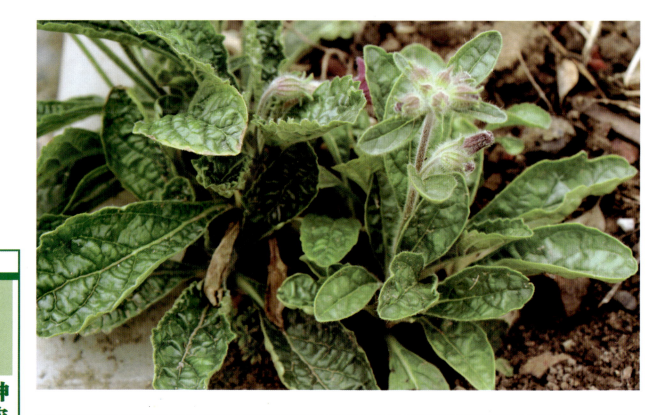

〖现代研究〗

化学成分：本品含梓醇、二氢梓醇、单密力特苷、乙酰梓醇、桃叶珊瑚苷、密力特苷、地黄苷、去羟栀子苷、筋骨草苷、辛酸、苯甲酸、苯乙酸、葡萄糖、蔗糖、果糖及铁、锌、锰、铬等20多种微量元素、β-谷甾醇等。鲜地黄含20多种氨基酸，其中精氨酸含量最高。干地黄中含有15种氨基酸，其中丙氨酸含量最高。

药理作用：本品水提液有降压、镇静、抗炎、抗过敏作用；其流浸膏有强心、利尿作用。其乙醇提取物有缩短凝血时间的作用。地黄有对抗连续服用地塞米松后血浆皮质酮浓度的下降，并能防止肾上腺皮质萎缩的作用，具有促进机体淋巴母细胞的转化、增加T淋巴细胞数量的作用，并能增强网状内皮细胞的吞噬功能，特别对免疫功能低下者作用更明显。

〖配伍应用〗

血虚血瘀、贫血、月经不调：与当归、白芍、川芎同用，如四物汤（《太平惠民和剂局方》）。

胃火牙痛，咽喉肿痛，口舌生疮：常与玄参、升麻、生石膏等配伍，如清胃散（《脾胃论》）。

温热病热入营血、壮热烦渴、神昏舌绛者：多配玄参、连翘、丹参等药用，如清营汤（《温病条辨》）。

血热吐衄：常与大黄同用，如大黄散（《伤寒总病论》）。

血热便血、尿血：常与地榆同用，如两地丹（《石室秘录》）。

血热崩漏或产后下血不止、心神烦乱：可配益母草，如地黄酒（《圣惠方》）。

阴虚内热、潮热骨蒸：可配知母、地骨皮，如地黄膏（《古今医统》）。

温病后期、余热未尽、阴津已伤、邪伏阴分（症见夜热早凉、舌红脉数者）：配青蒿、鳖甲、知母等，如青蒿鳖甲汤（《温病条辨》）。

热病伤阴、烦渴多饮：常配麦冬、沙参、玉竹等药用，如益胃汤（《温病条辨》）。

阴虚内热之消渴证：可配山药、黄芪、山茱萸，如滋膵饮（《医学衷中参西录》）。

温病津伤、肠燥便秘：可配玄参、麦冬，如增液汤（《温病条辨》）。

〖药膳食疗〗

◎ 生地黄煲蟹汤

原料：生地黄30克，鲜螃蟹1只。

制法：上二物洗净，加清水适量煎成1碗，去渣饮汤。

用法：每日1次，连服3日。

功效：清热凉血，解结散热。

适用：急性咽喉炎、咽喉肿痛日久而声嘶者。

◎ 生地黄粥

原料：生地黄汁150毫升，陈仓米30克。

制法：先将米淘洗干净，放入锅内加适量清水，煮粥，粥成后加入生地黄汁搅匀即可食用。

用法：每日早、晚分食。

功效：调经止血，安胎。

适用：阴虚发热、消渴、吐血、衄血、血崩、月经不调、胎动不安等。

◎ 生地黄莲子汤

原料：生地黄9克，莲子心、甘草各6克。

制法：将上几味药以适量水煎取汁。

用法：每日1剂，连服数剂。

功效：养阴生津，清心祛热。

适用：舌绛烦渴、津伤便秘、阴虚发热、内热消渴。

◎ 生地黄石膏粥

原料：生地黄15克，生石膏、粳米各30克。

制法：生石膏煎煮1小时去渣取汁，与生地、粳米煮粥。

用法：每日1次。

功效：清心降火。

适用：烦渴、津伤便秘、阴虚发热、骨蒸劳热、内热消渴等。

◎ 地黄蒸乌鸡

原料：生地黄250克（切丝），饴糖150克，雌乌鸡1只。

制法：先将鸡去毛及内脏，洗净，将生地丝、饴糖和匀，放入鸡腹内，缝固，置盆中入蒸锅内蒸熟即可。

用法：佐餐食用。

功效：补气血，益精髓。

适用：气血亏虚骨蒸潮热、疲乏无力者。

◎ 生地黄稻草根黑豆煎

原料：生地黄、稻草根、黑豆各30克。

制法：三味共用水煎。

用法：饮汤食黑豆，每日2次，连服5日。

功效：补肾滋阴，养阴生津，凉血止血。

适用：热入营血、温毒发斑、吐血衄血等。

◎ 生地黄精粥

原料：生地黄、黄精（制）、粳米各30克。

制法：先将前二味水煎取汁，用药汁与粳米煮粥食。

用法：每日早、晚餐温热服。

功效：补虚养血。

适用：热入营血、津伤便秘者。

◎ 生地黄木耳汤

原料：生地黄15克，木耳20克。

制法：生地黄加适量水煎30分钟，取汁，木耳用冷水浸泡后，放入前汁煮至烂熟，加糖适量。

用法：分2次服用，连服5日。

功效：养阴清热，凉血止血。

适用：阴虚发热、吐血衄血者。

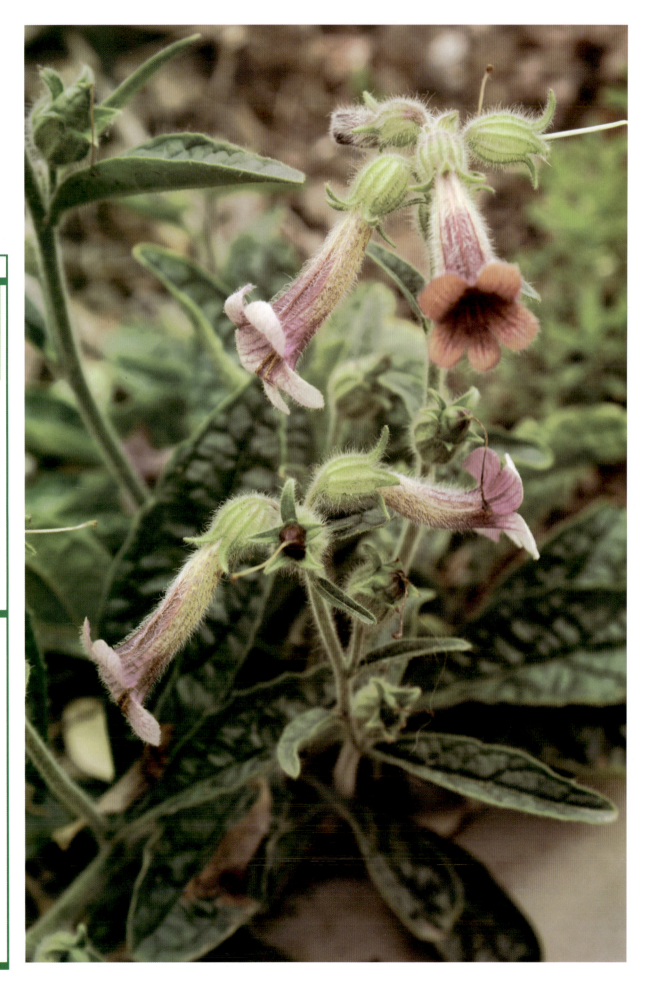

菖蒲

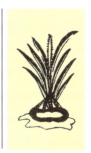

【原文】 味辛，温。主风寒痹；欬逆上气；开心孔，补五脏；通九窍，明耳目，出音声。久服轻身，不忘，不迷惑，延年。一名昌阳。生池泽。

【今 释】

性味归经： 辛、苦，温。归心、胃经。

功效主治： 开窍豁痰，醒神益智，化湿开胃。用于神昏癫痫，健忘失眠，耳鸣耳聋，脘痞不饥，噤口下痢。

用量用法： 3～10克，煎服。鲜品加倍。

使用禁忌： 阴虚阳亢，汗多、精滑者慎服。

来源： 本品为天南星科植物石菖蒲的干燥根茎。

形态特征： 多年生草本。根茎横卧，具分枝，因而植株成丛生状，分枝常被纤维状宿存叶基。叶基生，剑状线形，无中脉，平行脉多数，稍隆起。花茎扁三棱形，肉穗花序圆柱状，佛焰苞片叶状，较短，为肉穗花序长的1～2倍，花黄绿色。浆果倒卵形。

采收加工： 秋、冬二季采挖，除去须根及泥沙，晒干。

别名： 山菖蒲、药菖蒲、金钱蒲、菖蒲叶、水剑草、香菖蒲。

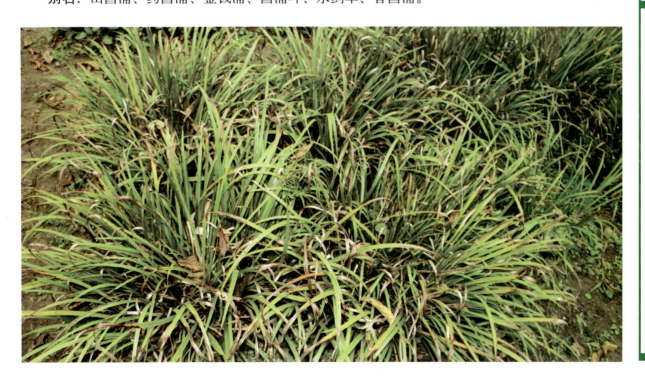

〖现代研究〗

化学成分：本品含挥发油0.11%～0.42%，主要为β-细辛醚、α-细辛醚、石竹烯、α-蓣草烯、石菖醚、细辛醚等，尚含有氨基酸、有机酸和糖类。

药理作用：石菖蒲水煎剂、挥发油，或细辛醚、β-细辛醚均有镇静作用和抗惊厥作用；对豚鼠离体气管和回肠有很强的解痉作用；石菖蒲挥发油静脉注射有肯定的平喘作用，与舒喘灵（沙丁胺醇）吸入后的即时疗效相似；石菖蒲挥发油对大鼠由乌头碱诱发的心律失常有一定治疗作用，并能对抗由肾上腺素或氯化钡诱发的心律失常，挥发油治疗量时还有减慢心律作用；煎剂可促进消化液分泌，制止胃肠的异常发酵；高浓度浸出液对常见致病性皮肤真菌有抑制作用。

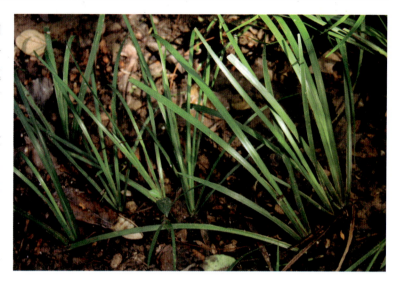

〖配伍应用〗

脾中风痰迷心窍、神志昏乱、舌强不能语：常与半夏、天南星、橘红等合用，如涤痰汤（《济生方》）。

痰热蒙蔽、高热、神昏谵语者：常与郁金、半夏、竹沥等配伍，如菖蒲郁金汤（《温病全书》）。

痰热癫痫抽搐：可与枳实、竹茹、黄连等配伍，如清心温胆汤（《古今医鉴》）。

湿浊蒙蔽、头晕、嗜睡、健忘等症：常与茯苓、远志、龙骨等配伍，如安神定志丸（《医学心悟》）。

湿浊中阻、脘闷腹胀、痞塞疼痛：常与砂仁、苍术、厚朴同用；若湿从热化、湿热蕴伏，见身热吐利、胸脘痞闷、舌苔黄腻者，可与黄连、厚朴等配伍，如连朴饮（《霍乱论》）。

湿浊、热毒蕴结肠中所致之水谷不纳、痢疾后重等：可与黄连、茯苓、石莲子等配伍，如开噤散（《医学心悟》）。

心烦、失眠、健忘证：常与人参、茯神、远志等配伍，如不忘散（《证治准绳》）、开心散（《千金方》）。

劳心过度、心神失养之失眠、多梦、心悸怔忡：常与人参、白术、龙眼肉及酸枣仁、茯神、朱砂等配伍，如安神定志丸（《杂病源流犀烛》）。

心肾两虚之耳鸣耳聋、头昏、心悸：常与菟丝子、女贞子、旱莲草及丹参、夜交藤等配伍，如安神补心丸（《中药制剂手册》）。

【药膳食疗】

◎ 菖蒲五味猪肾粥

原料：菖蒲、五味子各15克，粳米100克，葱白、姜丝、盐、味精、麻油各适量。

制法：菖蒲、五味子水煎2次，每次用水600毫升，煎半小时，2次混合，去渣留汁于锅中。再将粳米淘净，猪肾剖开，除去臊腺，洗净切片，葱白洗净切段，和姜丝、盐一起放入，慢熬成粥，下味精，淋麻油，调匀。

用法：分2次空腹服用。

功效：补肾，益智。

适用：肾虚耳鸣、智力减退。

◎ 菖蒲茶

原料：菖蒲3克，红枣肉、酸梅肉各5枚，赤砂糖适量。

制法：将上述前3味加水煎汤，再加入赤砂糖。

用法：代茶饮。

功效：宁心安神。

适用：惊恐、心悸、失眠、健忘、不思饮食等。

◎ 菖根百合饮

原料：菖蒲根、鲜百合各30克。

制法：菖蒲根洗净，切成小段，鲜百合洗净，同置锅中，加清水700毫升，急火煮开5分钟，改文火煮30分钟，滤渣取汁。

用法：分次食用。

功效：清热和中。

适用：大便干结、小便赤短等。

◎ 石菖蒲拌猪心

原料：石菖蒲30克，猪心1个。

制法：石菖蒲研细末，猪心切片，放入砂锅中加水适量煮熟，每次以石菖蒲粉3~6克拌猪心。

用法：空腹食，每日1~2次。

功效：化湿豁痰，宁心安神。

适用：心悸、失眠、健忘等。

◎ 菖蒲红枣酒

原料：石菖蒲50克，红枣100克，白酒2000毫升。

制法：将石菖蒲洗净，切成薄片，晾干，用纱布袋盛装，扎紧袋口，连同红枣一并置酒坛内，倒入白酒，加盖密封，浸泡15日即成。

用法：弃石菖蒲不用，取白酒饮用。每日2次，每次20毫升。

功效：开窍醒脑，安神益智。

适宜：老年人心气不足、精神恍惚、心悸气短、少寐多梦、记忆力下降、食欲不振者。

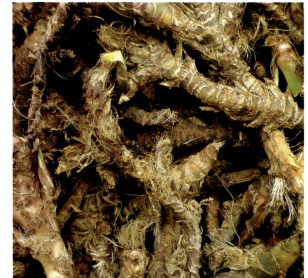

远志

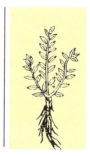

【原文】味苦，温。主欬逆伤中，补不足，除邪气；利九窍，益智慧，耳目聪明，不忘，强志，倍力。久服轻身不老。叶，名小草。一名棘菀，一名葽绕，一名细草。生川谷。

〖今 释〗

性味归经：苦、辛，温。归心、肾、肺经。

功效主治：安神益智，交通心肾，祛痰，消肿。用于心肾不交引起的失眠多梦、健忘惊悸、神志恍惚，咳痰不爽，疮疡肿毒，乳房肿痛。

用量用法：3～10克，煎服。外用：适量。化痰止咳宜炙用。

使用禁忌：阴虚火旺、脾胃虚弱者以及孕妇慎服。用量不宜过大，以免引起呕恶。

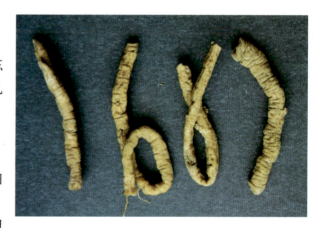

来源：本品为远志科植物远志或卵叶远志的干燥根。

形态特征：多年生矮小草本，高约30厘米，茎丛生，纤细，近无毛。叶互生，线形或狭线形，近无柄。总状花序，花偏向一侧；花绿白色带紫。蒴果扁，倒卵形，边缘有狭翅。种子扁平、黑色、密被白色细茸毛。

采收加工：春、秋二季采挖，除去须根及泥沙，晒干。

别名：棘菀、细草、小鸡腿、小鸡眼、小草根。

〖现代研究〗

化学成分：本品含皂苷，水解后可分得远志皂苷元A和远志皂苷元B。还含远志酮、生物碱、糖及糖苷、远志醇、细叶远志定碱、脂肪油、树脂等。

药理作用：全远志有镇静、催眠及抗惊厥作用。远志皂苷有祛痰、镇咳、降压作用；煎剂对大鼠和小鼠离体之未孕及已孕子宫均有兴奋作用；乙醇浸液在体外对革兰阳性菌及痢疾杆菌、伤寒杆菌、人型结核杆菌均有明显抑制作用；其煎剂及水溶性提取物分别具有抗衰老、抗突变抗癌等作用；远志皂苷有溶血作用。

〖配伍应用〗

心肾不交之心神不宁、失眠、惊悸等症： 常与茯神、龙齿、朱砂等同用，如远志丸（《张氏医通》）。

健忘证： 常与人参、茯苓、菖蒲同用，如开心散（《千金方》），若方中再加茯神，即不忘散（《证治准绳》）。

癫痫昏仆、痉挛抽搐者： 可与半夏、天麻、全蝎等配伍。

痰多黏稠、咳吐不爽或外感风寒、咳嗽痰多者： 常与杏仁、贝母、瓜蒌、桔梗等同用。

痈疽疮毒、乳房肿痛（内服、外用均有疗效）： 内服可单用为末，黄酒送服；外用可隔水蒸软，加少量黄酒捣烂敷患处。

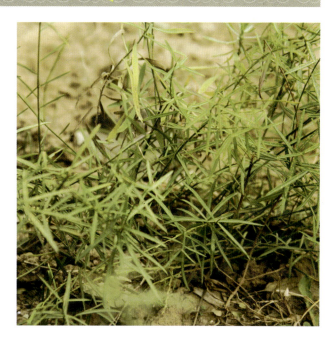

〖药膳食疗〗

◎ 远志枣仁粥

原料： 远志肉、炒酸枣仁各10克，粳米50克。

制法： 如常法煮粥，粥熟时加入远志、枣仁稍煮即可。

用法： 此粥宜睡前做夜宵服。枣仁不能久炒，否则油枯而失去镇静之效。

功效： 补肝，宁心，安神。

适用： 心悸、失眠。

◎ 远志莲子粥

原料： 远志30克，莲子15克，粳米50克。

制法： 将远志泡去心皮，与莲子均研成粉末。再煮粳米粥，候熟，入远志和莲子粉，再煮1～2沸即可。

用法： 随意食用。

功效： 补中益气，安神益智，聪耳明目。

适用： 心脾两虚型失眠、目昏。

◎ 远志牛肉汤

原料： 远志9克，枸杞子20克，青菜叶、牛肉各250克，姜、葱、盐、料酒均适量。

制法： 将牛肉洗净，用开水煮变色捞出，稍凉。切成长3厘米、宽2厘米的小块备用。锅内放入色拉油，烧七成热放姜葱爆香，加水适量，放入牛肉块、远志、枸杞、食盐，武火烧开，再文火炖1.5～2小时即成。

用法： 佐餐食用。

功效： 健脑益智，强骨壮精。

适用： 精神倦怠、心悸头晕、不寐健忘、头晕、耳鸣等。

◎ 远志酒

原料： 远志500克，白酒2500毫升。

制法： 将远志研末，放入酒坛，倒入白酒，密封坛口，每日摇晃1次，7日后即成。

用法： 每日1次，每次饮服10～20毫升。

功效： 安神益智，消肿止痛。

适用： 健忘、惊悸、失眠。

泽泻

【原文】味甘，寒。主风寒湿痹；乳痛；消水，养五脏，益气力，肥健，久服耳目聪明，不饥，延年，轻身，面生光，能行水上。一名水泻，一名芒芋，一名鹄泻。生池泽。

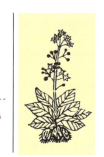

〖今 释〗

性味归经：甘、淡，寒。归肾、膀胱经。

功效主治：利水渗湿，泄热，化浊降脂。用于小便不利，水肿胀满，泄泻尿少，痰饮眩晕，热淋涩痛，高脂血症。

用量用法：6～10克，煎服。

使用禁忌：无湿热及肾虚精滑者忌服。

来源：本品为泽泻科植物泽泻的干燥块茎。

形态特征：多年生沼生植物，高50～100厘米。叶丛生，叶柄长达50厘米，基部扩延成中鞘状；叶片宽椭圆形至卵形，长2.5～18厘米，宽1～10厘米，基部广楔形、圆形或稍心形，全缘，两面光滑；叶脉5～7条。花茎由叶丛中抽出，花序通常为大型的轮生状圆锥花序；花两性。瘦果多数，扁平，倒卵形，背部有两浅沟，褐色，花柱宿存。

采收加工：冬季茎叶开始枯萎时采挖，洗净，干燥，除去须根及粗皮。

别名：水泽、日鹅蛋、一枝花、如意花。

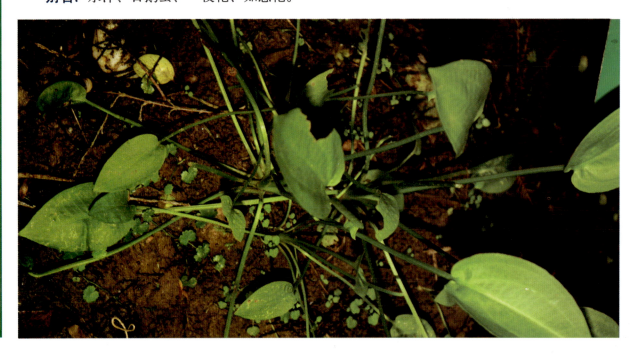

〖现代研究〗

化学成分：本品主要含泽泻萜醇A、B、C，挥发油、生物碱、天门冬素、树脂等。

药理作用：有利尿作用，能增加尿量，增加尿素与氯化物的排泄，对肾炎患者利尿作用更为明显。有降压、降血糖作用，还有抗脂肪肝作用。对金黄色葡萄球菌、肺炎双球菌、结核杆菌有抑制作用。

〖配伍应用〗

水湿停蓄之水肿、小便不利：常和茯苓、猪苓、桂枝配用，如五苓散（《伤寒论》）。

脾胃伤冷、水谷不分、泄泻不止：与厚朴、苍术、陈皮配用，如胃苓汤（《丹溪心法》）。

痰饮停聚、清阳不升之头目昏眩：配白术同用，如泽泻汤（《金匮要略》）。

湿热淋证：常与木通、车前子等药同用；对肾阴不足，相火偏亢之遗精、潮热，则与熟地黄、山茱萸、牡丹皮同用，如六味地黄丸（《小儿药证直诀》）。

〖药膳食疗〗

◎ **泽泻粥**

原料：泽泻粉10克，粳米50克。

制法：先将粳米加水500毫升，煮粥。待米开花后，调入泽泻粉，改用小火稍煮数沸即可。

用法：每日2次，温热服食，3日为1个疗程。不宜久食，可间断食用。

功效：健脾渗湿，利水消肿。

适用：水湿停滞、小便不利、水肿、下焦湿热带下、小便淋涩等。

◎ **泽泻薏米粥**

原料：泽泻10克，薏苡仁30克。

制法：泽泻、薏苡仁洗净，加清水适量，大火煮沸后，小火煮1~2小时，调味供用（拣去泽泻）。

用法：早餐食用。

功效：健脾，利水，渗湿。

适用：高脂血症、肥胖、糖尿病属脾虚水湿内停者，症见肥胖或水肿、小便不利、体倦身重、头目眩晕、四肢乏力。

◎ **泽泻乌龙茶**

原料：泽泻20克，乌龙茶2克。

制法：将泽泻洗净、晒干或烘干，切碎，放入砂锅中，加适量水，浓煎2次，每次30分钟，合并两次滤汁，备用。将乌龙茶放入有盖杯中，加入适量泽泻药汁，用沸水冲泡，加盖焖10分钟即可饮用。

用法：代茶频频饮用。

功效：利水渗湿减肥。

适用：肥胖症。

◎ **泽泻焖水鸭**

原料：泽泻、白术各50克，水鸭1只，盐适量。

制法：选中型水鸭1只，剥净去肠杂，取肉同白术、泽泻同焖。

用法：食汁及水鸭肉。

功效：祛寒除湿，补脑安神。

适用：头眩长久治疗不见效，发作时天旋地转者。

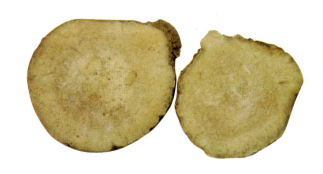

薯蓣

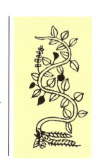

【原文】味甘，温。主伤中，补虚羸，除寒热邪气。补中，益气力，长肌肉。久服耳目聪明，轻身，不饥，延年。一名山芋。生山谷。

〖今 释〗

性味归经：甘，平。归脾、肺、肾经。

功效主治：补脾养胃，生津益肺，补肾涩精。用于脾虚食少，久泻不止，肺虚喘咳，肾虚遗精，带下，尿频，虚热消渴。麸炒山药补脾健胃，用于脾虚食少，泄泻便溏，白带过多。

用量用法：15～30克，煎服，麸炒可增强补脾止泻作用。

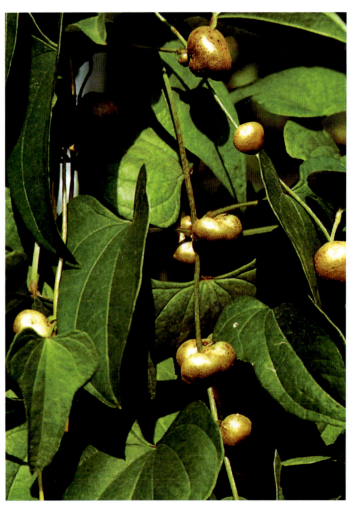

使用禁忌：山药与甘遂不可同食用；也不可与碱性药物同服。大便燥结者不宜食用；另外有实邪者忌食山药。

来源：本品为薯蓣科植物薯蓣的干燥根茎。

形态特征：多年生缠绕性宿根草质藤本。块茎长而粗壮，外皮灰褐色，有须根，茎常带紫色。单叶在茎下部互生，中部以上对生。少数为三叶轮生，叶片三角形至宽卵形或戟形，变异大。花极小，单性，雌雄异株，穗状花序，雄花序直立，聚生于叶腋内。蒴果扁圆形，具三棱翅状，表面被白粉。种子扁圆形，四周有膜质宽翅。

采收加工：冬季茎叶枯萎后采挖，切去根头，洗净，除去外皮及须根，干燥；也有选择肥大顺直的干燥山药，置清水中，浸至无干心，闷透，切齐两端，用木板搓成圆柱状，晒干，打光。习称"光山药"。

别名：山药、土薯、山薯、山芋、玉延。

〖现代研究〗

化学成分：本品含薯蓣皂苷元、黏液质、胆碱、淀粉、糖蛋白、游离氨基酸、维生素C、淀粉酶等。

药理作用：山药对实验大鼠脾虚模型有预防和治疗作用，对离体肠管运动有双向调节作用，有助消化作用，对小鼠细胞免疫功能和体液免疫有较强的促进作用，并有降血糖、抗氧化等作用。

〖配伍应用〗

肾虚小便不利、尿频、遗尿、腰膝冷痛：与熟地黄、山茱萸、熟附子、肉桂等配伍使用。
脾虚带下：常与人参、白术等药同用，如完带汤（《傅青主女科》）。
肺虚咳喘：可与太子参、南沙参等同用。
消渴气阴两虚证：常与黄芪、天花粉、知母等同用，如玉液汤（《医学衷中参西录》）。

〖药膳食疗〗

◎ 山药薏苡粥

原料：生山药、生薏苡仁各60克，柿霜饼24克。

制法：先将山药、薏苡仁捣成粗粒，放入砂锅，加水适量，置灶上，用火煮至烂熟，再将柿霜饼切碎，调入煮好的粥内，搅匀溶化即成。

用法：早、晚温热服食。

功效：滋养脾肺，止咳祛痰。

适用：脾肺气虚、饮食懒进、虚劳咳嗽及一切气阴两虚等。

◎ 山药羊肉粥

原料：怀山药、精羊肉各500克。

制法：将羊肉、山药入锅内煮烂，再入粳米和水适量，煮粥。

用法：分3日食完。

功效：益气养阴，补脾肺肾。

适用：虚劳羸瘦、虚热劳嗽、脾虚泻泄、消渴、腰膝酸软等。

◎ 山药绿豆沙参粥

原料：沙参、山药、粳米各50克，绿豆30克，桑椹20克。

制法：先煮沙参，去渣取汁，入山药、绿豆、桑椹、粳米煮烂成粥，加白糖适量。

用法：温服，每日1剂，连服15日。

功效：益气养阴，健脾和胃。

适用：虚劳羸瘦、虚热劳嗽、脾虚泻泄者。

◎ 山药半夏粥

原料：生山药60克，清半夏30克，白糖适量。

制法：水煮清半夏半小时，去渣，加入山药末，再煮粥，加入砂糖少许。

用法：早餐食用。

功效：健脾和胃，降逆止呕。

适用：脾虚气逆、呕吐频繁者。

◎ 山药小豆粥

原料：鲜山药60克，赤小豆50克。

制法：将山药洗净，去皮、毛，断小块，先用水煮赤小豆成半熟，放入山药块，煮至熟烂成粥。

用法：每晨空腹服1次，连服数日。

功效：健脾，利水，止泻。

适用：脾虚不运、水肿、尿少、大便稀、腹胀、体倦、舌淡、苔白等。

◎ 山药扁豆糕

原料：鲜山药200克，红枣肉500克，鲜扁豆50克，陈皮3克。

制法：山药去皮切片，陈皮切丝，扁豆、枣肉切碎，将上述诸药拌匀蒸糕。

用法：做早餐服，每次50~100克。

功效：健脾益胃。

适用：脾胃虚弱、食欲不振、四肢无力、便溏、气短神疲等。

◎ 山药芡实糕

原料：山药、芡实各30克，云豆60克，糯米、粳米、白糖各1000克。

制法：将山药、芡实、粳米、糯米搅拌均匀，用石磨磨成细粉。把云豆洗净、煮烂。将云豆均匀地撒在屉上，待热气上匀后，把磨成的细粉拌白糖，一层一层地撒在云豆上，蒸熟成糕状即可。

用法：每日1次，当早餐食用。

功效：补养脾胃。

适用：遗精白浊、妇女白带等。

◎ 山药杏仁糊

原料：山药、粟米各100克，杏仁50克，酥油适量。

制法：将山药煮熟，粟米炒成粉，杏仁炒熟，去皮、尖，捣成末。服用时取杏仁末10克、山药、粟米粉、酥油各适量，用开水调成糊即可。

用法：每日空腹食用。

功效：补中益气，温中润肺。

适用：肺虚久咳、脾虚体弱等。

◎ 山药茯苓包子

原料：山药粉120克，茯苓粉90克，白糖150克，面粉500克。

制法：将上3粉拌匀，加水和面，加小苏打适宜，揉匀，做包子皮，再加白糖、面粉少许，猪油少许调匀成馅，上合做成包子，笼上大火蒸熟。

用法：每日1次，早餐食用。

功效：益脾，补胃，涩精。

适用：脾虚食少、慢性腹泻、肾虚遗精、遗尿等。

◎ 山药汤圆

原料：生山药100克，熟鸡油、芝麻面各50克，炒核桃肉30克，白糖300克，糯米600克。

制法：将生山药洗净，入笼蒸熟，剥去外皮，芝麻炒酥磨成粉状，炒核桃肉压成末。将熟鸡油、核桃肉、芝麻面、白糖和山药泥揉匀成馅料。糯米淘洗干净，与水混合磨成米浆，放入布袋沥干水分，作为汤圆外皮料，包入馅料做成汤圆。入开水中煮熟即可食之。

用法：每食适量。

功效：补肾滋阴。

适用：肾虚精亏所致腰痛无力等。

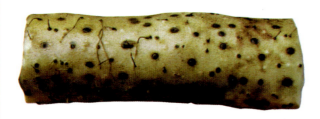
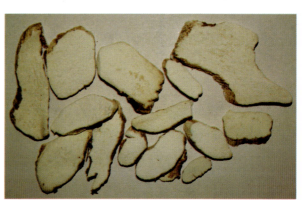

菊花

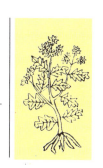

【原文】味苦，平。主诸风，头眩，肿痛，目欲脱，泪出；皮肤死肌，恶风湿痹。久服利血气，轻身耐老，延年。一名节华。生川泽及田野。

〖今 释〗

性味归经：甘、苦，微寒。归肺、肝经。

功效主治：散风清热，平肝明目，清热解毒。用于风热感冒，头痛眩晕，目赤肿痛，眼目昏花，疮痈肿毒。

用量用法：5～10克，煎服。疏散风热宜用黄菊花，平肝、清肝明目宜用白菊花。

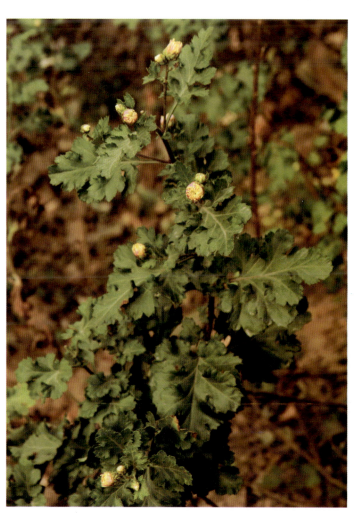

使用禁忌：气虚胃寒、食少泄泻者慎服。

来源：本品为菊科植物菊的干燥头状花序。

形态特征：多年生草本植物，高60～150厘米，茎直立，上部多分枝。叶互生，卵形或卵状披针形，长约5厘米，宽3～4厘米，边缘具有粗大锯齿或深裂成羽状，基部楔形，下面有白色毛茸，具叶柄。头状花序顶生或腋生，直径2.4～5厘米，雌性，白色，黄色或淡红色等；管状花两性，黄色，基部常有膜质鳞片。瘦果无冠毛。

采收加工：秋末冬初花盛开时采收。各产区都有传统的加工方法。亳菊先将花枝摘下，阴干后再剪花头；滁菊剪下花头后，用硫磺熏蒸，再晒至半干；贡菊直接由新鲜花头烘干；杭菊摘取花头后，上笼蒸3～5分钟后再取出晒干。

别名：菊华、秋菊、日精、九华、节花、鞠、金蕊、甘菊。

【现代研究】

化学成分：本品含挥发油，油中为龙脑、樟脑、菊油环酮等，此外，尚含有菊苷、腺嘌呤、胆碱、黄酮、水苏碱、维生素A、维生素E、氨基酸及刺槐素等。

药理作用：菊花水浸剂或煎剂，对金黄色葡萄球菌、多种致病性杆菌及皮肤真菌均有一定抗菌作用。本品对流感病毒PR3和钩端螺旋体也有抑制作用。菊花制剂有扩张冠状动脉、增加冠脉血流量、提高心肌耗氧量的作用，并具有降压、缩短凝血时间、解热、抗炎、镇静作用。

【配伍应用】

风热感冒，或温病初起、温邪犯肺、发热、头痛、咳嗽等症：常配伍连翘、薄荷、桔梗等，如桑菊饮（《温病条辨》）。

肝阳上亢、头痛眩晕：每与石决明、珍珠母、白芍等同用。

肝火上攻而眩晕、头痛，以及肝经热盛、热极动风者：可与羚羊角、钩藤、桑叶等同用，如羚角钩藤汤（《通俗伤寒论》）。

肝肾精血不足、目失所养、眼目昏花、视物不清：又常配伍枸杞子、熟地黄、山茱萸等同用，如杞菊地黄丸（《医级》）。

疮痈肿毒：常与金银花、生甘草同用，如甘菊汤（《揣摩有得集》）。

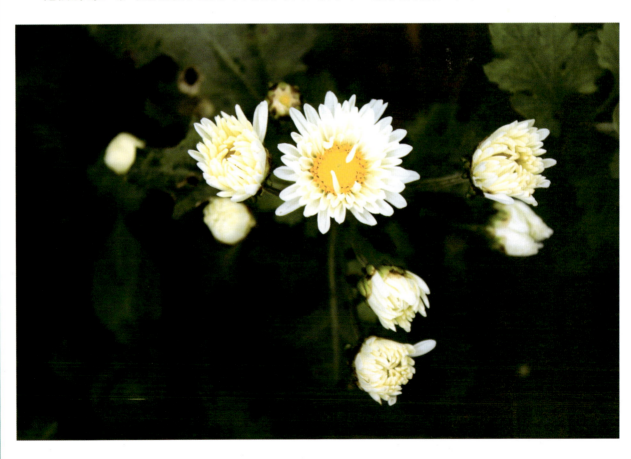

〖药膳食疗〗

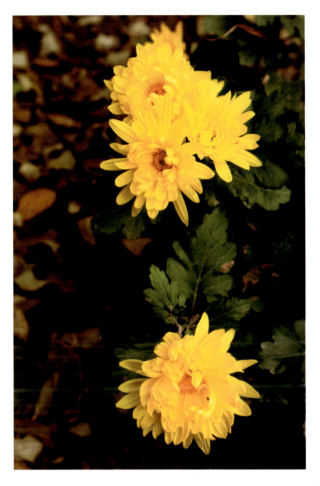

◎ 菊花枸杞猪肝粥

原料：菊花、枸杞各15克，粳米50克，猪肝100克，水800毫升，盐、姜丝、麻油、味精各适量。

制法：水中加入粳米，大火烧开，小火慢熬至粥将成时，再将菊花、枸杞分别洗净沥干，猪肝洗净切薄片，和姜丝一起放入，继续熬至粥成下盐、味精，淋麻油，调匀。

用法：分1~2次趁热空腹服用。

功效：明目，健脾益肾。

适用：青少年近视眼、肝肾亏虚。

◎ 菊花决明子粥

原料：白菊花瓣10克（洗净），决明子15克，粳米100克，冰糖适量。

制法：先将决明子炒至微香，与洗净的白菊花同入砂锅，加入清水适量，煎至水半量时，去渣留汁，加入淘洗干净的粳米，再加入清水适量和冰糖，用旺火烧开后转用小火熬煮成稀粥。

用法：每日早、晚餐服食。

功效：清肝明目，降火通便。

适用：目赤肿痛、视物昏花及高血压病患者用。

◎ 菊花龙井茶

原料：杭菊6克，龙井茶2克。

制法：先将杭菊拣去杂质后与龙井茶同放入大杯中，用沸水冲泡，加盖焖15分钟即可饮用。

用法：代茶，频频饮用，一般可冲泡3~5次，当日喝完。

功效：消炎止咳。

适用：急性结膜炎。

◎ 菊花茶

原料：菊花5克。

制法：开水冲泡。

用法：代茶常饮。

功效：疏散风热，清热解毒，平肝明目。

适用：咽干唇燥、目赤肿痛、视物昏花等。

◎ 菊槐二花茶

原料：菊花、槐花各10克。

制法：将上味药放入杯中，加沸水冲泡，

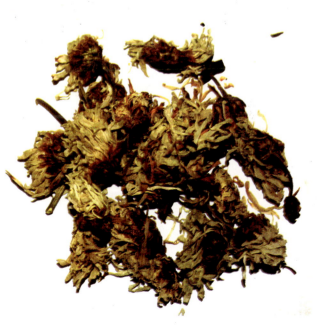

加盖，闷10分钟即可饮用。

用法：代茶频饮。

功效：平肝降压，软化血管。

适用：各种高血压病。

◎ 菊花茶

原料：菊花10克，枇杷叶、桑叶各5克。

制法：将上味药研成粗末，用沸水冲泡代茶饮。

用法：代茶频饮。

功效：可防秋燥。

适用：因秋燥犯肺引起的发热、咽干唇燥、咳嗽等。

◎ 双花绿茶饮

原料：菊花、槐花、绿茶各5克。

制法：将诸料放入杯中，以沸水冲泡，盖严杯盖，5分钟后可饮用。

用法：代茶饮用。

功效：清肝，健胃，消食。

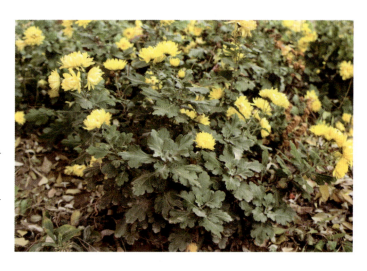

适用：肥胖症患者。

◎ 菊花决明子饮

原料：菊花、草决明、生山楂各15克。

制法：将以上3味中药洗净，放入保温杯中，沸水冲泡，盖严盖，温浸半小时即可。

用法：代茶饮，每日1剂。

功效：清利头目，平肝降压。

适用：冠心病、高血压患者。

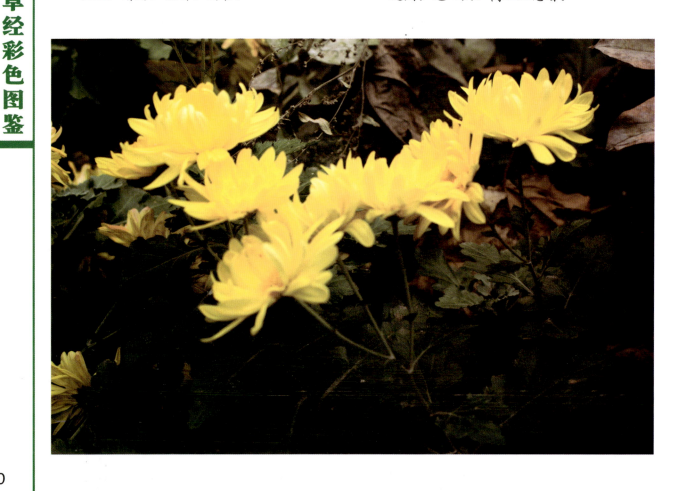

甘草

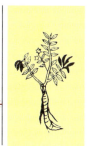

【原文】味甘，平。主五脏六府寒热邪气；坚筋骨，长肌肉，倍力；金疮肿；解毒。久服轻身延年。生川谷。

〖今 释〗

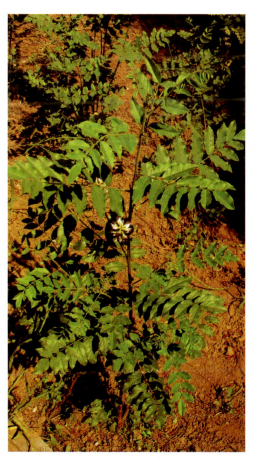

性味归经：甘，平。归心、肺、脾、胃经。

功效主治：补脾益气，清热解毒，祛痰止咳，缓急止痛，调和诸药。用于脾胃虚弱，倦怠乏力，心悸气短，咳嗽痰多，脘腹、四肢挛急疼痛，痈肿疮毒，缓解药物毒性、烈性。

用量用法：2～10克，煎服。生用性微寒，可清热解毒；蜜炙药性微温，并可增强补益心脾之气和润肺止咳作用。

使用禁忌：不宜与海藻、京大戟、红大戟、甘遂、芫花同用。

来源：本品为豆科植物甘草、胀果甘草或光果甘草的干燥根及根茎。

形态特征：甘草为多年生草本植物，高30～80厘米，根茎多横走，主根甚发达。外皮红棕色或暗棕色。茎直立，有白色短毛和刺毛状腺体。奇数羽状复叶互生，小叶7～17对，卵状椭圆形，全缘，两面被短毛及腺体。总状花序腋生，花密集。花萼钟状，外被短毛或刺状腺体，花冠蝶形，紫红色或蓝紫色。荚果扁平，呈镰刀形或环状弯曲，外面密被刺状腺毛，种子扁卵圆形，褐色。

采收加工：春、秋二季采挖，除去须根，晒干。

别名：密草、国老、棒草、甜草根、粉甘草、红甘草、甜根子。

〖现代研究〗

化学成分：本品含三萜类（三萜皂苷甘草酸的钾、钙盐为甘草甜素，是甘草的甜味成分）、黄酮类、生物碱、多糖等成分。

药理作用：甘草有抗心律失常作用；有抗溃疡，抑制胃酸分泌，缓解胃肠平滑肌痉挛及镇痛作用，并与芍药的有效成分芍药苷有协同作用；能促进胰液分泌；有明显的镇咳作用，祛痰作用也较显著，还有一定平喘作用；有抗菌、抗病毒、抗炎、抗过敏作用；能保护发炎的咽喉和气管黏膜；对某些毒物有类似葡萄糖醛酸的解毒作用；有类似肾上腺皮质激素样作用；还有抗利尿、降脂、保肝等作用。

〖配伍应用〗

伤寒耗伤心气之心悸、脉结代（若属气血两虚）：宜与人参、阿胶、生地黄等品同用，如炙甘草汤（《伤寒论》）。

脘腹、四肢挛急疼痛：与白芍同用，即芍药甘草汤（《伤寒论》）。

热毒疮疡：可单用煎汤浸渍，或熬膏内服。更常与地丁、连翘等配伍。

热毒咽喉肿痛：宜与板蓝根、桔梗、牛蒡子等配伍。

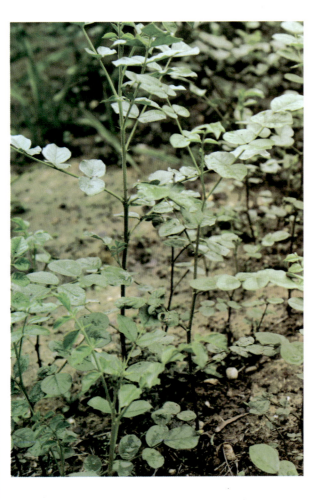
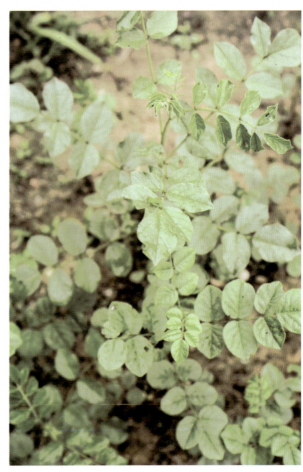

【药膳食疗】

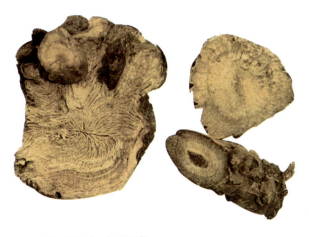

◎ 甘麦大枣汤

原料：甘草9克，小麦30克，大枣10枚。
制法：将以上三物水煮去渣。
用法：经常服用，代茶饮。
功效：健脾益气，养血补心，除热止渴。
适用：情志恍惚、心中烦乱、睡眠不安等。

◎ 甘草瓜蒌酒

原料：甘草2克，瓜蒌1枚，腻粉少许，黄酒1小杯。
制法：将瓜蒌、甘草等研为粗末，倒入瓷碗中，加黄酒与水1小杯，并下腻粉，置炉火上煎开3～5沸后，去渣取汁备用。
用法：每日1剂，睡前外涂患处。
功效：清热解毒，化痰祛瘀，消肿止痛。
适用：热毒侵袭、血瘀痰阻之痈疽疔疮、红肿热痛、多日不消者。

◎ 甘麦大枣粥

原料：甘草15克，小麦100克，大枣30枚。
制法：将甘草布包，小麦稍捣一下，加水适量，共煮成粥，兑红糖适量即可。
用法：顿食，每日1次，连服5～7剂。
功效：健脾，养心安神。
适用：精神不振，或情志恍惚，情绪易于波动，心中烦乱，睡眠不安等。

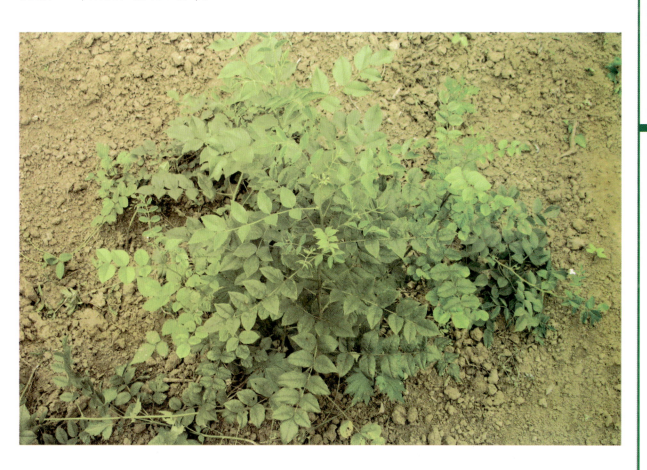

人参

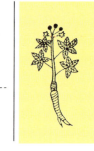

【原文】味甘，微寒。主补五脏，安精神、定魂魄、止惊悸；除邪气；明目，开心益智。久服轻身延年。一名人衔，一名鬼盖。生山谷。

〖今 释〗

性味归经：甘、微苦，微温。归脾、肺、心、肾经。

功效主治：大补元气，复脉固脱，补脾益肺，生津养血，安神益智。用于体虚欲脱，肢冷脉微，脾虚食少，肺虚喘咳，津伤口渴，内热消渴，气血亏虚，久病虚羸，惊悸失眠，阳痿宫冷。

用量用法：3～9克，另煎兑服；也可研粉吞服，每次2克，每日2次。

使用禁忌：不宜与藜芦、五灵脂同用。

来源：本品为五加科植物人参的干燥根及根茎。

形态特征：多年生草本，根状茎（芦头）短，上有茎痕（芦碗）和芽苞；茎单生，直立，高40～60厘米。叶为掌状复叶，2～6枚轮生茎顶，小叶3～5，中部的1片最大，卵形或椭圆形，基部楔形，先端渐尖，边缘有细尖锯齿，上面沿中脉疏被刚毛。伞形花序顶生，花小，花萼钟形；花瓣淡黄绿色。浆果状核果扁球形或肾形，成熟时鲜红色，扁圆形，黄白色。

采收加工：多于秋季采挖，洗净经晒干或烘干。栽培的又称"园参"；播种在山林野生状态下自然生长的又称"林下参"，习称"籽海"。

别名：棒锤、山参、园参。

〖现代研究〗

化学成分：本品含多种人参皂苷、挥发油、氨基酸、微量元素及有机酸、糖类、维生素等成分。

药理作用：人参具有抗休克作用，人参注射液对失血性休克和急性中毒性休克患者比其他原因引起的休克，效果尤为显著；可使心搏振幅及心率显著增加，在心功能衰竭时，强心作用更为显著；能兴奋垂体—肾上腺皮质系统，提高应激反应能力；对高级神经活动的兴奋和抑制过程均有增强作用；能增强神经活动过程的灵活性，提高脑力劳动功能；有抗疲劳，促进蛋白质、RNA、DNA的合成，促进造血系统功能，调节胆固醇代谢等作用；能增强机体免疫功能；能增强性腺机能，有促性腺激素样作用；能降低血糖。此外，尚有抗炎、抗过敏、抗利尿及抗肿瘤等多种作用。人参的药理活性常因机体功能状态不同而呈双向作用。

〖配伍应用〗

大汗、大泻、大失血或大病、久病所致元气虚极欲脱、气短神疲、脉微欲绝的重危证候：单用有效，如独参汤（《景岳全书》）；气虚欲脱兼见汗出、四肢逆冷者：应与回阳救逆之附子同用，以补气固脱与回阳救逆，如参附汤（《正体类要》）；气虚欲脱兼见汗出身暖、渴喜冷饮、舌红干燥者：常与麦冬、五味子配伍，以补气养阴，敛汗固脱，如生脉散（《内外伤辨惑论》）。

肺气咳喘、痰多者：常与五味子、苏子、杏仁等同用，如补肺汤（《千金方》）。

脾虚不运常兼湿滞：常与白术、茯苓等配伍，如四君子汤（《和剂局方》）。

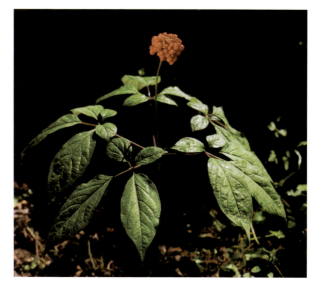

脾气虚弱、不能统血，导致长期失血者：常与黄芪、白术等配伍，如归脾汤（《济生方》）；若脾气虚衰、气虚不能生血，以致气血两虚者：可与当归、熟地等配伍，如八珍汤（《正体类要》）。

失眠多梦、健忘：常与酸枣仁、柏子仁等配伍，如天王补心丹（《摄生秘剖》）。

虚喘：常与蛤蚧、五味子、胡桃等同用。

肾阳虚衰、肾精亏虚之阳痿：常与鹿茸等配伍。

热伤气津者：常与知母、石膏同用，如白虎加人参汤（《伤寒论》）。

〖药膳食疗〗

◎ 人参粥

原料：人参末3克，粳米100克，冰糖适量。

制法：将人参末与淘洗干净的粳米同入锅中，加水适量，用大火烧开后改用小火慢煮至粥成，加入冰糖调味即可。

用法：秋、冬季当早餐食用。

功效：益元气，补五脏，抗衰老。

适用：元气不足引起的老年体弱、五脏虚衰、久病羸瘦、劳伤亏损、食欲不振、慢性腹泻、发慌气短、失眠健忘、性机能减退等。

◎ 人参黄芪粥

原料：人参5克，黄芪20克，白术10克，粳米50克，白糖少许。

制法：将人参、黄芪、白术切成片，放入砂锅内，用清水浸泡40分钟后上火煮开，改用小火煎成液汁，取汁。另将粳米煮成粥后，兑入液汁，加白糖即可食用。

用法：每日晨起空腹当早餐食用，连服2～3周。

功效：益气健脾，补肺开音。

适用：五脏虚衰、久病羸瘦、慢性腹泻、发慌气短、失眠健忘等。

◎ 人参麻雀粥

原料：人参3克，麻雀5只，小米50克，盐、黄酒、葱各适量。

制法：将人参切碎，隔水炖，取浓汁。将麻雀去毛及内脏，洗净细切，下锅煸炒，然后加入黄酒,稍煮;加水,加入淘洗干净的小米,先用大火烧开,再改用小火熬煮,待粥熟时兑入人参浓汁,搅匀,加料酒。

用法:每日早餐食用。

功效:益气壮阳,强筋壮骨。

适用:阳虚神疲乏力之人。

◎ 人参猪肾粥

原料:人参1克,猪肾1对,粳米100克,葱白7根。

制法:将猪肾剖为2片,剔去白筋膜,细切;葱洗净,切去根,细切;人参去芦,研末,粳米洗净。锅内加水适量,下防风熬水,约20分钟,去滓留汁,下米煮粥,用大火烧沸,改用小文火慢熬,待粥将熟时,向锅心下肾末,不要搅动,等粥汁稠黏时,再放人参末及葱花,拌匀,稍煮片刻即成。

用法:每食适量。

功效:大补五脏,聪耳明目。

适用:五脏虚弱、气血不足、咳嗽气喘等。

◎ 人参枸杞汤

原料:人参3~5克,枸杞子5克,蜂蜜适量。

制法:将上味药水煎煮,服用时加蜂蜜适量即可。

用法:随意饮用。

功效:养肝益气。

适用:慢性肝炎患者。

◎ 人参银耳鸽蛋汤

原料:人参粉2~4克,鸽蛋、水发冬菇各15克,银耳20克,猪精肉30克,鸡汤、盐、鸡油各适量。

制法:将银耳拣净杂质,用热水泡发至松软,鸽蛋打入瓷盘内(勿搅),盘边排好猪肉片、冬菇片,入笼蒸熟,倒入大汤碗内。锅内倒入鸡汤,加盐、银耳烧开,打净浮沫,银耳熟后加入鸡油和人参粉,再烧开,盛入大汤碗内即成。

用法:佐餐食用。

功效:补气血,益阴阳。

适用:病后体虚之人。

◎ 人参菠菜汤

原料:人参5克,猪肉馅、面粉各250克,菠菜500克,生姜、葱、酱油、香油、食盐各适量。

制法:将菠菜剁成菜泥,用纱布包好挤出菜汁待用;人参研细末,与葱、酱油、香油、食盐、肉馅拌匀;用面粉、菠菜汁和肉按常规做成饺子即可。

用法:喝汤吃水饺,每日晚餐食用。

功效:益气补血,养心安神。

适用:病后体虚之人。

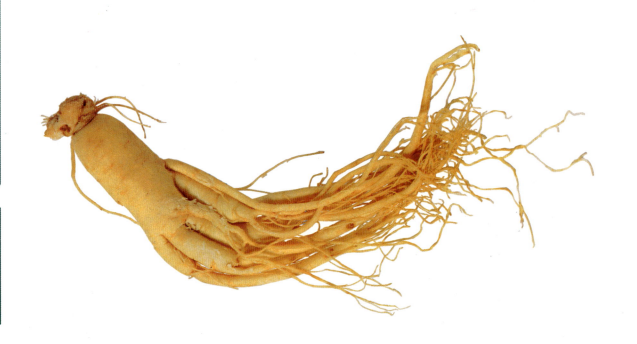

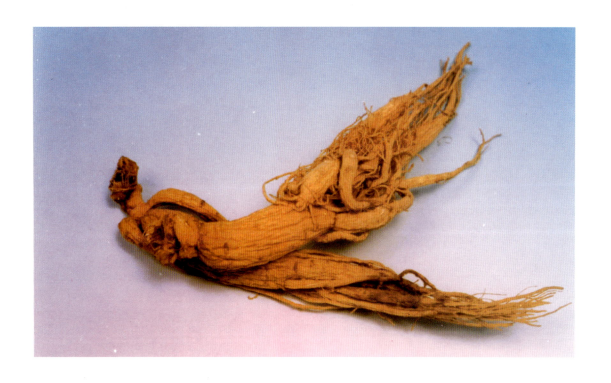

◎ 独参汤
原料：人参适量。

制法：将人参的表面洗净，用湿纱布包裹好放入锅中蒸软，趁热切成薄片，晾干。

用法：服用时每日取3～6克入盖杯中，加热水浸泡30分钟后即饮。每剂可重复冲服3～4次，每晚临睡前将参片嚼烂冲服即可。

功效：大补元气，复脉固脱。

适用：气虚欲脱、肺气虚弱、脾气不足、热病气津两伤、气血亏虚等引起的病症。

◎ 参归炖腰子
原料：人参25克，当归20克，猪腰子2个，生姜、葱、盐、味精各适量。

制法：将人参洗净，切片，当归洗净，切1厘米小节，猪腰洗净切小颗粒，放入砂锅内，锅内加入生姜、葱、食盐，水适量。将砂锅置大火上烧沸，移小火上炖1小时即成。食用时，可加味精少许。

用法：去药渣，吃腰子。

功效：补益心肾。

适用：心肾虚损引起的自汗、心悸、腰膝酸软者。

◎ 人参胡桃饮
原料：人参3克，胡桃肉3个。

制法：人参、胡桃肉同时入锅，加水小火煎煮1小时即可。

用法：饮汤并将人参、胡桃肉嚼食。

功效：补益肺肾，生津润肺。

适用：肺肾气虚导致的咳喘者。

◎ 参苓粥
原料：人参5克，白茯苓15克，粳米100克。

制法：人参、茯苓为末；大米淘净入锅加水煮粥，粥成入人参、茯苓末。

用法：当粥饮食，每日1次。

功效：益气健脾，利水降脂。

◎ 人参蒸鸡蛋
原料：人参3克，鸡蛋1个。

制法：将人参碾末，与鸡蛋调匀，上笼蒸熟即可。

用法：每日1次，连用15日。

功效：养阴养血，补气和中。

适用：年老体弱、形气不足、气血两亏者。

石斛

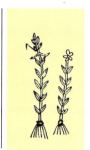

【原文】味甘，平。主伤中；除痹，下气；补五脏虚劳羸瘦，强阴。久服厚肠胃；轻身延年。一名林兰。生山谷。

〖今 释〗

性味归经：甘，微寒。归胃、肾经。

功效主治：益胃生津，滋阴清热。用于热病津伤，口干烦渴，胃阴不足，食少干呕，病后虚热不退，阴虚火旺，骨蒸劳热，目暗不明，筋骨痿软。

用量用法：6～12克，煎服；鲜品15～30克。

使用禁忌：热病早期阴未伤者，湿温病未化燥者，脾胃虚寒者（指胃酸分泌过少者），均禁服。

来源：本品为兰科植物金钗石斛、铁皮石斛或马鞭石斛及其近似种的新鲜或干燥茎。

形态特征：金钗石斛为多年生附生草本。茎丛生，直立，上部多少回折状，稍扁，基部收窄而圆，具槽纹，多节。叶近革质，矩圆形，先端偏斜状凹缺，叶鞘抱茎。总状花序生于上部节上，基部被鞘状总苞片1对，有花1～4朵，具卵状苞片；花大，下垂，白色，先端带淡紫色或淡红色，唇瓣卵圆形，边缘微波状，基部有1深紫色斑块，两侧有紫色条纹。

采收加工：全年均可采收，鲜用者除去根及泥沙干用者采收后，除去杂质。用开水略烫或烘软，再边搓边烘晒，至叶鞘搓净，干燥。铁皮石斛剪去部分须根后，边炒边扭成螺旋形或弹簧状，烘干，习称"铁皮枫斗（耳环石斛）"。

别名：石兰、吊兰花、金钗石斛。

〖现代研究〗

化学成分：本品含石斛碱、石斛胺、石斛次胺、石斛星碱、石斛因碱等生物碱，及黏液质、淀粉等。

药理作用：石斛能促进胃液的分泌而助消化，使其蠕动亢进而通便；但若用量增大，反使肠肌麻痹。有一定镇痛解热作用，其作用与非那西汀相似而较弱；可提高小鼠巨噬细胞吞噬作用，用氢化可的松抑制小鼠的免疫功能之后，石斛多糖能恢复小鼠免疫功能；石斛水煎对晶状体中的异化变化有阻止及纠正作用；对半乳糖性白内障不仅有延缓作用，而且有一定的治疗作用。

〖配伍应用〗

热病伤津、烦渴、舌干苔黑之证：常与天花粉、鲜生地黄、麦冬等同用。

胃热阴虚之胃脘疼痛、牙龈肿痛、口舌生疮：可与生地黄、麦冬、黄芩等同用。

肾阴亏虚、目暗不明者：常与枸杞子、熟地黄、菟丝子等同用，如石斛夜光丸（《原机启微》）。

肾阴亏虚、筋骨痿软者：常与熟地黄、山茱萸、杜仲、牛膝等同用。

肾虚火旺、骨蒸劳热者：宜与生地黄、枸杞子、黄柏、胡黄连等同用。

〖药膳食疗〗

◎ 石斛粥

原料：鲜石斛30克，粳米50克，冰糖适量。

制法：将石斛加水，久煎取汁约100毫升，去渣；药液、北粳米、冰糖，一同放入砂锅中，再加水400毫升左右，煮至米开粥稠停火。

用法：每日2次，稍温顿服。

功效：养胃生津，滋阴清热。

适用：脾胃虚弱者。

◎ 石斛生地茶

原料：石斛、生地黄、熟地黄、天冬、麦冬、沙参、女贞子、茵陈、生枇杷叶各9克，西瓜汁100毫升。

制法：开水煮沸。

用法：代茶饮，频服。

功效：清胃养阴，止渴通便。

适用：脾胃虚弱、大小便不利者。

◎ 石斛茶

原料：石斛15克，麦冬10克，绿茶叶5克。

制法：将石斛、麦冬和绿茶一并放入茶杯内，开水泡茶。

用法：代茶频饮。

功效：养阴清热，生津利咽。

适用：阴虚胃热、咽干口渴者。

◎ 石斛麦冬茶

原料：石斛、谷芽、麦冬各10克。

制法：沸水浸泡。

用法：代茶饮。

功效：养阴清热，消食和中。

适用：阴虚胃热、呕逆少食、咽干口渴、舌光少苔者。

◎ 石斛蔗浆饮

原料：石斛30克，甘蔗500克。

制法：石斛煎水取汁，甘蔗去皮，切碎略捣，绞取汁液，两汁混合。

用法：频频饮用。

功效：清热除烦，生津止渴。

适用：热伤津液、烦热口渴、舌红少苔者。

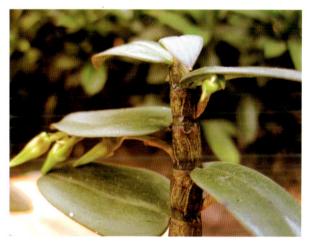

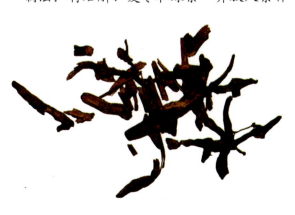

络石

【原文】味苦,温。主风热死肌;痈伤,口干舌焦,痈肿不消;喉舌肿,水浆不下。久服轻身明目,润泽好颜色,不老延年。一名石鲮。生川谷。

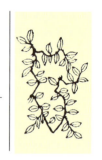

〖今 释〗

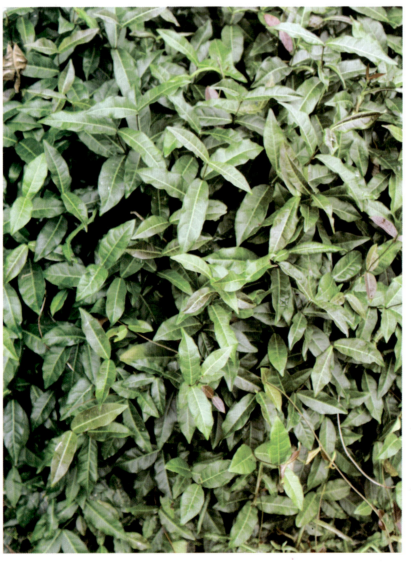

性味归经: 苦,微寒。归心、肝、肾经。

功效主治: 祛风通络,凉血消肿。用于风湿热痹,筋脉拘挛,腰膝酸痛,喉痹,痈肿,跌仆损伤。

用量用法: 6～12克,煎服。外用:适量,鲜品捣敷。

使用禁忌: 阳虚畏寒,大便溏薄者禁服。

来源: 为夹竹桃科植物络石的干燥带叶藤茎。

形态特征: 常绿木质藤本,长达10米,茎圆柱形,有皮孔;嫩枝被黄色柔毛,老时渐无毛。叶对生,革质或近革质,椭圆形或卵状披针形;上面无毛,下面被疏短柔毛。聚伞花序顶生或腋生,二歧,花白色,花柱圆柱状,柱头卵圆形。

采收加工: 冬季至次春采割,除去杂质,晒干。

别名: 石龙藤、络石藤。

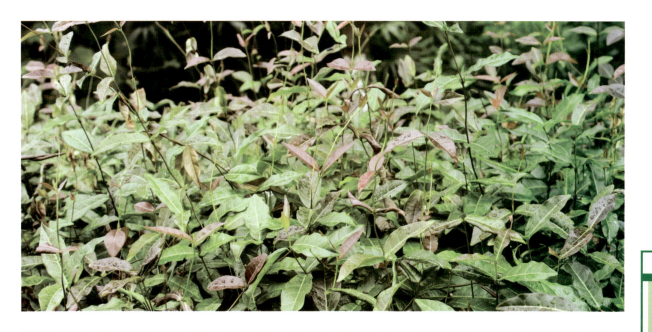

〖现代研究〗

化学成分：本品藤茎含络石苷、去甲络石苷、牛蒡苷、穗罗汉松树脂酚苷、橡胶肌醇等，叶含生物碱、黄酮类化合物。

药理作用：络石藤甲醇提取物对动物双足浮肿、扭体反应有抑制作用；所含黄酮苷对尿酸合成酶黄嘌呤氧化酶有显著抑制作用而能抗痛风；煎剂对金黄色葡萄球菌、福氏痢疾杆菌及伤寒杆菌有抑制作用；牛蒡苷可引起血管扩张、血压下降，对肠及子宫有抑制作用。

〖配伍应用〗

风湿热痹、筋脉拘挛、腰膝酸痛者：每与忍冬藤、秦艽、地龙等配伍；亦可单用酒浸服。
热毒之咽喉肿痛、痹塞：以之单用水煎，慢慢含咽（《近效方》）。
痈肿疮毒：与皂角刺、瓜蒌、乳香、没药等配伍，如止痛灵宝散（《外科精要》）。
跌仆损伤、瘀滞肿痛：可与伸筋草、透骨草、红花、桃仁等同用。

〖药膳食疗〗

◎ 络石藤酒

原料：络石藤24克，当归40克，枸杞子50克，白酒2000毫升。

制法：将上药捣碎，放入酒坛中，倒入白酒，密封坛口，置于阴凉处，经常摇晃，浸泡10日后去渣即成。

用法：每日2次，每次饮服15～30毫升。

功效：祛风通络，凉血消肿。

适用：筋骨酸痛、腰膝无力等。

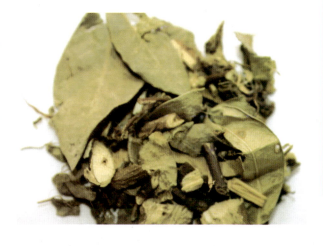

龙胆

【原文】味苦，寒。主骨间寒热；惊痫邪气；续绝伤，定五脏；杀蛊毒。久服益智不忘。轻身耐老，一名陵游。生川谷。

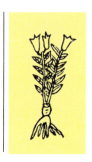

〖今 释〗

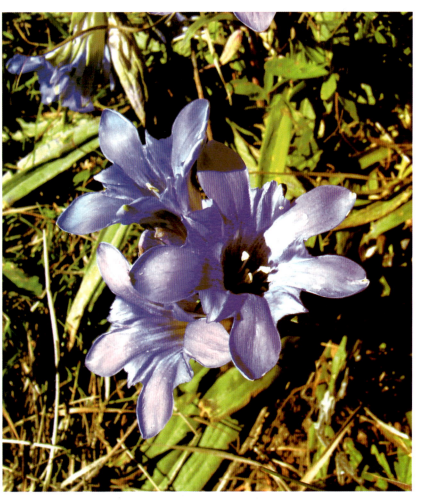

性味归经：苦，寒。归肝、胆经。

功效主治：清热燥湿，泻肝胆火。用于湿热黄疸，阴肿阴痒，带下，湿疹瘙痒，肝火目赤，耳鸣耳聋，胁痛口苦，强中，惊风抽搐。

用量用法：3～6克，煎服。

使用禁忌：脾胃虚寒者不宜用。阴虚津伤者慎用。

来源：本品为龙胆科植物条叶龙胆、龙胆、三花龙胆或坚龙胆的干燥根及根茎。前三种习称"龙胆"，后一种习称"坚龙胆"。

形态特征：龙胆为多年生草本，全株绿色稍带紫色。茎直立，单一粗糙。叶对生，基部叶甚小，鳞片状，中部及上部的叶卵形或卵状披针形，叶缘及叶背主脉粗糙，基部抱茎，主脉3条。无柄的花多数族生于茎顶及上部叶腋；萼钟形，花冠深蓝色至蓝色，花丝基部有宽翅。蒴果长圆形，种子边缘有翅。

采收加工：春、秋二季采挖，洗净，干燥。

别名：陵游。

【现代研究】

化学成分：本品含龙胆苦苷、獐牙菜苦苷、三叶苷、苦龙苷、苦樟苷、龙胆黄碱、龙胆碱、秦艽乙素、秦艽丙素、龙胆三糖、β-谷甾醇等。

药理作用：龙胆水浸剂对石膏样毛癣菌、星形奴卡氏菌等皮肤真菌有不同程度的抑制作用，对钩端螺旋体、绿脓杆菌、变形杆菌、伤寒杆菌也有抑制作用；所含龙胆苦苷有抗炎、保肝及抗疟原虫作用；龙胆碱有镇静、肌松作用，大剂量龙胆碱有降压作用，并能抑制心脏、减缓心率；龙胆有抑制抗体生成及健胃作用。

【配伍应用】

湿热黄疸：可配苦参用，如苦参丸（《杂病源流犀烛》）；或配栀子、大黄、白茅根等用，如龙胆散（《圣惠方》）。

湿热下注、阴肿阴痒、湿疹瘙痒、带下黄臭：常配泽泻、木通、车前子等用，如龙胆泻肝汤（《兰室秘藏》）。

肝火头痛、目赤耳聋、胁痛口苦：配柴胡、黄芩、栀子等用，如龙胆泻肝汤（《兰室秘藏》）。

肝经热盛、热极生风所致之高热惊风抽搐：常配牛黄、青黛、黄连等用，如凉惊丸（《小儿药证直诀》）；或配黄柏、大黄、芦荟等用，如当归芦荟丸（《宣明论方》）。

【药膳食疗】

◎ 龙胆草粥

原料：龙胆草10克，竹叶20克，白米100克。

制法：先用水煎龙胆草、竹叶，取汁加入白米煮成粥。

用法：代早餐食用。

功效：泻肝降火，清心除烦。

适用：失眠兼急躁易怒、目赤口苦、小便黄、大便秘结，属于肝郁化火者。

◎ 芦荟龙胆茶

原料：龙胆草、芦荟、川芎各1.8克，半夏、麦冬各3克。

制法：将上药混匀，捣碎成粗末。

用法：水煎代茶。

功效：清热平肝，滋阴活血。

适用：早期高血压病。

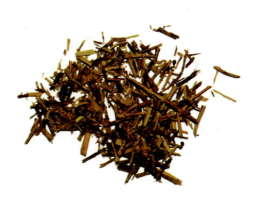

牛膝

【原文】味苦，酸，平。主寒湿痿痹，四肢拘挛，膝痛不可屈；逐血气；伤热火烂；堕胎。久服轻身耐老。一名百倍。生川谷。

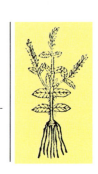

〖今 释〗

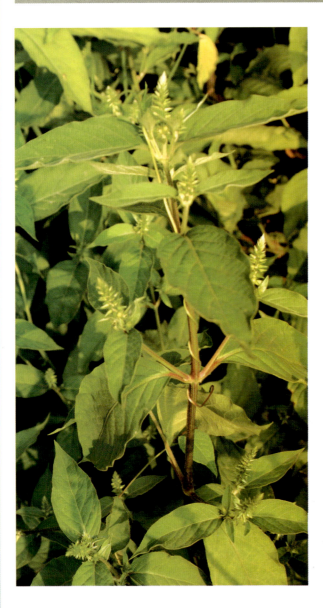

性味归经：苦、甘、酸，平。归肝、肾经。

功效主治：逐瘀通经，补肝肾，强筋骨，利尿通淋，引血下行。用于经闭，痛经，腰膝酸痛，筋骨无力，淋症，水肿，头痛，眩晕，牙痛，口疮，吐血，衄血。

用量用法：5～12克，煎服。活血通经、利水通淋、引火（血）下行宜生用；补肝肾、强筋骨宜酒炙用。

使用禁忌：孕妇慎用。

来源：本品为苋科植物川牛膝的干燥根。

形态特征：多年生草本，主根长圆柱形。茎被粗毛，方形有棱角，节处稍膨大如牛的膝盖，节上有对生的分枝。叶为对生，叶片椭圆形或椭圆状披针形，下面浮毛较上面密，全缘。花瓣白色，由多数复聚伞花序集成花球团，干后不成暗褐色；先端成刺或钩，聚伞状花序能育花居中，不育花居两侧，花的花被片变成钩状芒刺。胞果呈椭圆状倒卵形，暗灰色。

采收加工：秋、冬二季采挖，除去芦头、须根及泥沙，烘或晒至半干，堆放回润，再烘干或晒干。

别名：甜川牛膝、甜牛膝、大牛膝、白牛膝、拐牛膝。

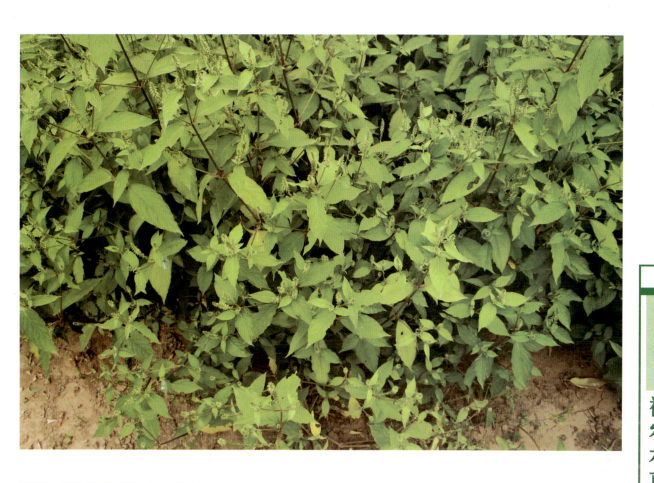

〖现代研究〗

化学成分： 牛膝含有三萜皂苷（经水解后成为齐墩果酸和糖）、蜕皮甾酮、牛膝甾酮、紫茎牛膝甾酮等甾体类成分和多糖类成分。此外，牛膝还含有精氨酸等12种氨基酸以及生物碱类、香豆素类等化合物和铁、铜等微量元素。

药理作用： 牛膝总皂苷对子宫平滑肌有明显的兴奋作用，怀牛膝苯提取物有明显的抗生育、抗着床及抗早孕的作用，抗生育的有效成分为脱皮甾醇。牛膝醇提取物对实验小动物心脏有抑制作用，煎剂对麻醉犬心肌亦有抑制作用。煎剂和醇提液有短暂的降压和轻度利尿作用，并伴有呼吸兴奋作用。怀牛膝能降低大鼠全血黏度、血细胞比容、红细胞聚集指数，并有抗凝作用。蜕皮甾酮有降脂作用，并能明显降低血糖。牛膝具有抗炎、镇痛作用，能提高机体免疫功能。煎剂对小鼠离体肠管呈抑制，对豚鼠肠管有加强收缩作用。

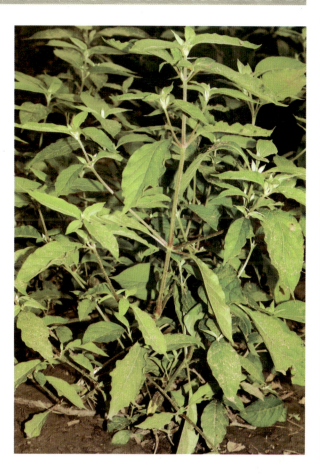

【配伍应用】

瘀阻经闭、痛经、月经不调、产后腹痛：常配当归、桃仁、红花，如血府逐瘀汤（《医林改错》）。

胞衣不下：可与当归、瞿麦、冬葵子等同用，如牛膝汤（《备急千金要方》）。

跌打损伤、腰膝瘀痛：与续断、当归、乳香、没药等同用，如舒筋活血汤（《伤科补要》）。

腰膝酸痛、下肢痿软：可配伍杜仲、续断、补骨脂等同用，如续断丸（《扶寿精方》）。

痹痛日久、腰膝酸痛：常配伍独活、桑寄生等，如独活寄生汤（《千金方》）。

湿热成痿、足膝痿软：与苍术、黄柏同用，如三妙丸（《医学正传》）。

热淋、血淋、砂淋：常配冬葵子、瞿麦、车前子、滑石用，如牛膝汤（《千金方》）。

水肿、小便不利：常配生地黄、泽泻、车前子，如加味肾气丸（《济生方》）。

肝阳上亢之头痛眩晕：可与代赭石、生牡蛎、生龟甲等配伍，如镇肝息风汤（《医学衷中参西录》）。

胃火上炎之齿龈肿痛、口舌生疮：可配生地黄、石膏、知母等同用，如玉女煎（《景岳全书》）。

【药膳食疗】

◎ 川牛膝炖猪蹄

原料：川牛膝15克，猪蹄2只，黄酒80毫升。

制法：猪蹄刮净去毛，剖开两边后切成数小块，与牛膝一起放入大炖盅内，加水500毫升，隔水炖至猪蹄熟烂，去牛膝。

用法：食猪蹄肉、喝汤。

功效：活血通经及美肤。

适用：妇女气滞血瘀型闭经。

◎ 牛膝大豆酒

原料：牛膝、生地黄、大豆各500克。

制法：上味拌匀，同蒸，熟后倾出，绢囊贮，以酒15000毫升浸经宿。

用法：每服30～50毫升，空心日午夜卧温服。

功效：祛风除湿。

适用：久患风湿痹，筋挛膝痛，兼理胃气结聚、止毒热。

◎ 牛膝石斛饮

原料：怀牛膝、石斛各15克，枸杞子10克。

制法：怀牛膝、石斛去浮灰后放入锅内，加入枸杞子、清水适量，煎煮沸后用小火煮15分钟，去渣取汁，加白糖调味。

用法：频饮，可常服。

功效：清热生津养胃。

适用：咽干口燥、脾胃虚弱者。

◎ 牛膝酒

原料：牛膝150克，酒1500毫升。

制法：以酒渍经3宿。

用法：每于食前，温饮10毫升。

功效：涩肠止痢。

适用：肠蛊痢，先下白后下赤，或先下赤后下白。

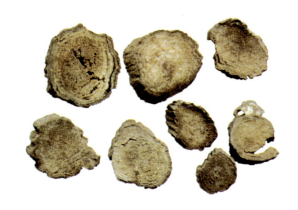

卷柏

【原文】 味辛，温。主五脏邪气；女子阴中寒热痛；癥瘕；血闭绝子。久服轻身，和颜色。一名万岁。生山谷。

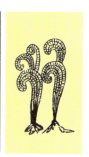

〖今 释〗

性味归经： 辛，平。归肝、心经。

功效主治： 活血通经。用于经闭痛经，癥瘕痞块，跌仆损伤。卷柏炭化瘀止血。用于吐血，崩漏，便血，脱肛。

用量用法： 5～10克，煎服。

使用禁忌： 孕妇慎用。

来源： 本品为卷柏科植物卷柏或垫状卷柏的干燥全草。

形态特征： 多年生草本，高5～18厘米，主茎直立，常单一，茎部着生多数须根；上部轮状丛生，多数分枝，枝上再作数次两叉状分枝。叶鳞状，有中叶与侧叶之分，密集覆瓦状排列，中叶两行较侧叶略窄小，表面绿色，叶边具无色膜质缘，先端渐尖成无色长芒。孢子囊单生于孢子叶之叶腋，雌雄同株，排列不规则，大孢子囊黄色，内有4个黄色大孢子。小孢子囊桔黄色，内涵多数桔黄色小孢子。

采收加工： 全年均可采收，除去须根及泥沙，晒干。

别名： 一把抓、老虎爪、长生草、万年松、九死还魂草。

〖现代研究〗

化学成分： 全草含苏铁双黄酮、穗花杉双黄酮、扁柏双黄酮、异柳杉双黄酮、柳杉双黄酮B、芹菜素、海藻糖等。

药理作用： 卷柏煎剂在体外对金黄色葡萄球菌有抑制作用；对离体兔小肠收缩有明显抑制作用，使张力明显降低；卷柏水或乙醇提取物对小鼠肉瘤及艾氏腹水癌有抑制作用，并能延长移植肿瘤动物的寿命。

〖配伍应用〗

咳血、崩漏、内痔便血： 单用或与地榆配伍使用。

烫伤： 卷柏研末，茶油调涂。

【药膳食疗】

◎ 卷柏芹菜鸡蛋汤

原料：鲜卷柏、鲜芹菜各30克，鸡蛋2个。

制法：鸡蛋煮熟去壳置瓦锅，放入芹菜、卷柏，加清水浸没药渣，煮熟后去药渣。

用法：吃蛋饮汤，每日1剂，连服2～3剂。

功效：调经止血。

适用：月经过多、功能性子宫出血。

◎ 卷柏猪蹄汤

原料：生卷柏5克，猪蹄250克，调味品适量。

制法：将卷柏洗净，用纱布包裹，猪蹄洗净，掰成块，与卷柏一同放入锅中，加水炖煮至熟烂。去掉卷柏包，根据个人口味加入调味品适量即可。

用法：每日1次，连食8～10日。

功效：补筋骨，祛风湿，活血化瘀。

适用：解除产后骨节酸痛。

◎ 卷柏炖肉

原料：垫状卷柏（炒焦）30克，瘦猪肉60克。

制法：将猪肉切小块，与卷柏加水共炖，肉熟烂即可。

用法：服汤食肉。

功效：止血，补虚。

适用：吐血、便血、尿血。

◎ 卷柏饮

原料：卷柏全草适量。

制法：卷柏全草洗净晒干，每次15克，加开水浸泡。

用法：代茶饮。

功效：活血化瘀。

适用：血瘀型产后恶露不下。

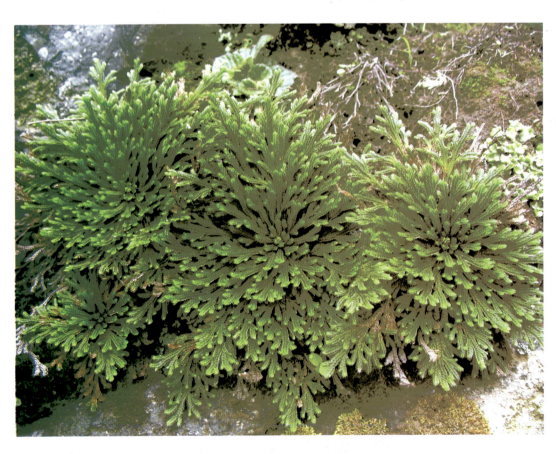

杜仲

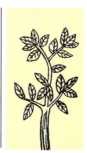

【原文】味辛,平。主腰脊痛;补中益精气,坚筋骨,强志;除阴下痒湿,小便余沥。久服轻身,耐老。一名思仙。生山谷。

【今释】

性味归经:甘,温。归肝、肾经。

功效主治:补肝肾,强筋骨,安胎。用于肝肾不足,腰膝酸痛,筋骨无力,头晕目眩,妊娠漏血,胎动不安。

用量用法:6～10克,煎服。

使用禁忌:阴虚火旺者慎服。

来源:本品为杜仲科植物杜仲的干燥树皮。

形态特征:落叶乔木,高达20米。树皮和叶折断后均有银白色细丝。叶椭圆形或椭圆状卵形,先端长渐尖,基部圆形或宽楔形,边缘有锯齿。花单性,雌雄异株,无花被,先叶或与叶同时开放,单生于小枝基部。翅果长椭圆形而扁。长约3.5厘米,先端凹陷,种子1粒。

采收加工:4～6月剥取,刮去粗皮,堆置"发汗",至内皮呈紫褐色,晒干。

别名:思仙、木绵、思仲、丝连皮、玉丝皮、扯丝片、丝楝树皮。

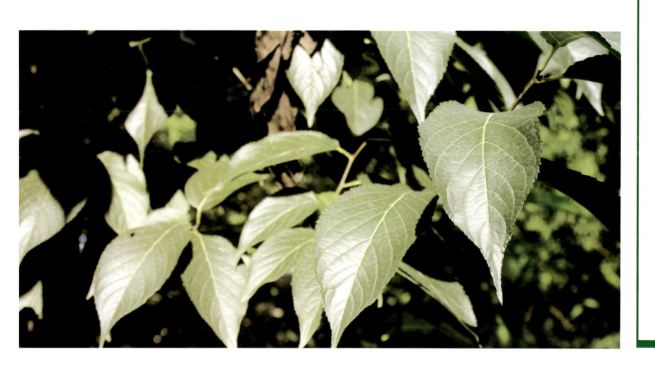

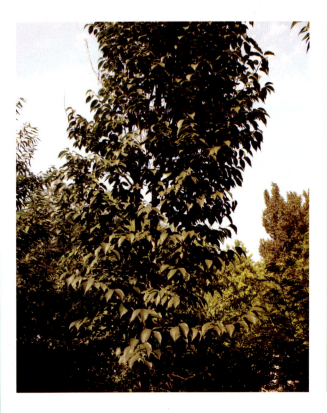
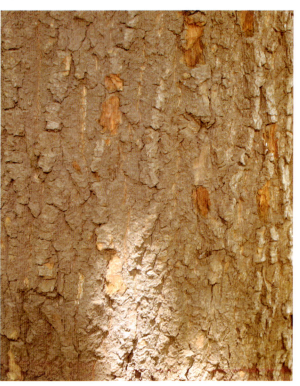

〖现代研究〗

化学成分： 本品含杜仲胶、杜仲苷、松脂醇二葡萄糖苷、桃叶珊瑚苷、鞣质、黄酮类化合物等。

药理作用： 杜仲皮煎剂可显著减少小鼠活动次数。杜仲煎剂能延长戊巴比妥钠的睡眠时间，并能使实验动物反应迟钝、嗜睡等。杜仲皮能抑制DNCB所致小鼠迟发型超敏反应；能对抗氧化可的松的免疫抑制作用，具有调节细胞免疫平衡的功能，且能增强荷瘤小鼠肝糖原含量增加的作用，并能使血糖增高。生杜仲、炒杜仲和砂烫杜仲的水煎剂对家兔和狗都有明显的降压作用，但生杜仲降压作用较弱，炒杜仲和砂烫杜仲的作用几乎完全相同，其降压的绝对值相当于生杜仲的两倍，均能对抗垂体后叶素对离体子宫的作用，显著抑制大白鼠离体子宫自主收缩的作用。

〖配伍应用〗

肾虚腰痛及各种腰痛： 常与胡桃肉、补骨脂同用，如青娥丸（《和剂局方》）。

风湿腰痛冷重： 与独活、桑寄生、细辛等同用，如独活寄生汤（《千金方》）。

外伤腰痛： 与川芎、桂心、丹参等同用，如杜仲散（《圣惠方》）。

妇女经期腰痛： 与当归、川芎、芍药等同用。

肾虚阳痿、精冷不固、小便频数： 与鹿茸、山茱萸、菟丝子等同用，如十补丸（《鲍氏验方》）。

胎动不安： 单用有效，亦可与桑寄生、续断、阿胶、菟丝子等同用，如杜仲丸（《圣济总录》）。

胎动不安： 单用本品为末，枣肉为丸。

习惯性堕胎： 以之与续断、山药同用（《简便单方》）。

【药膳食疗】

◎ 杜仲鹌鹑汤

原料：杜仲、山药各30克，枸杞子15克，生姜5克，鹌鹑3只，红枣10枚，盐适量。

制法：鹌鹑去毛、内脏，与杜仲、山药、枸杞子、红枣同煮2～3小时，加盐调味即可。

用法：每日分2次服食。

功效：补益肝肾，强壮筋骨。

适用：肝肾不足之腰膝软弱无力。

◎ 杜仲荷叶煨猪肾

原料：杜仲末10克，猪腰子1枚，荷叶1张。

制法：猪腰子1枚切片，以椒盐淹去腥水，入杜仲末10克在内，荷叶包之，煨熟为度。

用法：适量食之，酒下。

功效：补水脏。

适用：肾虚腰痛。

◎ 杜仲炒腰花

原料：杜仲20克，猪腰2个，味精、盐、植物油、淀粉、料酒、酱油、姜、葱各适量。

制法：将杜仲剪碎，入锅，加清水熬成浓汁约50毫升，加少量淀粉、料酒、酱油、盐、味精，拌和均匀，备用。猪腰去臊筋膜，切成腰花片，将葱、姜分别切成葱段、姜丝。油锅烧热，先入葱、姜煸炒出香，入腰花片，急火熘炒，将杜仲药汁混合物倒入，拌匀勾芡即可。

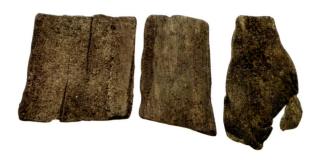

用法：佐餐或当菜，随意服食。

功效：补肾强精。

适用：肾虚不固型遗精。

◎ 杜仲寄生茶

原料：杜仲、桑寄生各等份。

制法：上味药共研为粗末。

用法：每次10克，沸水浸泡饮。

功效：补肝肾，降血压。

适用：高血压而有肝肾虚弱、耳鸣眩晕、腰膝酸软者。

◎ 杜仲酒

原料：杜仲、丹参各400克，川芎250克。

制法：上药细作，用酒7500毫升，浸5日。

用法：随性多少温饮。

功效：补肝肾。

适用：腰痛。

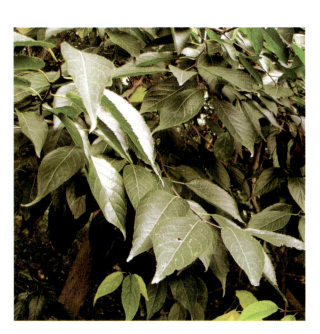

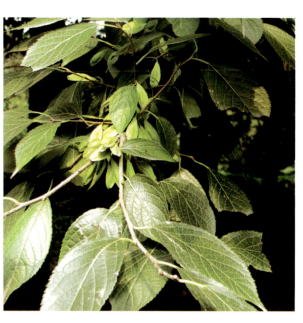

细辛

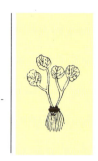

【原文】味辛，温。主欬逆；头痛脑动；百节拘挛，风湿痹痛死肌。久服明目，利九窍，轻身长年。一名小辛。生川谷。

【今释】

性味归经：辛，温。归心、肺、肾经。

功效主治：祛风散寒，祛风止痛，通窍，温肺化饮。用于风寒感冒，头痛，牙痛，鼻塞流涕，鼻衄，鼻渊，风湿痹痛，痰饮喘咳。

用量用法：1～3克，煎服。散剂每次服0.5～1克。外用：适量。

使用禁忌：不宜与藜芦同用。

来源：本品为马兜铃科植物北细辛、汉城细辛或华细辛的根及根茎。前二种习称"辽细辛"。

形态特征：北细辛，多年生草本，高10～25厘米，根茎横走，生有多数细长的根。叶基生，1～3片，心形至肾状心形，全缘，两面疏生短柔毛或近于无毛。花单生于叶腋，接近地面，花被钟形，或壶形，浅紫色，顶端裂片由基部向下反卷，先端急尖。蒴果肉质，半球形。

采收加工：夏季果熟期或初秋采挖，除净地上部分和泥沙，阴干。

别名：小辛、细草、少辛、独叶草、金盆草、山人参。

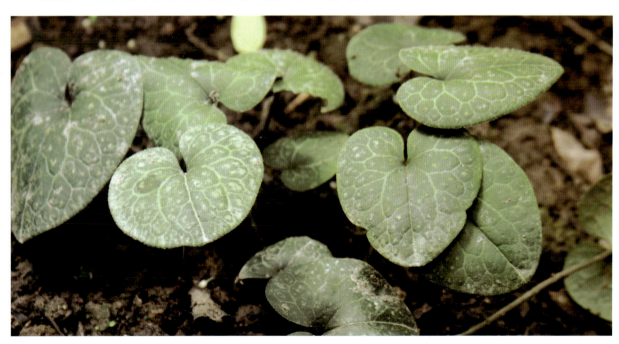

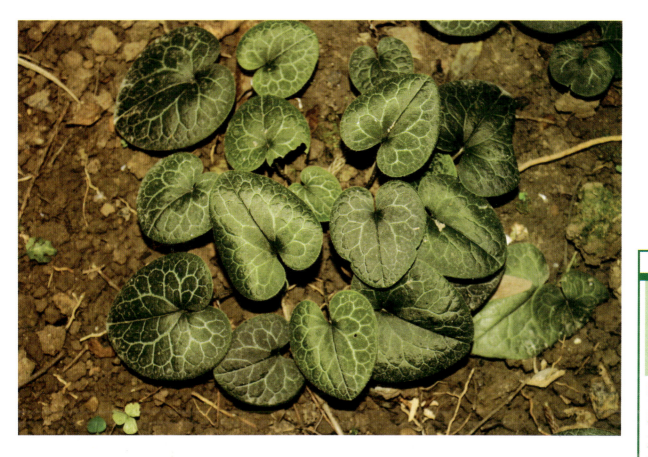

〖现代研究〗

化学成分：本品含挥发油，其主要成分为甲基丁香油酚、细辛醚、黄樟醚等多种成分。另含N-异丁基十二碳四烯胺、消旋去甲乌药碱、谷甾醇、豆甾醇等。

药理作用：细辛挥发油、水及醇提取物分别具有解热、抗炎、镇静、抗惊厥及局麻作用；大剂量挥发油可使中枢神经系统先兴奋后抑制，显示一定毒副作用。体外试验对溶血性链球菌、痢疾杆菌及黄曲霉素的产生，均有抑制作用。华细辛醇浸剂可对抗吗啡所致的呼吸抑制。所含消旋去甲乌药碱有强心，扩张血管，松弛平滑肌，增强脂代谢及升高血糖等作用。所含黄樟醚毒性较强，系致癌物质，高温易破坏。

〖配伍应用〗

外感风寒、头身疼痛较甚者：常与羌活、防风、白芷等同用，如九味羌活汤（《此事难知》）。

风寒感冒而见鼻塞流涕者：常配伍白芷、苍耳子等同用。

阳虚外感，恶寒发热、无汗、脉反沉者：配麻黄、附子，如麻黄附子细辛汤（《伤寒论》）。

少阴头痛、足寒气逆、脉象沉细者：常配伍独活、川芎等，如独活细辛汤（《症因脉治》）。

外感风邪、偏正头痛：常与川芎、白芷、羌活同用，如川芎茶调散（《太平惠民和剂局

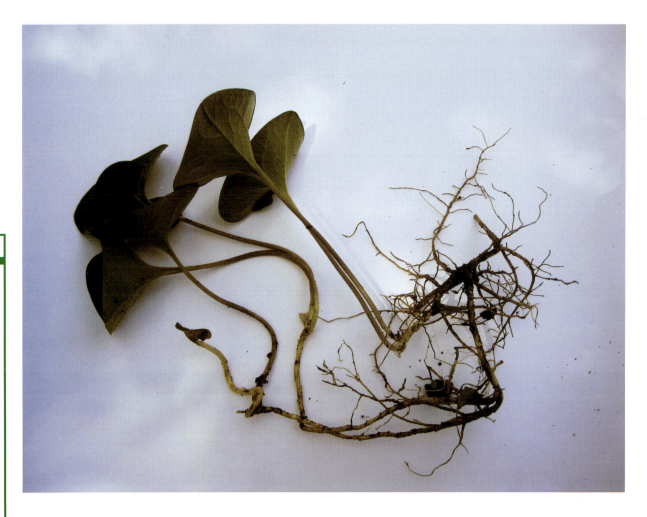

方》）。

风冷头痛：配伍川芎、麻黄、附子，如细辛散（《普济方》）。

风冷牙痛：可单用细辛或与白芷、荜茇煎汤含漱。

胃火牙痛者：又当配伍生石膏、黄连、升麻等。

龋齿牙痛者：可配杀虫止痛之蜂房煎汤含漱。

风寒湿痹、腰膝冷痛：常配伍独活、桑寄生、防风等，如独活寄生汤（《备急千金要方》）。

鼻渊等鼻科疾病之鼻塞、流涕、头痛者：宜与白芷、苍耳子、辛夷等配伍。

外感风寒、水饮内停之恶寒发热、无汗、喘咳、痰多清稀者：常与麻黄、桂枝、干姜等同用，如小青龙汤（《伤寒论》）。

纯系寒痰停饮射肺、咳嗽胸满、气逆喘急者：可配伍茯苓、干姜、五味子等药，如苓甘五味姜辛汤（《金匮要略》）。

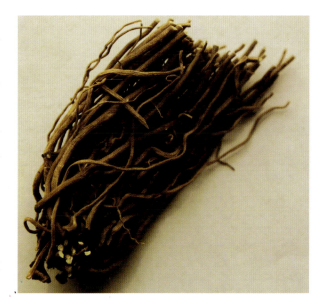

〖药膳食疗〗

◎ 细辛粥

原料：细辛3克，大米100克。

制法：将细辛择净，放入锅中，加清水适量，浸泡5~10分钟后，水煎取汁，加大米煮为稀粥。

用法：每日1~2剂，连续2~3日。

功效：祛风散寒，温肺化饮，宣通鼻窍。

适用：外感风寒头痛、身痛、牙痛、痰饮咳嗽、痰白清稀、鼻塞等。

◎ 细辛茶

原料：细辛3克。

制法：将细辛放入有盖杯中，用沸水冲泡，加盖，焖15分钟即可开始饮用。

用法：代茶，频频饮服，一般可冲泡3~5次。

功效：补肾壮阳。

适用：对寒滞肝脉型阳痿尤为适宜。

◎ 细辛甘草茶

原料：细辛4克，炙甘草10克，绿茶1克。

制法：将上药加水400毫升，煮沸5分钟，加入茶叶即可。

用法：3次饭后服，每日1剂。

功效：祛风止痛。

适用：风湿性关节痛。

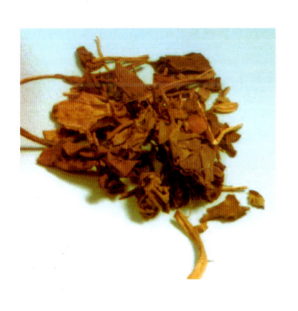
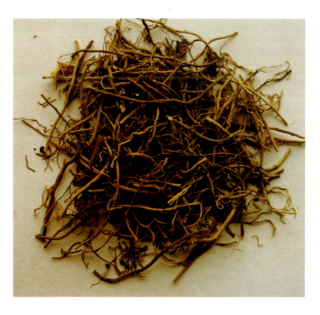

独活

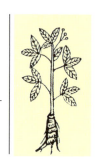

【原文】味苦，平。主风寒所击；金疮止痛；贲豚；痫痓；女子疝瘕。久服轻身耐老。一名羌活，一名羌青，一名护羌使者。生川谷。

〖今 释〗

性味归经：辛、苦，微温。归肾、膀胱经。

功效主治：祛风除湿，通痹止痛。用于风寒湿痹，腰膝疼痛，少阴伏风头痛，风寒挟湿头痛。

用量用法：3～10克，煎服。外用：适量。

使用禁忌：阴虚血燥者慎服。

来源：本品为伞形科植物重齿毛当归的干燥根。

形态特征：多年生草本。根粗大，多分枝。茎直立，带紫色，有纵沟纹。基生叶和茎下部叶的叶柄细长，基部成宽广的鞘。两面均被短柔毛，边缘有不整齐的重锯齿。复伞形花序顶生或侧生，密被黄色短柔毛。双悬果背部扁平，长圆形，侧棱翅状。

采收加工：春初苗刚发芽或秋末茎叶枯萎时采挖，除去须根及泥沙，烘至半干，堆置2～3日，发软后再烘至全干。

别名：大活、山独活、香独活、川独活、肉独活、巴东独活。

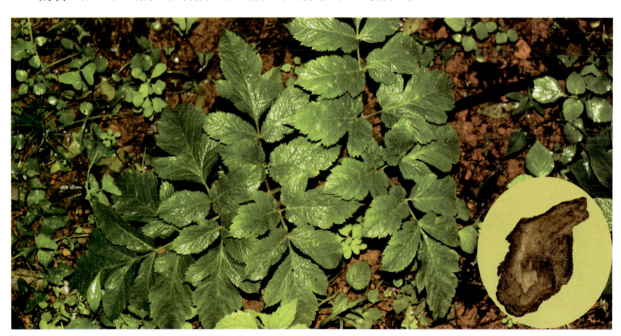

【现代研究】

化学成分：本品含二氢山芹醇及其乙酸酯、欧芹酚甲醚、异欧前胡内酯、香柑内酯、花椒毒素、二氢山芹醇当归酸酯、二氢山芹醇葡萄糖苷、毛当归醇、当归醇D、G、B，γ-氨基丁酸及挥发油等。

药理作用：独活有抗炎、镇痛及镇静作用；对血小板聚集有抑制作用；并有降压作用，但不持久；所含香柑内酯、花椒毒素等有光敏及抗肿瘤作用。

【配伍应用】

外感风寒湿邪的风寒湿痹，肌肉、腰背、手足疼痛：常与当归、白术、牛膝等同用，如独活汤（《活幼新书》）。

痹证日久正虚、腰膝酸软、关节屈伸不利者：与桑寄生、杜仲、人参等配伍，如独活寄生汤（《千金方》）。

外感风寒挟湿所致的头痛头重、一身尽痛：多配羌活、藁本、防风等，如羌活胜湿汤（《内外伤辨惑论》）。

风扰肾经、伏而不出之少阴头痛：与细辛、川芎等相配，如独活细辛汤（《症因脉治》）。

【药膳食疗】

◎ **独活黑豆汤**

原料：独活10克，黑豆60克，江米酒30毫升。

制法：将黑豆泡发洗净，连泡发水一起加入砂锅；另加适量清水，放入独活煮开；煮至黑豆熟烂，加米酒少许调匀即可。

用法：佐餐食用。

功效：祛风止痛，通经络，活血。

适用：患脑血管疾病后遗肢体强直、瘫痪、活动不灵、语言障碍等。

◎ **独活酒**

原料：独活300克，白酒2500毫升。

制法：将独活放入酒坛，倒入白酒，密封坛口，浸泡10日后即成。

用法：每日3次，每次空腹温饮15～20毫升。

功效：祛风湿，止痛。

适用：腰膝酸软、腿脚沉重疼痛。

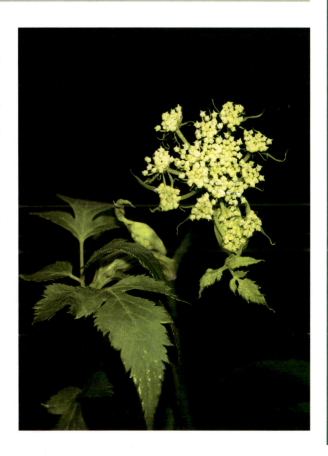

柴胡

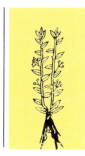

【原文】味苦，平。主心腹肠胃中结气，饮食积聚；寒热邪气；推陈致新。久服轻身明目，益精。一名地薰。生川谷。

〖今 释〗

性味归经：辛、苦，微寒。归肝、胆、肺经。

功效主治：疏散退热，疏肝解郁，升举阳气。用于感冒发热，寒热往来，胸胁胀痛，月经不调，子宫脱垂，脱肛。

用量用法：3~10克，煎服。解表退热宜生用，且用量宜稍重，疏肝解郁宜醋炙，升阳可生用或酒炙，其用量均宜稍轻。

使用禁忌：肝阳上亢，肝风内动，阴虚火旺及气机上逆者忌用或慎用。

来源：本品为伞形科植物柴胡或狭叶柴胡的干燥根。按性状不同，分别习称"北柴胡"及"南柴胡"。

形态特征：柴胡为多年生草本植物。主根圆柱形，有分歧。茎丛生或单生，实心，上部多分枝略呈"之"字形弯曲。基生叶倒披针形或狭椭圆形，早枯；中部叶倒披针形或宽条状披针形，长3~11厘米，下面具有粉霜。复伞形花序腋生兼顶生，花鲜黄色。双悬果椭圆形，棱狭翅状。

采收加工：春、秋二季采挖，除去茎叶及泥沙，干燥。

别名：地薰、芷胡、山菜、菇草、柴草。

〖现代研究〗

化学成分：柴胡根含a-菠菜甾醇、春福寿草醇及柴胡皂苷a、c、d，另含挥发油等。狭叶柴胡根含柴胡皂苷a、c、d及挥发油、柴胡醇、春福寿草醇、a-菠菜甾醇等。

药理作用：柴胡具有镇静、安定、镇痛、解热、镇咳等广泛的中枢抑制作用。柴胡及其有效成分柴胡皂苷有抗炎作用，其抗炎作用与促进肾上腺皮质系统功能等有关。柴胡皂苷又有降低血浆胆固醇作用。柴胡有较好的抗脂肪肝、抗肝损伤、利胆、降低转氨酶、兴奋肠平滑肌、抑制胃酸分泌、抗溃疡、抑制胰蛋白酶等作用。柴胡煎剂对结核杆菌有抑制作用。此外，柴胡还有抗感冒病毒、增加蛋白质生物合成、抗肿瘤、抗辐射及增强免疫功能等作用。

〖配伍应用〗

外风寒感冒、恶寒发热、头身疼痛：常与防风、生姜等配伍，如正柴胡饮（《景岳全书》）。

风热感冒、发热、头痛等症：可与菊花、薄荷、升麻等同用。

胸胁苦满、口苦咽干、目眩：常与黄芩同用，以清半表半里之热，共收和解少阳之功，如小柴胡汤（《伤寒论》）。

肝失疏泄、气机郁阻所致的胸胁或少腹胀痛、情志抑郁、妇女月经失调、痛经等症：常与香附、川芎、白芍同用，如柴胡疏肝散（《景岳全书》）。

肝郁血虚、脾失健运、妇女月经不调、乳房胀痛、胁肋作痛、神疲食少、脉弦而虚者：常配伍当归、白芍、白术、茯苓等，如逍遥散（《和剂局方》）。

脘腹重坠作胀、食少倦怠、久泻脱肛、子宫下垂、肾下垂等脏器脱垂：常与人参、黄芪、升麻等同用，以补气升阳，如补中益气汤（《脾胃论》）。

〖药膳食疗〗

◎ **柴胡粥**

原料：柴胡10克，大米100克，白糖适量。

制法：将柴胡择净，放入锅中，加清水适量，水煎取汁，加大米煮粥，待熟时调入白糖，再煮一、二沸即成。

用法：每日1~2剂，连续3~5日。

功效：和解退热，疏肝解郁，升举阳气。

适用：外感发热、少阳寒热往来、肝郁气滞所致的胸胁乳房胀痛、月经不调、痛经、脏器下垂等。

◎ **柴胡栀子汤**

原料：柴胡、栀子各9克。

制法：煎汤，去渣后加白糖调味。

用法：每日1剂，连服7~8剂。

功效：疏肝解郁，泻火解毒。

适用：肝郁气滞所致的胸胁乳房胀痛、月经不调、痛经等。

◎ **柴胡青叶粥**

原料：柴胡、大青叶各15克，粳米30克，白糖适量。

制法：将柴胡、大青叶同放入锅内加水适量煎煮，去渣取汁，用药汁煮粳米成粥，放入白糖调匀。

用法：每日1次，6日为1个疗程。

功效：疏肝清热。

适用：带状疱疹患者。

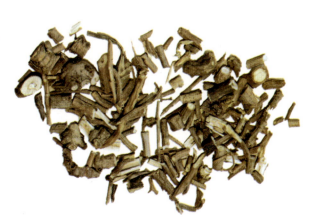
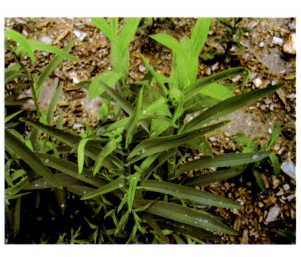

酸枣

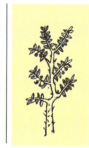

【原文】味酸，平。主心腹寒热邪结气聚；四肢酸疼湿痹。久服安五脏，轻身延年。生川泽。

〖今 释〗

性味归经：甘、酸，平。归肝、胆、心经。

功效主治：养心补肝，宁心安神，敛汗，生津。用于虚烦不眠，惊悸多梦，体虚多汗，津伤口渴。

用量用法：10～15克，煎服。研末吞服，每次1.5～2克。本品炒后质脆易碎，便于煎出有效成分，可增强疗效。

使用禁忌：凡有实邪郁火及患有滑泄症者慎服。

来源：本品为鼠李科植物酸枣的干燥成熟种子。

形态特征：落叶灌木或小乔木，枝上有两种刺：一为针状直形，长1～2厘米；一为向下反曲，长约5毫米。单叶互生，叶片椭圆形至卵状披针形，托叶细长，针状。花黄绿色，2～3朵簇生叶腋，花梗极短。核果近球形，先端尖，具果柄，熟时暗红色。

采收加工：秋末冬初采收成熟果实，除去果肉及核壳，收集种子，晒干。

别名：刺枣、山枣。

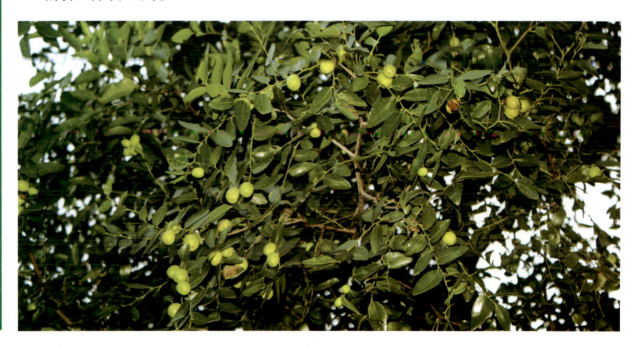

【现代研究】

化学成分：本品含皂苷，其组成为酸枣仁皂苷A及B。并含三萜类化合物及黄酮类化合物。此外，含大量脂肪油和多种氨基酸、维生素C、多糖及植物甾醇等。

药理作用：酸枣仁皂苷、黄酮苷、水及醇提取物分别具有镇静催眠及抗心律失常作用，并能协同巴比妥类药物的中枢抑制作用；其水煎液及醇提取液还有抗惊厥、镇痛、降体温、降压作用；此外，酸枣仁还有降血脂、抗缺氧、抗肿瘤、抑制血小板聚集，增强免疫功能及兴奋子宫作用。

【配伍应用】

心肝阴血亏虚、心失所养、神不守舍之心悸、怔忡、健忘、失眠、多梦、眩晕等症：常与当归、白芍、何首乌、龙眼肉等药配伍。

肝虚有热之虚烦不眠：常与知母、茯苓、川芎等同用，如酸枣仁汤（《金匮要略》）。

心脾气血亏虚、惊悸不安、体倦失眠者：与黄芪、当归、党参等配伍应用，如归脾汤（《校注妇人良方》）。

心肾不足、阴亏血少、心悸失眠、健忘梦遗者：与麦冬、生地、远志等合用，如天王补心丹（《摄生秘剖》）。

体虚自汗、盗汗：与五味子、山茱萸、黄芪等同用。

【药膳食疗】

◎ 酸枣茱萸粥

原料：酸枣仁15克，山茱萸肉15～20克，粳米100克，白糖适量。

制法：先将山茱萸肉洗净去核，再与酸枣仁共煎，取汁去渣，与粳米同煮粥，待粥将熟时，加入白糖稍煮即可。

用法：每日1～2次，10日为1疗程。

功效：滋补肝肾，养心安神。

适用：妇女更年期综合症及肝肾不足所致的夜寐不安、面部潮红、手足心热、头晕耳鸣、带下、遗尿、小便频数等。

◎ 枣仁粥

原料：酸枣仁60克，粳米400克。

制法：将酸枣仁炒熟，放入锅内，加清水适量，煎熬15～20分钟，取出枣仁，留药汁备用，将粳米洗净，与药汁一起放入锅中，用大火煮20分钟后，改小火煮至熟烂即可。

用法：早、晚服食。

功效：健脾安神。

适用：虚烦不眠、惊悸多梦、体虚多汗者。

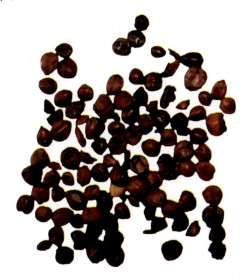

槐实

【原文】味苦,寒。主五内邪气热,止涎唾;补绝伤;五痔;火疮;妇人乳瘕,子脏急痛。生平泽。

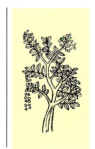

〖今 释〗

性味归经:苦,寒。归肝、大肠经。
功效主治:清热泻火,凉血止血。用于肠热便血,痔肿出血,肝热头痛,眩晕目赤。
用量用法:6~9克,煎服。或入丸、散。
使用禁忌:脾胃虚寒及孕妇忌服。
来源:本品为豆科植物槐的干燥成熟果实。
形态特征:落叶乔木,高可达25米。羽状复叶,互生,小叶9~15,卵形至卵状披针形,长2.5~7.5厘米。圆锥花序顶生,花萼钟形,先端5浅裂;花冠乳白色,旗瓣阔心形,具短爪,稍向外反曲,有紫脉。荚果肉质,成连珠状,长2.5~5厘米,不裂。
采收加工:冬季采收,除去杂质,干燥。
别名:槐角、槐豆、槐子、槐连灯、槐连豆、九连灯。

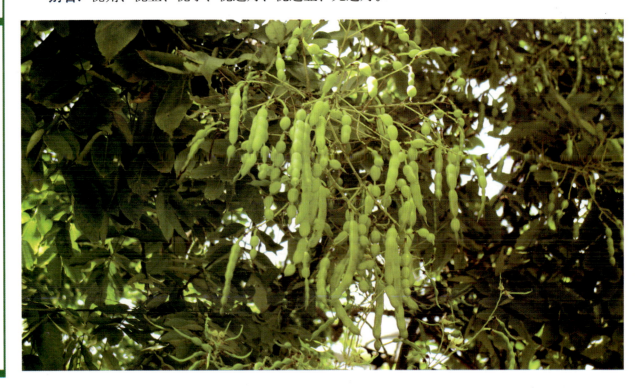

〖现代研究〗

化学成分：主含黄酮类成分如染料木素、染料木素-7-β-D-纤维素二糖苷、染料木素-7-二葡萄糖基鼠李糖苷、山柰酚、山柰酚-3-O-鼠李糖基二葡萄糖苷、山柰酚-3,7-O-葡萄糖苷、槲皮素、芸香苷、槐属苷、槐属双苷、槐属黄酮苷等。还含三萜类化合物和多种氨基酸。种子含生物碱如金雀花碱、N-甲基金雀花碱、槐根碱、苦参碱、黎豆胺。还含半乳糖甘露聚糖果、磷脂和植酸钙镁、植物血凝素等。

药理作用：槐角在体外对葡萄球菌及大肠杆菌有抑制作用，芸香苷对水疱性口炎病毒有抑制作用；槐角提取液对心脏具有正性肌力作用，能使心肌收缩力增强；槐角水提液有提高小鼠血糖作用；芸香苷和槐属苷对大鼠植入羊毛球引起的炎症均有明显抑制作用；芸香苷不仅可显著减少小鼠血浆中MDA含量，也可显著提高大鼠血浆中超氧化物歧化酶（SOD）活性，并有一定的量效关系；槐角水提取液有降低小鼠血清胆固醇的作用，该作用与槐角所含黄酮类物质有关；芸香苷具有维持血管抵抗力，降低其通透性，减少脆性等作用。

〖配伍应用〗

新久痔血：常配伍黄连、地榆等，如榆槐脏连丸（《成方便读》）。
便血属血热甚者：常与山栀配伍，如槐花散（《经验良方》）。
目赤、头胀头痛及眩晕等症：可用单味煎汤代茶饮，或配伍夏枯草、菊花等同用。

〖药膳食疗〗

◎ 槐角乌龙茶
原料：槐角、冬瓜皮各18克，乌龙茶3克，首乌30克，山楂肉15克。
制法：将以上4味药共煎去渣，用药汤冲沏乌龙茶。
用法：代茶饮用。
功效：消脂减肥。
适用：肥胖症。

◎ 槐角茶
原料：槐角500克。
制法：槐角每日取3～5粒泡水喝，泡出的水呈金黄色。
用法：代茶饮。
功效：润肠通便。
适用：习惯性便秘。

◎ 二黄槐角饮
原料：槐角15克，黄芩12克，黄柏10克。
制法：将上几味水煎取汁。
用法：代茶饮，每日1剂。
功效：清热利湿，活血祛风，润燥。
适用：痔疮出血。

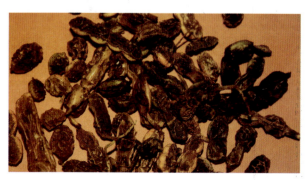

枸杞

【原文】味苦，寒。主五内邪气，热中消渴；周痹，久服坚筋骨，轻身耐老。一名杞根，一名地骨，一名枸忌，一名地辅。生平泽。

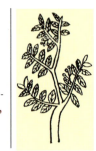

〖今 释〗

性味归经：甘，平。归肝、肾经。

功效主治：滋补肝肾，益精明目。用于虚劳精亏，腰膝酸痛，眩晕耳鸣，阳痿遗精，内热消渴，血虚萎黄，目昏不明。

用量用法：6～12克，煎服。

使用禁忌：外邪实热，脾虚有湿及泄泻者忌服。

来源：为茄科植物宁夏枸杞的果实。

形态特征：为灌木或小乔木状。主枝数条，粗壮，果枝细长，先端通常弯曲下盘，外皮淡灰黄色，刺状枝短而细，生于叶腋。叶互生或丛生于短枝上。叶片披针形或卵状长圆形，花腋生，花冠漏斗状，粉红色或深紫红色。果实熟时鲜红，种子多数。

采收加工：夏、秋季果实呈橙红色时采收，晾至皮皱后，再曝晒至外皮干硬、果肉柔软，除去果梗。

别名：西枸杞、白刺、山枸杞、白疙针。

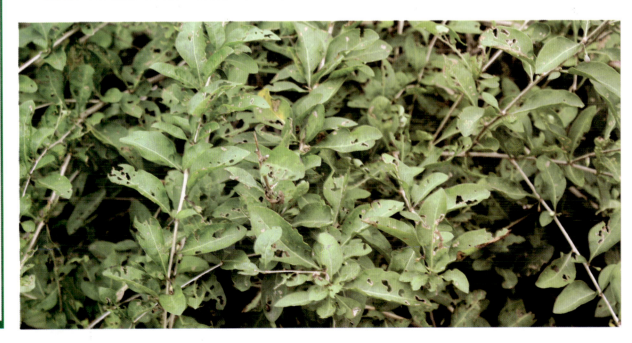

【现代研究】

化学成分： 本品含甜菜碱、多糖、粗脂肪、粗蛋白、硫胺素、核黄素、烟酸、胡萝卜素、抗坏血酸、烟酸、β-谷甾醇、亚油酸、微量元素及氨基酸等成分。

药理作用： 枸杞子对免疫有促进作用，同时具有免疫调节作用；可提高血睾酮水平，起强壮作用；对造血功能有促进作用；对正常健康人也有显著升白细胞作用；还有抗衰老、抗突变、抗肿瘤、降血脂、保肝及抗脂肪肝、降血糖、降血压作用。

【配伍应用】

精血不足所致的视力减退、内障目昏、头晕目眩、腰膝酸软、遗精滑泄、耳聋、牙齿松动、须发早白、失眠多梦以及肝肾阴虚，潮热盗汗、消渴等：可单用，或与补肝肾、益精补血之品配伍，如《寿世保元》枸杞膏单用本品熬膏服。

肝肾阴虚或精亏血虚之两目干涩、内障目昏：常与熟地黄、山茱萸、山药、菊花等同用，如杞菊地黄丸（《医级》）。

【药膳食疗】

◎ 枸杞粥

原料：枸杞子30克，大米60克。

制法：先将大米煮成粥，然后加枸杞子再煮5分钟即可。

用法：每日1~2次，每次1碗，可常服。

功效：滋补肝肾，明目养脑。

适用：肝肾阴虚引起的头晕目涩、腰膝酸软等。

◎ 枸杞羊肾粥

原料：枸杞叶250克（或枸杞子30克），粳米100克，羊肉60克，羊肾50克，葱白少许，盐适量。

制法：将羊肾剖开，去其筋膜，洗净切碎。羊肉洗净切碎。先将洗净的枸杞叶煎煮取汁，用枸杞汁与羊肾、羊肉、粳米、葱白同煮成粥，加盐调匀即可。

用法：趁热食用，经常服食。

功效：温肾阳，益精血。

适用：肾虚引起的头晕目眩、视力减退、腰膝酸软无力。

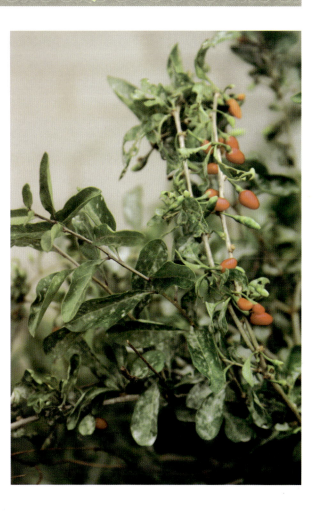

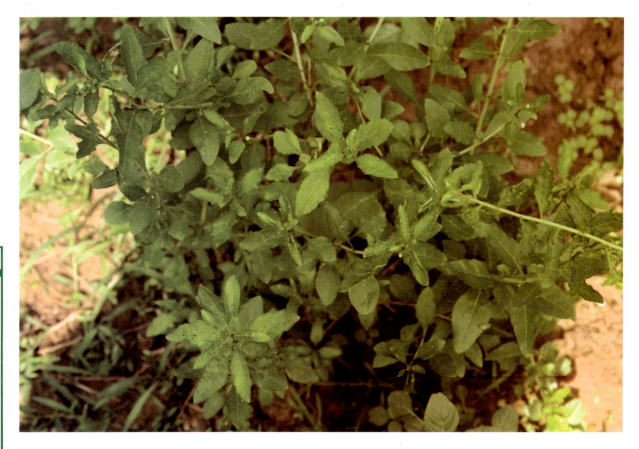

◎ 二子茶

原料：枸杞子、女贞子各30克。

制法：将枸杞子、女贞子洗净，晒干或烘干，装入纱布袋后扎口，放入大杯中，用沸水冲泡，加盖焖15分钟即可饮用。

用法：当茶频频饮之。

功效：滋补肝肾，降低血脂。

适用：对肝肾阴虚型肥胖症、脂肪肝均有辅助治疗的作用。

◎ 枸杞银耳汤

原料：枸杞子10克，水发银耳100克，冰糖50克，桂花适量。

制法：将水发银耳洗净后去蒂，撕成小片，与洗净枸杞子一同放入砂锅中，加水适量，煎煮20分钟，加入冰糖熬化，撇去浮沫，撒入桂花即成。

用法：当点心食用。

功效：滋阴润肺，生津益血。

适用：虚劳早衰、白细胞减少症。

◎ 枸杞萝卜羊肉汤

原料：枸杞子15克，羊肉500克，胡萝卜1000克，生姜20克，葱、盐、花椒、味精各适量。

制法：将胡萝卜洗净，去皮，切块；羊肉去筋膜，洗净，入沸水中汆一下去除血水，切块；生姜洗净切片。将萝卜、羊肉、枸杞子、生姜同入砂锅，加适量水炖煮，先武火烧沸，再用文火炖煮至羊肉熟烂后，加入各调料适量即成。

用法：佐餐用，每日1~2次。

功效：强身健体，补肾壮阳。

适用：肾阳虚引起的腰膝酸软、阳痿遗精者。

◎ 枸杞猪肉汤

原料：枸杞子15克，猪瘦肉250克，葱段、黄酒、盐、胡椒粉、猪肉汤各适量。

制法：枸杞子去杂质洗净；猪肉切成丝炒至白色，加入黄酒、葱、姜、盐煸炒，注入肉汤，放入枸杞子，煮至肉熟烂，出锅加入胡椒粉、味精即成。

用法：佐餐食用，每日1~2次。

功效：降脂减肥。

适用：高脂血症、肥胖者食用，一般人食

之可防止血脂升高、肥胖。

◎ **枸杞猪肝汤**

原料：枸杞子50克，猪肝100克，盐、黄酒、姜片、葱段、猪油、胡椒粉各适量。

制法：将枸杞子去杂，洗净；猪肝洗净，切成片。锅烧热，放入猪油，下猪肝片煸炒，加入黄酒、葱段、姜片、盐，继续煸炒，加入清水适量，放入枸杞子共煮，煮至猪肝熟透，再加胡椒粉调味即可。

用法：佐餐食用。

功效：滋肾，润肺，养血，补肝，明目。

适用：肝虚所致的头晕眼花、夜盲症、贫血等。

◎ **枸杞菊花茶**

原料：枸杞、菊花各10克，绿茶5克。

制法：枸杞洗净，加水500毫升，烧开后倒入茶杯内，加入菊花、绿茶，盖好，温浸半小时。

用法：代茶饮。

功效：降脂。

适用：脂肪肝。

◎ **枸杞子炖鸡**

原料：枸杞子50克，小母鸡1只，黄酒、盐各适量。

制法：将小母鸡宰杀，去毛及内脏，洗净。枸杞子洗净，与小母鸡同放入炖盅内，加黄酒和清水适量，置小火上慢炖约3小时，直至汤浓肉熟烂，加盐调味即成。

用法：佐餐食用。

功效：补血养颜，滋养强壮。

适用：体虚、血少、妇女产后虚损、病后虚弱等。

◎ **枸杞百合羹**

原料：枸杞子、百合各15克，鸡蛋黄1个，冰糖适量。

制法：枸杞子、百合加水适量，同煮稠烂，加入搅碎的鸡蛋黄和冰糖，再煮沸片刻即可。

用法：每日服食2次，可常用。

功效：补肝肾，安心神。

适用：肾阴不足引起的心悸、失眠者。

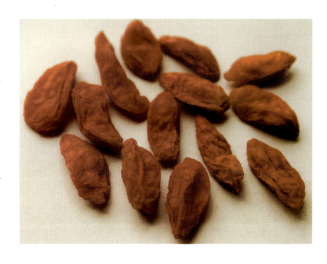

◎ **枸杞蒸鱼肠**

原料：枸杞子30克，鲩鱼肠3具，鸡蛋2个，盐、白醋、姜汁、胡椒粉各适量。

制法：将鲩鱼肠剖开，刮洗净，用少量白醋腌10分钟左右，用清水冲洗干净，切碎备用；枸杞子用开水浸透，清水洗净；鸡蛋去壳，搅匀成蛋液，加入姜汁、枸杞子、切碎的鱼肠拌匀，盛于盘中，加入少量胡椒粉和盐，上笼隔水蒸至鱼肠熟透。

功效：补肝明目。

用法：佐餐食用。

适用：两眼昏花、视力下降、肝肾亏虚、精神疲乏等。

◎ **枸杞洋葱炖牛肉**

原料：枸杞子6克，洋葱片150克，牛肉100克，马铃薯块、胡萝卜块、番茄汁、豌豆荚、盐、奶油、味精、面粉、胡椒粉各适量。

制法：将牛肉洗净后切成小方块，撒上盐与胡椒粉，再撒上面粉拌和。炒锅烧热，放入奶油熬热，下牛肉块炒成茶色，加入50克洋葱片，随即倒入番茄汁，并加热水适量，倒入洗净的枸杞子，盖上锅盖，煮沸后改用小火煮2小时，其间依次加入胡萝卜块、马铃薯块、豌豆荚，最后加入洋葱片100克。离火前加入盐、味精调味即可。

用法：佐餐食用。

功效：补脑益智，强筋壮骨。

适用：头晕目眩、视力减退、精神疲乏、腰膝酸软、遗精、健忘等。

薏苡仁

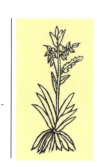

【原文】味甘,微寒。主筋急拘挛,不可屈伸,风湿痹;下气;久服轻身益气。其根,下三虫。一名解蠡。生平泽及田野。

〖今 释〗

性味归经:甘、淡,凉。归脾、胃、肺经。

功效主治:利水渗湿,健脾止泻,除痹,排脓,解毒散结。用于水肿,脚气,小便不利,脾虚泄泻,湿痹拘挛,肺痈,肠痈,赘疣,癌肿。

用量用法:9～30克,煎服。清利湿热宜生用,健脾止泻宜炒用。

使用禁忌:孕妇慎用。

来源:本品为禾本科植物薏苡的干燥成熟种仁。

形态特征:多年生草本,高1～1.5米。叶互生,线形至披针形。花单性同株,成腋生的总状花序。颖果圆珠形。

采收加工:秋季果实成熟时采割植株,晒干,打下果实,再晒干,除去外壳、黄褐色种皮及杂质,收集种仁。

别名:苡米、薏米、苡仁、米仁、土玉米、回回米、六谷子、薏珠子。

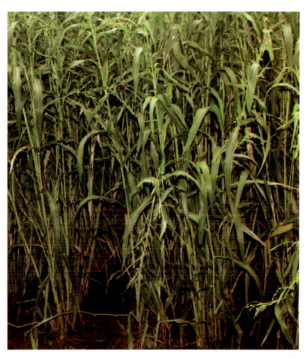
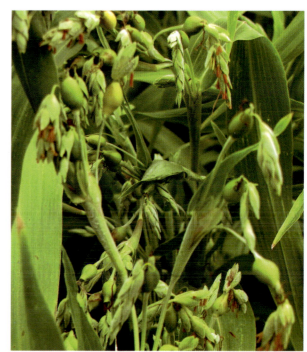

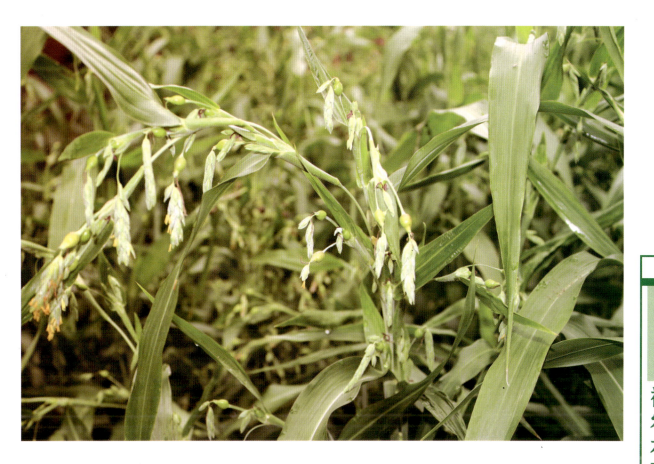

〖现代研究〗

化学成分：本品含脂肪油、薏苡仁酯、薏苡仁内酯，薏苡多糖A、B、C和氨基酸、维生素B_1等。

药理作用：薏苡仁煎剂、醇及丙酮提取物对癌细胞有明显抑制作用。薏苡仁内酯对小肠有抑制作用。其脂肪油能使血清钙、血糖量下降，并有解热、镇静、镇痛作用。

〖配伍应用〗

脾虚湿盛之水肿腹胀、小便不利：多与茯苓、白术、黄芪等同用，如（《独行方》）与郁李仁汁煮饭服食。

脚气浮肿：可与防己、木瓜、苍术同用。

脾虚湿盛之泄泻：常与人参、茯苓、白术等合用，如参苓白术散（《和剂局方》）。

湿痹而筋脉挛急疼痛者：与独活、防风、苍术同用，如薏苡仁汤（《类证治裁》）。

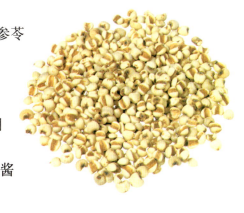

肺痈胸痛、咳吐脓痰：常与苇茎、冬瓜仁、桃仁等同用，如苇茎汤（《千金方》）。

肠痈：可与附子、败酱草、丹皮合用，如薏苡附子败酱散（《金匮要略》）。

〖药膳食疗〗

◎ 冬瓜薏仁粥
原料：薏苡仁50克，冬瓜150克。
制法：将冬瓜切成小块，与薏苡仁加水共煮，至熟为度。
用法：早餐食用。
功效：健脾利湿，消脂减肥。
适用：肥胖症和减肥、健美。

◎ 薏苡仁田螺花椒粥
原料：田螺10只，薏苡仁30克，花椒10克。
制法：先将田螺以水养一夜后，用沸水烫熟，取出田螺肉，与薏苡仁、花椒共煮成稀粥，趁热调味即可。
用法：早、晚分食，连用7日为1个疗程。
功效：清热除湿，利水消肿。
适用：各类型的水肿。

◎ 绿豆苡仁粥
原料：薏苡仁80克，绿豆50克。
制法：将绿豆及薏仁入砂锅内，加水适量，置武火上煮沸，改文火熬，待其烂熟成粥即成。
用法：早餐食用。
功效：清热解毒，凉血止血。
适用：血热或湿热内蕴所致的小儿紫癜。

◎ 苡仁红枣粥
原料：薏苡仁50克，糯米100克，红枣10个，红糖20克。
制法：将薏苡仁浸泡，淘洗净，糯米淘洗净，红枣洗净去核，切成四瓣。糯米、苡仁下锅，掺清水烧开后，加入红枣，煮成粥，放入红糖食之。
用法：每日2次。
功效：健脾益气，养血安神。

◎ 薏苡仁白糖粥
原料：薏苡仁50克，白糖、水各适量。
制法：薏苡仁加适量水以文火煮成粥，加白糖适量搅匀。
用法：早餐食用。
功效：健脾补肺，清热利湿。
适用：扁平疣、青春疙瘩等。

◎ 苡仁二豆羹
原料：薏苡仁、赤小豆、绿豆各30克，湿淀粉、水适量。
制法：将薏苡仁、绿豆、赤小豆同入砂锅，加水适量略浸泡，大火煮沸后改小火煨三者至熟烂，汤汁浓稠后，以湿淀粉勾芡成羹。
用法：早、晚各1次分服。
功效：除湿止痒。
适用：皮肤瘙痒症。

◎ 薏苡粳米粥
原料：薏苡仁30克，粳米50克，冰糖适量。
制法：将薏苡仁、粳米同放入锅中，加适量清水，大火煮开后改用小火煮至粥熟米烂，调入冰糖，略煮即成。
用法：早、晚分食。
功效：清热利湿，利水消肿。
适用：各种类型的水肿。

◎ 薏苡饼
原料：薏苡仁粉2500克。
制法：以枣肉乳汁拌和，作团如蒸饼大，依法蒸熟。
用法：随性食之。
功效：益气补虚。
适用：虚劳。

◎ 薏米粳米粥
原料：薏米30克，粳米50克，白糖适量。
制法：薏米、粳米分别淘洗干净，入锅用清水煮粥，粥成后加白糖调味。
用法：每日2次，每次1碗，10～15日为1个疗程。
功效：利湿通淋。
适用：大、小便不利者。

车前子

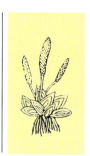

【原文】味甘,寒。主气癃,止痛,利水道小便;除湿痹。久服轻身耐老。一名当道。生平泽。

〖今 释〗

性味归经:甘,寒。归肝、肾、肺、小肠经。

功效主治:清热利尿通淋,渗湿止泻,明目,祛痰。用于热淋涩痛,水肿胀满,暑湿泄泻,目赤肿痛,痰热咳嗽。

用量用法:9~15克,煎服,宜包煎。

使用禁忌:凡内伤劳倦,阳气下陷,肾虚精滑及内无湿热者,慎服。

来源:本品为车前科植物车前或平车前的干燥成熟种子。

形态特征:叶丛生,直立或展开,方卵形或宽卵形,长4~12厘米,宽4~9厘米,全缘或有不规则波状浅齿,弧形脉。花茎长20~45厘米,顶生穗状花序。蒴果卵状圆锥形,周裂。

采收加工:夏、秋二季种子成熟时采收果穗,晒干,搓出种子,除去杂质。

别名:车前实、虾蟆衣子、猪耳朵穗子、凤眼前仁。

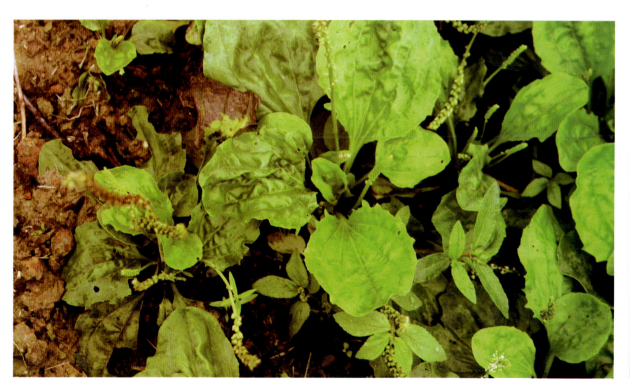

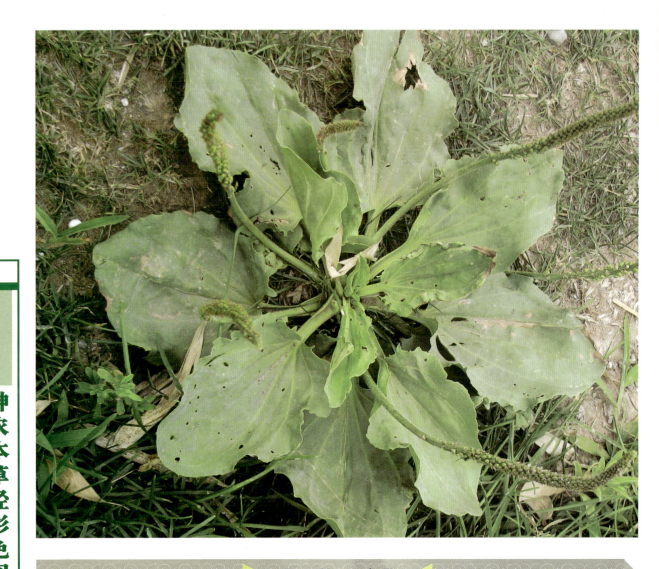

〖现代研究〗

化学成分：本品含黏液质、琥珀酸、二氢黄酮苷、车前烯醇、腺嘌呤、胆碱、车前子碱、脂肪油、维生素A、B等。

药理作用：本品有显著利尿作用，还能促进呼吸道黏液分泌，稀释痰液，故有祛痰作用。对各种杆菌和葡萄球菌均有抑制作用。车前子提取液有预防肾结石形成的作用。

〖配伍应用〗

湿热下注于膀胱而致小便淋沥涩痛者：常与木通、滑石、瞿麦等同用，如八正散（《和剂局方》）。

水湿停滞水肿、小便不利：可与猪苓、茯苓、泽泻同用。

病久肾虚、腰重脚肿：可与牛膝、熟地黄、山茱萸、肉桂等同用，如济生肾气丸（《济生方》）。

脾虚湿盛泄泻：可配白术同用。

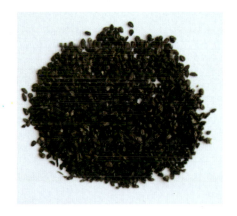

暑湿泄泻： 与香薷、茯苓、猪苓等同用，如车前子散（《杨氏家藏方》）。
目赤涩痛： 多与菊花、决明子等同用。
肝肾阴亏、两目昏花： 配熟地黄、菟丝子等同用，如驻景丸（《圣惠方》）。
肺热咳嗽痰多： 多与瓜蒌、浙贝母、枇杷叶等同用。

【药膳食疗】

◎ 车前草叶羹

原料：车前草叶500克，葱白1根，粳米50克。

制法：切车前草叶，与葱白共煮成羹。

用法：上、下午分食。

功效：清热化湿，降低血脂。

适用：高血压、高脂血症。

◎ 车前田螺汤

原料：车前子30克，红枣10枚，田螺（连壳）1000克。

制法：先用清水静养田螺1~2日，经常换洗以漂去污物，斩去田螺壳顶尖。红枣（去核）洗净。用纱布另包车前子，与红枣、田螺一齐放入煲中，加清水适量，大火煮沸后改小火煲2小时，经调味即成。

用法：饮汤，吃田螺。

功效：利水通淋，清热祛湿。

适用：病久肾虚、腰重脚肿者。

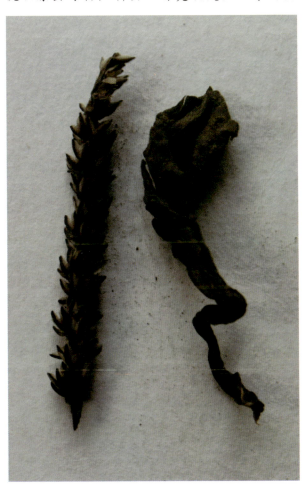

◎ 车前子粥

原料：车前子12克，粳米50克。

制法：将车前子用纱布包好，放入砂锅，加水200毫升，中火煎至100毫升去药袋，加入粳米，再加水400毫升，小火煮至粥成。

用法：温热食用，每日2次。

功效：养肝明目，利水消肿，祛痰止咳。

适用：球结膜水肿、目赤肿痛、高血压病、高脂血、老年慢性支气管炎等。

◎ 车前茯苓粥

原料：车前子、茯苓各40克，白糖25克，粳米60克。

制法：将车前子用纱布包，放入锅中加水500毫升，煎取汁350毫升；茯苓压成细粉，同放锅内，加入淘洗干净的粳米，再加水适量，以大火煮沸，放入白糖搅匀，改用小火，煮至米烂粥成即可。

用法：每日1剂，代早餐用，连用5~7剂。

功效：清热除湿，健脾止带。

适用：脾虚生湿，湿郁化热所致的带下病。

◎ 车前子茶

原料：炒车前子10克，红茶3克。

制法：将二味药用沸水冲泡浓汁，加盖焖10分钟即可。

用法：每日1～2剂，分2次温服。

功效：健脾利水，抗菌消炎，敛肠止泻。

适用：脾虚水泻、胃肠炎。

◎ 车前瓜皮米仁粥

原料：冬瓜皮、米仁各30克，茯苓皮、车前草各15克。

制法：将以上四味一同入锅，加水适量，先用大火烧开，再转小火熬煮成稀粥。

用法：每日服1剂，连服5～7日。

功效：清热利湿，健脾和胃。

适用：脾胃虚弱者。

◎ 车前糯米粥

原料：车前叶10～15克，糯米50克。

制法：将车前叶洗净，切碎，煮汁后去渣，加入糯米煮成粥。

用法：不拘时适量食用。

功效：清热利尿。

适用：小儿急性腹泻及小便不通等。

◎ 车前赤豆玉米须汤

原料：车前叶60克，赤豆、玉米须各45克，生甘草10克。

制法：将车前叶洗净切碎，同玉米须、生甘草共入锅中，水煎去渣取汁，加入赤小豆共炖烂熟即成。

用法：吃豆喝汤，每日1剂，连服7～10日。

功效：利尿消肿。

适用：小便不利、淋沥涩痛者。

◎ 车前茵陈汤

原料：车前草、玉米须、茵陈各30克，白糖适量。

制法：将上味药加水500克，浓煎去渣，加白糖调服。

用法：不拘时适量食用。

功效：清热祛湿，利胆退黄。

适用：肝炎、胆囊炎所致的黄疸。

◎ 车前枸杞荠菜汤

原料：车前叶、荠菜、枸杞叶各30克，白糖适量。

制法：将车前叶、枸杞叶、荠菜分别洗净、切碎，共入锅中，加适量水煎煮，去渣取汁约500毫升加入白糖调味即成。

用法：每日1～2剂，7日为1疗程。

功效：清肝明目。

适用：目赤涩痛、夜盲症等。

◎ 车前冬瓜汤

原料：车前草30克，茵陈15克，冬瓜500克。

制法：将车前草、茵陈布包，与冬瓜（切块）煎煮至熟。

用法：吃瓜喝汤，每日1次，连服3日。

功效：利水通淋。

适用：湿热下注所致之小便淋沥涩痛。

◎ 车前大枣红糖饮

原料：车前草50克，大枣17枚，红糖10克。

制法：将车前草、大枣洗净，加水适量，共煎煮之，弃掉车前草即可。

用法：吃枣饮汤，每日2次。

功效：利水通淋。

适用：脾虚水运失常所致的妊娠小便淋沥不畅。

蛇床子

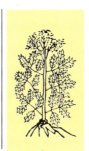

【原文】味苦,平。主妇人阴中肿痛;男子阴痿;湿痒;除痹气,利关节;癫痫;恶疮。久服轻身。一名蛇米。生川谷及田野。

〖今 释〗

性味归经: 辛、苦,温;有小毒。归肾经。

功效主治: 燥湿祛风,杀虫止痒,温肾壮阳。用于阴痒带下,湿疹瘙痒,湿痹腰痛,肾虚阳痿,宫冷不孕。

用量用法: 3~10克,内服。外用:适量,多煎汤熏洗或研末调敷。

使用禁忌: 下焦有湿热,或肾阴不足,相火易动以及精关不固者忌服。

来源: 本品为伞形科植物蛇床的干燥成熟果实。

形态特征: 本植物为一年生草本,高30~80厘米;茎直立,多分枝,中空,表面具深纵条纹,疏生细柔毛。基生叶有柄,茎基部叶有短阔的叶鞘,边缘有膜质,茎上部叶几全部简化成鞘状;叶片轮廓卵形至卵状披针形。复伞形花序顶生或侧生,总苞片8~10,线形有长尖;花瓣白色。双悬果长圆形,分果具5棱,果棱成翅状,无毛。果实呈椭圆形,由两个分果合抱而成。

采收加工: 夏、秋二季果实成熟时采收,除去杂质,晒干。

别名: 蛇米、蛇栗、野茴香、野胡萝卜子。

〖现代研究〗

化学成分: 果实含挥发油1.3%,已从油中分出27个成分。还含香豆精类等成分,如蛇床明素、花椒毒素等。

药理作用: 蛇床子能延长小鼠交尾期,增加子宫及卵巢重量;其提取物也有雄激素样作用,可增加小鼠前列腺、精囊、肛提肌重量。对耐药性金黄色葡萄球菌、绿脓杆菌及皮肤癣菌有抑制作用;可延长新城鸡瘟病毒鸡胚的生命;杀灭阴道滴虫。所含的花椒毒酚有较强的抗炎和镇痛作用。另外,还有抗心律失常、降低血压、祛痰平喘、延缓衰老、促进记忆、局麻、抗诱变、抗骨质疏松、杀精子等作用。

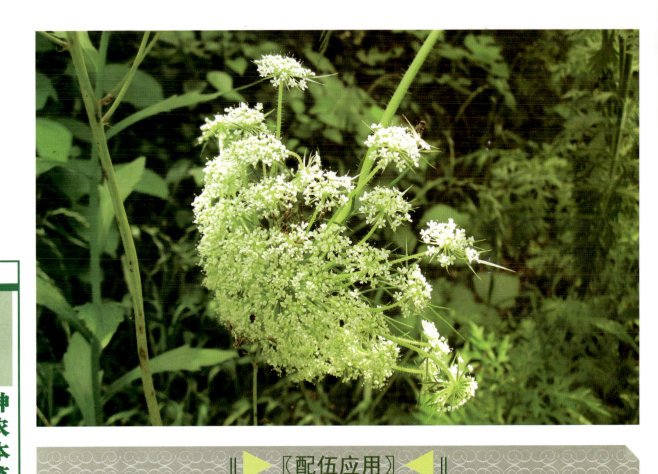

〖配伍应用〗

阴部湿痒、湿疹、疥癣：常与苦参、黄柏、白矾等配伍，如（《濒湖集简方》）。

带下腰痛，尤宜于寒湿兼肾虚所致者：常与山药、杜仲、牛膝等同用。

肾虚阳痿、宫冷不孕：常与当归、枸杞、淫羊藿、肉苁蓉等配伍，如赞育丹（《景岳全书》）。

〖药膳食疗〗

◎ 蛇床子炖麻雀

原料：蛇床子15克，生姜12克，大蒜6克，麻雀5只，花椒、酱油、味精、食盐、葱各适量。

制法：将麻雀去毛及肠杂，洗净备用；生姜切片；蛇床子去净灰尘装入麻雀腹内，放碗内，并加入生姜、葱、大蒜、酱油、花椒等，隔水炖熟，至熟后去掉药渣，锅中放油，加入调料略炖煮即成。

用法：食肉饮汤，每日1次。

功效：补肾壮阳，生精补髓。

适用：肾阳虚型畸形精子过多症。

◎ 蛇床子野菊苦参洗方

原料：蛇床子30克，野菊花15克，苦参12克。

制法：把以上3味加水适量，煎取药液，待温备用。

用法：洗浴阴部。

功效：清热燥湿，杀虫止痒。

适用：滴虫性阴道炎、霉菌性阴道炎。

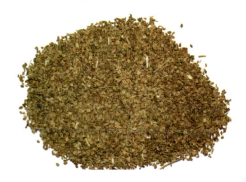

菟丝子

【原文】味辛,平。主续绝伤;补不足,益气力,肥健人;汁去面皯。久服明目,轻身延年。一名菟芦。生川泽。

〖今 释〗

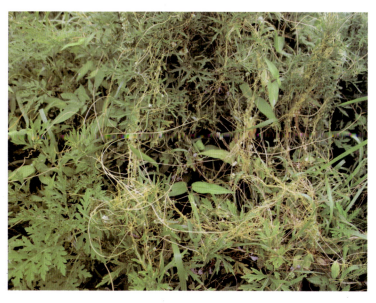

性味归经:辛、甘,平。归肝、肾、脾经。

功效主治:补益肝肾,固精缩尿,安胎,明目,止泻,外用消风祛斑。用于肝肾不足,腰膝酸软,阳痿遗精,遗尿尿频,肾虚胎漏,胎动不安,目昏耳鸣,脾肾虚泻;外治白癜风。

用量用法:6~12克,煎服。外用:适量。

使用禁忌:阴虚火旺者忌用。

来源:本品为旋花科植物菟丝子的干燥成熟种子。

形态特征:一年生寄生草本,全株无毛。茎细,缠绕,黄色,无叶。花簇生于叶腋,苞片及小苞片鳞片状;花萼杯状,花冠白色,钟形,长为花萼的2倍,和无端5裂,裂片向外反曲;雄蕊花丝扁短,基部生有鳞片,矩圆形,边缘流苏状。蒴果扁球形,被花冠全部包住,盖裂。

采收加工:秋季果实成熟时采收植株,晒干,打下种子,除去杂质。

别名:黄丝、豆寄生、金黄丝子、马冷丝、巴钱天、黄鳝藤。

〖现代研究〗

化学成分:菟丝子含皮素、胆醇、皂类、淀粉。

药理作用:菟丝子水煎剂能明显增强黑腹果蝇交配次数;菟丝子灌胃对大鼠半乳糖性白内障有治疗作用;菟丝子水煎剂连续灌胃1个月,能明显增强小鼠心肌组织匀浆乳酸脱氢酶的活性,对心肌过氧化氢酶及脑组织的乳酸脱氢酶和过氧化氢酶活性有增强趋势。

〖配伍应用〗

阳痿遗精： 与枸杞子、覆盆子、车前子同用，如五子衍宗丸（《丹溪心法》）。
小便过多或失禁： 与桑螵蛸、肉苁蓉、鹿茸等同用，如菟丝子丸（《世医得效方》）。
遗精、白浊、尿有余沥： 与茯苓、石莲子同用，如茯苓丸（《和剂局方》）。
肝肾不足、目暗不明： 常与熟地黄、车前子同用，如驻景丸（《和剂局方》）。
脾虚便溏： 与人参、白术、补骨脂为丸服（《方脉正宗》）。
脾肾虚泄泻： 与枸杞子、山药、茯苓、莲子同用，如菟丝子丸（《沈氏尊生书》）。
肾虚胎元不固、胎动不安、滑胎： 常与续断、桑寄生、阿胶同用，如寿胎丸（《医学衷中参西录》）。

〖药膳食疗〗

◎ 菟丝子粥
原料：菟丝子60克，粳米100克，白糖适量。
制法：菟丝子研碎，放入砂锅内，加入水300毫升，用小火煎至200毫升，去渣留汁，加入粳米后另加水300毫升及适量白糖，用小火煮成粥。
用法：早、晚分服。
功效：补肾益精，养肝明目。
适用：肝肾不足的腰膝筋骨酸痛，腿脚软弱无力、阳痿遗精、呓语、小便频数、尿有余沥、头晕眼花、视物不清、耳鸣耳聋以及妇女带下、习惯性流产等。

◎ 菟丝子羊脊骨汤
原料：菟丝子18克，肉苁蓉25克，羊脊骨（连尾）1条。
制法：将菟丝子酒浸3日，晒干，捣末；肉苁蓉酒浸一宿；羊脊骨洗净、斩块。把肉苁蓉、羊脊骨放入锅内，加清水适量，小火煮2~3小时，调入菟丝子末，调味即可。
用法：空腹酌量服食。
功效：补肝肾，益精髓，强筋骨。
适用：肝肾不足之腰椎肥大。

◎ 菟丝肾
原料：菟丝子30克，山萸肉20克，杜仲10克，猪肾1对。
制法：将菟丝子、杜仲用新纱布包好，再与山萸肉、猪肾共煮，待猪肾煮熟，捞出药包即可。
用法：吃猪肾喝汤，隔日1剂。
功效：补肾壮腰。
适用：肾虚所致的腰痛胫软、耳鸣、尿频等。

◎ 菟丝子蛋饼
原料：菟丝子10克，鸡蛋1个，油适量。
制法：先将菟丝子洗净，烘干研成细粉末，再将鸡蛋去外壳打入菟丝子粉内调匀。净锅置于旺火上加油烧热，倒入菟丝子鸡蛋糊煎炸成饼即可。
用法：佐餐食用。
功效：补肝明目。
适用：肝血不足所致的视物模糊者。

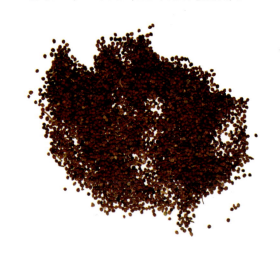

地肤子

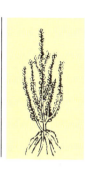

【原文】味苦，寒。主膀胱热，利小便；补中益精气。久服耳目聪明，轻身耐老。一名地葵。生平泽及田野。

[今 释]

性味归经：辛、苦，寒。归肾、膀胱经。
功效主治：清热利湿，祛风止痒。用于小便涩痛，阴痒带下，风疹，湿疹，皮肤瘙痒。
用量用法：9～15克，煎服。鲜者加倍。外用：适量，煎汤熏洗。
使用禁忌：恶螵蛸，脾虚者慎用。
来源：为藜科植物地肤的果实。
形态特征：一年生草本，茎直立，秋后常变为红色。叶互生，线形或披针形，长2～5厘米，宽0.3～0.7厘米，无毛或被短柔毛，全缘，边缘常具少数白色长毛。花两性或雌性，单生或2朵生于叶腋，集成稀疏的穗状花序。种子横生，扁平。
采收加工：秋季果实成熟时采收植株，晒干，打下果实。
别名：地葵、扫帚子、扫帚菜子。

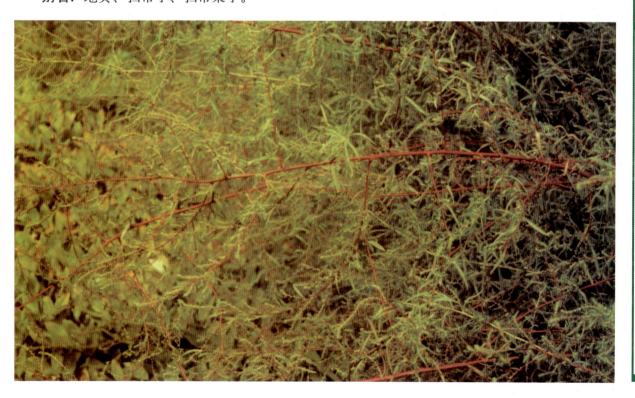

〖现代研究〗

化学成分：本品含三萜皂苷、脂肪油、维生素A类物质。

药理作用：本品水浸剂对许兰氏黄癣菌、奥杜盎氏小芽孢癣菌、铁锈色小芽孢癣菌等多种皮肤真菌，均有不同程度的抑制作用。地肤子水提物有抑制单核巨噬系统的吞噬功能及迟发型超敏反应（DTH）。

〖配伍应用〗

膀胱湿热、小便不利、淋沥涩痛：常与木通、瞿麦、冬葵子等同用，如地肤子汤（《济生方》）。

风疹、湿疹：常与白鲜皮、蝉蜕、黄柏等同用。

下焦湿热、外阴湿痒者：可与苦参、龙胆草、白矾等煎汤外洗患处。

湿热带下：可配黄柏、苍术等煎服。

〖药膳食疗〗

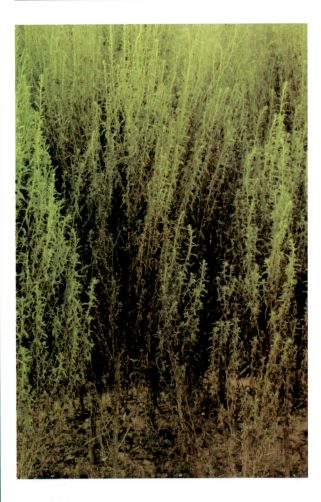

◎ **苍耳地肤子密饮**

原料：地肤子、苍耳子各10克，蜂蜜30克。

制法：先将苍耳子、地肤子分别拣杂、洗净后，同放入砂锅，加水适量，煎煮30分钟，用洁净纱布过滤取汁，放入容器，趁温热加入蜂蜜，拌匀即成。

用法：早、晚2次分服。

功效：祛风止痒。

适用：对风寒型皮肤瘙痒症。

◎ **地肤子白矾煎剂**

原料：地肤子250克，白矾10克。

制法：将上药打碎后加水500毫升，煎煮。

用法：洗患处，每日1～2次（洗后不要用清水冲洗），连用3～7日。

功效：清热燥湿消疣。

适用：寻常疣。

蒺藜子

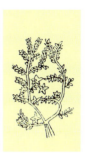

【原文】 味苦，温。主恶血，破癥结积聚；喉痹；乳难。久服长肌肉；明目；轻身。一名旁通，一名屈人，一名止行，一名豺羽，一名升推。生平泽，或道旁。

〖今 释〗

性味归经：辛、苦，微温；有小毒。归肝经。

功效主治：平肝解郁，活血祛风，明目，止痒。用于头痛眩晕，胸胁胀痛，乳闭乳痈，目赤翳障，风疹瘙痒。

用量用法：6～10克，煎服。

使用禁忌：血虚气弱及孕妇慎服。

来源：本品为蒺藜科植物蒺藜的干燥成熟果实。

形态特征：一年生匍匐草本，多分枝，全株有柔毛。羽状复叶互生或对生；小叶5～7对，长椭圆形，长6～15毫米，宽2～5毫米，基部常偏斜，有托叶。花单生于叶腋；萼片5；花瓣5，黄色，早落；雄蕊10，5长5短；子房上位，5室，柱头5裂。花期6～7月，果实8～9月。

采收加工：秋季果实成熟时采剖植株，晒干。打下果实，除去杂质。

别名：蒺藜、七厘子。

〖现代研究〗

化学成分：本品含脂肪油及少量挥发油、鞣质、树脂、甾醇、钾盐、皂苷、微量生物碱等。

药理作用：蒺藜水浸液及乙醇浸出液对麻醉动物有降压作用；其水溶性部分有利尿作用；蒺藜总皂苷有显著的强心作用，有提高机体免疫功能、强壮、抗衰老等作用；蒺藜水煎液有降低血糖作用；水提取物有抗过敏作用。

〖配伍应用〗

头痛眩晕，目赤肿痛：配决明子、青葙子等同用。

风疹瘙痒：配菊花、地肤子、苦参同用。

〖药膳食疗〗

◎ 蒺藜子甲鱼汤

原料：沙苑蒺藜、菟丝子各30克，甲鱼1000克，植物油、姜各10克，盐4克。

制法：杀死甲鱼后，剖腹留肝、蛋，去肠杂，洗净，切大块备用；洗净菟丝子、沙苑蒺藜；油锅烧热，放姜、甲鱼块，翻炒几分钟；放适量水，再焖炒几分钟，盛砂锅内；将菟丝子、沙苑蒺藜也放砂锅内；放清水以把甲鱼浸没为准，大火煮沸；改小火炖熟烂，加盐少许，弃药渣即成。

用法：佐餐食用。

功效：滋肝肾阴，补肾阳虚之功。

适用：神经衰弱、频繁遗精，或因劳累引起的遗精等。

◎ 蒺藜蘸猪肝

原料：沙苑蒺藜60克，猪肝1个，盐少许。

制法：先将沙苑蒺藜除去杂质，放锅中炒焦，研成细末备用。再将猪肝洗净，放锅内加水、盐，煮至用筷子扎猪肝不出血为度，捞出切薄片即成。

用法：每日2次，用猪肝蘸蒺藜末食之，亦可代主食用。

功效：滋补阴血，平肝潜阳。

适用：精血不足等所引起的白癜风。

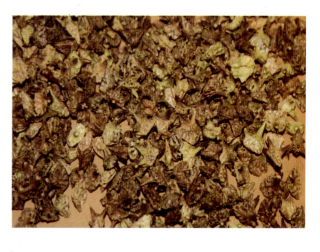

◎ 蒺藜烩豆腐

原料：蒺藜子15克，青豌豆100克，猪肉200克，豆腐2块，胡萝卜4条，香菇5朵，虾米少许，鸡汤少许。

制法：将蒺藜子洗净，捣碎后煎出汁待用，用麻油起锅，把剁碎的猪肉炒一遍调味后盛起，将胡萝卜洗净切丝，冬菇泡软后切丝，虾米最好用酒泡一下，用麻油起锅，放入豆腐用大火不停地翻炒，用锅铲将豆腐压碎，放入胡萝卜、豌豆、冬菇、虾米、猪肉、鸡汤和蒺藜子汁，调味后勾芡即成。

用法：佐餐食用。

功效：补肾虚，清肝明目。

适用：肾虚、视力衰退。

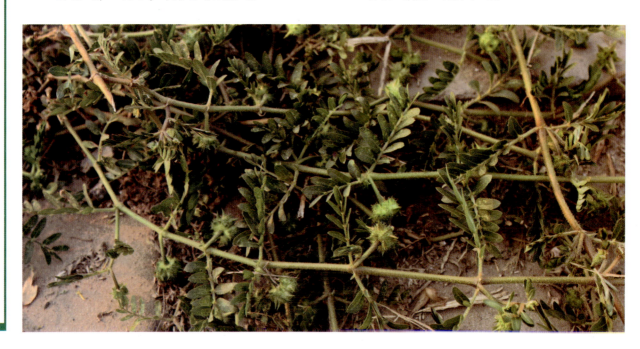

茜根

【原文】 味苦,寒。主寒湿风痹;黄疸;补中。生山谷。

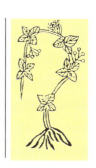

〖今 释〗

性味归经: 苦,寒。归肝经。

功效主治: 凉血,祛瘀,止血,通经。用于吐血,衄血,崩漏,外伤出血,瘀阻经闭,关节痹痛,跌仆肿痛。

用量用法: 6～10克,煎服。大剂量可用至30克。也入丸、散。止血炒炭用,活血通经生用或酒炒用。

使用禁忌: 血少者忌用。

来源: 本品为茜草科植物茜草的干燥根及根茎。

形态特征: 多年生攀援草本。根细长,丛生于根茎上;茎四棱形,棱及叶柄上有倒刺。叶4片轮生,叶片卵形或卵状披针形。聚伞花序顶生或腋生,排成圆锥状,花冠辐射状。浆果球形,熟时紫黑色。

采收加工: 春、秋二季采挖,除去泥沙,干燥。

别名: 金草、地血、四轮草、小活血、血见愁、过山藤、红根仔草。

〖现代研究〗

化学成分: 主要含水溶性成分环六肽系列物,脂溶性成分蒽醌、还原萘醌及其糖苷等,尚富含钙离子等。

药理作用: 有明显的促进血液凝固作用,表现为复钙时间、凝血酶原时间及白陶土部分凝血活酶时间缩短;茜草的粗提取物具有升高白细胞作用,其煎剂有明显的镇咳和祛痰作用,水提取液对金黄色葡萄球菌、肺炎双球菌、流感杆菌和部分皮肤真菌有一定抑制作用。另对碳酸钙结石的形成也有抑制作用。

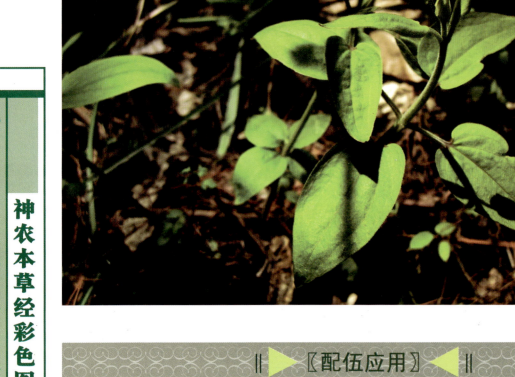

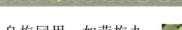

〖配伍应用〗

衄血：可与艾叶、乌梅同用，如茜梅丸（《本事方》）。

血热崩漏：常配生地、生蒲黄、侧柏叶等同用。

尿血：常与小蓟、白茅根等同用，如固冲汤（《医学衷中参西录》）。

经闭、跌打损伤、风湿痹痛等血瘀经络闭阻之症：单用本品酒煎服；或配桃仁、红花、当归等同用，如（《经验广集》）治血滞经闭。

跌打损伤：可单味泡酒服；或配三七、乳香、没药等同用。

痹证：也可单用浸酒服；或配伍鸡血藤、海风藤、延胡索等同用。

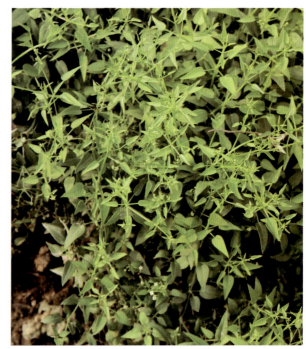

〖药膳食疗〗

◎ 茜草酒
原料：鲜茜草根50~100克，白酒1000毫升。
制法：洗净，浸入白酒中，7日后可服用。
用法：每日1次，空腹热服。第1次喝七、八成醉，盖被取汗，以后酌减。
功效：祛风止痛。
适用：关节疼痛。

◎ 茜根酒
原料：茜草根15克，红花3克，糯米酒适量。
制法：以糯米酒代水煎煮上药。
用法：早、晚2次分服，每日1剂，连服10日。
功效：调经活血。
适用：闭经、痛经。

◎ 茜草高粱茶
原料：茜草、茶叶、高粱穗、红糖各15克。
制法：将上药放入盛有开水的保温瓶内，浸泡30分钟后，倒入茶杯，代茶饮用。
用法：每日1剂，分数次饮服。
功效：凉血，降压。
适用：高血压。

◎ 二草生地粥
原料：茜草15克，通草6克，生地黄30克，小米50克。
制法：上味药洗净加水煎煮，去渣留汁，将小米放入药液中，煎煮成粥即可。
用法：空腹食用。
功效：利尿通淋，凉血止血。
适用：尿路感染、湿热下注型血淋。

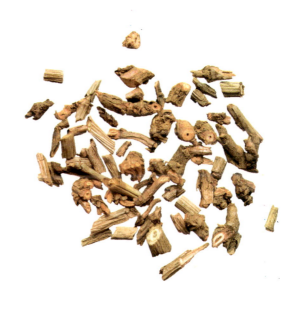

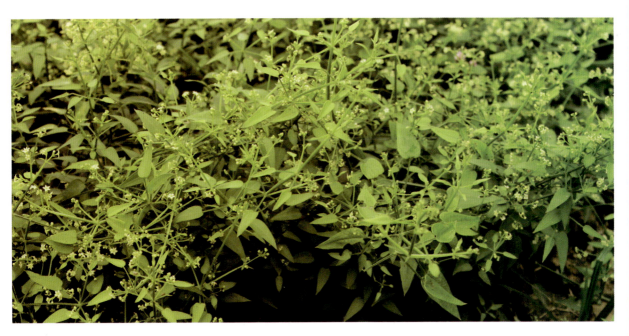

白英

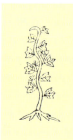

【原文】味甘,寒。主寒热;八疸;消渴;补中益气。久服轻身延年。一名谷菜。生山谷。

〖今 释〗

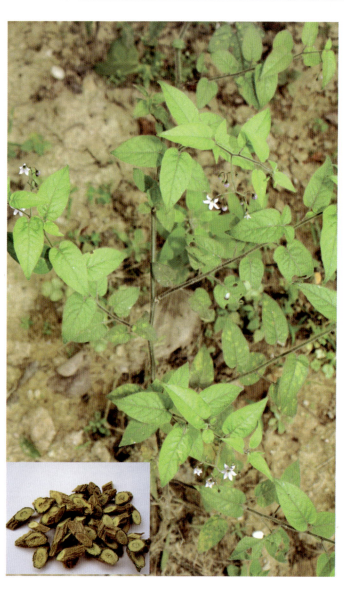

性味归经:甘、苦,寒。归肝、胆经。

功效主治:清热解毒,利湿,祛风。用于疔疮,丹毒,疟疾,黄疸,水肿,淋病,风湿关节痛。

用量用法:15~24克,鲜者30~60克,煎汤或浸酒。外用:适量,煎水洗,捣敷,或捣汁涂。

使用禁忌:体虚无湿热者忌用。

来源:本品为茄科茄属植物白英以全草或根入药。

形态特征:多年生草质藤本,茎及叶密生有节长柔毛。叶互生,多为琴形,3.5~5.5厘米,宽2.5~4厘米,先端渐尖,基部全缘或有3~5深裂中裂片卵形,较大,两面均被长柔毛;叶柄全缘或有3~5深裂,中裂片卵形,较大,两面均被长柔毛;叶柄长约3厘米。聚伞花序顶生或腋外生;花蓝色或白色,花萼5浅裂;花冠5深裂,自基部向外反折;雄蕊5,花药顶孔裂;子房2室。浆果圆球形,成熟后红色。花期7~9月,果期9~11月。

采收加工:夏秋采收。洗净,晒干或鲜用。

别名:白草、白毛藤、葫芦草、排风藤、毛风藤、毛秀才、毛千里光、金线绿毛龟。

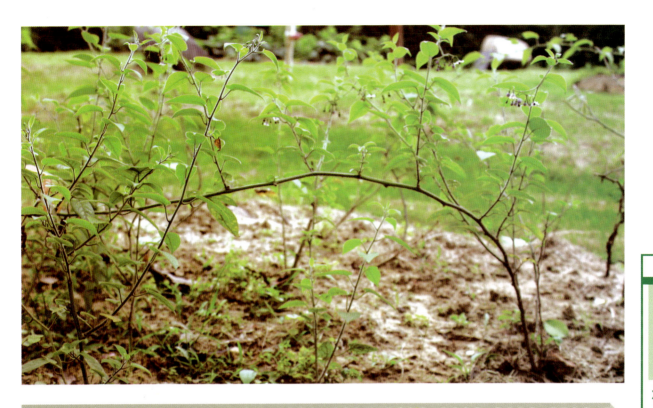

〖现代研究〗

化学成分： 茎及果实含有茄碱（即龙葵碱solanine $C_{45}H_{73}NO_{15}N$）。果实含量为0.3%～0.7%，茎含量0.3%，果皮尚含有花色甙及其甙元。

药理作用： 体外实验具抗癌活性。水提取物对动物能促进其抗体及球蛋白的形成，有增强机体非特异性免疫的作用。水浸液对金黄色葡萄球菌、痢疾杆菌、绿脓杆菌均有抑菌作用。大剂量经口给予能刺激黏膜，引起喉头烧灼，恶心呕吐；吸收后可使白血球下降，出现眩晕，瞳孔散大，惊厥性肌肉痉挛等毒反应。

〖配伍应用〗

各种癌： 常与龙葵、白花蛇舌草、半枝莲等配伍使用。
荨麻疹： 可配伍苦参、白藓皮等同用。

〖药膳食疗〗

◎ **白英垂盆草蜜饮**

原料：白英、垂盆草各50克，蜂蜜20克。
制法：将白英、垂盆草洗净，切成段，入锅加水适量，煎煮2次，每次30分钟，合并滤汁，待药汁转温后调入蜂蜜即成。
用法：上、下午分服。
功效：清热解毒，利湿消肿抗癌。
适用：热毒炽盛型肺癌等。

茵陈蒿

【原文】味苦,平。主风湿、寒热邪气;热结黄疸。久服轻身益气,耐老。生丘陵阪岸上。

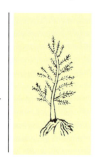

〖今 释〗

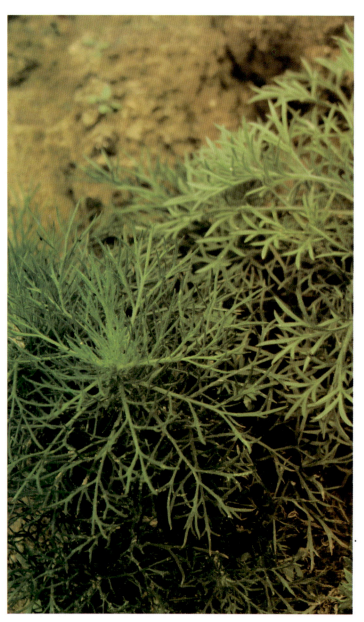

性味归经:苦、辛,微寒。归脾、胃、肝、胆经。

功效主治:清利湿热,利胆退黄。用于黄疸尿少,湿温暑湿,湿疮瘙痒。

用量用法:6~15克,煎服。外用:适量,煎汤熏洗。

使用禁忌:非因湿热引起的发黄忌服,蓄血发黄者及血虚萎黄者慎用。

来源:本品为菊科植物滨蒿或茵陈蒿的干燥地上部分。

形态特征:茵陈蒿为多年生草本,高30~100厘米,幼苗密被白色细柔毛,老时脱落;茎直立,多分枝。基生叶有柄,2~3裂羽状全裂或掌状分裂,最终裂片线形;花枝的叶无柄,羽状全裂成丝状。头状花序圆锥状,花序直径1.5~2毫米;总苞球形,总苞片3~4层。瘦果长圆形,无毛。

采收加工:春季幼苗高6~10厘米时采收或秋季花蕾长成时采割,除去杂质及老茎,晒干。春季采收的习称"绵茵陈",秋季采割的称"茵陈蒿"。

别名:臭蒿、茵陈、婆婆蒿。

【现代研究】

化学成分：茵陈含挥发油，油中有β-蒎烯、茵陈二炔烃、茵陈炔酮等多种成分。全草还含香豆素、黄酮、有机酸、呋喃类等成分。

药理作用：茵陈有显著利胆作用，并有解热、保肝、抗肿瘤和降压作用。其煎剂对人型结核菌有抑制作用。乙醇提取物对流感病毒有抑制作用。水煎剂对ECHD11病毒有抑制作用。

【配伍应用】

黄疸：常与栀子、黄柏、大黄同用，如茵陈蒿汤（《伤寒论》）。

湿热内蕴之风瘙隐疹、湿疮瘙痒：可单味煎汤外洗，也可与黄柏、苦参、地肤子等同用。

【药膳食疗】

◎ 茵陈大枣粥

原料：茵陈9克，大枣200克。
制法：将上味药水煎。
用法：食枣饮汤。
功效：清热，利湿，保肝。
适用：慢性肝炎、肝硬化。

◎ 茵陈干姜饮

原料：茵陈15克，干姜6克，红糖适量。
制法：将茵陈、干姜入锅中，加红糖，水煎服。
用法：每日1次，连服半个月。
功效：温中散寒，利湿退黄。
适用：湿热黄疸。

◎ 茵陈粥

原料：茵陈蒿、粳米各30～60克，白糖适量。
制法：先将茵陈洗净，水煎取汁，去渣，以汁入粳米煮粥，欲熟时，加入白糖，稍煮1～2沸即可。
用法：每日2～3次，每次适量。
功效：清利湿热，利胆退黄。
适用：湿热黄疸。

◎ 茵陈薏米粥

原料：茵陈30克，薏米60克。
制法：将茵陈煎煮去渣，加入薏米煮粥熟即可。
用法：每日2～3次。
功效：利胆消炎。
适用：胆囊炎患者。

◎ 姜楂茵陈汤

原料：茵陈20克，山楂30克，生姜3片。
制法：上三味同放入锅内，加水适量，煎20～30分钟即可。
用法：每日1剂，分2～3次服。
功效：消食利水，活血降脂。
适用：高脂血症患者。

◎ 茵陈丹参茶

原料：茵陈30克，丹参60克，红糖适量。
制法：将上药放入盛有开水的保温瓶内，浸泡20分钟，取汁代茶饮用。
用法：每日1剂，频频饮用。连服20～30日见效。
功效：清利湿热，退黄疸。
适用：急性肝病患者。

漏芦

【原文】味苦，寒。主皮肤热；恶疮、疽、痔；湿痹；下乳汁。久服轻身益气，耳目聪明，不老延年。一名野兰。生山谷。

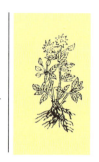

〖今 释〗

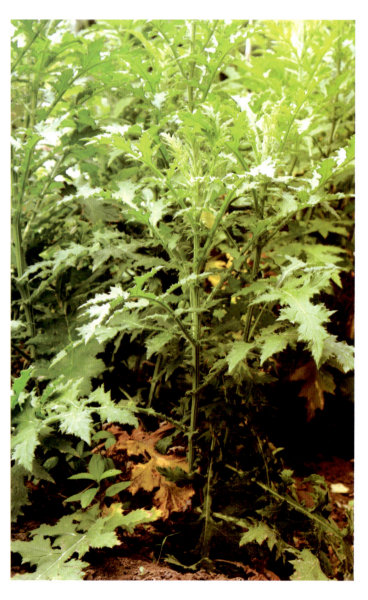

性味归经：苦，寒。归胃经。

功效主治：清热解毒，消痈，下乳，舒筋通脉。用于乳痈肿痛，痈疽发背，瘰疬疮毒，乳汁不通，湿痹拘挛。

用量用法：5～9克，煎服。外用：研末调敷或煎水洗。

使用禁忌：孕妇慎用。

来源：本品为菊科植物祁州漏芦的干燥根。

形态特征：多年生草本，高30～80厘米，全体密被白色柔毛。主根粗大，上部密被残存叶柄。基生叶丛生；茎叶互生。叶长椭圆形，羽状全裂至深裂，裂片矩圆形，边缘具不规则浅裂，两面密被白色茸毛。头状花序，总苞多列，具干膜质苞片，多列，花全为管状花，淡紫色。瘦果卵形，棕褐色，冠毛刚毛状。

采收加工：春、秋二季采挖。除去须根及泥沙，晒干。

别名：野兰、狼头花、和尚头、华州漏芦、禹州漏芦、独花山牛蒡。

〖现代研究〗

化学成分：祁州漏芦根中含挥发油，根的脂溶性部分含牛蒡子醛、牛蒡子醇、棕榈酸、β-谷甾醇、硬脂酸乙酯、蜕皮甾酮、土克甾酮、漏芦甾酮。

药理作用：祁州漏芦水煎剂，在体内外实验均能抑制动物血清及肝、脑等脏器过氧化脂质的生成，故有显著的抗氧化作用；并可降低血胆固醇和血浆过氧化脂质（LPO）含量，能恢复前列环素/血栓素A2的平衡，减少白细胞在动脉壁的浸润，抑制平滑肌细胞增生，具有抗动脉粥样硬化的作用；其乙醇提取物及水提取物均能显著增强小鼠血浆中超氧化物歧化酶（SOD）的活性；能显著抑制单胺氧化酶（MAO-B）的活性，具有明显的抗衰老作用。漏芦蜕皮甾醇，能显著增强巨噬细胞的吞噬作用，提高细胞的免疫功能。

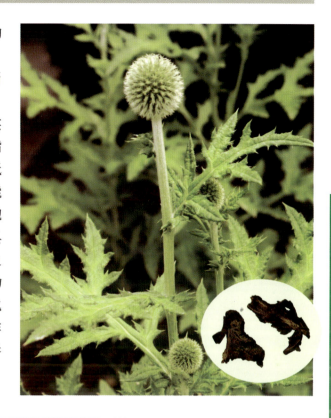

〖配伍应用〗

乳痈肿痛：常与瓜蒌、蛇蜕同用，如漏芦散（《和剂局方》）。

热毒壅聚、痈肿疮毒：常与大黄、连翘、紫花地丁等同用，如漏芦汤（《千金方》）。

痰火郁结、瘰疬欲破者：可与海藻、玄参、连翘等同用，如漏芦汤（《圣济总录》）。

乳络塞滞、乳汁不下、乳房胀痛、欲作乳痈者：常与穿山甲、王不留行等同用。

气血亏虚、乳少清稀者：当与黄芪、鹿角胶等同用。

湿痹、筋脉拘挛、骨节疼痛：常与地龙配伍，如古圣散（《圣济总录》）。

〖药膳食疗〗

◎ **漏芦鸡蛋**

原料：漏芦100克，鸡蛋10克。

制法：将漏芦洗净，放入锅中，加一大碗清水，煮熬15分钟后，去掉药渣，烧开后，打入鸡蛋即成。

用法：每日1次。

功效：催乳。

适用：产后无奶、乳汁不通者。

◎ **漏芦猪蹄粥**

原料：漏芦10克，通草3克，粳米100克，猪蹄1只，葱白、味精、盐各适量。

制法：将猪蹄洗净，斩成块，通草、漏芦放入锅中，加清水适量熬煮成浓汁，去渣取汁；热锅，放入猪蹄、药汁、粳米、葱白，加清水适量炖煮至肉熟烂，加入味精、盐调味即可。

用法：佐餐食用。

功效：通乳汁，利血脉。

适用：产后无奶、乳汁不通者。

王不留行

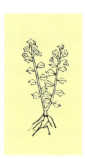

【原文】味苦，平。主金疮止血，逐痛出刺；除风痹；内寒。久服轻身耐老增寿。生山谷。

〖今 释〗

性味归经：苦，平。归肝、胃经。

功效主治：活血通经，下乳消肿，利尿通淋。用于经闭，痛经，乳汁不下，乳痈肿痛，淋证涩痛。

用量用法：5～10克，煎服。外用：适量。

使用禁忌：孕妇慎用。

来源：本品为石竹科植物麦蓝菜的干燥成熟种子。

形态特征：一年或二年生草本，高30～70厘米，全株无毛。茎直立，节略膨大。叶对生，卵状椭圆形至卵状披针形，基部稍连合抱茎，无柄。聚伞花序顶生，下有鳞状苞片2枚；花瓣粉红色，倒卵形，先端具不整齐小齿，基部具长爪。蒴果卵形，包于宿萼内，成熟后，先端十字开裂。

采收加工：夏季果实成熟、果皮尚未开裂时采割植株，晒干，打下种子，除去杂质，再晒干。

别名：奶米、不母留、大麦牛、王母牛。

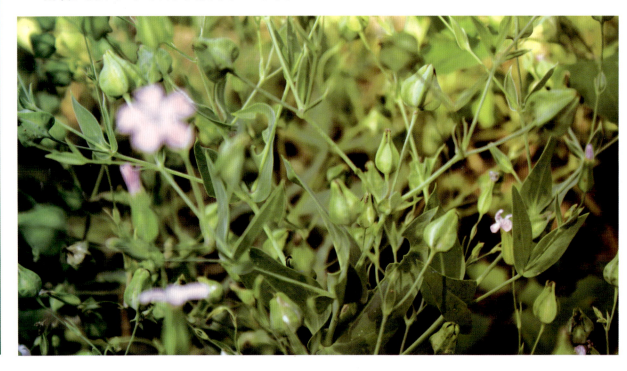

〖现代研究〗

化学成分：含有王不留行皂苷A、B、C、D四种；又含黄酮苷，如王不留行黄酮苷、异肥皂草苷；另含植物酸钙镁、磷脂、豆甾醇等等。

药理作用：水煎剂对小鼠有抗着床、抗早孕作用，对子宫有兴奋作用，并能促进乳汁分泌。王不留行的水提液和乙醚萃取液具有抗肿瘤作用。

〖配伍应用〗

妇人难产，或胎死腹中：常配当归、川芎、香附、红花等同用，如胜金散（《普济方》）。

产后乳汁不下：常与穿山甲等同用，如涌泉散（《卫生宝鉴》）。

产后气血亏虚，乳汁稀少：与黄芪、当归或当归、猪蹄同用。

乳痈肿痛：可配蒲公英、夏枯草、瓜蒌等，如（《本草汇言》）。

多种淋症：常与石韦、瞿麦、冬葵子等同用。

〖药膳食疗〗

◎ **王不留行炖猪蹄**

原料：王不留行12克，猪蹄3～4个，调味料若干。

制法：将王不留行用纱布包裹，和洗净的猪蹄一起放进锅内，加水及调味料煮烂即可食用。

用法：佐餐食用。

功效：催乳，下乳。

适用：产后乳汁不足者。

◎ **王不留行蒸虾**

原料：王不留行、桑椹各30克，海虾100克。

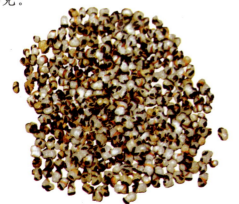

制法：先将洗净的王不留行、桑椹投入砂锅，加入清水2碗，用小火约煲20分钟。滤去药渣，放入海虾，煮滚至虾熟透即成。食时调好盐、味精。

用法：佐餐食用。

功效：活血通经，下乳消痈，利尿通淋，止血，补益肝肾，熄风滋阴。

适用：经行不畅、产后乳少、胃虚食少、肝肾阴亏等症。

◎ **王不留行明矾方**

原料：王不留行30克，明矾9克。

制法：将以上2味加水1500毫升，煮沸10分钟，去渣取汁，备用。

用法：温洗手足，并浸浴15分钟，每日2次，重复使用前需加温。

功效：收敛止汗，除臭。

适用：手足多汗症、汗疱疹等。

蒲黄

【原文】味甘，平。主心、腹、膀胱寒热，利小便，止血；消瘀血。久服轻身，益气力，延年神仙。生池泽。

〖今 释〗

性味归经： 甘，平。归肝、心包经。

功效主治： 止血，化瘀，通淋。用于吐血，衄血，咯血，崩漏，外伤出血，经闭痛经，胸腹刺痛，跌仆肿痛，血淋涩痛。

用量用法： 5～10克，煎服，包煎。外用：适量，研末外掺或敷患处。止血多炒用，化瘀、利尿多生用。

使用禁忌： 孕妇慎用。

来源： 本品为香蒲科植物水烛香蒲、东方香蒲或同属植物的干燥花粉。

形态特征： 水烛香蒲，多年沼泽生草本。根茎匍匐，有多数须根。叶扁平，线形，宽4～10毫米，质稍厚而柔，下部鞘状。穗状花序圆柱形，雌雄花序间有间隔1～15厘米；雄花序在上，长20～30厘米，雄花有早落的佛焰状苞片，花被鳞片状或茸毛状，雄蕊2～3。雌花序长10～30厘米，雌花小苞片较柱头短，匙形，花被茸毛状与小苞片等长，柱头线头圆柱形，小坚果无沟。

采收加工： 夏季采收蒲棒上部的黄色雄花序，晒干后碾轧，筛取花粉。剪取雄花后，晒干，成为带有雄花的花粉，即为草蒲黄。

别名： 蒲黄、蒲棒、水蜡烛、毛蜡烛。

〖现代研究〗

化学成分： 本品主要成分为黄酮类如异鼠李素、槲皮素等，甾类如香蒲甾醇、β-谷甾醇等，此外尚含有脂肪油、生物碱及氨基酸等。

药理作用： 本品水浸液、煎剂或50%乙醇浸液均有促进凝血作用，且作用显著而持久；蒲黄多种制剂都能够降低血压，减轻心脏负荷，增加冠脉血流量，改善微循环，提高机体耐缺氧能力，减轻心肌缺血性病变；对离体子宫有兴奋性作用，可使离体肠蠕动增强；能够降低血液胆固醇和甘油三酯等脂质含量，改变血脂成分；此外，蒲黄还具有抗炎、利胆、利尿、镇痛、平喘及抗缺血再灌注损伤等作用。

【配伍应用】

吐血、衄血、咯血、尿血、崩漏等：可单用冲服，亦可配伍其他止血药同用，如（《圣惠方》）。

鼻衄经久不止：与石榴花同用，和研为散服。

月经过多、漏下不止：可配合龙骨、艾叶同用，如蒲黄丸（《圣济总录》）。

尿血不已：可与郁金同用。

外伤出血：可单用外掺伤口。

跌打损伤：单用蒲黄末，温酒服。

心腹疼痛、产后瘀痛、痛经等：常与五灵脂同用，如失笑散（《和剂局方》）。

血淋尿血：常配生地黄、冬葵子同用，如蒲黄散（《证治准绳》）。

【药膳食疗】

◎ 蒲黄粥

原料：蒲黄10克，大米100克，白糖适量。

制法：将蒲黄择净，布包，放入锅中，加清水适量，浸泡5～10分钟后，水煎取汁，加大米煮粥，待粥熟时调入白糖，再煮一、二沸即成，或将蒲黄3克研为细末，待粥熟时调入粥中服食。

用法：每日1剂，连续3～5日。

功效：收敛止血，行血去瘀。

适用：咯血、吐血、衄血、崩漏、便血、尿血、创伤出血及心腹疼痛、产后瘀痛、恶露不净、痛经等。

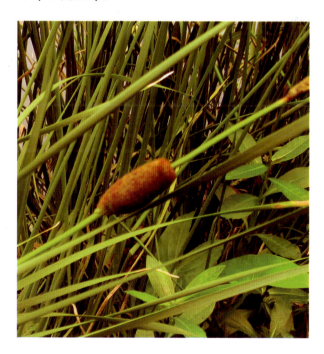

◎ 蒲黄蜜玉竹

原料：生蒲黄、香油各6克，白糖10克，蜂蜜50克，鲜玉竹500克，香精1滴，淀粉少许。

制法：把鲜玉竹去须根洗净，切成3厘米长的段。炒锅放火上，放入香油、白糖炒成黄色，加适量开水，并将蜂蜜和蒲黄加入，再放入玉竹段，烧沸后用小火焖烂，捞出玉竹段。锅内汁加一滴香精，用少许淀粉勾芡，浇在玉竹段上即成。

用法：每日1次。

功效：清润肺胃。

适用：咽喉疼痛、口舌干燥、口腔溃疡等。

◎ 蒲黄五灵脂山楂蜜饮

原料：蒲黄粉30克，五灵脂40克，蜂蜜60克，生山楂15克。

制法：先将五灵脂、生山楂（洗净后切片）同放入砂锅，加水适量，浓煎30分钟，用洁净纱布过滤，去渣，取汁回入砂锅，调入蒲黄粉，视滤汁量可再加清水适量，再煎煮15分钟，离火，待煎汁温热时调入蜂蜜，拌匀即成。

用法：每日3次，每次约100毫升，温服。

功效：活血化瘀，抗癌止痛。

适用：对胃癌患者胃脘刺痛、舌质紫暗属血瘀者。

肉苁蓉

【原文】 味甘，微温。主五劳七伤补中，除茎中寒热痛；养五脏，强阴，益精气，多子；妇人癥瘕；久服轻身。生山谷。

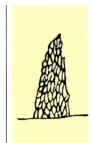

〖今 释〗

性味归经： 甘、咸，温。归肾、大肠经。

功效主治： 补肾阳，益精血，润肠通便。用于肾阳不足，精血亏虚，阳痿不孕，腰膝酸软，筋骨无力，肠燥便秘。

用量用法： 6～10克，煎服。

使用禁忌： 相火偏旺、胃弱便溏、实热便结者禁服。

来源： 本品为列当科植物肉苁蓉或管花肉苁蓉的干燥带鳞叶的肉质茎。

形态特征： 多年生肉质寄生草本，高80～150厘米，茎肉质肥厚扁平，不分枝。叶肉质鳞片状，螺旋状排列。黄色，无柄，基部叶三角形，上部叶渐窄长，三角状披针形，背部被白色短毛，边缘毛稍长。穗状花序粗大，顶生，花冠管状钟形，黄色，花丝基部有毛，花药箭形，被长毛，子房长卵形。蒴果两裂，种子极多，细小。

采收加工： 多于春季苗未出土或刚出土时采挖，除去花序，切段，晒干。

别名： 寸芸、苁蓉、地精。

〖现代研究〗

化学成分： 肉苁蓉脂溶性成分包括6－甲基吲哚，3－甲基－3乙基己烷等。从肉苁蓉中得到水溶性的N，N－二甲基甘氨酸甲脂和甜菜碱等。

药理作用： 肉苁蓉水提液小鼠灌胃，能显著增加脾脏和胸腺重量，增强腹腔巨噬细胞吞噬能力，提高淋巴细胞转化率和迟发性超敏反应指数。肉苁蓉对阳虚和阴虚动物的肝脾核酸含量下降和升高有调整作用。有激活肾上腺、释放皮质激素的作用，可增强下丘脑－垂体－卵巢的促黄体功能，提高垂体对LRH的反应性及卵巢对LH的反应性，而不影响自然生殖周期的内分泌平衡。肉苁蓉乙醇提取物在体外温育体系中能显著抑制大鼠脑、肝、心、肾、睾丸组织匀浆过氧化脂质的生成，并呈良好的量效关系。

〖配伍应用〗

男子五劳七伤、阳痿不起、小便余沥：常配伍菟丝子、续断、杜仲同用，如肉苁蓉丸（《医心方》）。

肾虚骨痿、不能起动：亦可与杜仲、巴戟天、紫河车等同用，如金刚丸（《张氏医通》）。

津液耗伤所致大便秘结：常与沉香、麻子仁同用，如润肠丸（《济生方》）。

肾气虚弱引起的大便不通、小便清长、腰酸背冷：或与当归、牛膝、泽泻等同用，如济川煎（《景岳全书》）。

〖药膳食疗〗

◎ 肉苁蓉羊肉粥

原料：肉苁蓉30克，羊肉150克，粳米100克，盐、味精各适量。

制法：羊肉洗净切片，与肉苁蓉、粳米同煮成粥，加盐、味精调味即可。

用法：早、晚温热食用。

功效：补肾益精，收敛滑泄。

适用：遗精、滑精。

◎ 酒洗苁蓉粥

原料：鲜肉苁蓉25～50克，大米、羊肉各适量。

制法：选用肉苁蓉嫩者，刮去鳞，用酒洗，煮熟后切薄片，与大米、羊肉同煮成粥，加入调味品即可。

用法：每日1～2次，温热食。

功效：调经止痛，补肾益精。

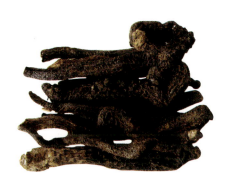

适用：妇女虚寒性痛经、不孕症，热症、实症及阴虚火旺者忌用。

◎ 苁蓉煮羊肾

原料：肉苁蓉30克，羊肾1对，调料适量。

制法：将羊肾剥去筋膜细切，用酱油、淀粉、黄酒拌匀稍腌渍，肉苁蓉加水适量煮20分钟，去渣留汁。再入羊肾同煮至水沸，加葱、姜、盐、味精、香油等调味即可。

用法：佐餐食用。

功效：温阳通便。

适用：便秘、阳痿者。

◎ 肉苁蓉酒

原料：肉苁蓉90克，白酒适量。

制法：把肉苁蓉浸白酒中，洗去鳞甲，切片，用水3碗，煎作1碗。

用法：可加少许调味品，顿服，连服数日。

功效：填精补虚。

适用：高年血液枯槁、大便燥结、胸中作闷等。

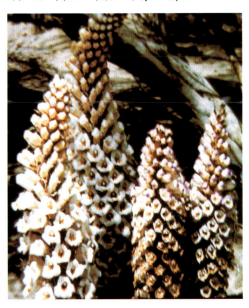

石下长卿

【原文】味咸,平。主鬼注精物,邪恶气,杀百精蛊毒,老魅注易,亡走啼哭,悲伤恍惚。一名徐长卿。生池泽。

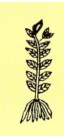

〖今 释〗

性味归经: 辛,温。归肝、胃经。

功效主治: 祛风,化湿,止痛,止痒。用于风湿痹痛,胃痛胀满,牙痛,腰痛,跌仆伤痛,风疹、湿疹。

用量用法: 3～12克,煎服,后下。

使用禁忌: 体弱者慎用。

来源: 本品为萝藦科植物徐长卿的干燥根及根茎。

形态特征: 多年生直立草本,高达65厘米,根细呈须状,多至50余条,形如马尾,具特殊香气。茎细而刚直,不分枝,无毛或被微毛。叶对生,无柄;叶片披针形至线形,长约5～14厘米,宽3～15毫米,先端渐尖,基部渐窄,两面无毛或上面具疏柔毛,叶缘稍反卷,有睫毛,上面深绿色,下淡绿色;主脉突起。圆锥聚伞花序,生近顶端叶腋,长达7厘米,有花10余朵;花萼5深裂,卵状披针形;花冠黄绿色,5深裂,广卵形,平展或向外反卷;副花冠5,黄色,肉质,肾形,基部与雄蕊合生;雄蕊5,相连筒状,花药2室,花粉块每室1个,下垂臂短、平伸;雌蕊1,子房上位,由2枚离生心皮组成、花柱2,柱头五角形,先端略为突起。蓇葖果呈角状,单生长约6厘米,表面淡褐色。种子多数,卵形而扁,暗褐色,先端有一簇白色细长毛。花期6～7月,果期9～10月。

采收加工: 秋季采挖,除去杂质,阴干。

别名: 督邮、徐长卿。

〖现代研究〗

化学成分: 全草含牡丹酚、异牡丹酚、赤藓醇、三十烷、十六烯、硬脂酸癸酯。另含甾体化合物如β-谷甾醇、直立白薇苷B、徐长卿苷A、B、C等。根含新徐长卿苷A。

药理作用: 徐长卿具有镇痛、镇静、抗炎、抗惊厥和抗变态反应作用;所含牡丹酚对伤寒菌苗静注引起的小鼠发热有明显解热作用;牡丹酚可显著抑制培养乳鼠心肌细胞搏动频率,显示出抗心律失常作用;对实验性高脂血症动物的血清总胆固醇和β-脂蛋白有明显降低作用,能显著抑制家兔食饵性动脉粥样硬化斑块的形成;牡丹酚能显著抑制实验性动物或人血小板聚集,对抗血栓的形成;对多种致病性球菌、杆菌有抑制作用。

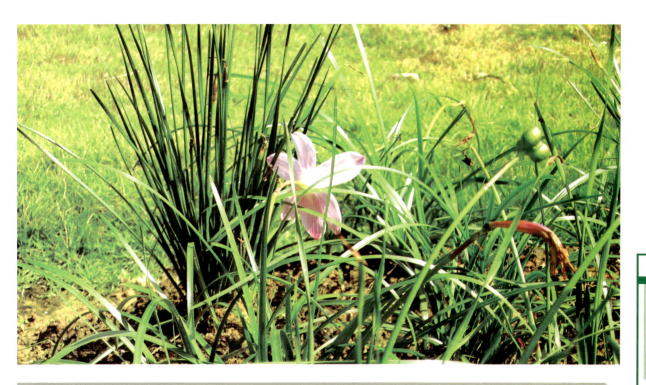

〖配伍应用〗

风湿疼痛：常与威灵仙、石见穿等同用。
皮肤瘙痒：可配伍白藓皮、地肤子等使用。
跌打肿痛、接骨：鲜徐长卿适量，捣烂敷患处。

〖药膳食疗〗

◎ 徐长卿猪肉酒

原料：徐长卿根24～30克，猪瘦肉200克，老酒100毫升。

制法：将上3味酌加水煎成半碗。

用法：饭前服，每日2次。

功效：祛风，除湿，活血，镇痛。

适用：风湿痛。

◎ 徐长卿饮

原料：徐长卿10克，炙甘草3克。

制法：将徐长卿、炙甘草洗净，用水煎煮，取汁200毫升。

用法：代茶饮用，每日1剂。

功效：祛风通络，止痛。

适用：风湿痹痛、肩周炎等。

◎ 两面针徐长卿蜜饮

原料：徐长卿、川芎各15克，两面针、蜂蜜各30克。

制法：先将两面针、徐长卿、川芎分别拣杂，洗净，晾干或晒干，切碎后，同放入砂锅，加水浸泡片刻，煎煮30分钟，用洁净纱布过滤，去渣，取滤汁放入容器，待其温热时，兑入蜂蜜，拌和均匀即成。

用法：早晚2次分服。

功效：清热解毒，行气止痛。

适用：鼻咽癌疼痛。

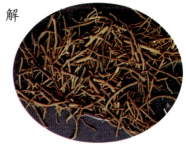

蔓荆实

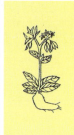

【原文】味苦，微寒。主筋骨间寒热；湿痹拘挛；明目坚齿，利九窍；去白虫。久服轻身耐老。小荆实亦等。生山谷。

〖今 释〗

性味归经：辛、苦，微寒。归膀胱、肝、胃经。

功效主治：疏散风热，清利头目。用于风热感冒头痛，齿龈肿痛，目赤多泪，目暗不明，头晕目眩。

用量用法：5～10克，煎服。

使用禁忌：胃虚者慎服。

来源：本品为马鞭草科植物单叶蔓荆或蔓荆的干燥成熟果实。

形态特征：为落叶灌木，高约3米，幼枝方形，密生细柔毛。叶为3小叶，小叶倒卵形或披针形；叶柄较长。顶生圆锥形花序，花萼钟形，花冠淡紫色。核果球形，大部分为宿萼包围。

采收加工：秋季果实成熟时采收，除去杂质，晒干。

别名：京子、荆条子、白布荆。

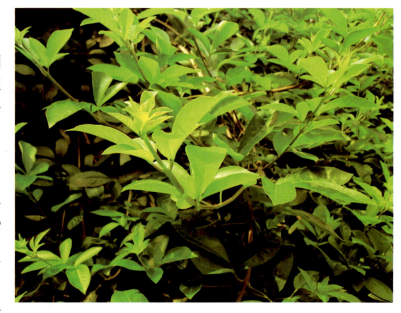

〖现代研究〗

化学成分：本品含挥发油，主要成分为茨烯、蒎烯，并含蔓荆子黄素、脂肪油、生物碱和维生素A等。

药理作用：蔓荆子有一定的镇静、止痛、退热作用。蔓荆子黄素有抗菌、抗病毒作用。蔓荆叶蒸馏提取物具有增进外周和内脏微循环的作用。

〖配伍应用〗

风热感冒而头昏头痛者： 常与薄荷、菊花等同用。
风邪上攻之偏头痛： 常配伍川芎、白芷、细辛等。
风热上攻、目赤肿痛、目昏多泪： 常与菊花、蝉蜕、白蒺藜等同用。
中气不足、清阳不升、耳鸣耳聋： 与黄芪、人参、升麻、葛根等同用，如益气聪明汤（《证治准绳》）。

〖药膳食疗〗

◎ **荆子酒**

原料：蔓荆子200克，醇酒500毫升。
制法：将上药捣碎，用酒浸于净瓶中，7日后，去渣备用。
用法：每次徐饮10～15毫升，每日3次。
功效：祛风止痛。
适用：感风热所致头昏头痛及偏头痛。

◎ **蔓荆止痛饮**

原料：蔓荆子、防风各9克，白芷6克，细辛3克，蜂蜜适量。
制法：将白芷、细辛、蔓荆子、防风常法加水浸泡半小时，然后用大火煎煮，水沸后用小火再煎10分钟即可，服时加适量蜂蜜。
用法：不拘时随意饮用。
功效：祛风，解痉，止痛。
适用：因风寒外袭引起的偏头痛者。

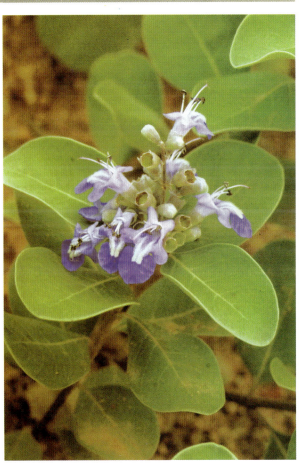

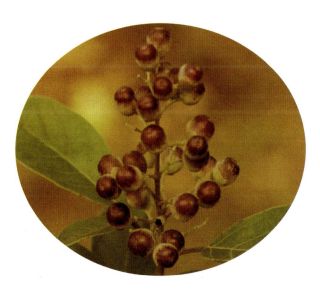

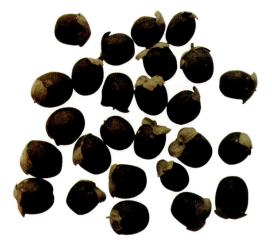

女贞实

【原文】味苦,平。主补中,安五脏,养精神,除百疾。久服肥健,轻身不老。生山谷。

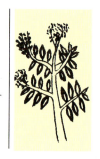

〖今 释〗

性味归经:甘、苦,凉。归肝、肾经。

功效主治:滋补肝肾,明目乌发。用于肝肾阴虚,眩晕耳鸣,腰膝酸软,须发早白,目暗不明,内热消渴,骨蒸潮热。

用量用法:6~12克,煎服,因主要成分齐墩果酸不易溶于水,故以入丸剂为佳。本品以黄酒拌后蒸制,可增强滋补肝肾作用,并使苦寒之性减弱,避免滑肠。

使用禁忌:本品虽补而不腻,但性凉。故脾胃虚寒泄泻及肾阳虚者慎用。

来源:本品为木犀科植物女贞的干燥成熟果实。

形态特征:常绿乔木,树皮光滑不裂。叶对生,叶片卵圆形或常卵状披针形,全缘,无毛,革质,背面密被细小的透明腺点。圆锥花序顶生,花白色,花萼钟状,花冠裂片长方形。浆果状核果,成熟时蓝黑色,内有种子1~2枚。

采收加工:冬季果实成熟时采收,除去枝叶,稍蒸或置沸水中略烫后,干燥;或直接干燥。

别名:女贞子、冬青子、爆格蚤、白蜡树子、鼠梓子。

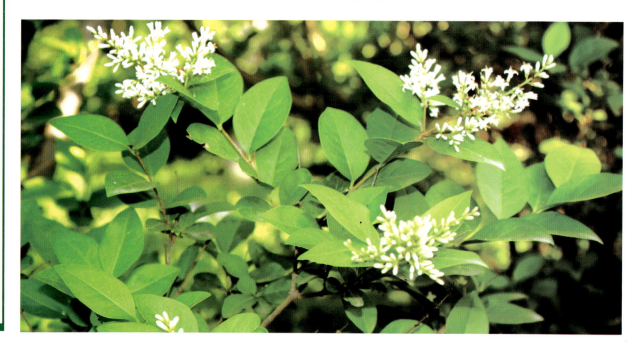

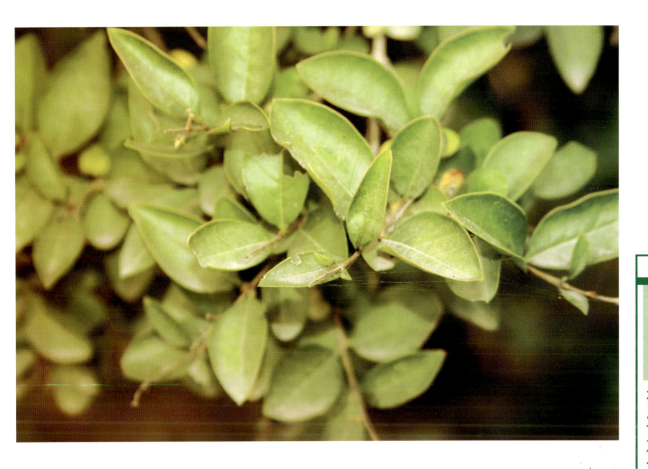

〖现代研究〗

化学成分：本品含齐墩果酸、乙酰齐墩果酸、熊果酸、甘露醇、葡萄糖、棕榈酸、硬脂酸、油酸、亚油酸等成分。

药理作用：女贞子可增强非特异性免疫功能，对异常的免疫功能具有双向调节作用；对化疗和放疗所致的白细胞减少有升高作用；可降低实验动物的血清胆固醇，有预防和消减动脉粥样硬化斑块和减轻斑块厚度的作用，能减少冠状动脉粥样硬化病变数并减轻其阻塞程度；能明显降低高龄鼠脑、肝中丙二醛含量，提高超氧化物歧化酶（SOD）活性，具有一定抗衰老作用；有强心、利尿、降血糖及保肝作用；并有止咳、缓泻、抗菌、抗肿瘤作用。

〖配伍应用〗

肝肾阴虚所致的目暗不明、视力减退、须发早白、眩晕耳鸣、失眠多梦、腰膝酸软、遗精等：常与墨旱莲配伍，如二至丸（《医方集解》）。

阴虚有热、目微红羞明、眼珠作痛者：宜与生地黄、石决明、谷精草等同用。

肾阴亏虚消渴者：宜与生地黄、天冬、山药等同用。

阴虚内热之潮热心烦者：宜与生地黄、知母、地骨皮等同用。

〖药膳食疗〗

◎ 女贞子粥

原料：女贞子15克，大米100克，白糖适量。

制法：将女贞子洗净，放入锅中，加清水适量，水煎取汁，再加大米煮粥，待熟时调入白糖，再煮一、二沸即成。

用法：每日1剂。

功效：滋补肝肾，明目养阴。

适用：肝肾阴虚所致的头目眩晕、视物昏花、眼目干涩、视力减退、腰膝酸软、须发早白、胁肋疼痛等。

◎ 贞杞猪肝

原料：女贞子、枸杞子各30克，猪肝250克，姜、葱、香油、酱油、蒜、醋各适量。

制法：猪肝洗净，用牙签在猪肝上随意刺透10余次；葱、姜切片，蒜捣成泥，女贞子、枸杞子洗净，放入砂锅内加水适量，用小火煮30分钟后放入猪肝，继续煮30分钟，取出猪肝切片装盘，用酱油、香油、醋、葱、姜调汁淋在猪肝上即可。

用法：佐餐用，每日1~2次。

功效：滋补肝肾。

适用：化疗或放疗后所致白细胞减少。

◎ 女贞子炖肉

原料：女贞子100克，猪肉500克，调料适量。

制法：猪肉切成小块，女贞子装纱布袋，扎紧口，同放砂锅内，加水适量，炖至肉熟烂，入调料。

用法：每日分次食100克肉，连用10~15日。

功效：补肾益精明目。

适用：肝肾阴虚型近视眼。

◎ 女贞桑椹旱莲酒

原料：女贞子80克，桑椹子、旱莲草各100克，黄酒1000毫升。

制法：将女贞子、捣烂的桑椹子和捣为粗末的旱莲草同装入细纱布袋中，扎紧袋口，置入装有黄酒的瓷坛内，加盖密封，置阴凉处，每日摇动数次。浸泡15日后，去掉药袋即可饮用。

用法：每日1次，每次20毫升，晚上空腹温饮。

功效：补益肝肾，凉血滋阴，乌发延年。

适用：肝肾阴虚引起的须发早白。

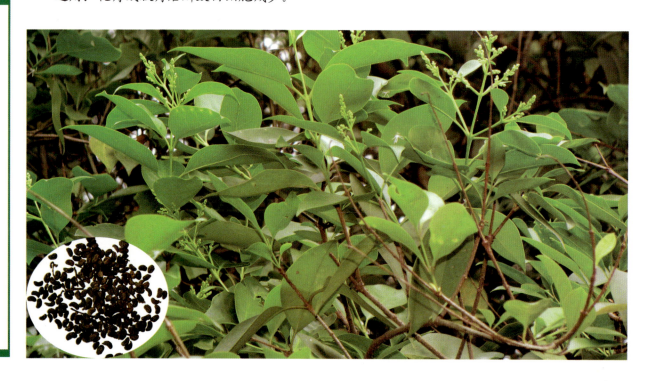

桑上寄生

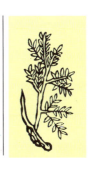

【原文】味苦，平。主腰痛；小儿背强；痈肿；安胎；充肌肤，坚齿发，长须眉。其实，明目，轻身通神。一名寄屑，一名寓木，一名宛童。生山谷。

〖今 释〗

性味归经：苦、甘，平。归肝、肾经。

功效主治：祛风湿，补肝肾，强筋骨，安胎元。用于风湿痹痛，腰膝酸软，筋骨无力，崩漏经多，妊娠漏血，胎动不安，头晕目眩。

用量用法：9～15克，煎服。

使用禁忌：忌火。

来源：本品为桑寄生科植物桑寄生的干燥带叶茎枝。

形态特征：常绿寄生小灌木。老枝无毛，有凸起灰黄色皮孔，小枝稍被暗灰色短毛。叶互生或近于对生，革质，卵圆形至长椭圆状卵形，先端钝圆，全缘，幼时被毛。花两性，紫红色花1～3个聚生于叶腋，具小苞片；总花梗、花梗、花萼和花冠均被红褐色星状短柔毛；花萼近球形，与子房合生；花冠狭管状，稍弯曲。浆果椭圆形，有瘤状突起。

采收加工：冬季至次春采割，除去粗茎，切段，干燥，或蒸后干燥。

别名：寄生、桑寄生。

〖现代研究〗

化学成分：四川寄生叶中含黄酮类化合物：槲皮素、槲皮苷、萹蓄苷及少量的右旋儿茶酚。

药理作用：桑寄生有降压作用；注射液对冠状血管有扩张作用，并能减慢心率；萹蓄苷有利尿作用；煎剂或浸剂在体外对脊髓灰质炎病毒和多种肠道病毒均有明显抑制作用，能抑制伤寒杆菌及葡萄球菌的生长；提取物对乙型肝炎病毒表面抗原有抑制活性。

〖配伍应用〗

腰膝酸软、筋骨无力者：常与独活、杜仲、牛膝、桂心等同用，如独活寄生汤（《千金方》）。

肝肾亏虚、月经过多、崩漏、妊娠下血、胎动不安者：每与阿胶、续断、当归、香附等配伍，如桑寄生散（《证治准绳》）；或配阿胶、续断、菟丝子，如寿胎丸（《医学衷中参西录》）。

阴虚有热、目微红羞明、眼珠作痛者：宜与生地黄、石决明、谷精草等同用。

肾阴亏虚消渴者：宜与生地黄、天冬、山药等同用。

阴虚内热之潮热心烦者：宜与生地黄、知母、地骨皮等同用。

〖药膳食疗〗

◎ 桑寄生鸡肉汤

原料：桑寄生50克，海玉竹25克，红枣8粒，生姜2片，鸡胸肉1块。

制法：将材料洗净，加水煮约1小时即成。

用法：佐餐食用。

功效：养血祛风，补虚舒筋。

适用：腰膝酸软、疼痛患者。

◎ 桑寄生酒

原料：桑寄生10克，白酒适量。

制法：将桑寄生炮制后，研成细末备用。

用法：每日1剂，以白酒调服。

功效：祛湿通经。

适用：因风湿窜入下肢经络造成的腰腿疼痛、无力。

◎ 寄生杜仲蛋

原料：桑寄生、杜仲各10克，阿胶5克，鸡蛋2个。

制法：桑寄生、杜仲加水煎取浓汁，阿胶溶化；鸡蛋敲破，倾入碗中，加入前药，搅匀，蒸熟食。

用法：每日1剂。

功效：补肝肾，安胎，养血止血。

适用：妊娠下血、胎动不安或习惯性流产。

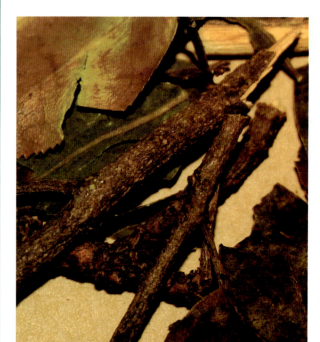
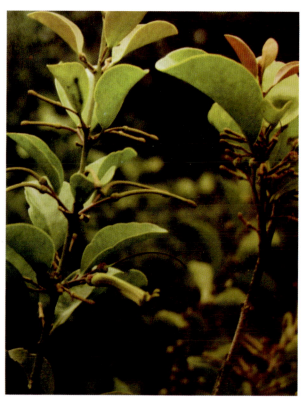

辛夷

【原文】味辛，温。主五脏、身体寒热，风头脑痛；面䵟。久服下气，轻身，明目，增年耐老。一名辛矧，一名侯桃，一名房木。生山谷。

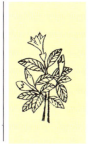

〖今 释〗

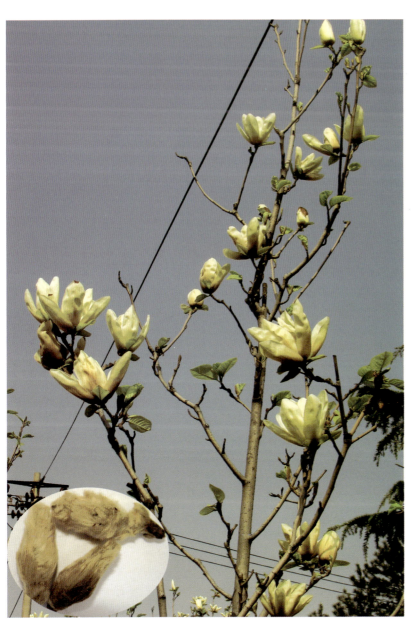

性味归经：辛，温。归肺、胃经。

功效主治：散风寒，通鼻窍。用于风寒头痛，鼻塞流涕，鼻鼽，鼻渊。

用量用法：3～10克，煎服，宜包煎。外用：适量。

使用禁忌：阴虚火旺者忌服。

来源：本品为木兰科植物望春花、玉兰或武当玉兰的干燥花蕾。

形态特征：玉兰叶倒卵形至倒卵状矩圆形，长10～18厘米，宽6～10厘米，先端阔而突尖，基部渐狭，上面有光泽，下面被柔毛。花大，白色，直径10～15厘米，萼片与花瓣共9片，无明显区别，倒卵形或倒卵状矩圆形。

采收加工：冬末春初花未开放时采收，除去枝梗，阴干。

别名：木兰、春花、木笔花、望春花、紫玉兰、白玉兰、二月花、广玉兰。

〖现代研究〗

化学成分：望春花花蕾含挥发油，油中含有望春花素、a-菠烯、桉叶素等，并含生物碱、木脂素；玉兰花蕾含挥发油，油中含柠檬醛、丁香油酚、桉叶素、生物碱等。武当玉兰花蕾含挥发油、柳叶木兰碱、武当玉兰碱等成分。

药理作用：辛夷有收缩鼻黏膜血管的作用，能保护鼻黏膜，并促进黏膜分泌物的吸收，减轻炎症，乃至鼻腔通畅。辛夷浸剂或煎剂对动物有局部麻醉作用。辛夷水或醇提取物有降压作用。水煎剂对横纹肌有乙酰胆碱样作用，并能兴奋子宫平滑肌，亢奋肠运动。对多种致病菌有抑制作用。挥发油有镇静、镇痛、抗过敏、降血压作用。

〖配伍应用〗

外感风寒、肺窍郁闭、恶寒发热、头痛鼻塞者：可配伍防风、白芷、细辛等。

鼻渊头痛、鼻塞流涕：常与白芷、细辛、苍耳子等同用，如苍耳子散（《济生方》）。

偏风热者：多与薄荷、连翘、黄芩等同用。

肺胃郁热发为鼻疮者：可与黄连、连翘、野菊花等配伍。

〖药膳食疗〗

◎ **辛夷菊花茶**

原料：辛夷、菊花各15克。
制法：将辛夷、菊花用滚开水浸15分钟。
用法：代茶饮。
功效：通窍消炎。
适用：鼻炎、鼻窦炎患者。

◎ **辛夷苏叶茶**

原料：辛夷花6克，苏叶9克，姜、葱各适量。
制法：上二味共制成粗末，用纱布包好，以沸水冲泡。
用法：每日1剂，代茶频饮。
功效：疏散风寒，宣通鼻窍。
适用：鼻炎、鼻窦炎患者。

◎ **辛夷热红茶**

原料：辛夷花3克，红茶2克，红糖15克。
制法：先将辛夷花拣去杂质，晒干，与红茶同放入杯中，用刚煮沸的水冲泡，加盖焖15分钟，加入适量红糖，拌匀即成。
用法：代茶频频饮用。一般可冲泡3～5次，红糖视冲泡次数分配。
功效：消炎通窍。
适用：风寒型单纯性慢性鼻炎。

辛夷花煲鸡蛋

原料：辛夷花10～20克，鸡蛋2个。
制法：将辛夷花、鸡蛋加水适量同煮，蛋熟后去壳再煮片刻即可。
用法：饮汤吃蛋，每日1次，连服7日。
功效：散风寒，通鼻窍，补脾益胃。
适用：鼻炎、鼻窦炎患者。

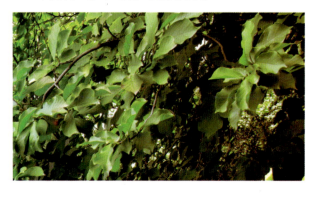

榆皮

【原文】味甘,平。主大小便不通,利水道;除邪气。久服轻身不饥,其实尤良。一名零榆。生山谷。

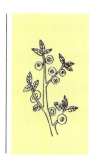

〔今 释〕

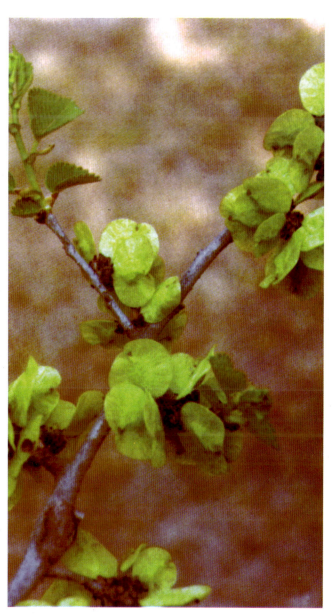

性味归经: 甘,平。归胃、大肠、小肠经。

功效主治: 利水,通淋,消肿。用于小便出血,尿道中涩通,妊娠小便不通,虚劳尿白浊,身体暴肿满,风热肿毒,项生瘰疬,外伤出血,烧伤。

用量用法: 4.5～9克,煎服。外用煎洗,研末调敷。

使用禁忌: 脾胃虚寒者慎用。

来源: 为榆科植物榆树的树皮、根皮。

形态特征: 落叶乔木,树干端直,高达20米。树皮暗灰褐色,粗糙,有纵沟裂;小枝柔软,有毛,浅灰黄色。叶互生,纸质;叶柄长2～10米,有毛;托叶早落;叶片倒卵形、椭圆状卵形或椭圆状披针形,先端锐尖或渐尖,基部圆形或楔形,上面暗绿色,无毛,下面幼时有短毛,老时仅脉腋有毛,边缘具单锯齿;侧脉明显,9～18对。花先叶开放,簇年成聚伞花序,生于去年枝的叶腋;花被针形,4～5裂;雄蕊与花被同数,花药紫色;子房扁平,1室,花柱2。翅果近圆形或倒卵形,光滑,先端有缺口,种子位于翅果中央,与缺口相接;果柄长约2毫米。花期3～4月,果期4～6月。

采收加工: 春、秋季采收根皮;春季或8～9月间割下老枝条,立即剥取内皮晒干。

别名: 榆树皮、榆根白皮。

〖现代研究〗

化学成分：含β-谷甾醇、植物甾醇、豆甾醇等多种甾醇类及鞣质、树胶、脂肪油。

药理作用：抗菌作用，榆白皮制成的药粉50毫克/毫升，对甲、乙型链球菌有抑菌作用，100毫克/毫升，对白色葡萄球菌、绿脓杆菌、伤寒杆菌有抑菌作用，200毫克/毫升对大肠杆菌、结核杆菌有抑菌作用。

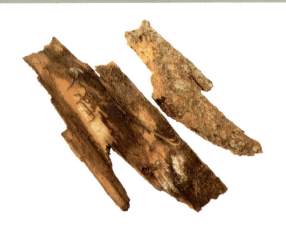

〖配伍应用〗

外伤性出血：榆白皮，放在75%的酒精中浸泡七日，取出阴干，研细末外用。

丹毒：榆白皮适量，烘干，研细末，鸡蛋清调搽患处。

淋证：榆白皮适量，阴干，焙研末，每次以15克加水500毫升煎如胶，口服，每日2次。

〖药膳食疗〗

◎ **榆皮粥**

原料：榆皮30克（捣屑），粳米50克。

制法：先煎榆皮去渣取汁，再入米煮成粥。

用法：早餐食用。

功效：利水，通淋，消肿。

适用：身体肿大。

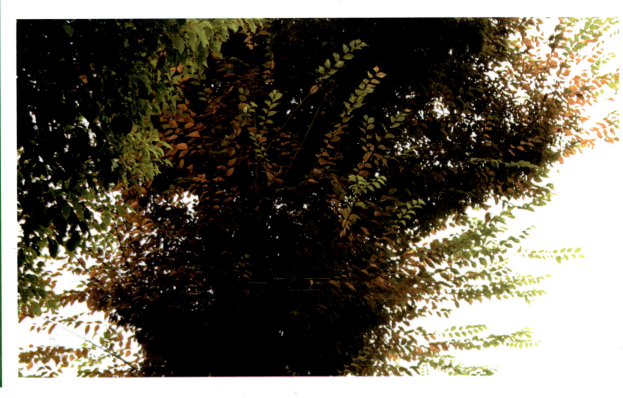

龙骨

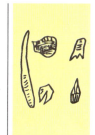

【原文】味甘，平。主心腹鬼注，精物老魅；欬逆；泄痢脓血；女子漏下；癥瘕坚结；小儿热气惊痫。龙齿，主小儿、大人惊痫，癫疾狂走；心下结气，不能喘息；诸痉；杀精物。久服轻身，通神明，延年。生山谷。

〖今 释〗

性味归经：甘、涩，平。归心、肝、肾、大肠经。
功效主治：镇静安神，平肝潜阳，收敛固涩。用于心神不宁，心悸失眠，惊痫癫狂，头晕目眩，肾虚遗精，滑精。
用量用法：15～30克，煎服，入汤剂宜先煎。外用：适量。收敛固涩宜煅用。
使用禁忌：有湿热、实邪者忌服。
来源：古代哺乳动物如象类、犀牛类、三趾马等的骨骼化石。
形态特征：龙骨呈骨骼状或破碎块状，大小不一。表面白色、灰白色或浅棕色，多较平滑，有的具棕色条纹和斑点。断面不平坦、色白、细腻，骨髓腔部分疏松，有多数蜂窝状小孔。
采收加工：红透，取出晾凉，碾碎。
别名：五花龙骨。

〖现代研究〗

化学成分：本品主要含碳酸钙、磷酸钙。尚含铁、钾、钠、氯、铜、锰、硫酸根等。
药理作用：龙骨水煎剂对小鼠的自主活动有明显抑制作用，能明显增加巴比妥钠小鼠的入睡率；具有抗惊厥作用，其抗惊厥作用与铜、锰元素含量有关；所含钙离子，能促进血液凝固，降低血管壁通透性，并可减轻骨骼肌的兴奋性。

〖配伍应用〗

心神不宁、心悸失眠、健忘多梦等症：可与菖蒲、远志等同用，如孔圣枕中丹（《千金方》）；也常与酸枣仁、柏子仁、朱砂、琥珀等配伍。
痰热内盛、惊痫抽搐、癫狂发作者：须与牛黄、胆南星、羚羊角、钩藤等配伍。
肝阴不足、肝阳上亢所致的头晕目眩、烦躁易怒等症：多与赭石、生牡蛎、生白芍等同用，如镇肝息风汤（《医学衷中参西录》）。

肾虚遗精、滑精：每与芡实、沙苑子、牡蛎等配伍，如金锁固精丸（《医方集解》）。

心肾两虚、小便频数、遗尿者：常与桑螵蛸、龟甲、茯神等配伍，如桑螵蛸散（《本草衍义》）。

气虚不摄、冲任不固之崩漏：可与黄芪、乌贼骨、五倍子等配伍，如固冲汤（《医学衷中参西录》）。

表虚自汗、阴虚盗汗者：常与牡蛎、浮小麦、五味子、生地黄、黄芪等同用；若大汗不止，脉微欲绝的亡阳症：可与牡蛎、人参、附子同用，以回阳救逆固脱。

湿疮流水、阴汗瘙痒：常配伍牡蛎研粉外敷。

疮疡溃久不敛：常与枯矾等份，共研细末，掺敷患处。

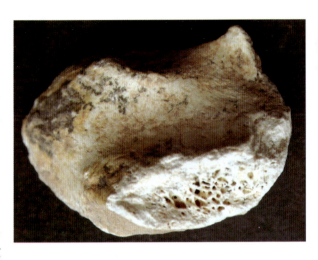

〖药膳食疗〗

◎ 龙骨粥

原料：煅龙骨30克，糯米100克，红糖适量。

制法：将龙骨捣碎，入砂锅内加水200毫升，煎1小时，去渣取汁，入糯米，再加水600毫升，红糖适量，煮成稀稠粥。

用法：早、晚空腹热食之，5日为1个疗程。

功效：镇惊潜阳，收敛固涩。

适用：遗精以及产后虚汗不止、盗汗、自汗、崩漏等。

◎ 龙骨牡蛎粥

原料：龙骨、牡蛎各30克，山茱萸10克，粳米100克。

制法：将龙骨、牡蛎打碎煮约1小时，再加山茱萸煎半小时，用纱布过滤，滗出药汁，再煎取药汁2次（每次煎煮约40分钟），把3次药汁合并在一起，粳米淘净入锅，倒入药汁，加适量水煮粥。

用法：分成2份，每日早、晚食用，宜常服食。

功效：补益脾胃，壮骨敛汗，镇惊安神。

适用：面色无华、神疲消瘦、夜惊多梦、筋骨酸软。

◎ 蒸龙骨鸡蛋

原料：龙骨35克，鸡蛋7枚。

制法：将龙骨研成极细末，分成七等份，每个鸡蛋穿一小孔，放入5克，蛋孔用草纸糊住，置笼中蒸熟，肃去外壳，食之。

用法：每日早晨空腹1枚，连服7日。

功效：扶正保元，固崩止血。

适用：正气不足、崩漏日久不止、淋漓不断，伴惊悸、失眠者。

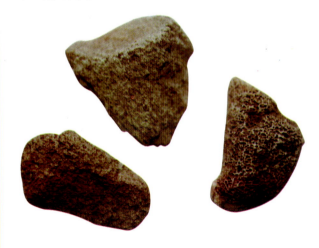

阿胶

【原文】味甘,平。主心腹内崩,劳极洒洒如疟状,腰腹痛,四肢酸疼;女子下血,安胎。久服轻身益气。一名傅致胶。

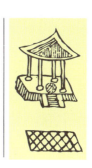

〖今 释〗

性味归经:甘,平。归肺、肝、肾经。

功效主治:补血滋阴,润燥,止血。用于血虚萎黄,眩晕心悸,肌痿无力,心烦不眠,虚风内动,肺燥咳嗽,劳嗽咯血,吐血尿血,便血崩漏,妊娠胎漏。

用量用法:3~9克,入汤剂宜烊化冲服。

使用禁忌:胃弱便溏者慎用。

来源:本品为马科动物驴的干燥皮或鲜皮经煎煮、浓缩制成的固体胶。

形态特征:驴,体型比马小,体重一般200千克左右。驴的头型较长,眼圆,其上生有1对显眼的长耳。颈部长而宽厚,颈背鬃毛短而稀少。躯体匀称,四肢短粗,蹄质坚硬。尾尖端处生有长毛。驴的体色主要以黑、栗、灰三种为主。中国著名的品种关中驴,体型高大,繁殖力强。药材呈整齐的长方形块状,通常长约8.5厘米,宽约3.7厘米,厚约0.7或1.5厘米。表皮棕黑色或乌黑色,平滑,有光泽。断面棕黑色或乌黑色,平滑,有光泽。

采收加工:将驴皮浸泡去毛,切块洗净,分次水煎,滤过,合并滤液,浓缩(可分别加入适量的黄酒、冰糖和豆油)至稠膏状,冷凝,切块,晾干,即得。

别名:驴皮胶。

〖现代研究〗

化学成分:阿胶多由骨胶原组成,经水解后得到多种氨基酸,如赖氨酸、精氨酸、组氨酸、胱氨酸、色氨酸、羟脯氨酸、天门冬氨酸、苏氨酸、丝氨酸、谷氨酸、脯氨酸、甘氨酸、丙氨酸等。

药理作用:先用放血法,使犬血红蛋白、红细胞下降,然后喂服阿胶制品,结果证明阿胶有显著的补血作用,疗效优于铁剂。服阿胶者血钙浓度有轻度增高,但凝血时间没有明显变化。以Vassili改良法造成家兔慢性肾炎模型,服用阿胶后2周即获正氮平衡,而对照组仍为负平衡。

〖配伍应用〗

血虚诸症、出血而致血虚：可单用本品即效，亦常配熟地黄、当归、芍药等同用，如阿胶四物汤（《杂病源流犀烛》）。

气虚血少之心动悸、脉结代：与桂枝、甘草、人参等同用，如炙甘草汤（《伤寒论》）。

阴虚血热吐衄：常配伍蒲黄、生地黄等。

肺破嗽血：配人参、天冬、白及等，如阿胶散（《仁斋直指方》）。

血虚血寒之崩漏下血等症：也可与熟地黄、当归、芍药等同用，如胶艾汤（《金匮要略》）。

脾气虚寒便血或吐血等症：配白术、灶心土、附子等，如黄土汤（《金匮要略》）。

肺热阴虚、燥咳痰少、咽喉干燥、痰中带血、肺阴虚燥咳：常配马兜铃、牛蒡子、杏仁等同用，如补肺阿胶汤（《小儿药证直诀》）。

燥邪伤肺、干咳无痰、心烦口渴、鼻燥咽干等：也可与桑叶、杏仁、麦冬等同用，如清燥救肺汤（《医门法律》）。

热病伤阴、肾水亏而心火亢、心烦不得眠：常与黄连、白芍等同用，如黄连阿胶汤（《伤寒论》）。

温热病后期、真阴欲竭、阴虚风动、手足瘈疭：也可与龟甲、鸡子黄等养阴息风药同用，如大、小定风珠（《温病条辨》）。

〖药膳食疗〗

◎ 阿胶益寿粥

原料：大米或小米100克，阿胶15克（砸碎），冰糖50克。

制法：将上味药一同放入锅中做成粥，可供3～5人食用。

用法：温服，可经常食用。

功效：补血益肾，乌发美容，延年益寿。

适用：面色苍白、头发早白等。

◎ 阿胶糯米粥

原料：阿胶20～30克，糯米100克，红糖15克。

制法：先将糯米淘洗净，入锅加清水煮沸，待粥熟时，放入捣碎的阿胶粒，边煮边搅均匀，加入红糖食之。

用法：每食适量。

功效：滋阴补虚，益肺安胎，养血止血。

适用：血虚咳嗽、久咳咯血、吐血、衄血、大便出血、月经过多、胎动不安等。

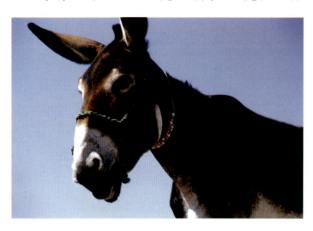

牡蛎

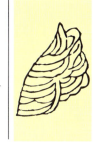

【原文】味咸,平。主伤寒寒热;温疟洒洒;惊、恚怒气;除拘缓,鼠瘘;女子带下赤白。久服强骨节;杀邪鬼;延年。一名蛎蛤。生池泽。

〖今 释〗

性味归经:咸,微寒。归肝、胆、肾经。

功效主治:重镇安神,潜阳补阴,软坚散结。用于惊悸失眠,眩晕耳鸣,瘰疬痰核,癥瘕痞块。煅牡蛎收敛固涩,制酸止痛。用于自汗盗汗,遗精滑精,崩漏带下,胃痛吞酸。

用量用法:9~30克,先煎。

使用禁忌:不宜多服久服,以免引起便秘和消化不良。急慢性皮肤病患者忌食;脾胃虚寒,慢性腹泻便溏者不宜多吃。

来源:本品为牡蛎科动物长牡蛎、大连湾牡蛎或近江牡蛎的贝壳。

形态特征:长牡蛎呈长片状,背腹缘几平行,长10~50厘米,高4~15厘米。右壳较小,鳞片坚厚,层状或层纹状排列。壳外面平坦或具数个凹陷,淡紫色、灰白色或黄褐色;内面瓷白色,壳顶二侧无小齿。左壳凹陷深,鳞片较右壳粗大,壳顶附着面小。质硬,断面层状,洁白。贝壳有左右两片,极不规则,厚而坚硬。左壳又称下壳,较大而凹,固着在掩饰上。右壳称上壳,较小而平坦,呈盖状。贝壳表面有多层鳞片,全体灰色,表面及边缘极粗糙。内表面类白色。肉质部可见腮、心室、心耳及外套膜触手等。

采收加工:全年均可采收,去肉,洗净,晒干。

别名:蛎蛤、左壳、蛎黄、海蛎子、海蛎子皮。

〖现代研究〗

化学成分:本品含碳酸钙、磷酸钙及硫酸钙。并含铜、铁、锌、锰、锶、铬等微量元素及多种氨基酸。

药理作用:牡蛎粉末动物实验有镇静、抗惊厥作用,并有明显的镇痛作用;煅牡蛎1号可明显提高抗实验性胃溃疡活性;牡蛎多糖具有降血脂、抗凝血、抗血栓等作用。

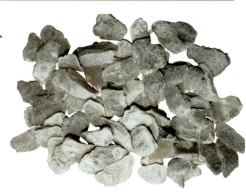

〖配伍应用〗

心神不安、惊悸怔忡、失眠多梦等症： 常与龙骨相须为用，如桂枝甘草龙骨牡蛎汤（《伤寒论》）；亦可配伍朱砂、琥珀、酸枣仁等。

水不涵木、阴虚阳亢、头目眩晕、烦躁不安、耳鸣者： 常与龙骨、龟甲、白芍等同用，如镇肝息风汤（《医学衷中参西录》）。

热病日久、灼烁真阴、虚风内动、四肢抽搐之症： 常与生地黄、龟甲、鳖甲等配伍，如大定风珠（《温病条辨》）。

痰火郁结之痰核、瘰疬、瘿瘤等： 常与浙贝母、玄参等配伍，如消瘰丸（《医学心悟》）。

气滞血瘀癥瘕积聚： 常与鳖甲、丹参、莪术等同用。

自汗、盗汗： 常与麻黄根、浮小麦等同用，如牡蛎散（《和剂局方》）；亦可用牡蛎粉扑撒汗处，有止汗作用。

肾虚遗精、滑精： 常与沙苑子、龙骨、芡实等配伍，如金锁固精丸（《医方集解》）。

尿频、遗尿： 可与桑螵蛸、金樱子、益智仁、龙骨等同用。

崩漏、带下症： 常与海螵蛸、山茱萸、山药、龙骨等配伍。

胃酸过多： 与浙贝母、海螵蛸配伍。

〖药膳食疗〗

◎ 牡蛎蘑菇汤

原料：鲜牡蛎肉250克，蘑菇200克，紫菜30克，麻油、生姜、味精、盐各适量。

制法：先将蘑菇、姜煮沸一刻钟，再入牡蛎、紫菜略煮，加入麻油、盐、味精调味即可。

用法：佐餐食用。

功效：滋肾养肝，补血明目。

适用：视物昏花或久病体虚、头昏目眩、弱视近视等。

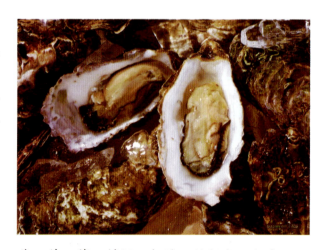

◎ 牡蛎莴苣汤

原料：牡蛎肉300克，莴苣50克，生地黄15克，天冬10克，胡椒粉、味精、盐、料酒、香油、葱、姜适量。

制法：将牡蛎肉洗净，切薄片，莴苣洗净，去皮，切2厘米见方的薄片。姜切片，葱切段。天冬润透，顺切薄片。生地黄润透，切成2厘米见方的薄片。将牡蛎、天冬、莴苣、生地黄、姜、葱、料酒一起放入炖锅内，加水2000毫升，置大火上烧沸，再用小火炖煮25分钟，加入盐、味精、胡椒粉、香油即成。

用法：每日1次，佐餐食用。

功效：滋阴润肺，清热除燥。

适用：体虚乏力者。

葡萄

【原文】味甘,平。主筋骨湿痹;益气倍力;强志;令人肥健,耐饥;忍风寒。久食轻身;不老延年。可作酒。生山谷。

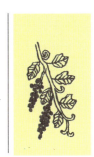

〖今 释〗

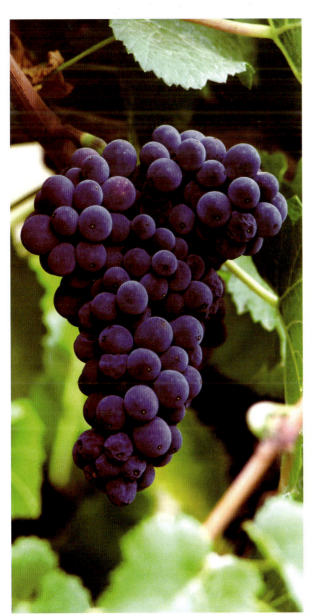

性味归经:甘、微酸,平。归肾、肺、脾经。

功效主治:补气血,益肝肾,生津液,强筋骨,止咳除烦,补益气血,通利小便。用于气血虚弱,肺虚咳嗽,心悸盗汗,风湿痹痛,淋症,浮肿,气短乏力,水肿,小便不利。

用量用法:适量。煎汤、捣汁或浸酒。

使用禁忌:不宜过食,虚寒者慎食。

来源:为葡萄科植物葡萄的果实。

形态特征:高大缠绕藤本,幼茎秃净或略被绵毛。叶纸质,互生,圆形或圆卵形,宽10~20厘米,常3~5裂,基部心形,边缘有粗而稍尖锐的齿缺,下面常密被蛛丝状绵毛;叶柄长达4~8厘米。花杂性,异株,圆锥花序大而长,与叶对生;花序柄无卷须;萼极小,杯状,全缘或不明显的5齿裂;花瓣5,黄绿色,先端粘合不展开,基部分离,开花时呈帽状整块脱落;雄蕊5;花盘隆起,由5个腺体所成,基部与子房合生;子房2室,每室有胚珠2,花柱短,圆锥形。浆果卵圆形至卵状矩圆形,富汁液,熟时紫黑色或红而带青色,外被蜡粉。花期6月,果期9~10月。

采收加工:夏末秋初果熟时采收,阴干。多数制成葡萄干用。

别名:蒲桃、草龙珠。

【现代研究】

化学成分： 果含葡萄糖、果糖、少量蔗糖、木糖、酒石酸、苹果酸。并含各种花色素的单葡萄糖甙和双葡萄糖甙。果皮含矢车菊素、芍药花素、飞燕草素、矮牵牛素、锦葵花素、锦葵花素-3-β-葡萄糖甙。此外，本品还含原矢车菊酚低聚物。

药理作用： 在作用方面葡萄有某种维生素P的活性。种子油15克口服可降低胃酸度；12克可利胆（胆绞痛发作时无效）；40～50克有致泻作用。叶、茎有收敛作用，但无抗菌效力。

【配伍应用】

血小板减少症： 葡萄若干，浸泡在适量酒中，每次饮10～15毫升，每日2～3次。

营养不良性水肿： 葡萄干30克，生姜皮10克，水煎服。

痛风： 鲜葡萄30克，去籽，水煮开后放入适量大米及鲜葡萄，共煮粥服食。

【药膳食疗】

◎ **山莲葡萄粥**

原料：生山药切片、莲子肉、葡萄干各50克，白糖少许。

制法：将三物同煮熬成粥，加糖食用；亦可将三物同蒸烂成泥，加糖食用。

用法：早餐食用。

功效：补中健身，益脾养心。

适用：心脾不足而引起的怔忡心悸、腹胀便溏、面色黄白、乏力倦怠、形体瘦弱等。

◎ **葡萄小枣糯米粥**

原料：葡萄干、小红枣各50克，糯米100克，冰糖适量。

制法：糯米加水1000毫升，烧开后，再将葡萄干洗净，小红枣去核和冰糖一起放入，小火慢熬成粥。

用法：空腹分2次服。

功效：养心除烦，益血开胃，清热止渴。

适用：气血两亏、脾胃虚弱、食欲不振。

◎ **葡萄酒**

原料：葡萄干250克，糯米1250克，神曲适量。

制法：将葡萄干与适量神曲研为细末，把糯

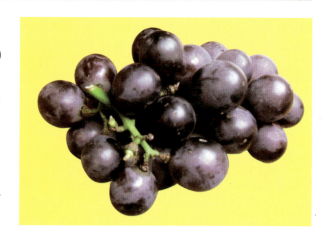

米煮熟放冷后与神曲、葡萄干末合在一起，加水10000毫升，搅匀，倒入瓮中覆盖，酿成酒。

用法：不拘时，随意温饮。

功效：补脾胃，驻颜色。

适用：日常保健，有减肥、美容的作用。

◎ **葡蜜膏**

原料：生葡萄500克，熟蜜20克。

制法：将生葡萄绞汁，用瓦器熬稠，入熟蜜收膏。

用法：用开水溶后温饮。

功效：益气血，滋肝肾。

适用：心烦口渴。

蓬藟

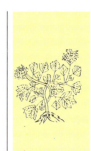

【原文】味酸,平。主安五脏,益精气,长阴令坚;强志;倍力;有子。久服轻身不老。一名覆盆。生平泽。

〖今　释〗

性味归经：甘、酸,温。归肝、肾、膀胱经。
功效主治：益肾固精缩尿,养肝明目。用于遗精滑精,遗尿尿频,阳痿早泄,目暗昏花。
用量用法：6～12克,煎服。
使用禁忌：肾虚火旺,小便短赤者慎服。
来源：本品为蔷薇科植物华东覆盆子的干燥果实。
形态特征：落叶灌木,高2～3米,幼枝有少数倒刺。单叶互生,掌状5裂,中裂片菱状卵形,边缘有重锯齿两面脉上被白色短柔毛,叶柄细长,散生细刺。花单生于叶腋,白色或黄白色,具长梗;花萼卵状长圆形,内外均被毛;花瓣近圆形;雌雄蕊多数,生于凸起的花托上。聚合果球形,红色。
采收加工：夏初果实由绿变绿黄时采收,除去梗、叶,置沸水中略烫或略蒸,取出,干燥。
别名：覆盆子。

〖现代研究〗

化学成分：覆盆子含有机酸、糖类及少量维生素C,果实中还含有三萜成分、覆盆子酸、鞣花酸和β-谷甾醇。
药理作用：覆盆子对葡萄球菌、霍乱弧菌有抑制作用。同时有雌激素样作用。

〖配伍应用〗

肾虚遗精、滑精、阳痿、不孕者：常与枸杞子、菟丝子、五味子等同用,如五子衍宗丸(《丹溪心法》)。
肾虚遗尿、尿频者：常与桑螵蛸、益智仁、补骨脂等同用。
肝肾不足、目暗不明者：可单用久服,或与枸杞、桑椹子、菟丝子等同用。

〖药膳食疗〗

◎ **四子麻雀粥**

原料：覆盆子粉、枸杞子粉、五味子粉、菟丝子粉各2克，粳米60克，麻雀5只，葱白、生姜、盐各适量，白酒少许。

制法：麻雀去毛、内脏，洗净用白酒炒，然后与粳米同煮粥，粥将成加药末及调味品，煮至粥成。

用法：空腹食用，每日2次。

功效：温补肾阳，收敛固精。

适用：中老年人肾阳虚者。

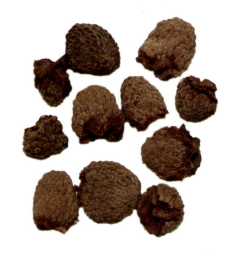

◎ **党参覆盆子红枣粥**

原料：党参、覆盆子各10克，大枣20枚，粳米100克，白糖适量。

制法：将党参、覆盆子放入锅内，加适量清水煎煮，去渣取汁；粳米淘洗干净。将药汁与大枣、粳米煮粥，粥熟加入白糖调味即成。

用法：早餐食用。

功效：补气养血，固摄乳汁。

适用：产后气血虚弱所致的乳汁自出。

◎ **覆盆酒**

原料：覆盆子不拘量，酒适量。

制法：将覆盆子用酒浸泡后，焙干研为细末。

用法：每日以酒送服9克。

功效：补肾壮阳。

适用：阳痿。

◎ **巴戟二子酒**

原料：巴戟天、覆盆子、菟丝子各15克，米酒250毫升。

制法：将巴戟天、菟丝子、覆盆子用米酒浸泡，7日后即可服用。

用法：每日2次，每次10毫升。

功效：益肾涩精，利小便。

适用：肾虚所致精液异常、滑精、小便频数、腰膝冷痛等。

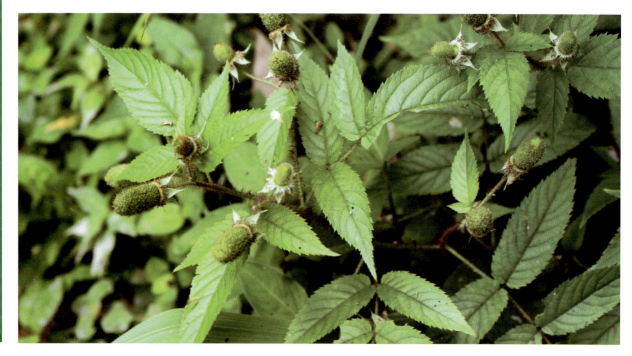

大枣

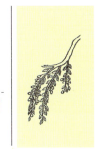

【原文】味甘，平。主心腹邪气，安中养脾，助十二经，平胃气，通九窍，补少气、少津液，身中不足，大惊，四肢重；和百药。久服轻身长年。叶，覆麻黄能令出汗。生平泽。

〖今 释〗

性味归经：甘，温。归脾、胃、心经。
功效主治：补中益气，养血安神。用于脾虚食少，乏力便溏，妇人脏躁。
用量用法：6～15克，砸破煎服。
使用禁忌：凡有湿痰、积滞、齿病、虫病者，均不相宜。糖尿病患者切忌多食。
来源：为鼠李科植物枣的果实。
形态特征：灌木或小乔木，高达10米。小叶有成对的针刺，嫩枝有微细毛。叶互生，椭圆状卵形或卵状披针形，先端稍钝，基部偏斜，边缘有细锯齿，基出三脉。花较小，淡黄绿色，2～3朵集成腋生的聚伞花序。核果卵形至长圆形，熟时深红色。
采收加工：秋季采摘成熟果实，晒干；或烘炕至皮软再晒干。
别名：红枣、小枣。

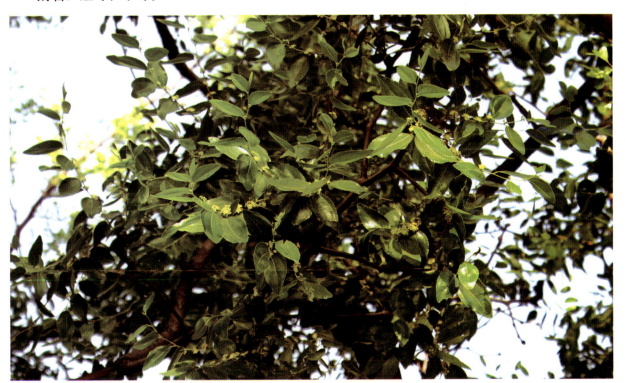

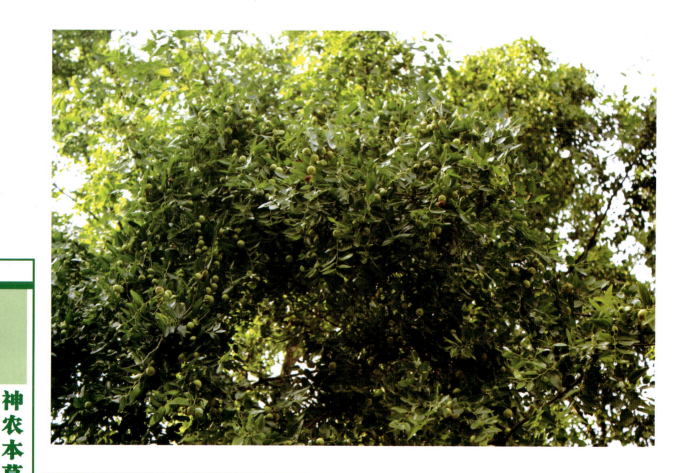

〖现代研究〗

化学成分：本品含有机酸、三萜苷类、生物碱类、黄酮类、糖类、维生素类、氨基酸、挥发油、微量元素等成分。

药理作用：大枣能增强肌力，增加体重；能增加胃肠黏液，纠正胃肠病损，保护肝脏；有增加白细胞内cAMP含量，抗变态反应作用；有镇静催眠作用；还有抑制癌细胞增殖、抗突变、镇痛及镇咳、祛痰等作用。

〖配伍应用〗

脾气虚弱、消瘦、倦怠乏力、便溏等症：单用有效，气虚乏力较甚，宜与人参、白术等配伍。

脏躁、自悲、自哭、自笑：单用有效，常与浮小麦、甘草配伍，如甘麦大枣汤（《金匮要略》）。

〖药膳食疗〗

◎ 红枣粥

原料：红枣15枚，粳米100克。

制法：将红枣洗净，用清水浸泡至软，与淘洗干净粳米同入锅中，加水适量，煮成稀粥。

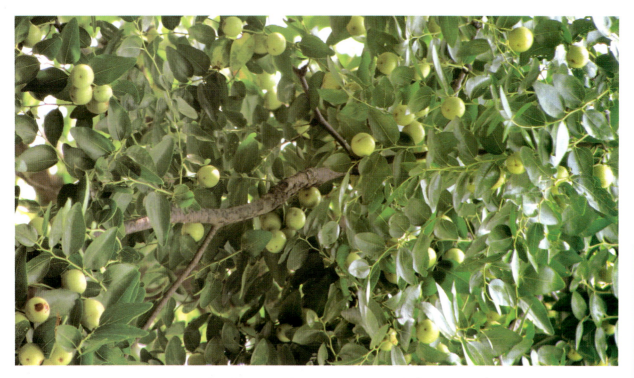

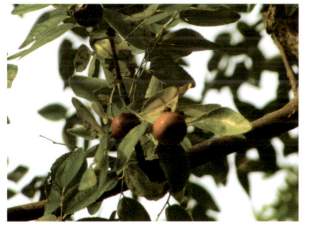

用法：每日早、晚餐食用。

功效：补气养血，健脾益胃。

适用：老人胃虚食少、脾虚便溏、气血不足、贫血、慢性肝炎、营养不良、病后体虚、羸瘦衰弱等。

◎ 大枣煨猪肘

原料：红枣500克，猪肘1000克，黑木耳20克，盐、糖、味精适量。

功效：将猪肘刮去毛洗净，在锅内加水煮开，除去腥味后，取出，移至砂锅内，加水适量，放入红枣及浸发的黑木耳，用文火煨煮，待猪肘熟烂，汤汁黏稠浓厚，加入盐、糖、味精适量调味即成。

用法：分数次佐餐食用。

功效：健脾益肾，补虚健脑。

适用：脾胃虚弱者。

◎ 大枣健脾粥

原料：大枣10～15枚，粳米50～100克，砂糖适量。

制法：将大枣浸泡片刻洗净，同粳米置于砂锅内熬成粥。

用法：每日早、晚餐食用。

功效：清凉消暑，甜润健脾。

适用：食欲不振、消化不良、睡眠不实、心绪不宁等体制虚弱者及脾虚反胃、贫血、产后乳汁不通或乳少等。

◎ 红枣五味汤

原料：红枣30克（去核），五味子10克，冰糖适量。

制法：红枣、五味子，加水500毫升，烧开后，小火炖至酥烂，下冰糖，炖至糖溶。

用法：分1～2次食枣喝汤，连服5～7日。

功效：清热，保肝。

适用：血清谷丙转氨酶升高。

◎ 红枣百合汤

原料：红枣50克，百合30克，白糖适量。

制法：红枣、百合洗净，加清水800毫升，小火慢熬至酥烂，加入白糖溶化。

用法：分1~2次服用。

功效：清热，利湿，止咳平喘。

适用：肺结核日久、咳嗽、食欲不振。

红枣甜酒饮

原料：红枣（去核）500克，糯米酒酿800毫升。

制法：两者搅匀，加盖酿制1日即成。

用法：每日2~3次，每次50克，红枣随意嚼食。

功效：补中，益气，养血。

适用：气血不足、贫血。

◎ 红枣炖泥鳅

原料：红枣20枚，泥鳅250克，盐、植物油各适量。

制法：先将红枣洗净，放入温水中浸泡片刻，去核后备用。将泥鳅养在清水盆中，滴数滴植物油，每日换水1次，待排除肠内污物，约3日后用温水洗净，剖杀，去除内脏，与红枣同放入砂锅，加水适量，用小火炖至泥鳅熟烂，加盐少许，拌匀即成。

用法：佐餐或当菜，随意服食。

功效：祛湿止痒。

适用：血虚生风型皮肤瘙痒症。

◎ 红枣炖兔肉

原料：兔肉500克，红枣100克，黄酒、姜丝、盐、酱油、味精、白糖、麻油、胡椒粉各适量。

制法：兔肉洗净切块，红枣去核，茶油1000毫升（实耗50毫升）。油锅烧至八成热，下兔肉入锅炸熟，倒出沥油。原锅留少许余油，继续加热，投入姜丝、兔肉、黄酒、酱油、盐、白糖同翻炒入味，再投入红枣和适量清水，加盖，小火焖至熟烂，下蒜段稍焖，勾芡加尾油，调味精，出锅，撒胡椒粉，淋麻油。

用法：分1~2次趁热服，单食或佐餐。

功效：强身健体，有益睡眠。

适用：糖尿病身体羸瘦、皮肤枯燥无华、阴虚失眠、过敏性紫癜。

◎ 胡椒大枣茶

原料：胡椒7粒，大枣3枚。

制法：将二味药放入砂锅内，加水500毫升，煎沸15分钟，取汁代茶饮用。

用法：每日1剂，分2次服，连用25~35日。

功效：祛寒，养血，健胃。

适用：虚寒性胃痛。

◎ 红枣炖香菇

原料：红枣10枚，干香菇20只，黄酒、盐、姜片、味精、素油各适量。

制法：将红枣、香菇用温水泡发并洗净。取有盖的炖盅1只，放入澄清过滤的泡发香菇的水、香菇、红枣、盐、味精、黄酒、姜片、素油少量，盖上盅盖，上笼蒸炖1小时左右，出笼即成。

用法：佐餐食用。

功效：补中益气。

适用：嫩肤养颜及气血不足虚证、脾胃虚弱等。

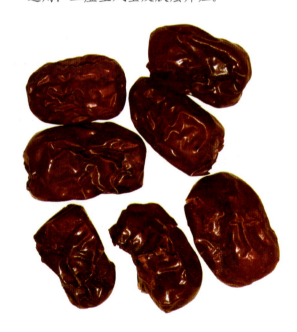

藕实茎

【原文】味甘,平。主补中、养神、益气力,除百疾。久服轻身,耐老,不饥,延年。一名水芝丹。生池泽。

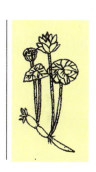

〖今 释〗

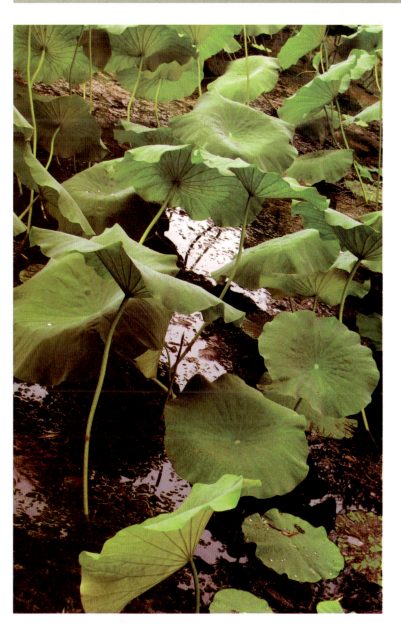

性味归经:甘、涩,平。归脾、肾、心经。

功效主治:补脾止泻,止带,益肾涩精,养心安神。用于脾虚泄泻,带下,遗精,心悸失眠。

用量用法:6~15克,煎服。

使用禁忌:中满痞胀、大便秘结者禁服。

来源:本品为睡莲科植物莲的干燥成熟种子和茎。

形态特征:多年生长在水中,草本植物,根茎最初细小如手指,具横走根状茎。叶圆形,高出水面,有长叶柄,具刺,成盾状生长。花单生在花梗顶端,直径10~20厘米,花瓣多数为红色、粉红色或白色,多数为雄蕊,心皮多,离生、嵌生在海绵质的花托穴内。坚果椭圆形或卵形,俗称莲子,长1.5~2.5厘米。

采收加工:秋季果实成熟时采割莲房,取出果实,除去果皮,干燥。

别名:莲实、莲子、泽芝、莲蓬子。

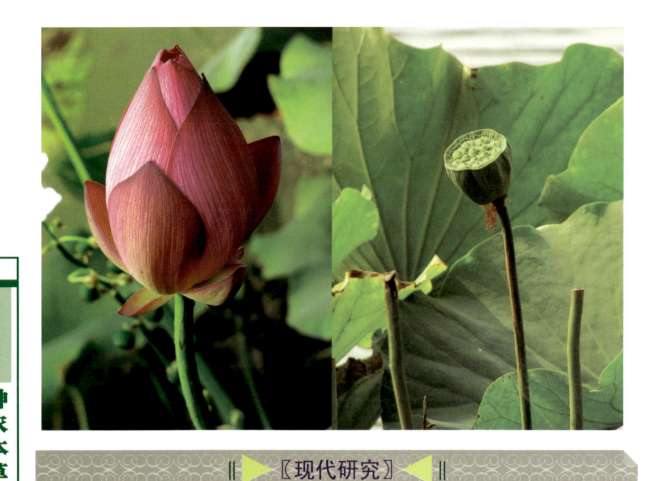

〖现代研究〗

化学成分：本品主含淀粉、蛋白质、脂肪、碳水化合物、棉子糖、钙、磷、铁等。

〖配伍应用〗

肾虚精关不固之遗精、滑精：常与芡实、龙骨等同用，如金锁固精丸（《医方集解》）。

脾虚带下者：常与茯苓、白术等同用。

脾肾两虚、带下清稀、腰膝酸软者：可与山茱萸、山药、芡实等同用。

脾虚久泻、食欲不振者：常与党参、茯苓、白术等同用，如参苓白术散（《和剂局方》）。

心肾不交之虚烦、心悸、失眠者：常与酸枣仁、茯神、远志等同用。

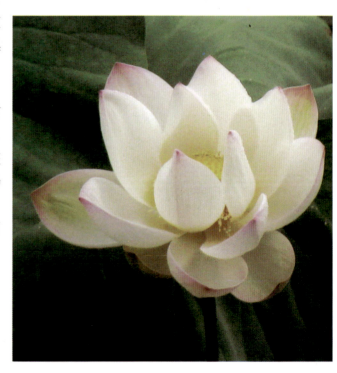

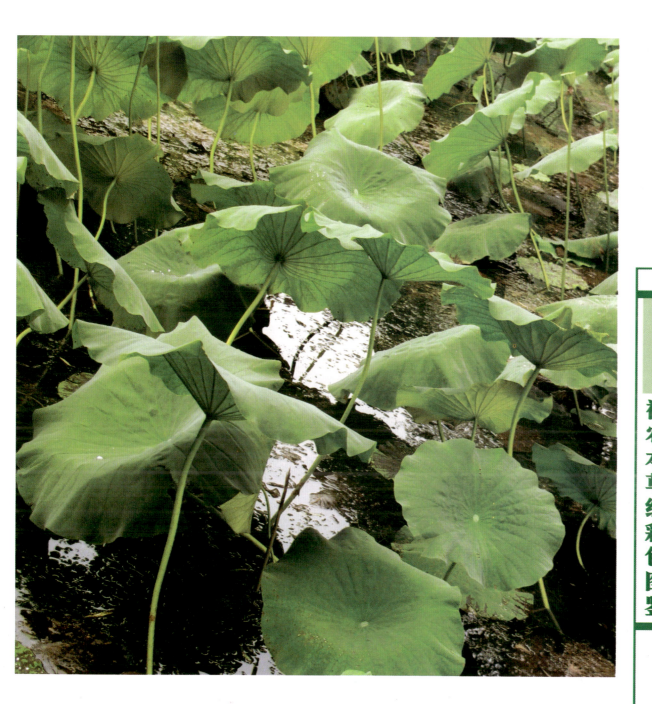

〖药膳食疗〗

◎ 莲子粥

原料：莲子、糯米各50克，白糖100克。

制法：将莲子去皮心，细切，煮烂，将糯米淘洗干净，锅内加水煮粥，待粥将熟时下莲子末，继续煮烂，加白糖停火起锅。

用法：热食，每食适量。

功效：补脾止泻，益肾固精，安神养心。

适用：夜寐多梦、遗精、久痢、虚泻、妇人崩漏带下。

◎ 莲子山药粥

原料：莲子25克，山药15克，糯米100克。

制法：将三者洗净，共入锅中，如常法煮粥，熟后加糖或盐、味精，依个人口味而定。

用法：供早、晚餐食用，可连服10～15日。

功效：补益精气，健脾止泻，养心抗衰。

适用：气血不足、贫血、脾虚便溏者。

◎ 莲子甘麦大枣粥

原料：莲子、小麦各50克，甘草15克，大

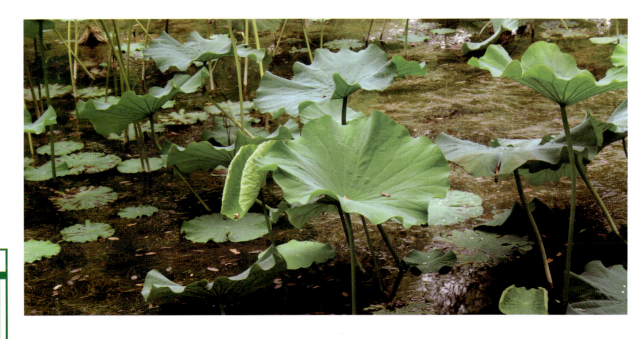

枣20枚,红糖适量。

制法:将小麦轻捣(成半即可)甘草布包,加水适量,四味共煮成粥,调入红糖即可。

用法:顿食,每日1次,连服5~7剂。

功效:补虚安神。

适用:心神不安所致之多梦易惊、失眠、神疲、哭笑无常、多汗等。

◎ 莲子百合煲瘦肉

原料:莲子、百合各30克,猪瘦肉250克。

制法:上三者入锅煲熟,加入调味品后食用。

用法:当菜佐餐。

功效:健脾,养心,安神。

适用:失眠、神疲者。

◎ 莲子芡实粥

原料:莲子、山药各10克,金樱子、芡实各6克,大米50克,白糖适量。

制法:把莲子、山药、芡实、金樱子研成细粉与大米同煮成粥,食时加白糖。

用法:每食适量。

功效:健脾益气,缩尿止遗。

适用:小儿遗尿、脾肺气、虚症见少气懒言、面色萎黄、食欲不振、大便溏稀、常易出汗等。

◎ 莲子虾丝鸡蛋汤

原料:莲子、虾米各50克,丝瓜200克,鸡蛋1个。

制法:先将莲子加水适量煮烂,入丝瓜(切小块)煮5分钟,放入虾米,散打鸡蛋,加调味品适量即可。

用法:顿食,每日1次,连服5~7日。

功效:补脾,益肾,养心,下乳。

适用:产后体虚之乳汁不足。

◎ 莲子龙眼汤

原料:莲子、芡实各30克,龙眼肉8克,薏苡仁50克。

制法:将四味一同入砂锅内。加水500毫升,微火煮1小时,再加入蜂蜜少许调味即成。

用法:食莲子饮汤,1次服完。

功效:健脾益气,补血润肤,白面美容。

适用:脸面苍白无色者。

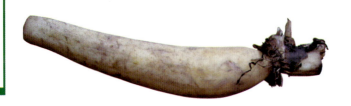

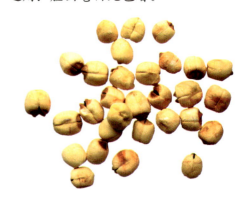

鸡头

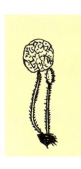

【原文】味甘，平。主湿痹腰脊膝痛，补中，除暴疾；益精气，强志，令耳目聪明。久服轻身不饥，耐老神仙。一名雁喙。生池泽。

〔今 释〕

性味归经：甘、涩，平。归脾、肾经。

功效主治：益肾固精，补脾止泻，除湿止带。用于遗精滑精，遗尿尿频，脾虚久泻，白浊，带下。

用量用法：9～15克，煎服。

使用禁忌：凡外感前后，疟痢疳痔，气郁痞胀，溺赤便秘，食不运化及新产后皆忌之。

来源：本品为睡莲科植物芡的干燥成熟种仁秋末冬初采收成熟果实。

形态特征：一年生大型水生草

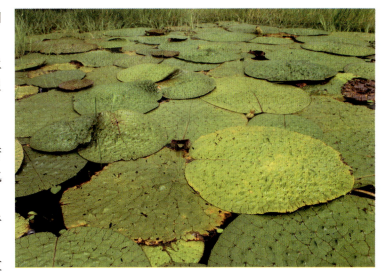

本，全株具尖刺。根茎粗壮而短，具白色须根及不明显的茎。初生叶沉水，箭形或椭圆肾形，长4～10厘米，两面无刺；叶柄无刺；后生叶浮于水面，革质，椭圆肾形至圆形，直径10～130厘米，上面深绿色，多皱褶，下面深紫色，有短柔毛，叶脉凸起，边缘向上折。叶柄及花梗粗壮，长可达25厘米。花单生，昼开夜合，长约5厘米；萼片4，披针形，长1～1.5厘米，内面紫色；花瓣多数，长圆状披针形，长1.5～2厘米，紫红色，成数轮排列；雄蕊多数；子房下位，心皮8个，柱头红色，成凹入的圆盘状，扁平。浆果球形，直径3～5厘米，海绵质，暗紫红色。种子球形，直径约10毫米，黑色。花期7～8月，果期8～9月。

采收加工：除去果皮，取出种子，洗净，再除去硬壳（外种皮），晒干。

别名：芡实。

〔现代研究〕

化学成分：本品主含淀粉、黄素、尼古酸、抗坏血酸等。

药理作用：本品具有收敛、蛋白质、脂肪、碳水化合物、钙、磷、铁、硫胺素、核滋养作用。

〖配伍应用〗

肾虚不固之腰膝酸软、遗精滑精者： 常与金樱子相须而用，如水陆二仙丹（《仁存堂经验方》）；亦可与莲子、莲须、牡蛎等配伍，如金锁固精丸（《医方集解》）。

脾虚湿盛、久泻不愈者： 常与白术、茯苓、扁豆等同用。

脾肾两虚之带下清稀： 常与党参、白术、山药等同用。

湿热带下黄稠： 则配伍清热利湿之黄柏、车前子等同用，如易黄汤（《傅青主女科》）。

〖药膳食疗〗

◎ 芡实粥

原料：芡实60克，粳米100克。

制法：先将芡实洗净，煮熟，晒干或烘干，研粉备用。粳米淘净后入锅，加水适量煮粥，待煮至半熟时，调入芡实粉，拌和均匀，用小火煮成稠粥，加少量白糖即成。

用法：早、晚2次分服。

功效：益肾固精。

适用：肾虚不固型遗精、尿频失禁。

◎ 芡实核桃粥

原料：芡实粉30克，核桃肉15克，红枣7枚。

制法：将核桃肉打碎，红枣去核，芡实粉用凉开水打成糊状，放入滚开水中搅拌，再入核桃肉、红枣，煮成粥，加糖食用。

用法：每日1次，可作点心，连用半个月。

功效：益气温肾，止带。

适用：赤白带下等。

◎ 芡实圆肉粥

原料：芡实、桂圆肉各15克，白糖、粳米各60克，白莲子6克。

制法：莲子洗净去心；芡实去壳，洗净，捣碎；粳米淘洗干净后，加入莲子、芡实、桂圆肉同入锅，加适量水煮粥，粥成后加入白糖溶化后即成。

用法：每日1次，可常食。

功效：补益心脾，养血安神。

适用：心脾两虚引起的失眠多梦、心悸、健忘者。

◎ 芡实汤

原料：芡实30克。

制法：将芡实淘洗干净，放在锅内，加清水。先用大火煮沸，再用小火煮熬30分钟左右，以芡实熟烂为度。

用法：当点心食用。

功效：益肾固精，止遗缩尿。

适用：肾虚不固、早泄、梦遗、滑精、小便频数。

◎ 芡实莲子鸡

原料：芡实、莲子各50克，糯米100克，乌骨鸡1只（约500克）。

制法：将乌骨鸡去毛杂、洗净，将莲子、芡实、糯米放入鸡腹中，用线缝口，放在砂锅内，加水适量，用小火炖烂熟，调味即可。

用法：佐餐食用。

功效：健脾补肾，除湿止带。

适用：赤白带下等。

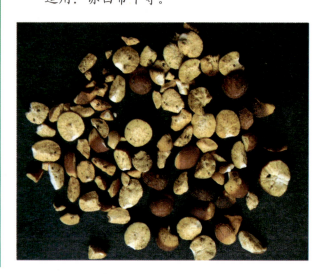

白瓜子

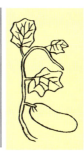

【原文】味甘,平。主令人悦泽,好颜色;益气不饥。久服轻身耐老。一名水芝。生平泽。

〖今 释〗

性味归经:甘,微寒。归肺、大肠经。

功效主治:清肺化痰,利湿排脓。用于肺热咳嗽,肺痈,肠痈,淋病,水肿,脚气,痔疮,鼻面酒齄等。

用量用法:10~15克,煎服,或研末服。外用:适量,煎水洗或研膏涂敷。

使用禁忌:久服寒中。

来源:为葫芦科植物冬瓜的种子。

形态特征:一年生攀援草本。茎长大粗壮而略呈方形,密被黄褐色刺毛,卷须分枝。单叶互生;具长柄,柄长达10余厘米;叶片阔卵形或近于肾形,长15~30厘米,宽与长几相等,具5~7棱角或呈浅裂状,先端尖,基部心形,边缘具锯齿,两面均被粗毛,叶脉网状。花单性,雌雄同株,单生于叶腋;雄花花梗长5~15厘米,花萼管状,5裂,裂片三角状卵形,边缘具锯齿,花冠黄色,5裂几至基部,直径6~10厘米,花瓣外展,长3~5厘米。瓠果肉质。椭圆形或长方状椭圆形,有时近圆形,果皮淡绿色,表面具一层白色蜡质的粉末;果肉白色肥厚;果梗圆柱形,具纵槽,种子多数,白色或黄白色;卵形或长卵形,边缘通常具一棱边,有的栽培品种边缘平滑。花期5~6月,果期6~8月。

采收加工:将冬瓜子筛净泥屑,炒至黄色,取出晾凉。

别名:甘瓜子、冬瓜子。

〖现代研究〗

化学成分:种子含皂甙0.68%、脂肪、尿素、瓜氨酸等。同属植物Benincasa ccrifera种子的脂肪油中含亚油酸62.3%,油酸21.9%,饱和脂肪酸15.6%,种子中并分离出少量腺嘌呤、胡芦巴碱等。

药理作用:免疫促进作用:冬瓜子热水提取后,经透析得透析内液,此液对小鼠淋巴细胞的致丝裂活性呈浓度依赖性。透析内液为B细胞致丝裂剂,有PBA(无性系B细胞激活剂)活性及佐

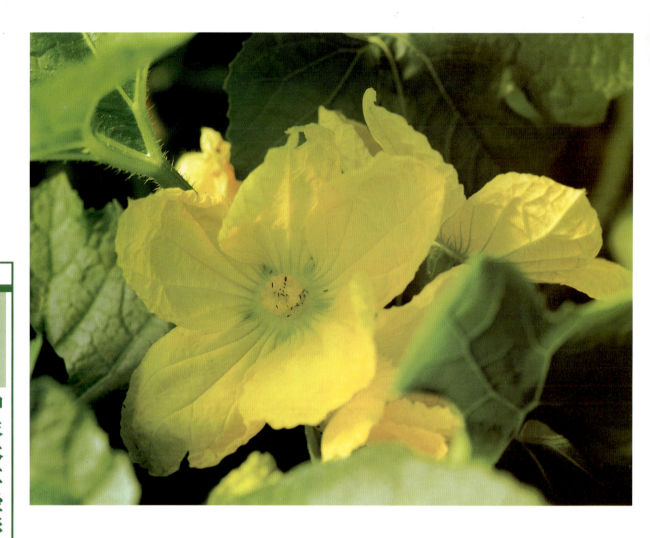

剂活性,使PFC(宽斑形成细胞)数显著增高,呈现免疫促进作用。对胰蛋白酶的抑制作用:从冬瓜子中分离纯化出胰蛋白酶抑制剂,得到4个具有抑制胰蛋白酶活力的组分,其中两个组分属小分子胰蛋白酶抑制剂。

【配伍应用】

肺痈:冬瓜仁与苇茎、薏苡仁、桃仁同用,如千金苇茎汤(《金匮要略》)。

肠痈脓未成,少腹肿痞,按之即痛,如淋,小便自调,时时发热,自汗出,复恶寒,其脉迟紧者:冬瓜仁与大黄、牡丹皮、桃仁、芒硝同用,如大黄牡丹汤(《金匮要略》)。

男子白浊,女子白带:陈冬瓜仁炒为末,每空心米饮服。(《救急易方》)

消渴不止,小便多:干冬瓜子、麦冬、黄连同用,水煎饮之。《摘元方》

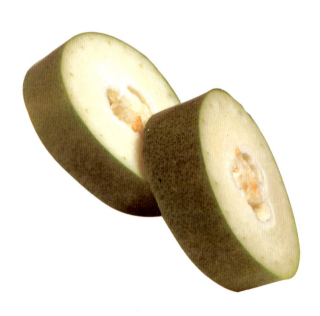

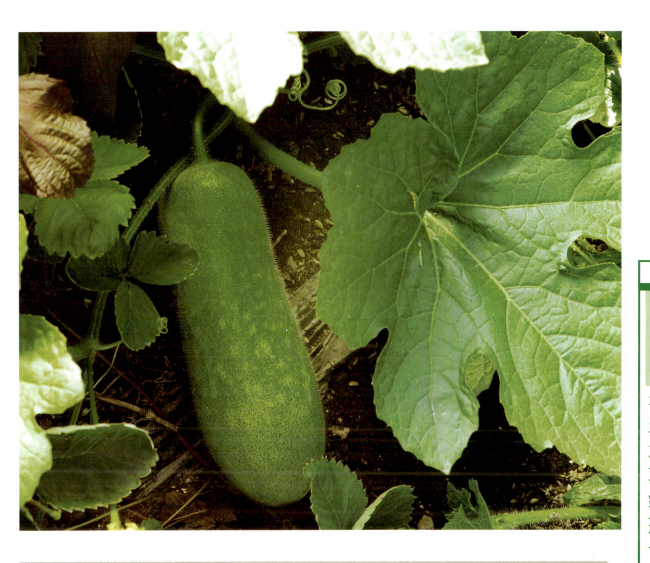

〖药膳食疗〗

◎ 冬瓜豆腐汤

原料：冬瓜子30克，豆腐500～1000克。

制法：将豆腐切成块，与冬瓜子同入砂锅内，加适量水煮20分钟即可。

用法：佐餐食用。

功效：化痰止可。

适用：咳嗽多痰、慢性气管炎。

◎ 冬瓜子粥

原料：冬瓜子30克（干品15克），粳米100克。

制法：冬瓜子煎水去渣，同米煮粥。

用法：随意服食。

功效：利尿消肿。

适用：小便不利、身体浮肿者。

◎ 白果冬瓜莲子饮

原料：白果8粒，去壳，莲子去心30克，冬瓜子40克。

制法：上几味药洗净，一同放入锅中，加适量水，用小火炖30分钟，至莲子熟烂后加入白糖15克即成。

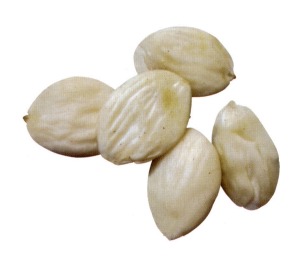

用法：每日上、下午分服。

功效：健脾益气，利湿止带。

适用：老年性阴道炎，证属脾虚者。

◎ 冬瓜子饮

原料：冬瓜子500克。

制法：冬瓜子以绢袋盛投入沸汤中，片刻取出，曝干。如此3次，再放入清苦酒中渍2夜，曝干为末。

用法：每日9克。

功效：令人肥悦，明目，延年不老，白净如玉。

适用：视物模糊、面色萎黄者。

◎ 冬瓜子粉

原料：冬瓜子500克。

制法：将冬瓜子烘干研末。

用法：每服50克，每日2次。

功效：养血滋阴。

适用：眩晕、头胀痛、眼昏花等。

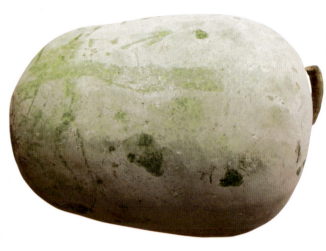

◎ 冬瓜子酒

原料：冬瓜子1000克，黄酒2500毫升。

制法：冬瓜子炒黄研碎，放于酒坛内，倒入黄酒，密封坛口，浸泡10日后即成。

用法：每日2次，每次15~20毫升。

功效：祛湿利尿，解毒消炎，滋阴补肾。

适用：妇女带下、肾虚尿浊等。

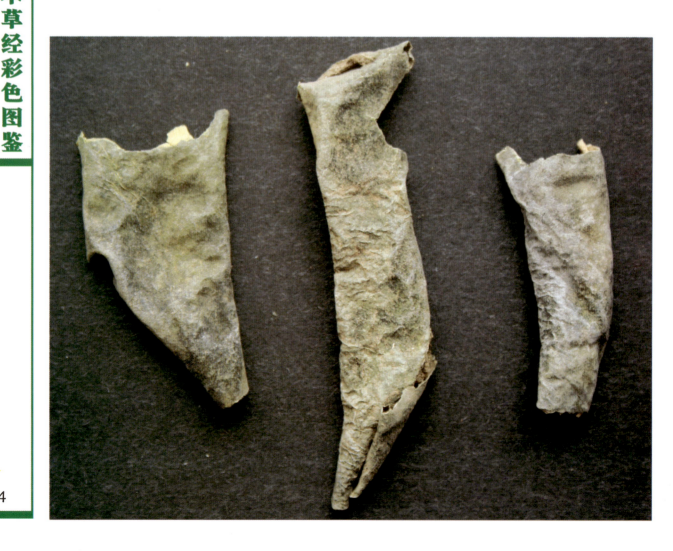

冬葵子

【原文】味甘，寒。主五脏六腑寒热，羸瘦；五癃，利小便。久服坚骨，长肌肉，轻身延年。

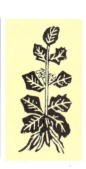

〖今 释〗

性味归经： 甘、涩，凉。归大肠、小肠、膀胱经。
功效主治： 清热利尿，消肿。用于尿闭，水肿，口渴；尿路感染。
用量用法： 3～9克，煎服。
使用禁忌： 脾虚肠滑者忌服，孕妇慎服。
来源： 本品为锦葵科植物冬葵的干燥成熟种子。
形态特征： 一年生草本，高30～90厘米。茎直立，被疏毛或几无毛。叶互生；掌状5～7浅裂，圆肾形或近圆形，基部心形，边缘具钝锯齿，掌状5～7脉，有长柄。花小，丛生于叶腋，淡红色，小苞片3，广线形；萼5裂，裂片广三角形；花冠5瓣，倒卵形，先端凹入；雄蕊多数，花丝合生；子房10～12室，每室有1个胚珠。果实扁圆形，由10～12心皮组成，果熟时各心皮彼此分离，且与中轴脱离，心皮无毛，淡棕色。
采收加工： 夏、秋二季果实成熟时采收。除去杂质，阴干。
别名： 葵子、葵菜子。

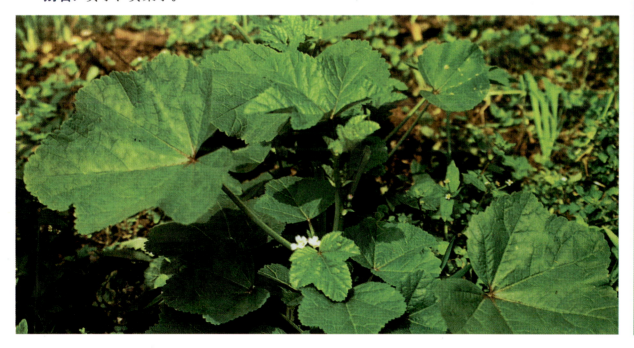

〖现代研究〗

化学成分：本品含脂肪油、蛋白质及锌、铁、锰、磷等10种微量元素。
药理作用：有降血糖和抗补体活性作用。

〖配伍应用〗

热淋：与石韦、瞿麦、滑石等同用，如石韦散（《证治汇补》）。
血淋及妊娠子淋：本品单味用（《千金方》）。
石淋：与海金沙、金钱草、鸡内金等同用。
水肿胀满、小便不利：配猪苓、泽泻、茯苓等同用。
关格胀满、大小便不通：以本品单味为末服（《肘后方》）。
产后乳汁不通、乳房胀痛：与穿山甲、王不留行等同用。
肠燥便秘症：与郁李仁、杏仁、桃仁等同用。

〖药膳食疗〗

◎ 冬葵赤豆汤

原料：冬葵子15克，玉米须60克，赤小豆100克，白糖适量。
制法：将玉米须、冬葵子煎水取汁，加入赤小豆煮成汤，加入白糖调味。
每次：每日2次，吃豆喝汤。
功效：利胆除湿，利水消肿。
适用：水湿停滞型脂肪肝者。

◎ 冬葵子酒

原料：冬葵子30克，牛膝15克，酒250毫升。
制法：将上前2药入酒内浸泡3～5日。
用法：每次空心服10～30克。
功效：利水，活血。
适用：小便不畅。

◎ 凫葵粥

原料：凫葵（即冬葵）250克，粟米100克，盐豆豉汁适量。
制法：将盐豆豉汁煮沸，下粟米再煮，将凫葵切细入粥内，熬成粥。
用法：空腹任意食用。
功效：利水消肿。
适用：尿路感染、尿闭、水肿等。

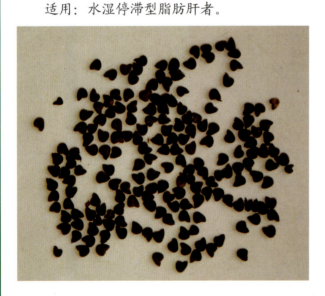

胡麻

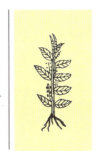

【原文】味甘，平。主伤中虚羸，补五内，益气力，长肌肉，填髓脑。久服轻身不老。一名巨胜。生川泽。叶名青蘘。青蘘，味甘，寒。主五脏邪气，风寒湿痹；益气；补脑髓，坚筋骨。久服耳目聪明，不饥不老增寿，巨胜苗也。

〖今 释〗

性味归经： 甘，平。归肝、肾、大肠经。

功效主治： 补肝肾，益精血，润肠燥。用于精血亏虚，头晕眼花，耳鸣耳聋，须发早白，病后脱发，肠燥便秘。

用量用法： 9～15克。

使用禁忌： 脾虚便溏者慎服。

来源： 本品为脂麻科植物脂麻的干燥成熟种子。

形态特征： 一年生草本，高达1米。茎直立，四棱形，稍有柔毛。叶对生或上部叶互生，上部叶披针形或狭椭圆形，全缘，中部叶卵形，有锯齿，下部叶3裂。花单生或2～3朵生叶腋，花萼裂片披针形；花冠白色或淡紫色。蒴果四棱状长椭圆形，上下几等宽，顶端稍尖，有细毛，种子多数，黑色、白色或淡黄色。

采收加工： 秋季果实成熟时采剖植株，晒干，打下种子，除去杂质，再晒干。

别名： 芝麻。

〖现代研究〗

化学成分： 本品含脂肪油（油中含油酸、亚油酸等）、植物蛋白、氨基酸、木脂素、植物甾醇、糖类、磷脂及10余种微量元素，还含烟酸、核黄素、维生素E、细胞色素C、胡麻苷等。

药理作用： 黑芝麻有抗衰老作用，可使实验动物的衰老现象推迟发生；所含亚油酸可降低血中胆固醇含量，有防治动脉硬化作用；可使实验动物的肾上腺皮质功能受到某种程度的抑制；可降低血糖，并增加肝脏及肌肉中糖原含量，但大剂量下可使糖原含量下降；所含脂肪油能滑肠通便。

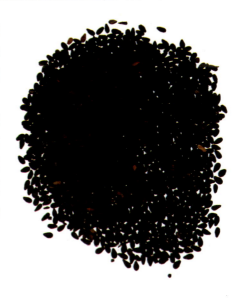

〖配伍应用〗

精亏血虚、肝肾不足引起的头晕眼花、须发早白、四肢无力等症： 配伍桑叶为丸服，如（《寿世保元》）扶桑至宝丹（又名桑麻丸）；亦常配伍巴戟天、熟地黄等，以延年益寿。

精亏血虚之肠燥便秘： 可单用，或与肉苁蓉、苏子、火麻仁等同用。

〖药膳食疗〗

◎ 芝麻核桃粥
原料：黑芝麻50克，核桃仁100克，大米适量。
制法：黑芝麻、核桃仁捣碎，大米洗净，加水适量煮成粥。
用法：每食适量。
功效：补肾润燥，健脑和中。
适用：身体虚弱、头发早白、大便干燥、头晕目眩等。

◎ 芝麻蛋蜜糊
原料：黑芝麻250克，鸡蛋1个，黑芝麻末15克，蜂蜜适量。
制法：黑芝麻炒香至脆，研末。用鸡蛋、黑芝麻末调和均匀后，用滚开水冲成蛋糊，加蜂蜜调服。
用法：每日2～3次。
功效：补阴血，养肝肾，乌须发。
适用：平素体弱、未老先衰、须发早白、气虚便秘。

◎ 黑芝麻桃松糊
原料：黑芝麻、胡桃仁、松子仁各30克，蜂蜜适量。
制法：将芝麻、胡桃仁、松子仁捣烂，加适量蜂蜜调均匀，用温开水冲服。
用法：每日1次，常服。
功效：滋阴润肠。
适用：阴虚肠燥大便秘结者。

◎ 芝麻养血茶
原料：黑芝麻6克，茶叶3克。
制法：芝麻炒黄，与茶加水煎煮10分钟。
用法：汤饮并食芝麻与茶叶。
功效：滋补肝肾，养血润肺。
适用：肝肾亏虚、皮肤粗糙、毛发黄枯或早白、耳鸣等。

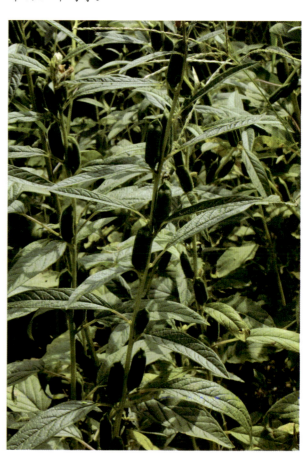

神农本草经

彩色图鉴

本经·中品

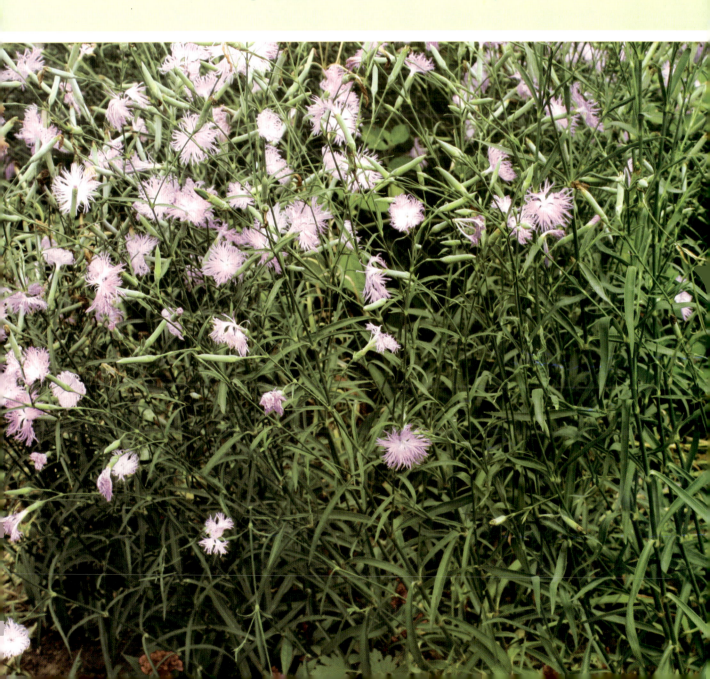

慈石

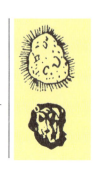

【原文】味辛，寒。主周痹风湿，肢节中痛，不可持物，洗洗酸消；除大热烦满及耳聋。一名玄石。生山谷。

[今 释]

性味归经：咸，寒。归肝、心、肾经。

功效主治：镇惊安神，平肝潜阳，聪耳明目，纳气平喘。用于惊悸失眠，头晕目眩，视物昏花，耳鸣耳聋，肾虚气喘。

用量用法：9～30克，先煎。

使用禁忌：恶牡丹、莽草。畏黄石脂。杀铁毒。

来源：为氧化物类矿物磁铁矿的矿石。

形态特征：为不规则的块状，多具棱角，大小不一。表面铁黑色至棕褐色，不透明，有金属样光泽；有的无光泽或覆有少许棕色粉末；有的粗糙并具少许针眼状孔隙；有的含黄色或其他颜色的杂质。体重，质坚硬，难破碎，断面不整齐。有土样气味。活磁石具吸铁能力。死磁石不具吸铁能力，色较红棕，通常有孔隙，杂质较多，并较易砸碎。以黑色、有光泽、吸铁能力强者为佳。

采收加工：开采后，除去杂。

别名：玄石、处石、吸针石。

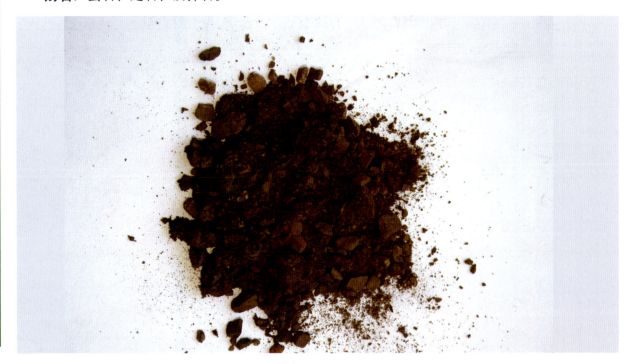

〖现代研究〗

化学成分：本品主要含四氧化三铁（Fe_3O_4）。其中含氧化亚铁（FeO）31%，三氧化二铁（Fe_2O_3）69%。尚含钙、镁、钾、钠、铬、锰、镉、铜、锌、砷等微量元素。

药理作用：磁石具有抑制中枢神经系统，镇惊、抗惊厥作用。炮制后的磁石与异戊巴比妥钠有协同作用，能延长其对小鼠的睡眠时间，对士的宁引起的小鼠惊厥有对抗作用，使惊厥的潜伏期明显延长。

〖配伍应用〗

神不守舍所致的心神不宁、惊悸、失眠及癫痫：常与朱砂、神曲同用，如磁朱丸（《千金方》）。
肝阳上亢之头晕目眩、急躁易怒等症：常与石决明、珍珠、牡蛎等同用。
阴虚甚者：可配伍生地黄、白芍、龟甲等；热甚者：又可与钩藤、菊花、夏枯草等同用。
肾虚耳鸣、耳聋：多配伍熟地黄、山茱萸、山药等，如耳聋左慈丸（《全国中药成药处方集》）。
肝肾不足、目暗不明、视物昏花者：多配伍枸杞子、女贞子、菊花等补肝肾、明目之品。
肾气不足、摄纳无权之虚喘：常与五味子、胡桃肉、蛤蚧等同用，共奏纳气平喘之功。

〖药膳食疗〗

◎ 三石酒

原料：磁石40克，阳起石30克，白石英50克，酒1000毫升。

制法：上药捣碎，用水淘清，用生绢袋盛，以酒浸泡5日。

用法：每日2次。

功效：补虚损。

适用：肾虚阳痿、耳鸣等。

◎ 磁石远志猪肾汤

原料：磁石30克，远志6克，猪肾1个，调料适量。

制法：将猪肾切片洗净，磁石、远志用纱布包好，和猪肾一起煲汤，汤成后去磁石、远志，加盐少许调味，饮汤食猪肾。

用法：随餐服用。

功效：补肾壮阳，宁心安神。

适用：阳痿不举或举而不坚、胆怯多疑、心悸易惊、面色苍白、精神不振等。

◎ 磁石猪肾羹

原料：磁石500克，猪肾1对。

制法：将磁石放入锅内，加水煎煮成磁水，去磁石；猪肾切开洗净后切片，放入各种调味品；锅内放入植物油，烧至六成熟，倒入腰片，炒至熟时，倒入磁石水，淋上芝麻油即可。

用法：分次食用，连食数日。

功效：益肾阴，补肾精，潜浮阳，清虚火。

适用：阳痿不举或举而不坚者。

凝水石

【原文】味辛,寒。主身热,腹中积聚邪气,皮中如火烧,烦满,水饮之。久服不饥。一名白水石。生山谷。

〖今 释〗

性味归经:辛、咸,寒。归心、胃、肾经。
功效主治:清热泻火,除烦止渴。用于热病烦渴,丹毒,烫伤,小儿湿热泄泻。
用量用法:10~15克,煎服。外用:适量。
使用禁忌:脾胃虚寒者慎服。
来源:本品为硫酸盐类矿物的天然晶体。
形态特征:多为规则的块状结晶,常呈斜方柱形,有棱角白色或黄色,表面平滑,有玻璃样光泽,透明或不透明。有完全的解理,故晶体可沿三个不同方向劈开。质坚硬而脆,硬度3,比重2.7,条痕为白色或淡灰色,敲击时多呈小块斜方体碎裂。断面平坦,用小刀可以刻划。气微,味淡。
采收加工:采挖后,除去泥沙及杂石。
别名:卤盐、寒石、石碱。

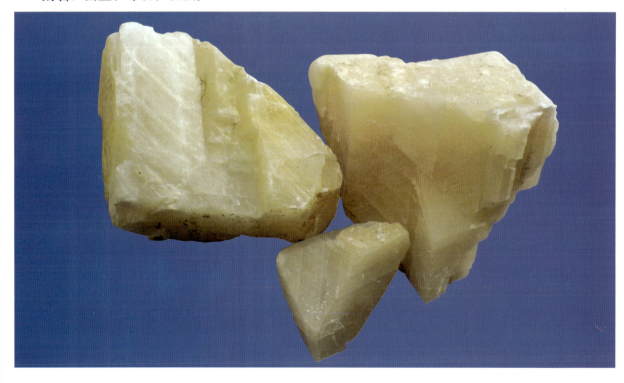

〖现代研究〗

化学成分：北寒水石主要成分为硫酸钙（$CaSO_4 \cdot 2H_2O$），尚含有铁、铝等杂质。南寒水石的主要成分是碳酸钙（$CaCO_3$），尚含镁、铁、锰、锌等杂质。

〖配伍应用〗

温热病邪在气分、壮热烦渴者：常配石膏、滑石用，如三石汤（《温病条辨》）。

伤寒阳明热盛之癫狂：多配黄连、甘草用，如鹊石散（《本事方》）。

痰热躁狂：配天竺黄、冰片等同用，如龙脑甘露丸（《姚僧垣集验方》）。

口疮：可配黄柏等份为末，撒敷患处，如蛾黄散（《济生方》）。

热毒疮肿：可用本品火煅，配青黛等份为末，香油调搽（《普济方》）。

水火烫伤：可配赤石脂等份为末，菜油调敷，破烂有水者，取药末撒患处，如水石散（《古方汇精》）。

小儿丹毒：可用本品研末，水调和猪胆汁涂之（《本草汇言》）。

〖药膳食疗〗

◎ **寒水石粥**

原料：寒水石10克，牛蒡根20克，粳米30克。

制法：先将前二味以水2000毫升，煎至1000毫升，去滓，下米煮粥。

用法：温食之。

功效：清心除烦。

适用：心下烦热多渴，恍惚。

◎ **四石散**

原料：寒水石、海浮石各20克，滑石、炉甘石各30克，冰片3克，麻油适量。

制法：用以上前5味共研细末，用麻油调成糊状。

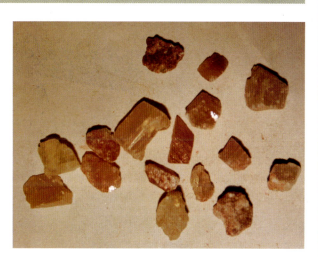

用法：涂擦患处，每日1~2次。

功效：清热解毒，祛湿收敛。

适用：湿疹、脓疱疮、皮炎、足癣等。

石膏

【原文】味辛，微寒。主中风寒热，心下逆气，惊，喘，口干舌焦不能息，腹中坚痛；除邪鬼；产乳；金疮。生山谷。

〖今 释〗

性味归经：甘、辛，大寒。归肺、胃经。

功效主治：清热泻火，除烦止渴。用于外感热病，高热烦渴，肺热喘咳，胃火亢盛，头痛，牙痛。

用量用法：15～60克，先煎。

使用禁忌：脾胃虚寒及血虚、阴虚发热者忌服。

来源：本品为硫酸盐类矿物硬石膏族石膏，主含含水硫酸钙。

形态特征：单斜晶系。晶体常作板状，集合体常呈致密粒状、纤维状或叶片状。颜色通常为白色，结晶体无色透明，当成分不纯时可呈现灰色、肉红色、蜜黄色或黑色等。条痕白色。透明至半透明。解理面呈玻璃光泽或珍珠状光泽，纤维状者呈绢丝光泽。片状解理显著。断口贝状至多片状。硬度1.5～2，比重2.3。具柔性和挠性。

采收加工：采挖后，除去泥沙及杂石。

别名：细石、细理石。

〖现代研究〗

化学成分：本品的主要成分为含水硫酸钙（$CaSO_4 \cdot 2H_2O$），含量不少于95%。

药理作用：生石膏退热的动物实验，结论不甚一致。白虎汤有明显的解热作用；石膏浸液对离体蟾蜍心及兔心小剂量时兴奋，大剂量时抑制；石膏有提高肌肉和外周神经兴奋性的作用；对家兔离体小肠和子宫，小剂量石膏使之振幅增大，大剂量则紧张度降低，振幅减小；石膏在Hands液中能明显增强兔肺泡巨噬细胞对白色葡萄球菌死菌及胶体金的吞噬能力，并能促进吞噬细胞的成熟；石膏液能使烧伤大鼠降低了的T细胞数、淋转百分率、淋转CPM值显著恢复；石膏有缩短血凝时间、利尿、增加胆汁排泄等作用。

〖配伍应用〗

温热病气分实热（症见壮热、烦渴、汗出、脉洪大者）：常与知母相须为用，如白虎汤（《伤寒论》）。

温病气血两燔（症见壮热、神昏谵语、发斑者）：配清热凉血之玄参等，如化斑汤（《温病条辨》）。

暑热初起、伤气耗阴或热病后期、余热未尽、气津两亏（症见身热、心烦、口渴者）：如竹叶石膏汤（《伤寒论》）。

肺热喘咳、发热口渴者：配麻黄、杏仁等，如麻杏石甘汤（《伤寒论》）。

胃火上攻之牙龈肿痛：常配黄连、升麻等同用，如清胃散（《外科正宗》）；胃火头痛，可配川芎用，如石膏川芎汤（《云岐子保命集论类要》）。

胃热上蒸、耗伤津液之消渴症：配知母、生地黄、麦冬等，如玉女煎（《景岳全书》）。

溃疡不敛：可配红粉研末置患处，如九一散（《中国药典》2000年版）。

湿疹瘙痒：可配枯矾用，如二味隔纸膏（《景岳全书》）。

湿疮肿痒：可配黄柏研末外掺，如石黄散（《青囊秘传》）。

水火烫伤：可配青黛用，如牡蛎散（《外台秘要》）。

外伤出血：煅石膏研末外撒。

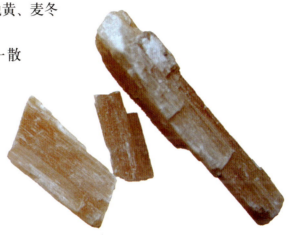

〖药膳食疗〗

◎ **石膏粳米汤**

原料：生石膏、粳米各60克。

制法：上2味，加水3大碗，煎至米熟烂，约得清汁两大碗。

用法：趁热饮用。

功效：清热泻火，除烦止渴。

适用：外感二、三日后，身体壮热，不恶寒而心中烦热；或温热病，邪热在气分，壮热头痛，口干烦渴，脉洪大有力者。

◎ **石膏煮猪肝**

原料：石膏末3克，猪肝1片。

制法：将猪肝薄批，撒石膏末在上，缠定，砂锅内煮熟。

用法：切食之，每日1次。

功效：养肝，清热，明目。

适用：雀目夜昏、百治不效。

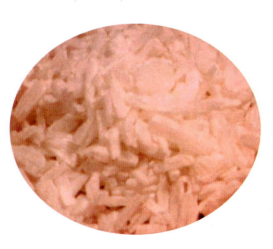

阳起石

【原文】味咸，微温。主崩中漏下，破子脏中血；癥瘕结气，寒热，腹痛；无子，阴痿不起，补不足。一名白石。生山谷。

〖今 释〗

性味归经：咸，微温。归肾经。
功效主治：温肾壮阳。用于下元虚寒，男子阳痿滑精，女子宫冷不孕。
用量用法：3~4.5克，入丸、散。外用：适量。
使用禁忌：阴虚火旺者忌服。
来源：为硅酸盐类阳起石或阳起石石棉的矿石。
形态特征：单斜晶系。晶体呈长柱状、针状、毛发状。但通常成细放射状、棒状或纤维状的集合体。颜色由带浅绿色的灰色到暗绿色，具玻璃光泽，透明至不透明，单向完全解理，断口呈多片状。硬度5.5~6，比重3.1~3.3。性脆。常见于各种变质岩中。
采收加工：采得后，去净泥土、杂石。
别名：羊起石、白石。

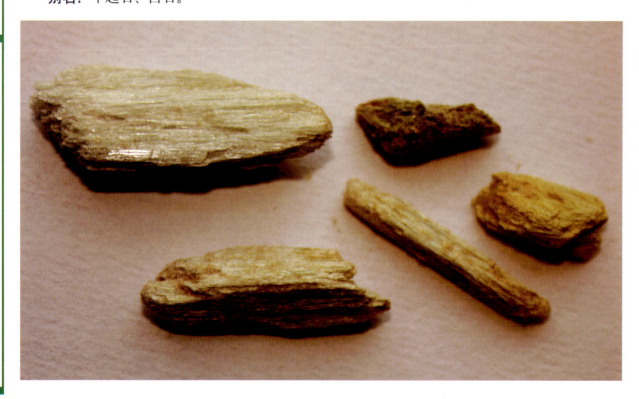

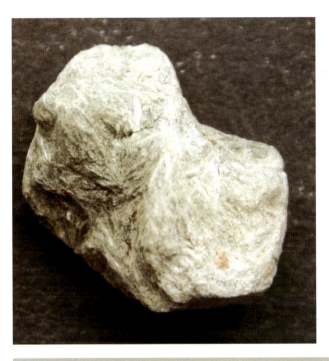
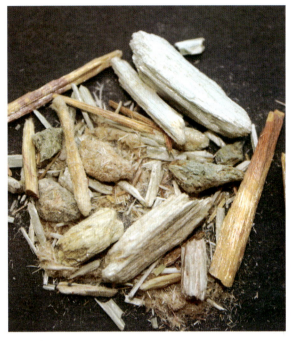

〖现代研究〗

化学成分：本品成分是 $Ca_2(Mg、Fe)[Si_4O_{11}][OH]_2$。

〖配伍应用〗

男子阳痿遗精、女子宫冷不孕、崩中漏下以及腰膝冷痛等症：单用本品煅后研末，空心盐汤送服，如（《普济方》）。

精清精冷无子：与鹿茸、菟丝子、肉苁蓉等配伍，如阳起石丸（《妇科玉尺》）。

子宫虚寒不孕：与吴茱萸、干姜、熟地黄等配伍，如阳起石丸（《和剂局方》）。

〖药膳食疗〗

◎ **阳起石粥**

原料：阳起石10克，大米50克，白糖适量。

制法：将阳起石择净，放入锅中，加清水适量，浸泡5～10分钟后，水煎取汁，加大米煮粥，待熟时调入白糖，再煮一、二沸服食。

用法：每日1剂。

功效：温肾壮阳。

适用：肾阳不足所致的肾虚阳痿、遗精、女子宫冷不孕、腰膝冷痛等。

◎ **兴阳酒**

原料：阳起石、淫羊藿各30克，米酒500克。

制法：将淫羊藿、阳起石在米酒中浸泡15～25日。

用法：每次20～30毫升，每晚1次。

功效：补肾壮阳。

适用：阳虚所致的阳痿、遗精、早泄、腰胫酸软、畏寒等。

防风

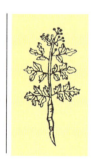

【原文】味甘,温。主大风头眩痛,恶风;风邪目盲无所见;风行周身骨节疼痹,烦满。久服轻身。一名铜芸。生川泽。

〖今 释〗

性味归经: 辛、甘,微温。归膀胱、肝、脾经。

功效主治: 祛风解表,胜湿止痛,止痉。用于感冒头痛,风湿痹痛,风疹瘙痒,破伤风。

用量用法: 5~10克,煎服。

使用禁忌: 阴虚火旺,血虚发痉者谨用。

来源: 本品为伞形科植物防风的干燥根。

形态特征: 多年生草本,高30~80厘米,全体无毛。茎单生,2歧分枝。基生叶有长柄,2~3回羽状分裂,裂片楔形,有3~4缺刻。顶生叶简化,具扩展叶鞘,复伞形花序,顶生;白色。双悬果卵形,幼嫩时具疣状突起,成熟时裂开成2分果,悬挂在二果柄的顶端,分果有棱。

采收加工: 春、秋二季采挖未抽花茎植株的根,除去须根及泥沙,晒干。

别名: 山芹菜、白毛草。

〖现代研究〗

化学成分: 本品含挥发油、甘露醇、β-谷甾醇、苦味苷、酚类、多糖类及有机酸等。

药理作用: 本品有解热、抗炎、镇静、镇痛、抗惊厥、抗过敏作用。防风新鲜汁对绿脓杆菌和金黄色葡萄球菌有一定抗菌作用,煎剂对痢疾杆菌、溶血性链球菌等有不同程度的抑制作用,并有增强小鼠腹腔巨噬细胞吞噬功能的作用。

〖配伍应用〗

风寒表证、头痛身痛、恶风寒者: 常与荆芥、羌活、独活等同用,如荆防败毒散(《摄生众妙方》)。

外感风湿、头痛如裹、身重肢痛者: 每与羌活、藁本、川芎等同用,如羌活胜湿汤(《内外伤辨惑论》)。

风热表证、发热恶风、咽痛口渴者：常配伍薄荷、蝉蜕、连翘等，如玉屏风散（《丹溪心法》）。

风寒皮肤瘙痒者：常与麻黄、白芷、苍耳子等配伍。

风热皮肤瘙痒者：常配伍薄荷、蝉蜕、僵蚕等；湿热者：可与土茯苓、白鲜皮、赤小豆等同用。

血虚风燥瘙痒者：常与当归、地黄等配伍。

瘙痒兼里实热结者：常配伍大黄、芒硝、黄芩等，如防风通圣散（《宣明论方》）。

风寒湿痹、肢节疼痛、筋脉挛急者：可配伍羌活、独活、桂枝、姜黄等，如蠲痹汤（《医学心悟》）。

风寒湿邪郁而化热、关节红肿热痛，成为热痹者：可与地龙、薏苡仁、乌梢蛇等同用。

风毒内侵、贯于经络、引动内风而致肌肉痉挛、四肢抽搐、项背强急、角弓反张的破伤风证：常与天麻、天南星、白附子等同用，如玉真散（《外科正宗》）。

脾虚湿盛、清阳不升所致的泄泻：可与人参、黄芪、白术等配伍，如升阳益胃汤（《脾胃论》）。

土虚木乘、肝郁侮脾、肝脾不和、腹泻而痛者：常与白术、白芍、陈皮同用，如痛泻要方（《景岳全书》引刘草窗方）。

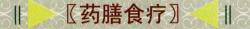
〖药膳食疗〗

◎ **防风粥**

原料：防风10~15克，粳米30~60克，葱白2茎。

制法：先以防风、葱白，水煎取汁，去渣；另用粳米煮粥，待粥将熟时加入药汁，煮成稀粥。

用法：趁热温服。

功效：祛风解表，散寒止痛。

适用：头身疼痛、骨节酸痛、头风头痛等。

◎ **藿香荆芥防风粥**

原料：藿香、荆芥各5克，防风10克，粳米50克。

制法：将荆芥、防风、藿香共入锅中，水煎去渣取汁，再同粳米煮为稀粥。

用法：每日1剂，连用3~5日为1个疗程。

功效：驱邪解表，和胃止呕。

适用：外邪犯胃引起的呕吐。

◎ **防风薏米粥**

原料：防风10克，薏米30克。

制法：将防风、薏米洗净加入适量水，煮成粥即可。

用法：每日1次，连服1周。

功效：清热除痹。

适用：各类风湿性关节炎患者。

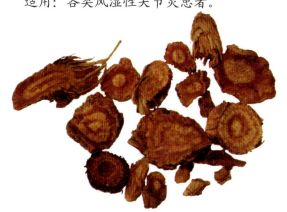

秦艽

【原文】味苦,平。主寒热邪气;寒湿风痹,肢节痛;下水,利小便。生川谷。

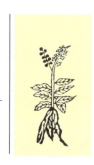

〖今 释〗

性味归经:辛、苦,平。归胃、肝、胆经。

功效主治:祛风湿,清湿热,止痹痛,退虚热。用于风湿痹痛,中风半身不遂,筋脉拘挛,骨节酸痛,湿热黄疸,骨蒸潮热,小儿疳积发热。

用量用法:3~10克,煎服。

使用禁忌:久痛虚羸,溲多、便滑者忌服。

来源:本品为龙胆科植物秦艽、麻花秦艽、粗茎秦艽或小秦艽的干燥根。前三种按性状不同分别习称"秦艽"和"麻花艽",后一种习称"小秦艽"。

形态特征:多年生草本植物,高30~60厘米,茎单一,圆形,节明显,斜升或直立,光滑无毛。基生叶较大,披针形,先端尖,全缘,平滑无毛,茎生叶较小,对生,叶基联合,叶片平滑无毛。聚伞花序由多数花簇生枝头或腋生作轮状,花冠蓝色或蓝紫色。蒴果长椭圆形。种子细小,距圆形,棕色,表面细网状,有光泽。

采收加工:春、秋二季采挖,除去泥沙;秦艽及麻花艽晒软,堆置"发汗"至表面呈红黄色或灰黄色时,摊开晒干,或不经"发汗"直接晒干;小秦艽趁鲜时搓去黑皮,晒干。

别名:秦胶、秦纠、大艽、西大艽、西秦艽。

〖现代研究〗

化学成分:本品含秦艽碱甲、乙、丙,龙胆苦苷、当药苦苷、褐煤酸、褐煤酸甲酯、栎瘿酸、α-香树脂醇、β-谷甾醇等。

药理作用:秦艽具有镇静、镇痛、解热、抗炎作用;能抑制反射性肠液的分泌;能明显降低胸腺指数,有抗组胺作用;对病毒、细菌、真菌皆有一定的抑制作用。秦艽碱甲能降低血压、升高血糖;龙胆苦苷能抑制CC14所致转氨酶升高,具有抗肝炎作用。

〖配伍应用〗

风寒湿痹： 配天麻、羌活、当归、川芎等，如秦艽天麻汤（《医学心悟》）。

中风口眼㖞斜、言语不利、恶风恶寒者： 与升麻、葛根、防风、芍药等配伍，如秦艽升麻汤（《卫生宝鉴》）。

血虚中风者： 与当归、熟地黄、白芍、川芎等同用，如秦艽汤（《不知医必要》）。

骨蒸日晡潮热： 常与青蒿、地骨皮、知母等同用，如秦艽鳖甲散（《卫生宝鉴》）。

肺痿骨蒸劳嗽： 与人参、鳖甲、柴胡等配伍，如秦艽扶羸汤（《杨氏家藏方》）。

小儿疳积发热： 多与薄荷、炙甘草相伍，如秦艽散（《小儿药证直诀》）。

湿热黄疸： 可与茵陈蒿、栀子、大黄等配伍，如山茵陈丸（《圣济总录》）。

〖药膳食疗〗

◎ 秦艽奶
原料：秦艽20克，牛奶500克。
制法：把秦艽与牛乳同煮，去渣。
用法：温食，每日2次。
功效：补虚，解毒，燥湿，利胆。
适用：黄疸、心烦热、口干、尿黄少等。

◎ 秦艽饮
原料：秦艽10克，炙甘草3克。
制法：将秦艽、炙甘草洗净，用水煎煮，取汁200毫升。
用法：代茶饮用，每日1剂。
功效：祛风湿，止痹痛，清湿热。
适用：风湿痹痛、关节拘挛及肩周炎等。

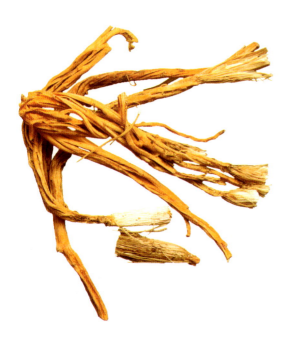
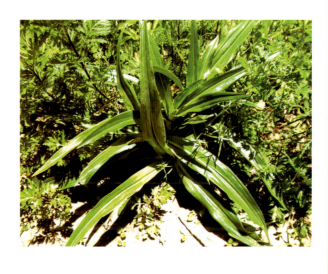

黄芪

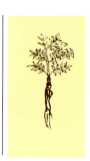

【原文】味甘，微温。主痈疽久败疮，排脓止痛；大风癞疾；五痔鼠瘘；补虚小儿百病。一名戴糁。生山谷。

〖今 释〗

性味归经：甘，微温。归肺、脾经。

功效主治：补气升阳，固表止汗，利水消肿，生津养血，行滞通痹，托毒排脓，敛疮生肌。用于气虚乏力，食少便溏，中气下陷，久泻脱肛，便血崩漏，表虚自汗，气虚水肿，内热消渴，血虚萎黄，半身不遂，痹痛麻木，痈疽难溃，久溃不敛。

用量用法：9～30克，煎服。蜜炙可增强其补中益气的作用。

使用禁忌：表实邪盛，气滞湿阻，食积停滞，痈疽初起或溃后热毒尚盛等实证，以及阴虚阳亢者，均须禁服。

来源：本品为豆科植物蒙古黄芪或膜荚黄芪的干燥根。

形态特征：蒙古黄芪为多年生草本，茎直立，高40～80厘米。奇数羽状复叶，小叶12～18对，小叶片小，宽椭圆形或长圆形，两端近圆形，上面无毛，下面被柔毛，托叶披针形。总状花序腋生，常比叶长，花5～20朵。花萼钟状，密被短柔毛，花冠黄色至淡黄色，子房光滑无毛。荚果膜质，膨胀，半卵圆形，均无毛。

采收加工：春、秋二季采挖，除去须根及根头，晒干。

别名：箭芪、红芪、绵芪、独芪、白皮芪。

〖现代研究〗

化学成分：本品主要含苷类、多糖、黄酮、氨基酸、微量元素等。

药理作用：黄芪能促进机体代谢、抗疲劳、促进血清和肝脏蛋白质的更新；有明显的利尿作用，能消除实验性肾炎尿蛋白；能改善贫血动物现象；能升高低血糖，降低高血糖；能兴奋呼吸；能增强和调节机体免疫功能，对干扰素系统有促进作用，可提高机体的抗病力；对流感病毒等多种病毒所致细胞病变有轻度抑制作用，对流感病毒感染小鼠有保护作用；有较广泛的抗菌作用；黄芪在细胞培养中，可使细胞数明显增多，细胞生长旺盛，寿命延长；能增强心肌收缩力，保护心血管系统，抗心律失常，扩张冠状动脉和外周血管，降低血压，能降低血小板黏附力，减少血栓形成；还有降血脂、抗衰老、抗缺氧、抗辐射、保肝等作用。

〖配伍应用〗

脾虚中气下陷之久泻脱肛、内脏下垂：常与人参、升麻、柴胡等同用，如补中益气汤（《脾胃论》）。

气虚水肿：常与白术、茯苓等配伍。

血虚证：常与当归同用，如当归补血汤（《兰室秘藏》）。

脾虚不能统血所致失血证：常与人参、白术等同用，如归脾汤（《济生方》）。

脾虚不能布津之消渴：常与天花粉、葛根等同用，如玉液汤（《医学衷中参西录》）。

肺气虚弱、咳喘日久、气短神疲者：常与紫菀、款冬花、杏仁等配伍。

气虚自汗脾肺气虚者：常与牡蛎、麻黄根等同用，如牡蛎散（《和剂局方》）。

因卫气不固、表虚自汗而易感风邪者：宜与白术、防风等同用，如玉屏风散（《丹溪心法》）。

气血亏虚，疮疡难溃难腐或溃久难敛：常与人参、当归、升麻、白芷等同用，如托里透脓散（《医宗金鉴》）。

溃疡后期、因气血虚弱、脓水清稀、疮口难敛者：常与人参、当归、肉桂等同用，如十全大补汤（《和剂局方》）。

〖药膳食疗〗

◎ 黄芪熟地鸡粥

原料：黄芪、熟地黄各30克，粳米200克，母鸡肉250克，盐、麻油各适量。

制法：将黄芪、熟地黄入锅中，加水适量，煎取汁，与母鸡肉及淘洗干净的粳米同入锅，加水适量，用大火烧沸后转用小火熬煮成稀粥，加麻油、盐调味即成。

用法：每日分数次食用。

功效：补中益气，补血益精，补肾滋阴。

适用：遗尿、夜尿频、下腹冷痛等。

◎ 黄芪牛肉粥

原料：鲜牛肉、粳米各100克，黄芪10克，胡椒粉、精豆粉、味精、葱、姜、盐、水各适量。

制法：鲜牛肉洗净去筋膜后和姜一起绞烂，加豆粉、胡椒粉、盐、味精调匀备用；姜、葱洗净；姜切片；葱切花。将粳米洗净、入锅，加适量水，用旺火烧开一段时间，加入黄芪（布包），并改用文火煨至软糯时，捞出布包，加入牛肉馅、姜片搅散，继续用中火煮至肉熟软，再加入葱花、味精即成。

用法：每日分2次温食。

功效：益气血，健脾胃。

适用：气血亏损体弱怕冷之人。

◎ 黄芪姜枣汤

原料：黄芪、大枣各15克，生姜3片。

制法：将黄芪、大枣、生姜加水适量，用大火煮沸，再用小火约1小时即可。

用法：每日早、晚分食。

功效：益气补虚，解表散寒。

适用：气虚易感冒者。

◎ 黄芪归枣汤

原料：黄芪30克，红枣、当归各10克。

制法：将黄芪、当归、红枣洗净，加水适量，煎煮40分钟，取汁；药渣再加水适量，煎煮30分钟，取汁，合并药汁即可。

用法：每日早、晚2次，温服。

功效：补养气血。

适用：气血不足所引起的面色萎黄、头昏

目眩等。

◎ 黄芪猪肝汤

原料：猪肝500克，黄芪60克，盐适量。

制法：将猪肝洗净，切成薄片；黄芪切成片后放入纱布袋，与猪肝片同放入锅内，加水适量，用大火烧沸后转用小火煨熟，去药袋不用，稍加盐调味即成。

用法：佐餐食用。

功效：益气，养血，通乳。

适用：产后气血虚所致的乳汁少、面色苍白、气短自汗、乏力怠惰等。

◎ 灵芝黄芪汤

原料：黄芪、灵芝、鸡血藤、黄精各15克，盐适量。

制法：将灵芝、黄精、鸡血藤、黄芪洗净，放入砂锅中，加水适量，浸渍2小时，用小火煎煮50~60分钟，取汁；药渣再加水适量，煎煮40分钟，取汁，合并药汁即可。

用法：早、晚分服。

功效：补气养血。

适用：气血两虚、纳食减少、身倦乏力、面色少华、白细胞减少症等。

◎ 芪参鲤鱼汤

原料：鲤鱼1条，黄芪、党参各10克。

制法：鲤鱼洗净，黄芪、党参装入纱布制的药袋，塞鱼腹内，小火煨。

用法：佐餐食鱼饮汤，分次食完。

功效：健脾益气，强心活血，利水消肿，降低血压。

适用：气血两虚、身倦乏力、面色少华等。

◎ 黄芪炖鲈鱼

原料：黄芪30克，鲈鱼1条，盐、黄酒、味精、花椒、鸡汤、葱段、姜片、素油各适量。

制法：将黄芪浸润后洗净，然后切成片。把鲈鱼去鳞、鳃和内脏，然后洗净。放入热油锅煎至色金黄，再放入黄芪、盐、黄酒、味精、花椒、鸡汤、葱段、姜片。用大火烧沸后转用小火炖至鱼肉熟烂，拣去葱段、姜片、黄芪即可。

用法：佐餐食用。

功效：补气养血，健脾行水。

适用：气血两虚、眩晕、心悸健忘、面色无华，以及用作手术后促进伤口生肌愈合等。

◎ 芪杞炖乳鸽

原料：黄芪30克，枸杞子15克，乳鸽1只（去毛、脏）。

制法：将上物放炖盅内加水适量，隔水炖熟，加盐调味即可。

用法：吃肉饮汤。

功效：补肾固精。

适用：肾虚阳痿滑精或早泄者。

◎ 黄芪通草鸡

原料：炙黄芪40克，通草9克，母鸡1只。

制法：将去内脏的鸡切块，再将黄芪、通草洗净放入，撒上细盐，淋入黄酒1匙，隔水蒸3小时。

用法：空腹吃，分3日吃完。

功效：补气养血，补精通乳。

适用：面色萎黄，精液少、乳汁不通者。

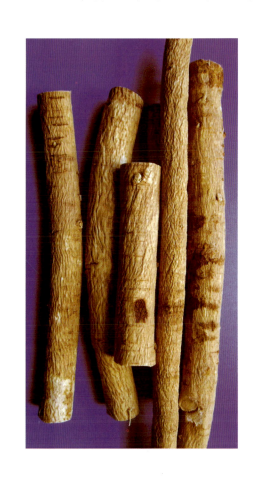

巴戟天

【原文】 味辛，微温。主大风邪气；阴痿不起；强筋骨。安五脏，补中；增志，益气。生山谷。

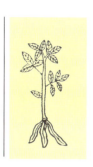

〖今 释〗

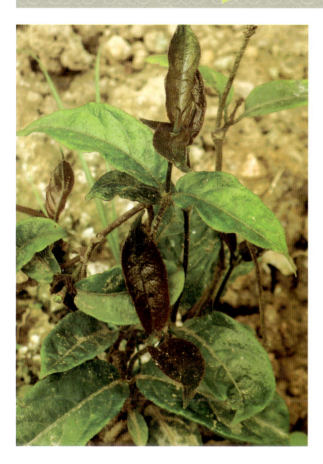

性味归经： 甘、辛，微温。归肾、肝经。

功效主治： 补肾阳，强筋骨，祛风湿。用于阳痿遗精，宫冷不孕，月经不调，少腹冷痛，风湿痹痛，筋骨痿软。

用量用法： 3~10克，煎服。

使用禁忌： 阴虚火旺者忌服。

来源： 本品为茜草科植物巴戟天的干燥根。

形态特征： 藤状灌木。根肉质肥厚，圆柱形，呈结节状，茎有纵棱，小枝幼时有褐色粗毛。叶对生，叶片长椭圆形，全缘，叶缘常有稀疏的短睫毛，下面中脉被短粗毛，托叶鞘状。头状花序有花2~10朵，排列与枝端，花序梗被污黄色短粗毛，花萼先端有不规则的齿裂或近平截，花冠白色，肉质。核果近球形，种子4粒。

采收加工： 全年均可采挖，洗净，除去须根，晒至六七成干，轻轻捶扁，晒干。

别名： 糠藤、鸡肠风、黑藤钻、鸡眼藤、三角藤。

〖现代研究〗

化学成分： 主要为糖类及黄酮、氨基酸等，另含有小量的蒽醌类及维生素C。

药理作用： 能显著增加小鼠体重，延长小鼠游泳时间；乙醇提取物及水煎剂有明显的促肾上腺皮质激素样作用。

〖配伍应用〗

肾阳虚弱，命门火衰所致阳痿不育：可配淫羊藿、仙茅、枸杞子，如赞育丸（《景岳全书》）。

下元虚寒之宫冷不孕、月经不调、少腹冷痛：配肉桂、吴茱萸、高良姜，如巴戟丸（《和剂局方》）。

小便不禁：常与桑螵蛸、益智仁、菟丝子等同用，如（《奇效良方》）。

肾虚骨痿、腰膝酸软：常与肉苁蓉、杜仲、菟丝子等配伍，如金刚丸（《张氏医通》）。

风冷腰胯疼痛、行步不利：配羌活、杜仲、五加皮等同用，如巴戟丸（《圣惠方》）。

〖药膳食疗〗

◎ 巴戟羊肉粥

原料：巴戟天、肉苁蓉各10～15克，精羊肉63克，粳米100克，葱白2茎，生姜3片，盐适量。

做法：分别将巴戟天、肉苁蓉、精羊肉洗净后细切，先用砂锅水煎巴戟天、肉苁蓉去渣取汁，与羊肉、粳米同煮，待煮沸后，再加入盐、生姜、葱白煮为稀粥。

用法：每日1～2次，温服。5～7日为1个疗程。

功效：补肾助阳，健脾养胃，润肠通便。

适用：肾阳虚弱所致的女子不孕、男子阳痿、遗精、早泄、腰膝冷痛、小便频数、夜间多尿、遗尿以及老年阳虚便秘等。

◎ 巴戟淫羊酒

原料：巴戟天、淫羊藿各250克，白酒1500毫升。

制法：将上药切碎，与白酒共置入容器中，密封泡浸7日后即可饮用。

用法：每日早、晚各1次，每次20毫升。

功效：壮阳祛风。

适用：性欲减退、风湿痹痛等。

◎ 巴戟菟丝酒

原料：巴戟天、菟丝子各125克，白酒2500毫升。

制法：将上药加工捣碎，放入酒坛，倒入白酒，密封坛口，浸泡10日后即成。

用法：每日2～3次，每次10～15毫升。

功效：温补肾阳。

适用：肾阳虚的阳痿、小便频数、夜尿多、头晕等。

◎ 巴戟苁蓉鸡

原料：巴戟天、肉苁蓉各15克，仔鸡1只。

制法：二药纱布包扎，鸡去肠杂等，洗净，切块，加水一同煨炖，以姜、花椒、盐等调味。

用法：去纱布包后，饮汤食肉。

功效：益肾壮阳。

适用：肾虚阳痿。

◎ 巴戟鹿肉

原料：巴戟20克，肉桂6克，鹿肉250克。

制法：将鹿肉洗净、切小块，与巴戟、肉桂共入砂锅内，加少许盐、料酒、味精，小火煮炖，待鹿肉烂熟即可。

用法：每晚1次顿服，连服数日。

功效：补益精血，壮阳固精。

适用：精血不足、阳虚不固之阳痿、遗精、早泄、体弱身倦等。

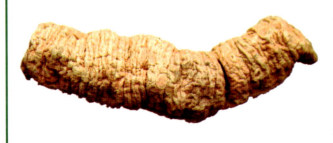

吴茱萸

【原文】 味辛,温。主温中,下气止痛;欬逆寒热;除湿;血痹;逐风邪、开腠理。根,杀三虫。一名藙。生川谷。

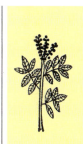

〔今 释〕

性味归经: 辛、苦,热;有小毒。归肝、脾、胃、肾经。

功效主治: 散寒止痛,降逆止呕,助阳止泻。用于厥阴头痛,寒疝腹痛,寒湿脚气,经行腹痛,脘腹胀痛,呕吐吞酸,五更泄泻。

用量用法: 2~5克,煎服。外用:适量。

使用禁忌: 本品辛热燥烈,易耗气动火,故不宜多用、久服。

来源: 本品为芸香科植物吴茱萸、石虎或疏毛吴茱萸的干燥近成熟果实。

形态特征: 为灌木或小乔木,小枝紫褐色,幼枝、叶轴及序轴均被锈色长柔毛,裸芽密紫褐色长茸毛。叶对生,单数羽状复叶;小叶椭圆形至卵形,全缘或有不明显的钝锯两面均密被长柔毛,有粗大腺点。花单性,雌雄异株;聚伞状圆锥花序顶生,花白色。蓇葖果,成熟时紫红色,表面有粗大的腺点。

采收加工: 8~11月果实尚未开裂时,剪下果枝,晒干或低温干燥,除去枝、叶、果梗等杂质。

别名: 茶辣、伏辣子、曲药子、臭泡子。

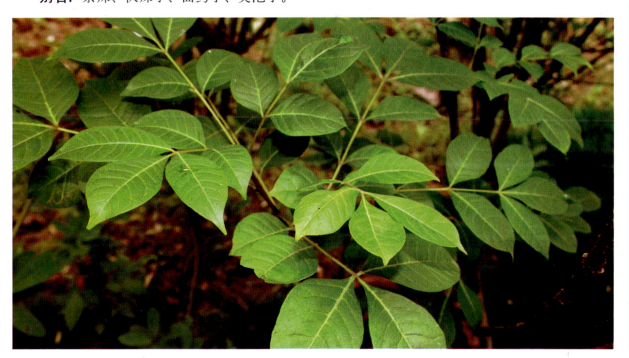

〖现代研究〗

化学成分：含挥发油，油中主要为吴茱萸烯、罗勒烯、月桂烯、吴茱萸内酯、吴茱萸内酯醇等。还含吴茱萸酸、吴茱萸碱、吴茱萸啶酮、吴茱萸精、吴茱萸苦素等。

药理作用：本品甲醇提取物、水煎剂有抗动物实验性胃溃疡的作用；水煎剂对药物性导致动物胃肠痉挛有对抗作用，有明显的镇痛作用；本品注射液静注对麻醉大鼠和狗有明显升高血压的作用；其煎剂、蒸馏液和冲剂过滤后，分别给正常兔、犬和实验性肾型高血压犬进行静注，均有明显的降压作用；煎剂给犬灌胃，也呈明显降压作用，甘草煎剂可使吴茱萸的降压作用消失；能抑制血小板聚集，抑制血小板血栓及纤维蛋白血栓形成；其煎剂、吴茱萸次碱和脱氢吴茱萸碱对家兔离体及在体子宫有兴奋作用；在猫心肌缺血后，吴茱萸及吴茱萸汤能改善部分心电图，部分减少血中磷酸肌酸酶及乳酸脱氢酶的释放，明显增加血中一氧化氮的浓度，缩小心肌梗死面积，具有一定的保护心肌缺血的作用。

〖配伍应用〗

厥阴头痛、干呕吐涎沫、苔白脉迟等：每与生姜、人参等同用，如吴茱萸汤（《伤寒论》）。

寒疝腹痛：常与小茴香、川楝子、木香等配伍，如导气汤（《医方简义》）。

冲任虚寒、瘀血阻滞之痛经：与桂枝、当归、川芎等同用，如温经汤（《金匮要略》）。

寒湿脚气肿痛：与木瓜、苏叶、槟榔等配伍，如鸡鸣散（《类编朱氏集验医方》）。

霍乱心腹痛、呕吐不止：常与干姜、甘草同用，如吴茱萸汤（《圣济总录》）。

外寒内侵、胃失和降之呕吐：与半夏、生姜等同用。

肝郁化火、肝胃不和的胁痛口苦、呕吐吞酸：配伍黄连，如左金丸（《丹溪心法》）。

脾肾阳虚、五更泄泻：多与补骨脂、肉豆蔻、五味子等同用，如四神丸（《校注妇人良方》）。

〖药膳食疗〗

◎ **吴茱萸粥**

原料：吴茱萸2克，粳米50克，生姜2片，葱白2茎。

制法：将吴茱萸研为细末，用粳米先煮粥，待米熟后下吴茱萸末及生姜、葱白，同煮为粥。

用法：每日2次，早、晚温热服。

功效：补脾暖胃，温中散寒，止痛止吐。

适用：虚寒型痛经、脘腹冷痛、呕逆吐酸等。

◎ **吴茱萸汤**

原料：吴茱萸、党参各9克，生姜18克，大枣4枚。

制法：将上味药洗净，一起放入锅中，加水煎煮至熟，去渣取汁服用。

用法：佐餐食用。

功效：温中补虚，降逆止呕。

适用：脾胃虚寒或肝经寒气上逆，而见吞酸嘈杂，或头顶痛、干呕吐涎沫、舌淡苔白滑、脉沉迟者。

黄连

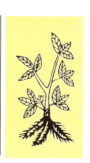

【原文】 味苦，寒。主热气目痛，眦伤泣出，明目；肠澼，腹痛下利；妇人阴中肿痛。久服令人不忘。一名王连。生川谷。

〖今 释〗

性味归经： 苦，寒。归心、脾、胃、肝、胆、大肠经。

功效主治： 清热燥湿，泻火解毒。用于湿热痞满，呕吐吞酸，泻痢，黄疸，高热神昏，心火亢盛，心烦不寐，心悸不宁，血热吐衄，目赤，牙痛，消渴，痈肿疔疮；外治湿疹，湿疮，耳道流脓。酒黄连善清上焦火热。用于目赤，口疮。姜黄连清胃和胃止呕。用于寒热互结，湿热中阻，痞满呕吐。萸黄连舒肝和胃止呕。用于肝胃不和，呕吐吞酸。

用量用法： 2~5克，煎服。外用：适量。

使用禁忌： 胃虚呕恶，脾虚泄泻，五更肾泻，均应慎服。

来源： 本品为毛茛科植物黄连、三角叶黄连或云连的干燥根茎。以上三种分别习称"味连"、"雅连"、"云连"。

形态特征： 黄连为多年生草本，根茎黄色，常有分枝，形如鸡爪。叶基生，有长柄；叶片卵状三角形，三全裂，中央裂片棱形，具柄，羽毛深裂，边缘有锐锯齿。侧生裂片比中央裂片短。花葶1~2，二歧或多歧聚伞花序，花3~8，苞片披针形，羽状深裂；萼片5，黄绿色，窄卵形，花瓣线型或线状披针形，中央有蜜槽；雄蕊多数，外轮雄蕊比花瓣略短。蓇葖果具柄。

采收加工： 秋季采挖，除去须根及泥沙，干燥，撞去残留须根。

别名： 味连、雅连、云连、川连。

〖现代研究〗

化学成分： 本品主含小檗碱（黄连素）、黄连碱、甲基黄连碱、掌叶防己碱、非洲防己碱、依米丁（吐根碱）等多种生物碱；并含黄柏酮、黄柏内酯等。

药理作用： 本品对葡萄球菌、链球菌、肺炎球菌、霍乱弧菌、炭疽杆菌及除宋内氏以外的痢疾杆菌均有较强的抗菌作用；对肺炎杆菌、白喉杆菌、枯草杆菌、百日咳杆菌、鼠疫杆菌、布氏杆菌、结核杆菌也有抗菌作用；对大肠杆菌、变形杆菌、伤寒杆菌作用较差；所含小檗碱小剂量时能兴奋心脏，增强其收缩力，增加冠状动脉血流量，大剂量时抑制心脏，减弱其收缩；小檗碱可减少蟾蜍心率，对兔、豚鼠、大鼠离体心房有兴奋作用并有抗心律失常的作用，有利胆、抑制胃液分泌、抗腹泻等作用，小剂量对小鼠大脑皮质的兴奋过程有加强作用，大剂量则对抑制过程有加强作用，有抗急性炎症、抗癌、抑制组织代谢等作用；小檗碱和四氢小檗碱能降低心肌的耗氧量；黄连及其提取成分有抗溃疡作用。

〖配伍应用〗

湿热阻滞中焦、气机不畅所致脘腹痞满、恶心呕吐：常配苏叶用，如苏叶黄连汤（方出《温热经纬》，名见《中医妇科学》）；或配黄芩、干姜、半夏用，如半夏泻心汤（《伤寒论》）。

胃热呕吐：配石膏用，如石连散（《仙拈集》）。

脾胃虚寒、呕吐酸水：配人参、白术、干姜等用，如连理汤（《症因脉治》）。

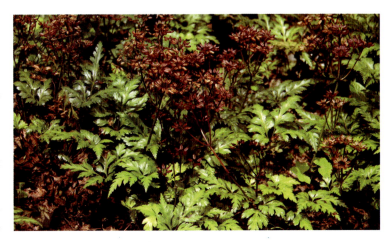

心火亢盛所致神昏、烦躁之证：配黄芩、黄柏、栀子，如黄连解毒汤（《外台秘要》）。
高热神昏：配石膏、知母、玄参、牡丹皮等用，如清瘟败毒饮（《疫疹一得》）。
心火亢旺、心肾不交之怔忡不寐：配肉桂，如交泰丸（《韩氏医通》）。
邪火内炽、迫血妄行之吐衄：配大黄、黄芩，如泻心汤（《金匮要略》）。
痈肿疔毒：多与黄芩、黄柏、栀子同用，如黄连解毒汤（《外台秘要》）。
胃火上攻、牙痛难忍：配生地黄、升麻、牡丹皮等用，如清胃散（《兰室秘藏》）。
肾阴不足，心胃火旺之消渴：配生地黄，如黄连丸（《外台秘要》）。

〖药膳食疗〗

◎ **黄连白头翁粥**

原料：川黄连10克，粳米30克，白头翁50克。

制法：将黄连、白头翁入砂锅，加清水300毫升，浸透，煎至150毫升，去渣取汁。粳米加水400毫升，煮至米开花时，兑入药汁，煮成粥，待食。

用法：每日3次，温热服食。虚寒久痢忌用。

功效：清热，凉血，解毒。

适用：腹痛、腹泻里急后重。

◎ **黄连鸡子炖阿胶**

原料：黄连10克，生白芍20克，阿胶50克，鲜鸡蛋（去蛋清）2枚。

制法：先将黄连、生白芍加水煮取浓汁约150毫升，然后去渣；再将阿胶加水50毫升，隔水蒸化，把药汁倒入再慢火煎膏，将成时放入蛋黄拌匀即可。

用法：每服适量，每晚睡前服1次。

功效：交通心肾。

适用：心肾不交之不寐。

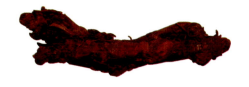

五味子

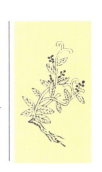

【原文】味酸,温。主益气;欬逆上气;劳伤羸瘦,补不足;强阴,益男子精。一名会及。生山谷。

〖今 释〗

性味归经:酸、甘,温。归肺、心、肾经。

功效主治:收敛固涩,益气生津,补肾宁心。用于久嗽虚喘,梦遗滑精,遗尿尿频,久泻不止,自汗盗汗,津伤口渴,内热消渴,心悸失眠。

用量用法:2~6克,煎服。研末服,1~3克。

使用禁忌:凡表邪未解,内有实热,咳嗽初起,麻疹初期,均不宜用。

来源:为木兰科植物五味子或华中五味子的果实。前者习称北五味子,后者习称南五味子。

形态特征:五味子为落叶木质藤本,长可达8米,小枝褐色。单叶互生,叶卵形、宽倒卵形至宽椭圆形,边缘疏生有腺体的细齿,上面有光泽,无毛。花单性,雌雄异株;单生或簇生于叶腋,花被呈乳白色或粉红色,花后花托逐渐伸长,果熟时呈穗状聚合果。浆果球形,肉质,熟时深红色。

采收加工:秋季采摘成熟果实,晒干或蒸后晒干,除去果梗及杂质。

别名:山花椒、乌梅子、软枣子。

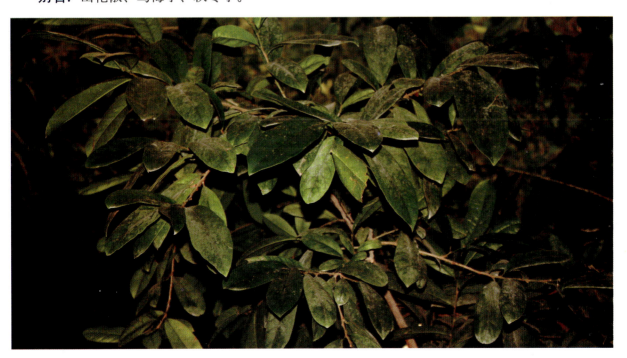

【现代研究】

化学成分：北五味子主含挥发油、有机酸、鞣质、维生素、糖及树脂等。种子挥发油中的主要成分为五味子素。

药理作用：本品对神经系统各级中枢均有兴奋作用，对大脑皮质的兴奋和抑制过程均有影响，使之趋于平衡。对呼吸系统有兴奋作用，有镇咳和祛痰作用。能降低血压。能利胆，降低血清转氨酶，对肝细胞有保护作用。有与人参相似的适应原样作用，能增强机体对非特异性刺激的防御能力。能增加细胞免疫功能，使脑、肝、脾脏SOD活性明显增强，故具有提高免疫、抗氧化、抗衰老作用。对金黄色葡萄球菌、肺炎杆菌、肠道沙门菌、绿脓杆菌等均有抑制作用。

【配伍应用】

肺虚久咳：可与罂粟壳同用，如五味子丸（《卫生家宝方》）。

肺肾两虚喘咳：常与山茱萸、熟地黄、山药等同用，如都气丸（《医宗己任编》）。

寒饮咳喘证：配伍麻黄、细辛、干姜等，如小青龙汤（《伤寒论》）。

自汗、盗汗者：可与麻黄根、牡蛎等同用。

滑精者：可与桑螵蛸、附子、龙骨等同用，如桑螵蛸丸（《世医得效方》）。

梦遗者：常与麦冬、山茱萸、熟地黄、山药等同用，如麦味地黄丸（《医宗金鉴》）。

脾肾虚寒久泻不止：可与吴茱萸同炒香研末，米汤送服，如五味子散（《普济本事方》）；或与补骨脂、肉豆蔻、吴茱萸同用，如四神丸（《内科摘要》）。

热伤气阴、汗多口渴者：常与人参、麦冬同用，如生脉散（《内外伤辨惑论》）。

阴虚内热、口渴多饮之消渴证：多与山药、知母、天花粉、黄芪等同用，如玉液汤（《医学衷中参西录》）。

阴血亏损、心神失养或心肾不交之虚烦心悸、失眠多梦：常与麦冬、丹参、生地黄、酸枣仁等同用，如天王补心丹（《摄生秘剖》）。

【药膳食疗】

◎ 五味核桃酒

原料：五味子250克，核桃仁100克，白酒2500毫升。

制法：将五味子同核桃仁一同放入酒坛，倒入白酒，密封坛口，每日摇晃3次，浸泡15日后即成。

用法：每日3次，每次10毫升。

功效：敛肺滋肾，涩精安神。

适用：健忘、失眠、头晕、心悸、倦怠乏力、烦躁等。

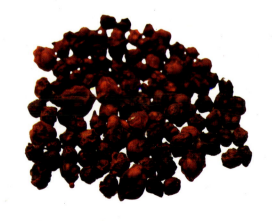

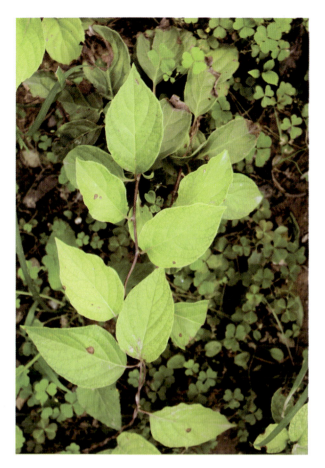
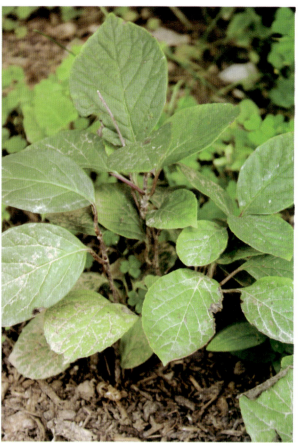

◎ 五味子炖蛋

原料：鸡蛋（或鸽子蛋）2个，五味子15克。

制法：先用水煮五味子，水开后将蛋破皮整卧入汤中，炖熟。

用法：食蛋饮汤。

功效：止痢固涩。

适用：久痢不止，而无明显寒热偏盛者。

◎ 五味子炖麻雀

原料：五味子3克，麻雀5只，花椒、料酒、葱、姜各适量。

制法：将麻雀，拔毛去脏，洗净，五味子洗净，与葱、姜、花椒、料酒同放入砂锅内，放麻雀，加水以浸没麻雀为度。大火烧开，小火炖约30分钟，起锅，滤去五味子及调料，调入盐、胡椒粉即可。

用法：食肉饮汤。

功效：壮阳益精。

适用：心肾阳虚引起的自汗、心悸、腰膝酸软、阳痿早泄者。

决明子

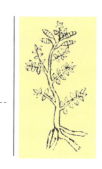

【原文】味咸，平。主青盲；目淫肤赤白膜，眼赤痛、泪出。久服益精光；轻身。生川泽。

〖今 释〗

性味归经：甘、苦、咸，微寒。归肝、大肠经。

功效主治：清热明目，润肠通便。用于目赤涩痛，羞明多泪，头痛眩晕，目暗不明，大便秘结。

用量用法：9～15克，煎服。用于润肠通便，不宜久煎。

使用禁忌：气虚便溏者不宜使用。

来源：本品为豆科植物决明或小决明的干燥成熟种子。

形态特征：一年生半灌木状草本，高1～2米。双数羽状复叶互生；小叶3对，倒卵形或长圆状倒卵形，先端圆形。花成对腋生，黄色，倒卵形。荚果条形。种子多数，菱形，淡褐色，有光泽，两侧面各有1条线形的浅色斜凹纹。

采收加工：秋季采收成熟果实，晒干，打下种子，除去杂质。

别名：决明、假绿豆、草决明、马蹄决明。

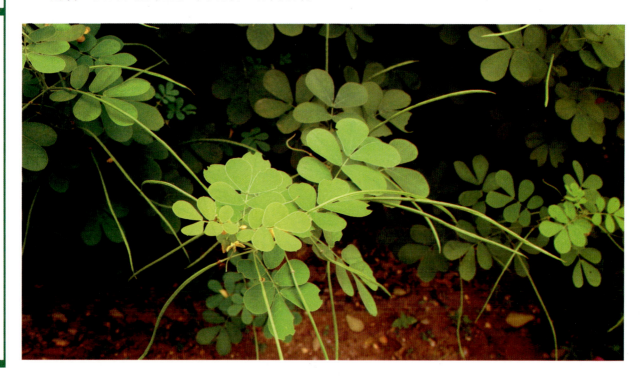

〖现代研究〗

化学成分：本品主含大黄酸、大黄素、芦荟大黄素、决明子素、橙黄决明素、决明素等蒽醌类物质，以及决明苷、决明酮、决明内酯等萘并吡咯酮类物质；此外，尚含甾醇、脂肪酸、糖类、蛋白质等。

药理作用：本品的水浸出液、醇水浸出液及乙醇浸出液都有降低血压作用；本品有降低血浆总胆固醇和三酰甘油的作用；其注射液可使小鼠胸腺萎缩，对吞噬细胞吞噬功能有增强作用；其所含蒽醌类物质有缓和的泻下作用；其醇浸出液除去醇后，对金黄色葡萄球菌、白色葡萄球菌、橘色葡萄球菌、白喉杆菌、巨大芽孢杆菌、伤寒杆菌、副伤寒杆菌、乙型副伤寒杆菌及大肠杆菌均有抑制作用；其水浸液对皮肤真菌有不同程度的抑制作用。

〖配伍应用〗

肝热目赤肿痛、羞明多泪：常配黄芩、赤芍、木贼用，如决明子散（《银海精微》）。

风热上攻头痛目赤：配菊花、青葙子、蔓荆子等，如决明子丸（《证治准绳》）。

肝肾阴亏、视物昏花、目暗不明：配山茱萸、生地黄等，如决明散（《银海精微》）。

肝阳上亢之头痛、眩晕：常配菊花、钩藤、夏枯草等用。

内热肠燥、大便秘结：可与火麻仁、瓜蒌仁等同用。

〖药膳食疗〗

◎ **决明子粥**

原料：决明子10~15克，白菊花10克，粳米60克，冰糖少许。

制法：先将决明子放入铁锅内，炒至起爆微有香气时，取出待冷后，与白菊花同放入砂罐，加清水煎煮30分钟，去渣留汁，加入粳米煮至粥熟时，加入冰糖，再煮1~2沸即可。

用法：每日1剂，分早、晚食用。

功效：清肝明目，平抑肝阳，润肠通便。

适用：肝火上炎之目赤肿痛，或肝阳上扰之头晕目眩、头痛如胀、烦躁易怒、便秘难解等。

◎ **决明子菊花茶**

原料：决明子15克，茶叶、杭菊花各3克。

制法：将以上3味药放入盖杯中，用滚开水冲泡，加盖浸片刻即成。

用法：代茶频饮。

功效：清肝明目，减脂降压，平抑肝阳。

适用：高血压、高脂血症、便秘。

◎ **决明子木贼茶**

原料：决明子30克，木贼3克。

制法：先将决明子洗净，晾干或晒干，将木贼去杂，去根须，洗净，晒干，切段，与决明子同放入杯中，用沸水冲泡，加盖焖10分钟，即可。

用法：代茶，频频饮用，一般可冲泡3~5次。

功效：清肝明目，平抑肝阳。

适用：肝火上炎型目赤、眼干、痒、迎风流泪等。

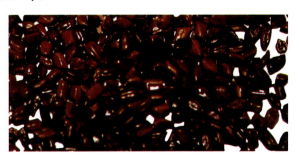

芍药

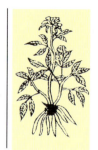

【原文】味苦，平。主邪气腹痛；除血痹，破坚积，寒热；疝瘕；止痛；利小便；益气。生山谷及丘陵。

〖今释〗

性味归经：苦、酸，微寒。归肝、脾经。

功效主治：养血调经，敛阴止汗，柔肝止痛，平抑肝阳。用于血虚萎黄，月经不调，自汗，盗汗，胁痛，腹痛，四肢挛痛，头痛眩晕。

用量用法：6～15克，煎服。

使用禁忌：不宜与藜芦同用。

来源：本品为毛茛科植物芍药的干燥根。

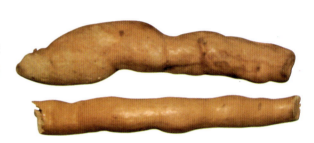

形态特征：多年生草本植物，根肥大。叶互生，下部叶为二回三出复叶，小叶片长卵圆形至披针形，先端渐尖，基部楔形，叶缘具骨质小齿，上部叶为三出复叶。花大，花瓣白色、粉红色或红色。蓇葖果。

采收加工：夏、秋二季采挖，洗净，除去头尾及细根，置沸水中煮后除去外皮或去皮后再煮，晒干。

别名：白芍、金芍药。

〖现代研究〗

化学成分：白芍含有芍药苷、牡丹酚芍药花苷，还含芍药内酯、苯甲酸等。此外，还含挥发油、脂肪油、树脂糖、淀粉、黏液质、蛋白质和三萜类成分。

药理作用：白芍水煎剂给小鼠喂饲腹腔巨噬百分率和吞噬指数均较对照组有明显提高。白芍能促进小鼠腹腔巨噬细胞的吞噬功能。白芍水煎剂可拮抗环磷酰胺对小鼠外周T淋巴细胞的抑制作用，使之恢复正常水平，表明白芍可使处于低下状态的细胞免疫功能恢复正常。白芍提取物对大鼠蛋清性急性炎症水肿有明显抑制作用，对棉球肉芽肿有抑制增生作用。白芍对醋酸引起的扭体反应有明显的镇痛效果，与甘草的甲醇复合物合用，二者对醋酸扭体反应有协同镇痛作用。芍药中的主要成分芍药苷具有较好的解痉作用。

【配伍应用】

肝血亏虚、面色苍白、眩晕心悸或月经不调、崩中漏下：常与熟地黄、当归等同用，如四物汤（《和剂局方》）。

血虚有热、月经不调：可配伍黄芩、黄柏、续断等药，如保阴煎（《景岳全书》）。

崩漏：可与阿胶、艾叶等同用。

血虚肝郁、胁肋疼痛：常配柴胡、当归、白芍等，如逍遥散（《和剂局方》）。

脾虚肝旺、腹痛泄泻：与白术、防风、陈皮同用，如痛泻要方（《景岳全书》）。

痢疾腹痛：与木香、黄连等同用，如芍药汤（《素问病机气宜保命集》）。

阴血虚筋脉失养而致手足挛急作痛：常配甘草缓急止痛，即芍药甘草汤（《伤寒论》）。

【药膳食疗】

◎ **芍药浸酒方**

原料：芍药、生地黄、黄芪各15克，艾叶5克，白酒250毫升。

制法：上四味药，除去杂质，放容器中，倒入白酒，密封容器口，浸泡3～5日，滤取药汁即可。

用法：每食前随量温饮之。

功效：益气血，温经脉，理冲任，止带浊。

适用：气血双亏、冲任失调之妇女月经不调、痛经、赤白带下等。

◎ **芍药甘草蜜饮**

原料：芍药30克、甘草10克，蜂蜜6克。

制法：将芍药、甘草放入锅中，加水煎汤，去渣后加入蜂蜜调匀即成。

用法：每日2次。

功效：养血柔肝、缓急止痛。

适用：阴血虚筋脉失养而致手足挛急作痛。

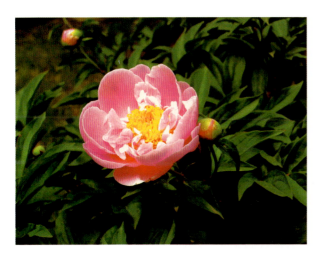
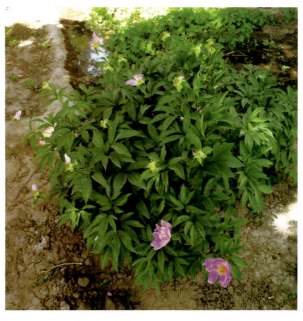

桔梗

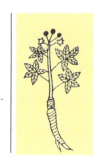

【原文】味辛,微温。主胸胁痛如刀刺;腹满肠鸣幽幽;惊恐,悸气。生山谷。

〖今释〗

性味归经:苦、辛,平。归肺经。
功效主治:宣肺,利咽,祛痰,排脓。用于咳嗽痰多,胸闷不畅,咽痛音哑,肺痈吐脓。
用量用法:3～10克,煎服。或入丸、散。
使用禁忌:凡气机上逆,呕吐,呛咳,眩晕,阴虚火旺咳血等不宜用;胃及十二指肠溃疡者慎服。用量过大易致恶心呕吐。
来源:本品为桔梗科植物桔梗的干燥根。
形态特征:多年生草本,体内有白色乳汁,全株光滑无毛。根粗大,圆锥形或有分叉,外皮黄褐色。茎直立,有分枝。叶多为互生,少数对生,近无柄,叶片长卵形,边缘有锯齿。花大形,单生于茎顶或数朵成疏生的总状花序;花冠钟形,蓝紫色、蓝白色、白色、粉红色。蒴果卵形,熟时顶端开裂。
采收加工:春、秋二季采挖,洗净,除去须根,趁鲜剥去外皮或不去外皮,干燥。
别名:白药、卢茹、利如、大药、梗草、苦梗、苦菜根。

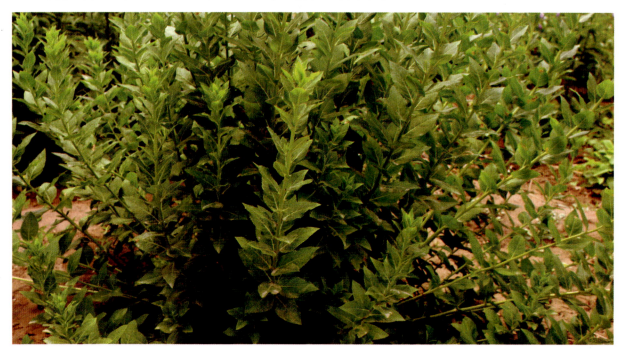

〖现代研究〗

化学成分：本品含多种皂苷，主要为桔梗皂苷，多种混合皂苷经完全水解所产生的皂苷元有桔梗皂苷元、远志酸，以及少量的桔梗酸。另外还含菊糖、植物甾醇等。

药理作用：所含的桔梗皂苷对口腔、咽喉部位、胃黏膜的直接刺激，反射性地增加支气管黏膜分泌亢进从而使痰液稀释，易于排出；桔梗有镇咳作用，有增强抗炎和免疫作用，其抗炎强度与阿司匹林相似；水提物能增强巨噬细胞的吞噬功能，增强中性白细胞的杀菌力，提高溶菌酶活性；对应激性溃疡有预防作用。桔梗粗皂苷有镇静、镇痛、解热作用，又能降血糖、降胆固醇，松弛平滑肌。桔梗皂苷有很强的溶血作用，但口服能在消化道中分解破坏而失去溶血作用。

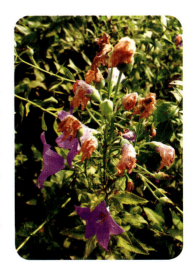

〖配伍应用〗

风寒外感者：配紫苏、杏仁，如杏苏散（《温病条辨》）。

风热外感者：配桑叶、菊花、杏仁，如桑菊饮（《温病条辨》）。

痰滞胸痞：常配枳壳同用。

外邪犯肺、咽痛失音者：常配甘草、牛蒡子等用，如桔梗汤（《金匮要略》）及加味甘桔汤（《医学心悟》）。

咽喉肿痛、热毒盛者：可配射干、板蓝根等。

肺痈咳嗽胸痛、咯痰腥臭者：可配甘草用之，如桔梗汤（《金匮要略》）。

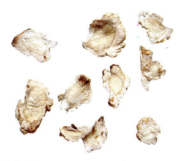

〖药膳食疗〗

◎ 桔梗冬瓜汤

原料：冬瓜150克，杏仁10克，桔梗9克，甘草6克，食油、盐、大蒜各适量。

制法：将冬瓜洗净、切块，放入锅中，加入食油、盐翻炒后，加适量清水，下杏仁、桔梗、甘草一并煎煮，至熟后，以盐、大蒜等调料调味即成。

用法：佐餐食用。

功效：疏风清热，宣肺止咳。

适用：慢性支气管炎患者。

◎ 桔梗茶

原料：桔梗10克，蜂蜜适量。

制法：将桔梗择净，放入茶杯中，纳入蜂蜜，冲入沸水适量，浸泡5～10分钟后饮服。

用法：每日1剂。

功效：化痰利咽。

适用：慢性咽炎、咽痒不适、干咳等。

川芎

【原文】味辛，温。主中风入脑头痛；寒痹筋挛缓急；金疮；妇人血闭无子。生川谷。

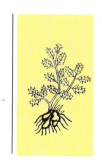

〖今 释〗

性味归经：辛，温。归肝、胆、心包经。
功效主治：活血行气，祛风止痛。用于胸痹心痛，胸胁刺痛，跌仆肿痛，月经不调，经闭痛经，癥瘕腹痛，头痛，风湿痹痛。
用量用法：3～10克，煎服。
使用禁忌：阴虚火旺者慎用。
来源：本品为伞形科植物川芎的干燥根茎。
形态特征：多年生草本。根茎呈不整齐的结节状拳形团块，有明显结节状，节盘凸出；茎下部的节明显膨大成盘状。叶2～3回单数羽状复叶，小叶3～5对，边缘又作不等齐的羽状全裂或深裂，叶柄基部成鞘状抱茎。复伞形花序生于分枝顶端，伞幅细，有短柔毛；总苞和小总苞片线形；花白色。双悬果卵形，5棱。
采收加工：夏季当茎上的节盘显著突出，并略带紫色时采挖，除去泥沙，晒后烘干，再去须根。
别名：香果、台芎、西芎、杜芎。

〖现代研究〗

化学成分：本品含生物碱（如川芎嗪）、挥发油（主要为藁本内脂、香烩烯等）、酚类物质（如阿魏酸），内脂素以及维生素A、叶酸、蔗糖、甾醇、脂肪油等。
药理作用：川芎嗪能扩张冠状动脉，增加冠状动脉血流量，改善心肌的血氧供应，并降低心肌的耗氧量；川芎嗪可扩张脑血管，降低血管阻力，显著增加脑及肢体血流量，改善微循环；能降低血小板表面活性，抑制血小板凝集，预防血栓的形成；所含阿魏酸的中性成分小剂量促进、大剂量抑制子宫平滑肌；水煎剂对动物中枢神经系统有镇静作用，并有明显而持久的降压作用；可加速骨折局部血肿的吸收，促进骨痂形成；有抗维生素E缺乏作用；能抑制多种杆菌；有抗组织胺和利胆作用。

〖配伍应用〗

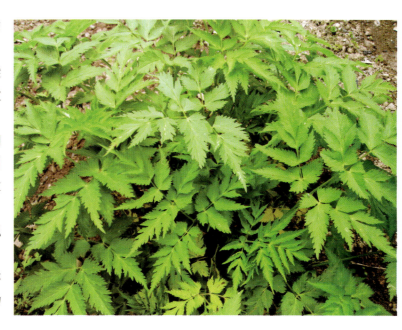

心脉瘀阻之胸痹心痛：常与丹参、桂枝、檀香等同用。

肝郁气滞之胁痛：常配柴胡、白芍、香附，如柴胡疏肝散（《景岳全书》）。

肝血瘀阻、积聚痞块、胸胁刺痛：多与桃仁、红花等同用，如血府逐瘀汤（《医林改错》）。

跌仆损伤、瘀肿疼痛：可配乳香、没药、三七等用。

血瘀经闭、痛经：常与赤芍、桃仁等同用，如血府逐瘀汤（《医林改错》）。

寒凝血瘀者：可配桂心、当归等，如温经汤（《妇人良方》）。

产后恶露不下、瘀阻腹痛：可配当归、桃仁、炮姜等，如生化汤（《傅青主女科》）。

月经不调、月经先期或错后：可配益母草、当归等，如益母胜金丹（《医学心悟》）。

风寒头痛：配羌活、细辛、白芷，如川芎茶调散（《和剂局方》）。

风热头痛：配菊花、石膏、僵蚕，如川芎散（《卫生保健》）。

风湿头痛：可配羌活、独活、防风，如羌活胜湿汤（《内外伤辨惑论》）。

血虚头痛：配当归、白芍，取本品祛风止痛之功，如加味四物汤（《金匮翼》）。

血瘀头痛：可配赤芍、麝香，如通窍活血汤（《医林改错》）。

〖药膳食疗〗

◎ 川芎茶

原料：川芎9克，茶叶3克。

制法：水煎取汁，当茶饮。

用法：每日1次，4～5日为1个疗程。

功效：祛风，利窍。

适用：慢性鼻炎、头痛等。

◎ 川芎鸡蛋

原料：川芎8克，鸡蛋2个，红糖适量。

制法：将川芎、鸡蛋加水同煮，鸡蛋熟后去壳再煮片刻，去渣加红糖调味即成。

用法：每日分2次服，每月连服5～7剂。吃蛋饮汤。

功效：活血行气。

适用：气血瘀滞型痛经。

◎ 川芎菊花茶

原料：川芎10克，白菊花6克，绿茶2克。

制法：先将川芎拣杂，洗净，晒干或烘干，切成片，与菊花、绿茶同放入砂锅，加水浸泡片刻，煎煮20分钟，用洁净纱布过滤，取汁即成。

用法：早、晚服用。

功效：清肝祛风。

适用：头痛、目涩者。

葛根

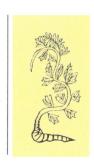

【原文】味甘,平。主消渴;身大热,呕吐;诸痹;起阴气;解诸毒。葛谷,主下痢十岁已上。一名鸡齐根。生川谷。

〖今 释〗

性味归经:甘、辛,凉。归脾、胃、肺经。

功效主治:解肌退热,生津止渴,透疹,升阳止泻,通经活络,解酒毒。用于外感发热头痛,项背强痛,口渴,消渴,麻疹不透,热痢,泄泻,眩晕头痛,中风偏瘫,胸痹心痛,酒毒伤中。

用量用法:10~15克,煎服。解肌退热、透疹、生津宜生用,升阳止泻宜煨用。

使用禁忌:易于动呕、胃寒者宜慎用。

来源:本品为豆科植物野葛的干燥根,习称野葛。

形态特征:藤本,长可达10米,全株被黄褐色长毛,块根肥大。3出复叶,互生,中央小叶菱

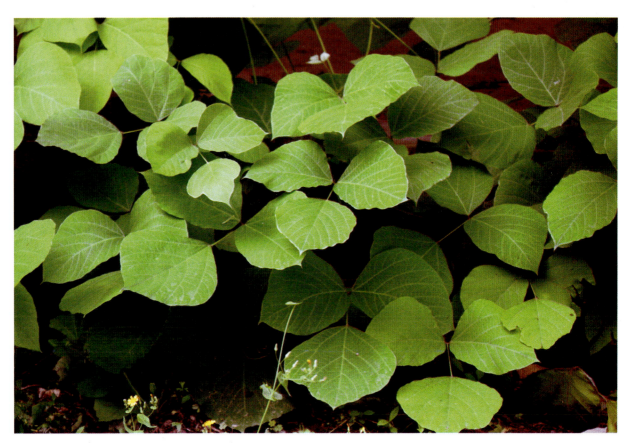

状卵形，侧生小叶斜卵形，稍小，基部不对称，先渐尖，全缘或波状浅裂，下面有粉霜，两面被糙毛，托叶盾状，小托叶针状。总状花序腋生，花密集，蝶形花冠紫红色或蓝紫色。荚果条状，扁平，被黄色长硬毛。

采收加工：秋、冬二季采挖，趁鲜切成厚片或小块干燥。

别名：葛条、甘葛、粉葛、葛藤、葛麻。

〖现代研究〗

化学成分：本品主要含黄酮类物质如大豆苷、大豆苷元、葛根素等，还有大豆素-4，7-二葡萄糖苷、葛根素-7-木糖苷，葛根醇、葛根藤素及异黄酮苷和淀粉。

药理作用：葛根煎剂、醇浸剂、总黄酮、大豆苷、葛根素均能对抗垂体后叶素引起的急性心肌缺血。葛根总黄酮能扩张冠脉血管和脑血管，增加冠脉血流量和脑血流量，降低心肌耗氧量，增加氧供应。葛根能直接扩张血管，使外周阻力下降，而有明显降压作用，能较好缓解高血压病人的"项紧"症状。葛根素能改善微循环，提高局部微血流量，抑制血小板凝集。葛根有广泛的β-受体阻滞作用。对小鼠离体肠管有明显解痉作用，能对抗乙酰胆碱所致的肠管痉挛。葛根还具有明显解热作用，并有轻微降血糖作用。

〖配伍应用〗

风热感冒、发热、头痛等症：可与薄荷、菊花、蔓荆子等同用。

风寒感冒、邪郁化热、发热重、恶寒轻、头痛无汗、目疼鼻干、口微渴、苔薄黄等症：常配伍柴胡、黄芩、白芷、羌活等，如柴葛解肌汤（《伤寒六书》）。

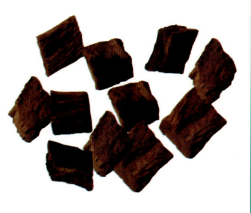

风寒感冒、表实无汗、恶寒、项背强痛者：常与麻黄、桂枝等同用，如葛根汤（《伤寒论》）。

表虚汗出、恶风、项背强痛者：常与桂枝、白芍等配伍，如桂枝加葛根汤（《伤寒论》）。

麻疹初起、表邪外束、疹出不畅：常与升麻、芍药、甘草等同用，如升麻葛根汤（《阎氏小儿方论》）。

麻疹初起，已现麻疹，但疹出不畅，见发热咳嗽或乍冷乍热者：可配伍牛蒡子、荆芥、蝉蜕、前胡等，如葛根解肌汤（《麻科活人全书》）。

热病津伤口渴：常与芦根、天花粉、知母等同用。

消渴证属阴津不足者：可与天花粉、鲜地黄、麦冬等配伍，如天花散（《仁斋直指方》）。

内热消渴、口渴多饮、体瘦乏力、气阴不足者：又多配伍乌梅、天花粉、麦冬、党参、黄芪等，如玉泉丸（《沈氏尊生书》）。

表证未解、邪热入里、身热、下利臭秽、肛门有灼热感、苔黄脉数或湿热泻痢、热重于湿者：常与黄芩、黄连、甘草同用，如葛根芩连汤（《伤寒论》）。

脾虚泄泻：常配伍人参、白术、木香等，如七味白术散（《小儿药证直诀》）。

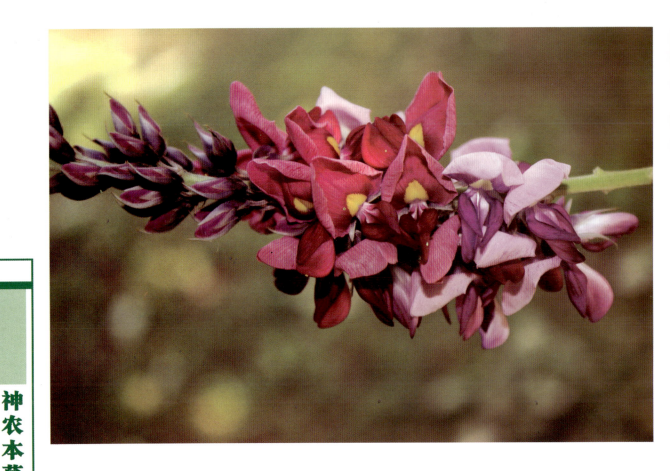

〖药膳食疗〗

◎ **葛根姜粥**

原料：葛根15克，生姜6克，粳米50克，蜂蜜少许。

制法：先将葛根、生姜入砂罐内，加水适量煎煮，去渣取汁，后入粳米同煮作粥，将粥晾至温热时，倒入蜂蜜，调匀即成。

用法：每日1剂，随意食之。

功效：祛风，定惊。

适用：小儿风热感冒、挟痰挟惊，症见发热、头痛、呕吐、惊啼不安等。

◎ **葛根葱白汤**

原料：葛根、葱白各15克。

制法：葛根、葱白加水煎2次，每次用水250毫升，煎20分钟，2次混合。

用法：分2次服用。

功效：清热除燥，生津止渴。

适用：感冒发热、头痛项强、口渴。

◎ **葛根解酒汁**

原料：鲜葛根汁100毫升，或干葛根30克。

制法：若无鲜葛根，可将干葛根切片，置沙锅中，煎煮1小时，滤渣取汁备用。

用法：取汁1次饮完。

功效：清热生津，除烦止渴，解酒醒神。

适用：酒毒内盛、化燥伤津之酗酒至醉、烦渴头痛、呕吐酸腐、躁扰不宁者。

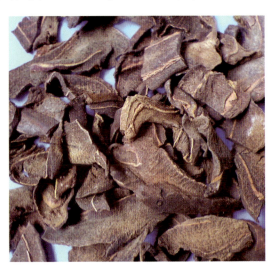

知母

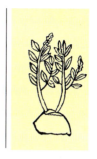

【原文】味苦,寒。主消渴热中,除邪气;肢体浮肿,下水;补不足、益气。一名蚳母,一名连母,一名野蓼,一名地参,一名水参,一名水浚,一名货母,一名蝭母。生川谷。

〖今 释〗

性味归经:苦、甘,寒。归肺、胃、肾经。

功效主治:清热泻火,滋阴润燥。用于外感热病,高热烦渴,肺热燥咳,骨蒸潮热,内热消渴,肠燥便秘。

用量用法:6~12克,煎服。

使用禁忌:本品性寒质润,有滑肠之弊,故脾虚便溏者不宜用。

来源:本品为百合科植物知母的干燥根茎。

形态特征:多年生草本。根茎横走,其上残留许多黄褐色纤维状的叶基,下部生有多数肉质须根。叶基生,线形,基部常夸大成鞘状,长15~70厘米,宽0.3~0.6厘米,具有多条平行脉,而无明显中脉。花葶直立,不分枝,高50~100厘米,其上生有尖尾状小苞片;花粉红色、淡紫色至白色。

采收加工:春、秋二季采挖,除去须根及泥沙,晒干,习称"毛知母";或除去外皮,晒干。

别名:连母、水须、穿地龙。

〖现代研究〗

化学成分:本品根茎含多种知母皂苷、知母多糖;此外,尚含芒果苷、异芒果苷、胆碱、烟酰胺、鞣酸、烟酸及多种金属元素、黏液质、还原糖等。

药理作用:知母浸膏动物实验有防止和治疗大肠杆菌所致高热的作用;体外实验表明,知母煎剂对痢疾杆菌、伤寒杆菌、副伤寒杆菌、霍乱弧菌、大肠杆菌、变形杆菌、白喉杆菌、葡萄球菌、肺炎双球菌、β-溶血性链球菌、白色念珠菌及某些致病性皮肤癣菌等有不同程度的抑制作用;其所含知母聚糖A、B、C、D有降血糖作用,知母聚糖B的活性最强;知母皂苷有抗肿瘤作用。

〖配伍应用〗

风外感热病、高热烦渴者：常与石膏相须为用，如白虎汤（《伤寒论》）。

肺热燥咳：常配贝母用，如二母散（《证治准绳》）。

肺燥久嗽气急：配杏仁、莱菔子，如宁嗽煎（《奇方类编》）。

阴虚火旺所致骨蒸潮热、盗汗、心烦者：常配黄柏、生地黄等用，如知柏地黄丸（《医宗金鉴》）。

阴虚内热之消渴证：常配天花粉、葛根等用，如玉液汤（《医学衷中参西录》）。

阴虚肠燥便秘证：常配生地黄、玄参、麦冬等用。

〖药膳食疗〗

◎ 清暑益气粥

原料：知母、石斛、麦冬各6克，西洋参3克，粳米30克，冰糖适量。

制法：先将麦冬、石斛、知母用布包加水煎30分钟，去药渣留汁，再将西洋参粉末、粳米加入煮成稀粥，冰糖调味即可。

用法：早、晚服食。

功效：清暑益气，生津止渴。

适用：夏季热发烧持续不退、无汗或少汗者。

◎ 知母玉竹蜜

原料：知母、玉竹各60克，蜂蜜300克。

制法：知母、玉竹快速洗净，放入瓦罐中，加冷水1500毫升，小火煎至500毫升，滤出头汁。再加冷水700毫升，煎至300毫升，滤出二汁，弃渣。将头汁、二汁、蜂蜜一起倒入大瓷盆内，加盖。旺火隔水蒸2小时，离火，冷却，装瓶，密盖。

用法：每日3次，每次15毫升，饭后温开水送服。

功效：清热泻火，生津润燥。

适用：由肺热伤阴所致的慢性咽炎。

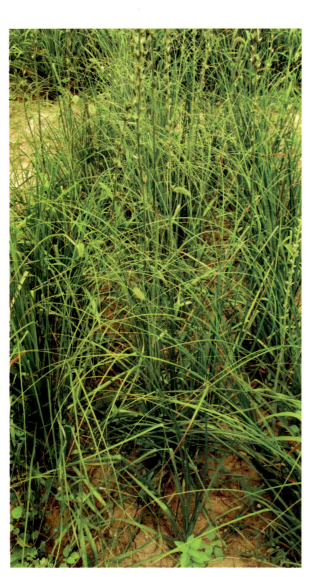

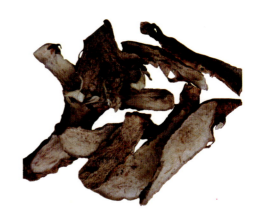

贝母

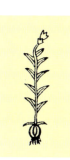

【原文】味辛，平。主伤寒烦热；淋沥邪气；疝瘕；喉痹；乳难；金疮风痉。一名空草。

〖今　释〗

性味归经：苦、甘，微寒。归肺、心经。

功效主治：清热润肺，化痰止咳，散结消痈。用于肺热燥咳，干咳少痰，阴虚劳嗽，痰中带血，瘰疬，乳痈，肺痈。

用量用法：3～10克，煎服；研粉冲服，每次1～2克。

使用禁忌：不宜与川乌、制川乌、草乌、制草乌、附子同用。

来源：本品为百合科植物川贝母、暗紫贝母、甘肃贝母或梭砂贝母的干燥鳞茎。前三者按性状不同分别习称"松贝"和"青贝"，后者习称"炉贝"。

形态特征：川贝母为多年生草本，鳞茎圆锥形，茎直立，高15～40厘米。叶2～3对，常对生，少数在中部间有散生或轮生，披针形至线形，先端稍卷曲或不卷曲，无柄。花单生茎顶，钟状，下垂，每花具狭长形叶状苞片3枚，先端多少弯曲成钩状。花被通常紫色，较少绿黄色，具紫色斑点或小方格，蜜腺窝在北面明显凸出。

采收加工：夏、秋二季或积雪融化时采挖，除去须根、粗皮及泥沙，晒干或低温干燥。

别名：川贝、贝壳母。

〖现代研究〗

化学成分：均含多种生物碱，如川贝母含青贝碱、松贝碱甲和松贝碱乙，还含川贝竺翣蘖贝素。暗紫贝母还含松贝宁及蔗糖，甘肃贝母含有岷贝碱甲、岷贝碱乙；梭砂贝母含有白炉贝碱、炉贝碱。

药理作用：贝母总生物碱及非生物碱部分，均有镇咳作用；川贝母流浸膏，川贝母碱均有不同程度的的祛痰作用。此外，西贝母碱还有解痉作用；川贝母、西贝碱有降压作用；贝母碱能增加子宫张力；贝母总碱有抗溃疡作用。

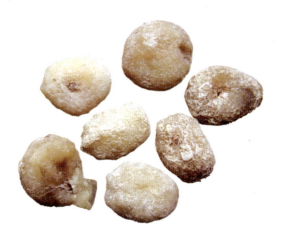

〖配伍应用〗

肺阴虚劳嗽、久咳有痰者： 常配沙参、麦冬等以养阴润肺化痰止咳。
肺热、肺燥咳嗽： 常配知母以清肺润燥，化痰止咳，如二母散（《急救仙方》）。
痰火郁结之瘰疬： 常配玄参、牡蛎等药用，如消瘰丸（《医学心悟》）。
热毒壅结之乳痈、肺痈： 常配蒲公英、鱼腥草等。

〖药膳食疗〗

◎ 川贝杏仁饮

原料：川贝母6克，杏仁3克，冰糖少许。
制法：将川贝母、杏仁加清水适量，用大火烧沸后将冰糖放入，专用小火煮30分钟即可。
用法：不拘时随意饮用。
功效：止咳平喘。
适用：阴虚肺燥咳嗽、哮喘者。

◎ 罗汉果蒸贝母

原料：罗汉果1个，川贝母10克。
制法：将罗汉果敲破，川贝母捣碎，同放入瓷碗中，加水200毫升，盖好，隔水蒸熟即可。
用法：直接食用，每日1次。
功效：润肺止咳。
适用：咳嗽、气喘、无痰或痰少者。

◎ 贝母秋梨

原料：川贝母、冰糖各10克，鸭梨（雪梨）1个。
制作：将梨洗净，靠柄部横切断，挖去核，装入贝母末，再把梨上部拼对好，用木签（或竹签）固定，放大碗中，加入冰糖和少许水，隔水蒸约40分钟。
用法：吃梨喝汤，每日2次。
功效：润燥化痰，清肺止咳。
适用：燥痰咳嗽、久咳不止、痰少黏滞、咽干口燥等。

◎ 川贝炖雪梨

原料：川贝母粉5克，雪梨1个（约250克）。

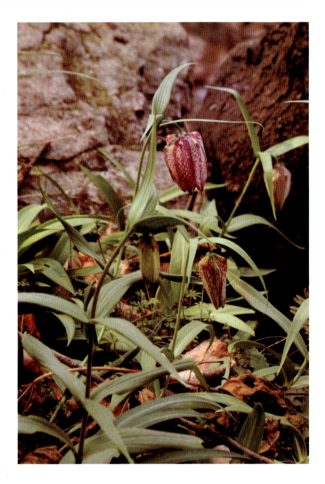

制法：先将雪梨外表面用温开水反复刷洗干净，去除梨柄、梨核仁，将梨切成1厘米见方的雪梨丁，放入炖杯，加川贝母粉，再加水适量，先以大火煮沸，改用小火煨炖30分钟，即成。煨炖时也可加冰糖20克。
用法：早、晚2次分服。
功效：润燥化痰，清肺止咳。
适用：阴虚肺燥咳嗽、久咳不止、痰少、咽干等。

栝楼

【原文】味苦,寒。主消渴,身热;烦满大热,补虚安中;续绝伤。一名地楼。生川谷及山阴地。

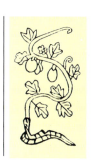

〖今 释〗

性味归经:甘、微苦,寒。归肺、胃、大肠经。

功效主治:清热涤痰,宽胸散结,润燥滑肠。用于肺热咳嗽,痰浊黄稠,胸痹心痛,结胸痞满,乳痈,肺痈,肠痈,大便秘结。

用量用法:9～15克,煎服。

使用禁忌:不宜与川乌、制川乌、草乌、制草乌、附子同用。

来源:为葫芦科植物栝楼的果实。

形态特征:多年生草质藤本。茎有棱线,卷须2～3歧。叶互生,叶片宽卵状心形,长宽相近,5～14厘米,3～5浅裂至深裂,边缘常再分裂,小裂片较圆,两面稍被毛。雄花生于上端1/3处,3～8朵成总状花序,有时单生,萼片线形,花冠白色,裂片扇状倒三角形,先端流苏长1.5～2厘米;雌花单生,花梗长约6厘米。果实椭圆形至球形,长7～11厘米,果瓤橙黄色。种子扁椭圆形。

采收加工:秋末果实变为淡黄时采收,悬挂通风处阴干。

别名:苦瓜、山金匏、药瓜皮。

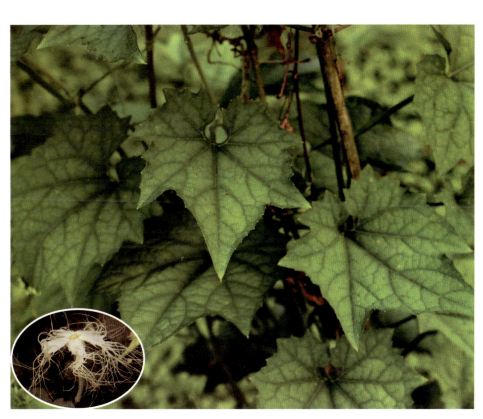

【现代研究】

化学成分：本品含三萜皂苷、有机酸及盐类、树脂、糖类和色素。种子含脂肪油、皂苷等。瓜蒌皮含多种氨基酸及生物碱等。

药理作用：所含皂苷及皮中总氨基酸有祛痰作用；瓜蒌注射液对豚鼠离体心脏有扩冠作用；对垂体后叶引起的大鼠急性心肌缺血有明显的保护作用；并有降血脂作用。对金黄色葡萄球菌、肺炎双球菌、绿脓杆菌、溶血性链球菌及流感杆菌等有抑制作用。瓜蒌仁有致泻作用。

【配伍应用】

痰热阻肺、咳嗽痰黄、质稠难咯、胸膈痞满者：可配黄芩、胆南星、枳实等，如清气化痰丸（《医方考》）。

燥热伤肺、干咳无痰或痰少质黏、咯吐不利者：配川贝母、天花粉、桔梗等同用。

痰气互结、胸阳不通之胸痹疼痛、不得卧者：常配薤白、半夏同用，如栝楼薤白白酒汤、栝楼薤白半夏汤（《金匮要略》）。

痰热结胸、胸膈痞满、按之则痛者：配黄连、半夏，如小陷胸汤（《伤寒论》）。

肺痈咳吐脓血：配鱼腥草、芦根等。

肠痈：可配败酱草、红藤等。

乳痈初起、红肿热痛：配当归、乳香、没药，如神效瓜蒌散（《校注妇人大全良方》）。

肠燥便秘：常配火麻仁、郁李仁、生地等同用。

【药膳食疗】

◎ 瓜蒌酒

原料：瓜蒌30克，黄酒适量。
制法：小火煎取药液。
用法：每日2次，每次15毫升。
功效：通阳散结，行气祛痰。
适用：痰瘀胸闷。

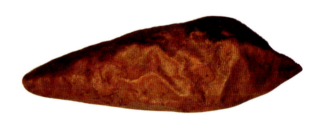

◎ 瓜蒌雪梨煎

原料：全瓜蒌30克，雪梨1个（约100克），冰糖6克。
制法：将上三味，加水适量，小火煎煮1小时即可。
用法：食梨喝汤，每日1次。
功效：润肺祛痰。
适用：肺燥所致之咳嗽不止。

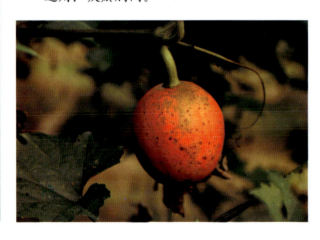

丹参

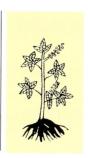

【原文】味苦，微寒。主心腹邪气，肠鸣幽幽如走水，寒热积聚；破癥除瘕；止烦满；益气。一名郄蝉草。生山谷。

〖今 释〗

性味归经：苦，微寒。归心、肝经。

功效主治：活血祛瘀，通经止痛，清心除烦，凉血消痈。用于胸痹心痛，脘腹胁痛，癥瘕积聚，热痹疼痛，心烦不眠，月经不调，痛经经闭，疮疡肿痛。

用量用法：10～15克，煎服。活血化瘀宜灸用。

使用禁忌：不宜与藜芦同用。

来源：本品为唇形科植物丹参的干燥根及根茎。

形态特征：多年生草本，高20～80厘米，全株密被柔毛及腺毛，根细长、圆柱形，外皮砖红色。茎四棱形，多分枝。叶对生，有长柄，奇数羽状复叶，小叶通常3～5片，卵形或长卵形，顶生的较大，边缘有浅钝锯齿，上面稍皱缩，下面毛较密。总状轮伞花序顶生或腋生，花冠唇形，蓝紫色，上唇稍长，盔状镰形。

采收加工：春、秋二季采挖，除去泥沙，干燥。

别名：赤参。

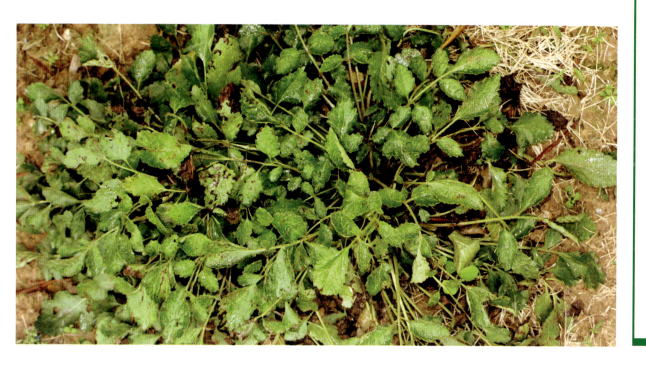

〖现代研究〗

化学成分：主含脂溶性成分和水溶性成分。脂溶性成分包括丹参酮Ⅰ、丹参酮ⅡA、丹参酮ⅡB、丹参酮Ⅲ隐丹参酮、羟基丹参酮、丹参酸甲酯、紫丹参甲素、紫丹参乙素、丹参新酮、丹参醇Ⅰ、丹参醇Ⅱ、丹参醇Ⅲ、丹参酚、丹参醛等。水溶性成分主要含有丹参素，丹参酸甲、乙、丙、原儿茶酸、原儿茶醛等。

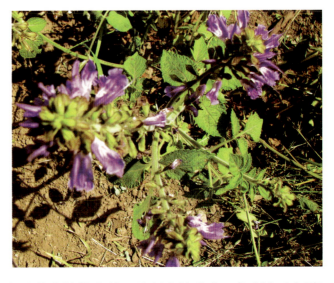

药理作用：能扩张冠脉，增加冠脉血流量，改善心肌缺血，促进心肌缺血或损伤的恢复，缩小心肌梗死范围；能提高耐缺氧能力，对缺氧心肌有保护作用；能改善微循环，促进血液流速；能扩张血管，降低血压。能改善血液流变性，降低血液黏度，抑制血小板聚集和凝血功能，激活纤溶，对抗血栓形成；能保护红细胞膜。能调节血脂，抑制动脉粥样硬化斑块的形成。能保护肝细胞损伤，促进肝细胞再生，有抗肝纤维化作用。能促进骨折和皮肤切口的愈合。能保护胃黏膜、抗胃溃疡。对中枢神经有镇静和镇痛作用。具有改善肾功能、保护缺血性肾损伤的作用。具有抗炎、抗过敏的作用。对金黄色葡萄球菌、多种杆菌、某些癣菌以及钩端螺旋体等有不同程度的抑制作用。

〖配伍应用〗

血热瘀滞之证：可单用研末酒调服，如《妇人良方》丹参散；亦常配川芎、当归、益母草等同用，如宁坤至宝丹（《卫生鸿宝》）。

寒凝血滞者：配吴茱萸、肉桂等用。

血脉瘀阻之胸痹心痛、脘腹疼痛：可配伍砂仁、檀香用，如丹参饮（《医学金针》）。

癥瘕积聚：可配伍三棱、莪术、鳖甲等用；跌打损伤、肢体瘀血作痛：常与当归、乳香、没药等同用，如活络效灵丹（《医学衷中参西录》）。

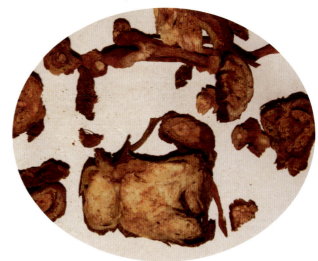

风湿痹证：可配伍防风、秦艽等用。

热毒瘀阻引起的疮痈肿毒：常配伍清热解毒药用。

乳痈初起：可与金银花、连翘等同用，如消乳汤（《医学衷中参西录》）。

热病邪入心营之烦躁不寐、甚或神昏：可配伍生地黄、玄参、黄连、竹叶等。

血不养心之失眠、心悸：常与生地黄、酸枣仁、柏子仁等同用，如天王补心丹（《摄生秘剖》）。

药膳食疗

◎ 丹参血藤粥

原料：丹参15~20克，三七6~10克，鸡血藤30克，粳米300克。

制法：将丹参、三七洗净，加入鸡血藤及适量清水煎煮取浓汁，再把粳米加水煮粥，待粥将成时加入药汁，共煮片刻即成。

用法：每次随意食用，每日1剂。

功效：活血化瘀，通络止痛。

适用：瘀血内阻、经脉不利的胸痹、关节疼痛等。

◎ 丹参首乌茶

原料：丹参、制首乌各10克。

制法：先用水将丹参冲洗干净，再用纱布吸干水分，放入瓷碗中和米饭一同蒸煮，然后取出丹参阴干保存备用。将加工过的丹参和制首乌一起放入保温杯中，以沸水冲泡30分钟。

用法：代茶饮。

功效：养血活血，补肾固精。

适用：肾虚血亏、须发早白者。

◎ 丹参绿茶

原料：丹参9克，绿茶3克。

制法：将丹参制成粗末，与茶叶一起用沸水冲泡10分钟。

用法：代茶饮用。

功效：活血祛瘀，止痛除烦。

适用：冠心病、高血压患者。

◎ 丹参佛手汤

原料：核桃仁5个，佛手片6克，白糖50克，丹参15克。

制法：将丹参、佛手煎汤，白糖、核桃仁捣烂成泥，加入丹参佛手汤中，用小火煎煮10分钟即可食用。

用法：每日2次，连服数日。

功效：疏肝解郁，除烦安神。

适用：失眠、心悸等。

◎ 丹参酒

原料：上等丹参30克，雪灵芝50克，白酒500毫升。

制法：将丹参、灵芝洗净，泡于白酒中，密封7日后即可。

用法：每次10毫升，于饭前饮用，每日2~3次。

功效：养心宁神，活血止痛。

适用：冠心病心绞痛。

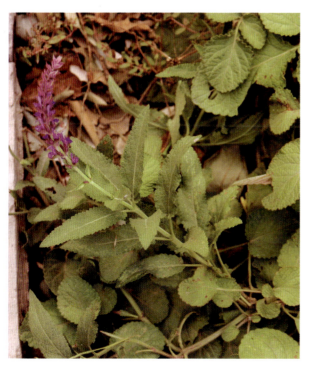

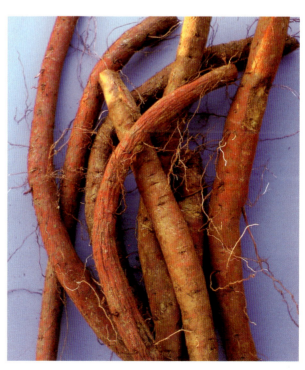

厚朴

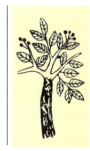

【原文】味苦,温。主中风、伤寒头痛,寒热;惊悸;气血痹死肌;去三虫。生山谷。

〔今 释〕

性味归经:苦、辛,温。归脾、胃、肺、大肠经。

功效主治:燥湿消痰,下气除满。用于湿滞伤中,脘痞吐泻,食积气滞,腹胀便秘,痰饮喘咳。

用量用法:3~10克,煎服。或入丸、散。

使用禁忌:孕妇忌服。

来源:本品为木兰科植物厚朴或凹叶厚朴的干燥干皮、根皮及枝皮。

形态特征:落叶乔木,高7~15米;树皮紫褐色,冬芽由托叶包被,开放后托叶脱落。单叶互生,密集小枝顶端,叶片椭圆状倒卵形,革质,先端钝圆或具短尖,基部楔形或圆形,全缘或微波状,背面幼时被灰白色短绒毛,老时呈白粉状。花与叶同时开放,单生枝顶,白色,直径约15厘米,花梗粗壮,被棕色毛;雄蕊多数,雌蕊心皮多数,排列于延长的花托上。聚合果圆卵状椭圆形,木质。

采收加工:4~6月剥取,根皮及枝皮直接阴干;干皮置沸水中微煮后,堆置阴湿处,"发汗"至内表面变紫褐色或棕褐色时,蒸软,取出,卷成筒状,干燥。

别名:赤朴、烈朴、厚皮。

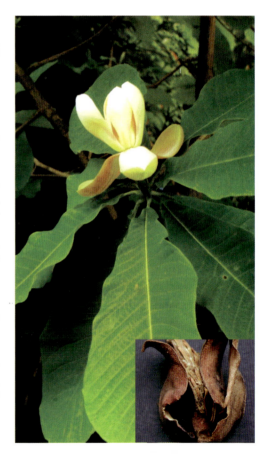

〔现代研究〕

化学成分:含挥发油约1%,油中主要含β-桉油醇和厚朴酚。此外,还含有少量的木兰箭毒碱、厚朴碱及鞣质等。

药理作用:厚朴煎剂对肺炎球菌、白喉杆菌、溶血性链球菌、枯草杆菌、志贺氏及施氏痢疾

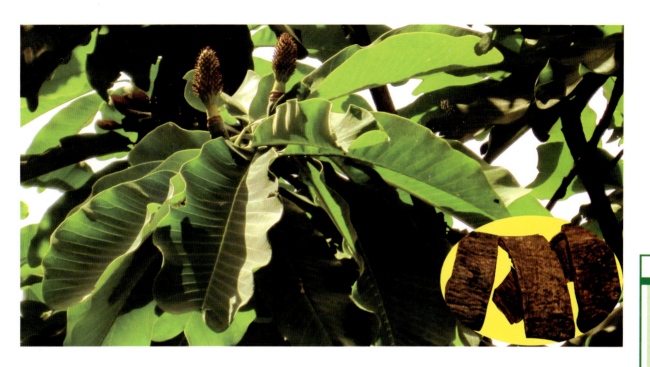

杆菌、金黄色葡萄球菌、炭疽杆菌及若干皮肤真菌均有抑制作用。厚朴碱、异厚朴酚有明显的中枢性肌肉松弛作用。厚朴碱、木兰箭毒碱能松弛横纹肌。对肠管，小剂量出现兴奋，大剂量则为抑制。厚朴酚对实验性胃溃疡有防治作用。厚朴有降压作用，降压时反射性地引起呼吸兴奋，心率增加。

〖配伍应用〗

血湿阻中焦、脘腹胀满：常与苍术、陈皮等同用，如平胃散（《和剂局方》）。

食积气滞、腹胀便秘：常与大黄、枳实同用，如厚朴三物汤（《金匮要略》）。

热结便秘者：配大黄、芒硝、枳实，即大承气汤（《伤寒论》）。

痰饮阻肺、肺气不降、咳喘胸闷者：可与紫苏子、陈皮、半夏等同用，如苏子降气汤（《和剂局方》）。

寒饮化热、胸闷气喘、喉间痰声漉漉、烦躁不安者：与麻黄、石膏、杏仁等同用，如厚朴麻黄汤（《金匮要略》）。

宿有喘病、因外感风寒而发者：可与桂枝、杏仁等同用，如桂枝和厚朴杏子汤（《伤寒论》）。

〖药膳食疗〗

◎ **香薷厚朴饮**

原料：厚朴、白扁豆各5克，香薷10克，砂糖少许。

制法：将香薷、厚朴剪碎，白扁豆炒黄捣碎，放入保温杯中，以沸水冲泡，盖严温浸1小时加糖调味。

用法：每日1剂，分2次饮服。

功效：发汗解表，化湿和中。

适用：暑热所致的胸闷汗多心烦口干、疲倦等。

竹叶

【原文】味苦,平。主欬逆上气;溢筋急;恶疡;杀小虫。根,作汤,益气止渴,补虚下气。汁,主风痓。实,通神明,益气。

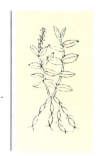

〖今 释〗

性味归经:甘、辛、淡,寒。归心、胃、小肠经。
功效主治:清热泻火,除烦止渴,利尿通淋。用于热病烦渴,小便短赤涩痛,口舌生疮。
用量用法:6~10克,煎服。
使用禁忌:孕妇忌用。
来源:本品为禾本科植物淡竹叶的干燥茎叶。
形态特征:多年生草本,高40~100厘米。根茎短缩而木化。秆直立,中空,节明显。叶互生,广披针形,先端渐尖,基部收缩成柄状,无毛蕨两面有小刺毛,脉平行并有小横脉;叶舌短小,质硬,具缘毛。圆锥花序顶生,小枝开展;小穗狭披针形。颖果深褐色。
采收加工:夏季未抽花穗前采割,晒干。
别名:山冬、山鸡米、长竹叶、淡竹叶、野麦门冬、土麦门冬。

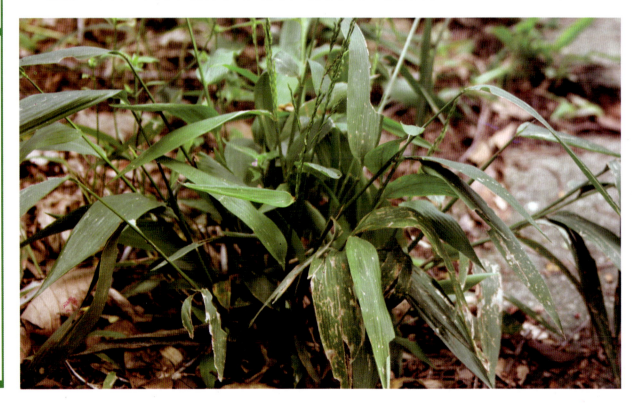

〖现代研究〗

化学成分：本品含三萜类化合物，如芦竹素、白茅素、蒲公英赛醇及甾类物质如β-谷甾醇、豆甾醇、菜油甾醇、蒲公英甾醇等。

药理作用：本品水浸膏有退热作用；本品利尿作用较弱而增加尿中氯化物的排出量则较强；其粗提物有抗肿瘤作用；其水煎剂对金黄色葡萄球菌、溶血性链球菌有抑制作用。此外，还有升高血糖作用。

〖配伍应用〗

血热病伤津、烦热口渴：常配石膏、知母、玄参等用，如清瘟败毒饮（《疫疹一得》）。
热病后期、余热未清、气津两伤之证：配人参、麦冬等用，如竹叶石膏汤（《伤寒论》）。
外感风热、烦热口渴：配金银花、连翘、薄荷等，如银翘散（《温病条辨》）。
口舌生疮、小便短赤涩痛：常配木通、生地黄等用，如导赤散（《小儿药证直诀》）。
温病热陷心包，神昏谵语之证：常配玄参、莲子心、连翘心等用，如清宫汤（《温病条辨》）。

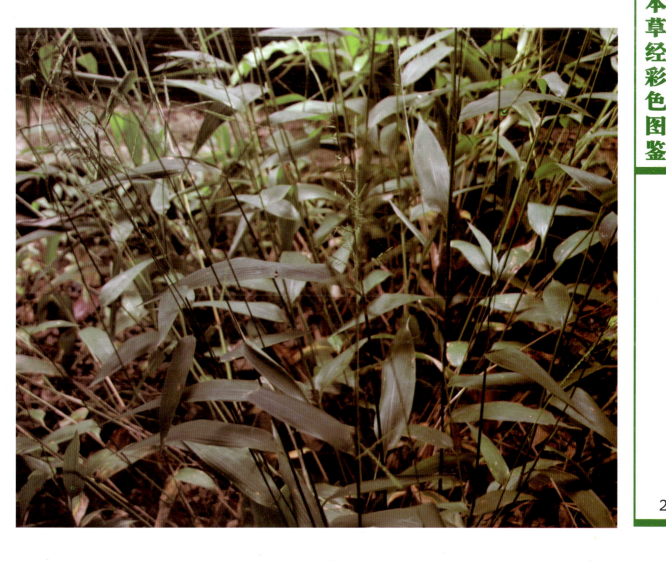

〖药膳食疗〗

◎ 竹叶沙参粥

原料：竹叶10克，沙参30克，粳米100克。

制法：先把淡竹叶、沙参水煎去渣，取汁备用；再把粳米淘洗干净，入药汁中煮粥待用。

用法：每日早、晚温热食服。虚寒证者忌服。

功效：清热益气。

适用：夏季暑热伤气、心烦呕恶、肢软乏力者。

◎ 竹叶灯心乳

原料：淡竹叶6克，灯心草3克。

制法：每次用淡竹叶、灯心草先煎，取汁10毫升放入牛奶中和匀。

用法：每日数次，不拘多少。

功效：清心火，利小便。

适用：小便不利。

◎ 竹叶甘草莲子汤

原料：淡竹叶30克，甘草10克，莲子50克。

制法：将上三味，加水同煮，至莲子熟。

用法：喝汤吃莲子，每日1次，连服3日。

功效：清心利尿。

适用：心火亢盛所致之小便灼热淋痛。

◎ 淡竹叶茶

原料：淡竹叶10克。

制法：将淡竹叶放入水中，煮半小时。

用法：代茶饮。

功效：清热除烦，利尿。

适用：口舌生疮、心烦、小便涩痛。

◎ 竹叶蓟草汤

原料：新鲜淡竹叶10克，大、小蓟各10克，白糖适量。

制法：水煎服。

用法：每日2次。

功效：凉血止血。

适用：血热尿血。

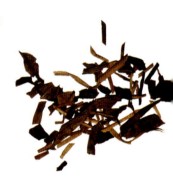

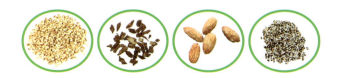

神农本草经

彩色图鉴

下卷

◎ 主编 路军章 魏 锋

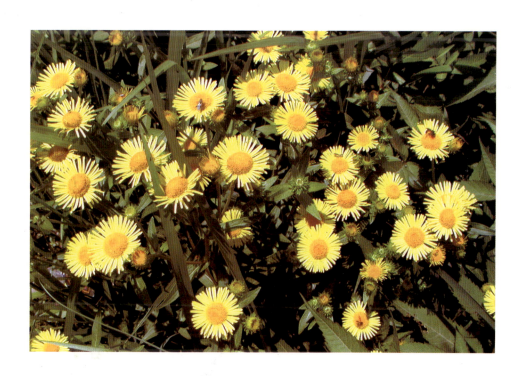

中医古籍出版社

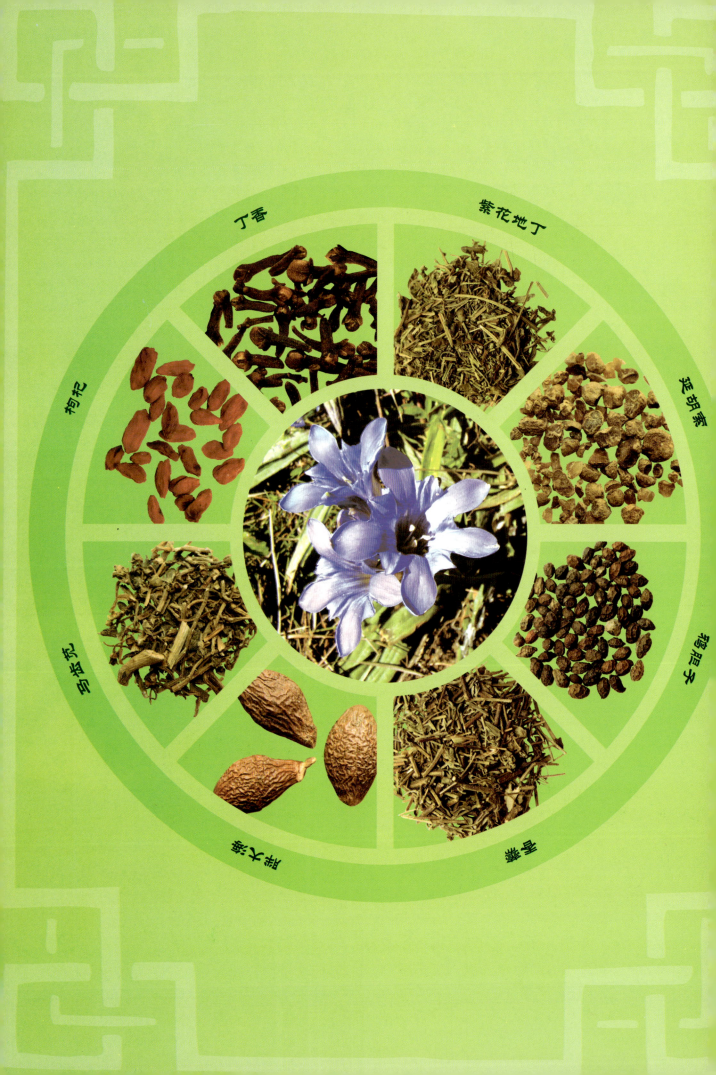

玄参

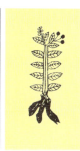

【原文】味苦，微寒，无毒。主腹中寒热积聚，女子产乳余疾。补肾气，令人目明。一名重台。生川谷。

〖今 释〗

性味归经：甘、苦、咸，微寒。归肺、胃、肾经。

功效主治：清热凉血，滋阴降火，解毒散结。用于热入营血，温毒发斑，热病伤阴，舌绛烦渴，津伤便秘，骨蒸劳嗽，目赤，咽痛，白喉，瘰疬，痈肿疮毒。

用量用法：9～15克，煎服。

使用禁忌：脾胃虚寒、食少便溏者不宜服用。不宜与藜芦同用。

来源：本品为玄参科植物玄参的干燥根。

形态特征：多年生草本，根肥大。茎直立，四棱形，光滑或有腺状毛。茎下部叶对生，近茎顶互生，叶片卵形或卵状长圆形，边缘有细锯齿，下面疏生细毛。聚伞花序顶生，开展成圆锥状，花冠暗紫色。蒴果卵圆形，萼宿存。

采收加工：冬季茎叶枯萎时采挖，除去根茎、幼芽、须根及泥沙，晒或烘至半干，堆放3～6日，反复数次至干燥。

别名：元参、浙玄参、黑参、乌元参。

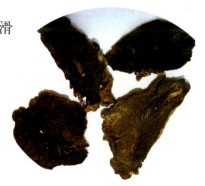

〖现代研究〗

化学成分：本品含哈巴苷、哈巴苷元、桃叶珊瑚苷、6-对甲基梓醇、浙玄参苷甲、乙等环烯醚萜类化合物及生物碱、植物甾醇、油酸、硬脂酸、葡萄糖、天冬酰胺、微量挥发油等。

药理作用：本品水浸剂、醇浸剂和煎剂均有降血压作用。其醇浸膏水溶液能增加小鼠心肌营养血流量，并可对抗垂体后叶素所致的冠脉收缩。本品对金黄色葡萄球菌、白喉杆菌、伤寒杆菌、乙型溶血性链球菌、绿脓杆菌、福氏痢疾杆菌、大肠杆菌、须发癣菌、絮状表皮癣菌、羊毛状小芽孢菌和星形奴卡氏菌均有抑制作用。此外，本品还有抗炎、镇静、抗惊厥作用。

〖配伍应用〗

温病热入营分、身热夜甚、心烦口渴、舌绛脉数者：常配生地黄、丹参、连翘等用，如清营汤（《温病条辨》）。

温病邪陷心包、神昏谵语：可配麦冬、竹叶卷心、连翘心等用，如清营汤（《温病条辨》）。

温热病、气血两燔、发斑发疹：可配石膏、知母等用，如化斑汤（《温病条辨》）。

热病伤阴、津伤便秘：常配生地黄、麦冬用，如增液汤（《温病条辨》）。

肺肾阴虚、骨蒸劳嗽：可配百合、生地黄、贝母等用，如百合固金汤（《慎斋遗书》）。

肝经热盛、目赤肿痛：可配栀子、大黄、羚羊角等用，如玄参饮（《审视瑶函》）。

瘟毒热盛、咽喉肿痛、白喉：可配黄芩、连翘、板蓝根等用，如普济消毒饮（《东垣试效方》）。

痰火郁结之瘰疬：配浙贝母、牡蛎，如消瘰丸（《医学心悟》）。

痈肿疮毒：可配银花、连翘、蒲公英等用。

脱疽：可配银花、当归、甘草用，如四妙勇安汤（《验方新编》）。

〖药膳食疗〗

◎ 玄参乌梅粥

原料：玄参、乌梅各15克，糯米30克。

制法：先将玄参、乌梅加水适量煎煮，去渣取汁；糯米加水煮成稀粥，等粥成时兑入药汁、冰糖，稍煮即可。

用法：早餐食用。

功效：滋阴清热，生津润喉。

适用：慢性咽炎。

◎ 玄参二冬粥

原料：玄参、麦冬、天冬各10克，粳米70克。

制法：玄参、麦冬、天冬放入锅内，加水煮煎成汁，去渣，留取汁液；将粳米淘洗净后倒入锅内，加汁液、适量水烧沸，煮至米熟烂成稀粥，加入白糖调好口味即可。

用法：每日1次，连服7日。

功效：养阴生津，润肺利咽。

适用：干咳、咽痛、心烦、舌红绛者。

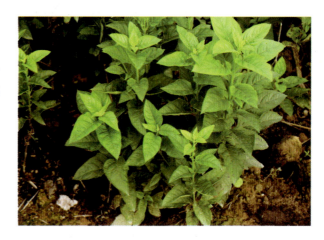

◎ 玄参桔梗茶

原料：玄参、麦冬各15克，桔梗10克，生甘草3克。

制法：先将玄参、麦冬、生甘草、桔梗分别洗净，晒干切成片，同放入砂锅，加水适量，煎煮30分钟，用纱布过滤取汁，放入容器中。

用法：早、晚各服1次。

功效：软坚散结，清热解毒。

适用：慢性咽炎、扁桃体炎患者。

沙参

【原文】味苦，微寒。主血积；惊气；除寒热；补中益肺气。久服利人。一名知母。生川谷。

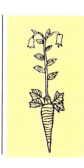

〖今 释〗

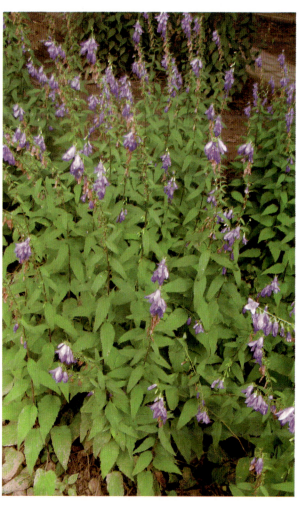

性味归经：甘，微寒。归肺、胃经。

功效主治：养阴清肺，益胃生津，化痰，益气。用于肺热燥咳，阴虚劳嗽，干咳痰黏，胃阴不足，食少呕吐，气阴不足，烦热口干。

用量用法：9～15克，煎服。

使用禁忌：不宜与藜芦同用。

来源：本品为桔梗科植物轮叶沙参或沙参的干燥根。

形态特征：多年生草本，茎高40～80厘米。不分枝，常被短硬毛或长柔毛。基生叶心形，大而具长柄；茎生叶无柄，或仅下部的叶有极短而带翅的柄；叶片椭圆形、狭卵形，基部楔形，长3～11厘米，宽1.5～5厘米。先端急尖或短渐尖，边缘有不整齐的锯齿，两面疏生短毛或长硬毛，或近于毛。花序不分枝而成假总状花序，或有短分枝而成极狭的圆锥花序，极少具长分枝而成圆锥花序的；花梗长不足5毫米；花萼常被短柔毛或粒状毛，少数无毛，筒部常倒卵状，少数为倒卵状圆锥形，裂片5，狭长，多为钻形，少数为条状披针形；花冠宽钟状，蓝色或紫色，外面无毛或有硬毛，裂片5，三角状卵形；花盘短筒状，无毛；雄蕊5，花丝下部扩大成片状，花药细长；花柱常略长于花冠，柱头3裂，子房下位，3室。蒴果椭圆状球形，极少为椭圆状，长6～10毫米。种子多数，棕黄色，稍扁，有1条棱，长约1.5厘米。花、果期8～10月。

采收加工：春、秋二季采挖，除去须根，洗后趁鲜刮去粗皮，洗净，干燥。

别名：南沙参。

【现代研究】

化学成分： 轮叶沙参含三萜类皂苷、黄酮类化合物、多种萜类和烃类混合物、蒲公英萜酮、β-谷甾醇、胡萝卜苷、饱和脂肪酸、沙参酸甲酯和沙参醇。沙参中含呋喃香豆精类。

药理作用： 杏叶沙参可提高细胞免疫和非特异性免疫，且可抑制体液免疫，具有调节免疫平衡的功能；轮叶沙参有祛痰作用，其祛痰作用较紫菀差；1%沙参浸剂对离体蟾蜍心脏有明显强心作用；体外试验，沙参水浸剂（1:2）有抗真菌作用。

【配伍应用】

阴虚肺燥有热之干咳痰少、咳血或咽干音哑等症： 常与北沙参、麦冬、杏仁等配伍。

胃阴虚有热之口燥咽干、大便秘结、舌红少津及饥不欲食、呕吐等证： 多与玉竹、麦冬、生地等配伍，如益胃汤（《温病条辨》）。

【药膳食疗】

◎ 参鸭汤

原料：北沙参、百合各30克，肥鸭肉150克。

制法：将北沙参、百合、鸭肉分别洗净，一同入锅，加水适量，先用大火烧沸，再用小火炖至鸭肉熟烂即成。

用法：饮汤吃鸭肉。常服。

功效：养阴润肺，清热化痰。

适用：阴虚肺燥有热之干咳痰少、咳血或咽干音哑等。

◎ 沙参玉竹粥

原料：沙参20克、冰糖10克，玉竹15克，粳米100克。

制法：将玉竹、沙参泡软洗净，入锅，掺水烧开后，加入粳米，带粳米将熟时，拣出沙参、玉竹，加入冰糖，煮成粥食用。

用法：早餐食用。

功效：滋阴润肺，养胃祛痰。

适用：肺热烦躁、干咳少痰或者肺气不足、肺胃阴虚的久咳无痰、咽干，以及热病后津伤口渴等。

◎ 沙参淮山虫草炖鸭

原料：沙参15克，冬虫夏草3克，枸杞子10克，鸭半只。

制法：将上几味入锅加适量清水炖1小时。

用法：早、晚温热食。3～5日为1个疗程。

功效：补虚益精，滋阴助阳。

适用：阴虚肺燥之干咳痰少、咳血，阳事不举或举而不坚者。

◎ 沙参粥

原料：沙参30克，粳米100克，冰糖适量。

制法：先煎沙参，去渣，取汁；加入洗净的粳米，煮至米熟后加入冰糖，再稍煮为稀薄粥。

用法：每日早、晚温食。

功效：润肺养胃。

适用：肺胃阴虚之人。

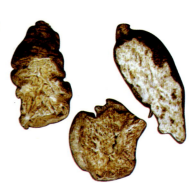

苦参

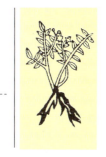

【原文】味苦，寒。主心腹结气；癥瘕、积聚；黄疸；溺有余沥，逐水；除痈肿；补中明目止泪。一名水槐，一名苦识。生山谷及田野。

〖今 释〗

性味归经：苦，寒。归心、肝、胃、大肠、膀胱经。

功效主治：清热燥湿，杀虫，利尿。用于热痢，便血，黄疸尿闭，赤白带下，阴肿阴痒，湿疹，湿疮，皮肤瘙痒，疥癣麻风；外治滴虫性阴道炎。

用量用法：5～10克，煎服。外用：适量，煎汤洗患处。

使用禁忌：脾胃虚寒者忌用，不宜与藜芦同用。

来源：本品为豆科植物苦参的干燥根。

形态特征：奇数羽状复叶，托叶线形，小叶片11～25，长椭圆形至披针形，上面无毛，下面疏被柔毛。总状花序顶生，被短毛；苞片线形。花萼钟形，先端5裂；花冠蝶形，淡黄色或白色，旗瓣匙形，较其他花瓣稍长，翼瓣无耳。荚果线形，于种子间微缢缩，略呈念珠状，熟后不裂。

采收加工：春、秋二季采挖，除去根头及小支根，洗净，干燥，或趁鲜切片，干燥。

别名：苦骨、地参、牛参、川参、地骨、凤凰爪、野槐根、山槐根。

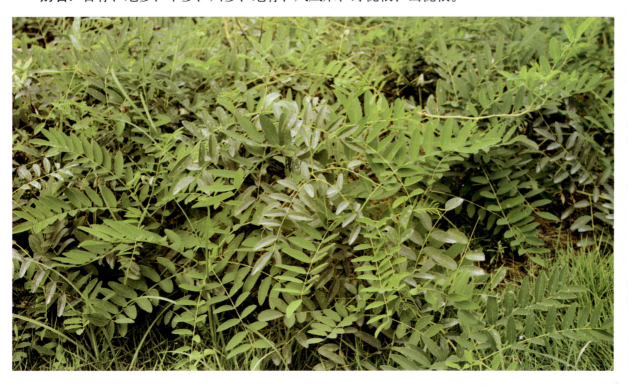

【现代研究】

化学成分： 本品含苦参碱、氧化苦参碱、异苦参碱、槐果碱、异槐果碱、槐胺碱、氧化槐果碱等生物碱，此外还含苦醇C、苦醇G、异苦参酮、苦参醇、新苦参醇等黄酮类化合物。

药理作用： 本品对心脏有明显的抑制作用，可使心率减慢，心肌收缩力减弱，心输出量减少；苦参、苦参碱、苦参黄酮均有抗心律失常作用；苦参注射液对抗乌头碱所致的心律失常，作用较快而持久，并有降压作用；其煎剂对结核杆菌、痢疾杆菌、金黄色葡萄球菌、大肠杆菌均有抑制作用，对多种皮肤真菌也有抑制作用。还有利尿、抗炎、抗过敏、镇静、平喘、祛痰、升高白细胞、抗肿瘤等作用。

【配伍应用】

血痢不止： 可单用，如《仁存堂经验方》以本品制丸服；或配木香用，如香参丸（《奇方类编》）。

湿热便血、痔漏出血： 可配生地黄用，如苦参地黄丸（《外科大成》）。

湿热带下、阴肿阴痒： 可配蛇床子、鹤虱等用，如榻痒汤（《外科正宗》）。

湿疹、湿疮： 单用煎水外洗有效，或配黄柏、蛇床子煎水外洗。

皮肤瘙痒： 可配皂角、荆芥等药用，如参角丸（《鸡峰普济方》）。

风疹瘙痒： 配防风、蝉蜕、荆芥等用，如消风散（《外科正宗》）。

疥癣： 可配花椒煎汤外搽，如参椒汤（《外科证治全书》），或配硫黄、枯矾制成软膏外涂。

湿热蕴结之小便不利、灼热涩痛： 常配石韦、车前子、栀子等用。

【药膳食疗】

◎ **苦参菊花茶**

原料：苦参10克，野菊花6克，生地10克。

制法：将苦参、野菊花、生地共研粗末，置保温瓶中，冲入沸水，焖20分钟。

用法：代茶频频饮服，每日1剂。

功效：清热燥湿，凉血解毒。

适用：痒疹属湿热夹血热症如痒疹红色（下肢、躯干为多）、遇热加重、皮肤瘙痒等。

◎ **苦参汤**

原料：苦参10克。

制法：加水300毫升，煎取150毫升。

用法：每日1剂，分2次服。

功效：清热解毒利湿，抗病毒，抗心律失常。

适用：病毒性心肌炎、心律失常。

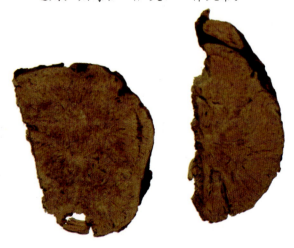

续断

【原文】味苦，微温。主伤寒；补不足；金疮痈；伤折跌，续筋骨；妇人乳难。久服益气力。一名龙豆，一名属折。生山谷。

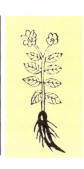

〖今释〗

性味归经：苦、辛，微温。归肝、肾经。

功效主治：补肝肾，强筋骨，续折伤，止崩漏。用于肝肾不足，腰膝酸软，风湿痹痛，跌仆损伤，筋伤骨折，崩漏，胎漏。盐续断多用于腰膝酸软。

用量用法：9～15克，煎服。或入丸、散。外用：适量，研末敷，崩漏下血宜炒用。

使用禁忌：风湿热痹者忌服。

来源：本品为川续断科植物川续断的干燥根。

形态特征：本植物为多年生草本，高50～100厘米，根数条并生，茎直立有棱，并有刺毛。叶对生，基生叶有长柄，叶片羽状分裂，茎生叶有短柄，叶片3裂，中央裂片大，边缘有粗锯齿，叶面被短毛或刺毛。头状花序，总苞片窄线形，数枚，苞片倒卵形，顶端有尖头状长喙，花冠白色或淡黄色。

采收加工：秋季采挖，除去根头及须根，用火烘至半干，堆置"发汗"至内部变绿色时，再烘干。

别名：龙豆、属折、接骨、南草。

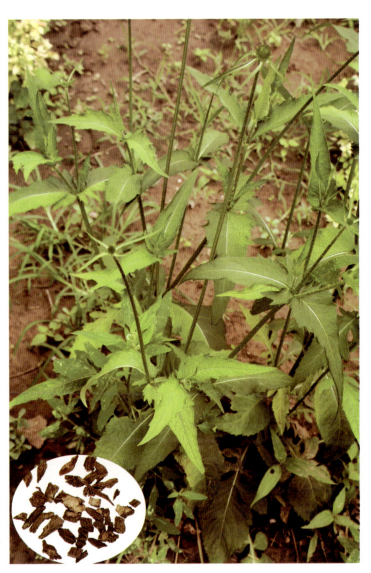

〖现代研究〗

化学成分： 本品含三萜皂苷类、挥发油。

药理作用： 续断有抗维生素E缺乏症的作用。对疮疡有排脓、止血、镇痛，促进组织再生作用。可促进去卵巢小鼠子宫的生长发育。

〖配伍应用〗

肾阳不足、下元虚冷之阳痿不举、遗精滑泄、遗尿尿频等症： 常与鹿茸、肉苁蓉、菟丝子等配伍，如鹿茸续断散（《鸡峰普济方》）；或与远志、蛇床子、山药等同用，如远志丸（《外台秘要》）。

滑泄不禁之症： 可与龙骨、茯苓等同用，如锁精丸（《瑞竹堂经验方》）。

肝肾不足、腰膝酸痛： 可与萆薢、杜仲、牛膝等同用，如续断丹（《证治准绳》）。

肝肾不足兼寒湿痹痛： 可与防风、川乌等配伍，如续断丸（《和剂局方》）。

肝肾不足之崩漏下血、胎动不安等症： 配伍侧柏炭、当归、艾叶等（《永类钤方》）。

滑胎证： 与桑寄生、阿胶等配伍，如寿胎丸（《医学衷中参西录》）。

跌打损伤、瘀血肿痛、筋伤骨折： 常与桃仁、红花、穿山甲、苏木等配伍同用。

脚膝折损愈后失补、筋缩疼痛： 与当归、木瓜、黄芪等同用，如邱祖伸筋丹（《赛金丹》）。

〖药膳食疗〗

◎ 续断粥

原料： 续断10克，大米100克，白糖适量。

制法： 将续断择净，放入锅中，加清水适量，浸泡5～10分钟后，水煎取汁，加大米煮粥，待粥熟时下白糖，再煮一、二沸即成。

用法： 每日1剂，连续3～5日。

功效： 补益肝肾，强筋健骨，安胎固冲，续折疗损。

适用： 肝肾不足所致的腰膝酸软、足膝无力、跌打损伤、筋断骨折、胎动不安或习惯性流产等。

◎ 续断炖羊腰

原料： 羊腰子250克，续断15克，料酒10毫升，姜5克，大葱10克，盐、鸡精、胡椒粉各3克，鸡油25克。

制法： 将续断润透，切薄片；羊腰洗净，切开，除白色臊腺；姜切片，葱段；将续断、羊腰、料酒、姜、葱同入炖锅内，加水置大火烧沸；用小火炖煮25分钟，加入盐、鸡精、鸡油、胡椒粉调味即成。

用法： 佐餐食用，每日1次。

功效： 补肝肾，强筋骨，通血脉。

适用： 腰膝酸软、关节酸痛、跌打损伤、骨折、腿抽筋、骨质疏松等。

◎ 续断炖猪腰子

原料： 续断60克，猪腰子4枚。

制法： 续断与猪腰子加水炖，以猪腰子煮熟为度。

用法： 适量食之。

功效： 补肝肾，续筋骨，调血脉。

适用： 水肿、腰痛、阳痿。

枳实

【原文】味苦,寒。主大风在皮肤中如麻豆苦痒,除寒热结;止痢;长肌肉;利五脏;益气轻身。生川泽。

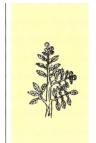

〖今 释〗

性味归经:苦、辛、酸,微寒。归脾、胃经。

功效主治:破气消积,化痰散痞。用于积滞内停,痞满胀痛,泻痢后重,大便不通,痰滞气阻,胸痹,结胸,脏器下垂。

用量用法:3~10克,煎服。大量可用至30克。

使用禁忌:孕妇慎用。

来源:本品为芸香科植物酸橙及其栽培变种或甜橙的干燥幼果。

形态特征:小乔木,茎枝三棱形,光滑,有长刺。单身复叶,互生;叶柄有狭长形的或倒心脏形;叶片革质,卵形或倒卵形,而具半透明油点。总状花序,白色,长椭圆形。果圆形而稍扁,橙黄色,果皮粗糙。

采收加工:5~6月收集自落的果实,除去杂质,自中部横切为两半,晒干或低温干燥,较小者直接晒干或低温干燥。

别名:香橙、臭橙、枸头橙。

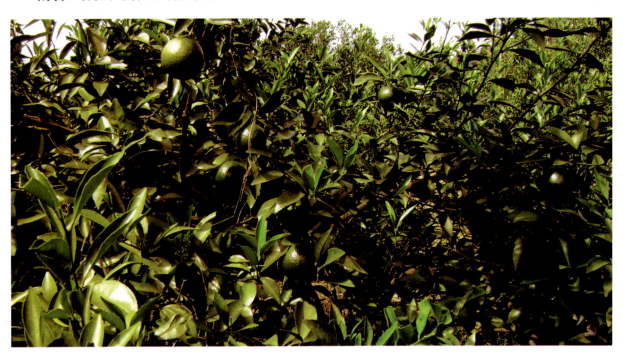

〖现代研究〗

化学成分：酸橙果皮含挥发油、黄酮苷（主要为橙皮苷、新橙皮苷、柚皮苷、野漆树苷及忍冬苷等）、N-甲基酪胺、对羟福林、去甲肾上腺素、色胺诺林等。另外，尚含脂肪、蛋白质、碳水化合物、胡萝卜素、核黄素、钙、磷、铁等。

药理作用：枳实能缓解乙酰胆碱或氯化钡所致的小肠痉挛，可使胃肠收缩节律增加；枳实能使胆囊收缩、奥狄括约肌张力增加；枳实与枳壳具有抗溃疡作用；枳实或枳壳煎剂对已孕、未孕小白鼠离体子宫有抑制作用，对已孕、未孕家兔离体、在位子宫均呈兴奋作用；枳实、枳壳煎剂或酊剂静脉注射对动物离体心脏有强心作用，枳实注射液静脉注射能增加冠脉、脑、肾血流量，降低脑、肾血管阻力，枳实煎剂及枳壳的乙醇提取液给麻醉犬、兔静脉注射有明显的升高血压作用。

〖配伍应用〗

饮食积滞、脘腹痞满胀痛：常与山楂、麦芽、神曲等同用，如曲麦枳术丸（《医学正传》）。

胃肠积滞、热结便秘、腹满胀痛：与大黄、芒硝、厚朴等同用，如大承气汤（《伤寒论》）。

湿热泻痢、里急后重：多与黄芩、黄连同用，如枳实导滞丸（《内外伤辨惑论》）。

胸阳不振、痰阻胸痹之胸中满闷、疼痛：多与薤白、桂枝、瓜蒌等同用，如枳实薤白桂枝汤（《金匮要略》）。

痰热结胸：可与黄连、瓜蒌、半夏同用，如小陷胸加枳实汤（《温病条辨》）。

心下痞满、食欲不振：可与半夏曲、厚朴等同用，如枳实消痞丸（《兰室秘藏》）。

气血阻滞之胸胁疼痛：可与川芎配伍，如枳芎散（《济生方》）。

寒凝气滞：可配桂枝，如桂枳散（《本事方》）。

〖药膳食疗〗

◎ 枳术汤

原料：枳实、白术各15克。

制法：用上药加水500毫升，煎取药汁200毫升。

用法：每日1剂，分3次服。连续服药2周为1个疗程。

功效：益气健脾，燥湿和中，消痞除胀。

适用：胃病、腹胀。

◎ 油焖枳实萝卜

原料：枳实10克，白萝卜、猪油、虾米、姜、葱、盐各适量。

制法：水煎枳实，取汁备用。将萝卜切块，用猪油煸炸，加虾米，浇药汁适量，煨至极烂，加葱、姜丝、盐适量即可食之。

用法：佐餐食。

功效：顺气行滞。

适用：气滞型便秘。

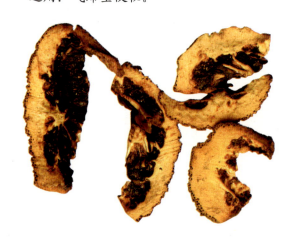

山茱萸

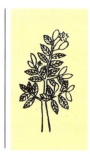

【原文】味酸,平。主心下邪气,寒热;温中,逐寒湿痹;去三虫。久服轻身。一名蜀枣。生川谷。

〖今 释〗

性味归经：酸、涩,微温。归肝、肾经。

功效主治：补益肝肾,收涩固脱。用于眩晕耳鸣,腰膝酸痛,阳痿遗精,遗尿尿频,崩漏带下,大汗虚脱,内热消渴。

用量用法：6~12克,煎服。

使用禁忌：凡命门火炽,强阳不痿,素有湿热,小便淋涩者忌服。

来源：本品为山茱萸科植物山茱萸的干燥成熟果肉。

形态特征：落叶小乔木。单叶对生,卵形至椭圆形,稀卵状披针形叶地生,长5~7厘米,全缘,脉腋间有黄褐色毛丛,侧脉5~8对,弧形平行排列。伞形花序,具卵状苞片4,花先叶开放,黄色。核果长椭圆形,熟时樱红色。

采收加工：秋末冬初果皮变红时采收果实,用小火烘或置沸水中略烫后,及时除去果核,干燥。

别名：药枣、茱萸肉。

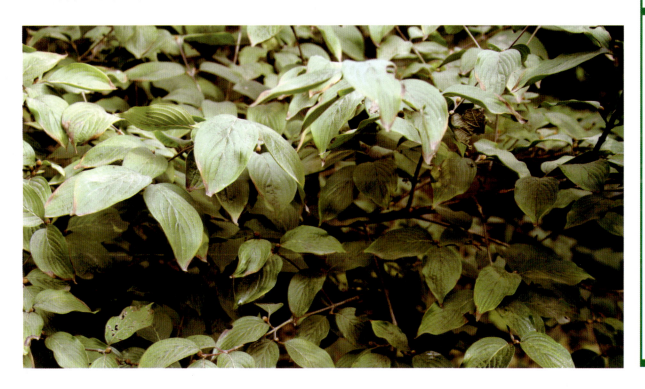

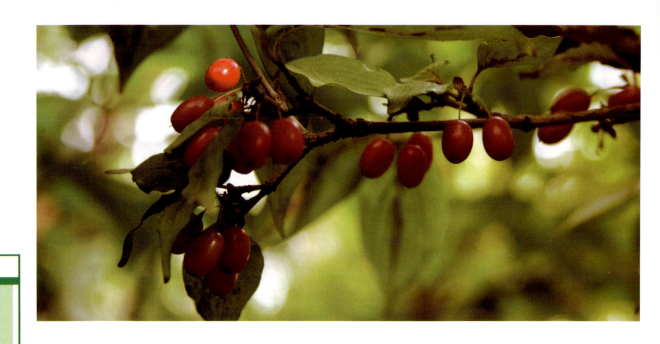

〖现代研究〗

化学成分：果实含山茱萸苷、乌索酸、莫罗忍冬苷、7-O-甲基莫罗忍冬苷、獐牙菜苷、番木鳖苷。此外，还有没食子酸、苹果酸、酒石酸、原维生素A，以及皂苷、鞣质等。

药理作用：果实煎剂在体外对痢疾杆菌、金黄色葡萄球菌及堇毛癣菌、流感病毒等有不同程度抑制作用。山茱萸注射液能强心、升压，并能抑制血小板聚集，抗血栓形成。山茱萸醇提取物对四氧嘧啶、肾上腺素性及链脲佐菌素（STZ）所形成的大鼠糖尿病，有明显降血糖作用。山茱萸流浸膏对麻醉犬有利尿作用。山茱萸对非特异性免疫功能有增强作用，体外试验能抑制腹水癌细胞。有抗实验性肝损害作用。对于因化学疗法及放射疗法引起的白细胞下降，有使其升高的作用。且有抗氧化作用。有较弱的兴奋副交感神经作用。其鞣质有收敛作用。

〖配伍应用〗

肝肾阴虚、头晕目眩、腰酸耳鸣者：常与熟地黄、山药等配伍，如六味地黄丸（《小儿药证直诀》）。

命门火衰、腰膝冷痛、小便不利者：常与肉桂、附子等同用，如肾气丸（《金匮要略》）。

肾阳虚阳痿者：多与补骨脂、巴戟天、淫羊藿等配伍。

肾虚精关不固之遗精、滑精者：常与熟地黄、山药等同用，如六味地黄丸（《小儿药证直诀》）、肾气丸（《金匮要略》）。

肾虚膀胱失约之遗尿、尿频者：常与覆盆子、金樱子、桑螵蛸等同用。

妇女肝肾亏损、冲任不固之崩漏及月经过多者：常与熟地黄、白芍药、当归等同用，如加味四物汤（《傅青主女科》）。

脾气虚弱、冲任不固而漏下不止者：常与龙骨、黄芪、白术、五味子等同用，如固冲汤（《医学衷中参西录》）。

大汗欲脱或久病虚脱者：常与人参、附子、龙骨等同用，如来复汤（《医学衷中参西录》）。

【药膳食疗】

◎ 山茱萸粥
原料：山萸肉15克，粳米60克，白糖适量。
制法：将山萸肉洗净，与粳米同入砂锅煮粥，粥将成时加入白糖稍煮即可。
用法：每日分2次食用。
功效：补肾精，助肾阳，固精敛汗。
适用：头晕目眩、耳鸣腰酸、遗精、遗尿、尿频、虚汗不止等。

◎ 山萸肉瘦肉汤
原料：山萸肉9克，瘦肉90克。
制法：山萸肉布包，煎汤去渣，加瘦肉煮熟。
用法：吃肉喝汤，每日1剂，连服7～8日。
功效：补益肝肾，益气养血。
适用：肾虚膀胱失约之遗尿、尿频者。

◎ 山茱萸炖甲鱼
原料：山茱萸20克，甲鱼250克，红枣20枚，姜、葱、盐各适量。
制法：将甲鱼剁去头、爪，除去内脏；山茱萸洗净；红枣洗净去核；葱洗净切段，姜切片。山茱萸放入锅内，加水2000毫升，煎煮20分钟，加入甲鱼、红枣、姜、葱、盐，炖熬1小时即成。
用法：每日2次，每次100克，吃甲鱼肉喝汤，佐餐、单食均可。
功效：滋阴补肾，益气补血。
适用：腰膝酸软、夜尿频多等。

◎ 山茱萸酒
原料：山茱萸250克，白酒2500毫升。
制法：将山茱萸加工捣碎，放入酒坛中，倒入白酒，密封坛口，置于阴凉处，经常摇动，7日后即成。
用法：每日2次，每次饮服10～20毫升。
功效：益肝补肾，敛汗涩精。
适用：肾虚、腰痛、遗精、体虚自汗、月经过多等。

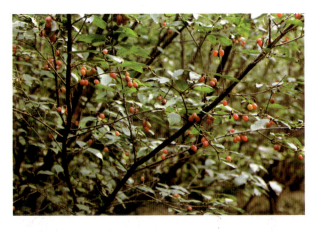

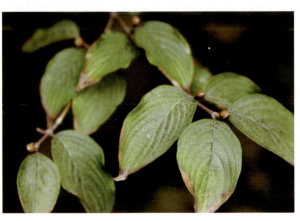

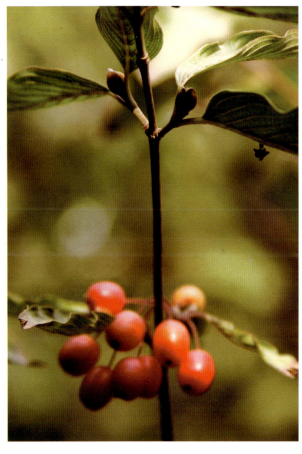

桑根白皮

【原文】味甘，寒。主伤中，五劳六极，羸瘦；崩中；脉绝；补虚益气。叶，主除寒热出汗。桑耳，黑者，主女子漏下赤白汁，血病癥瘕积聚，阴痛，阴阳寒热无子。五木耳，名檽，益气不饥，轻身强志。生山谷。

〖今 释〗

性味归经：甘，寒。归肺经。

功效主治：泻肺平喘，利水消肿。用于肺热喘咳，水肿胀满尿少，面目肌肤浮肿。

用量用法：6～12克，煎服。泻肺利水，平肝清火宜生用；肺虚咳嗽宜蜜炙用。

使用禁忌：肺气虚，及风寒作嗽者慎用。

来源：本品为桑科植物桑的干燥根皮。

形态特征：落叶灌木或小乔木，高达15米。树皮灰黄色或黄褐色；幼枝有毛。叶卵形或阔卵形，顶端尖或钝，基部圆形或近心形，边缘有粗锯齿或多种分裂，表面无毛有光泽，背面绿色，脉上有疏毛，腋间有毛；叶柄长1～2.5厘米。花单性异株，穗状花序。聚花果（桑葚），黑紫色或白色。

采收加工：秋末叶落时至次春发芽前采挖根部，刮去黄棕色粗皮，纵向削开，剥取根皮，晒干。

别名：桑皮、桑白皮、白桑皮、桑根皮。

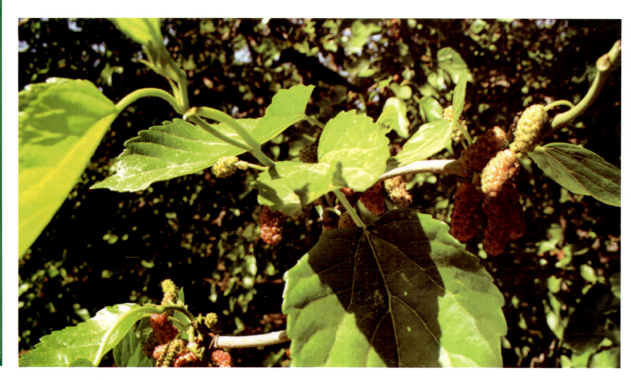

〖现代研究〗

化学成分： 本品含多种黄酮类衍生物，如桑根皮素、桑皮色烯素、桑根皮素等；伞形花内酯、东莨菪素，还含有作用类似乙酰胆碱的降压成分；近又提得桑皮呋喃A。

药理作用： 本品有轻度止咳作用，并能利尿，尿量及钠、钾、氯化物排出量均增加；煎剂及其乙醇、乙醚、甲醇的提取物，有不同程度的降压作用；对神经系统有镇静、安定、抗惊厥、镇痛、降温作用；对肠和子宫有兴奋作用。煎剂对金黄色葡萄球菌、伤寒杆菌、痢疾杆菌有抑制作用。本品对子宫颈癌JTC28、肺癌细胞有抑制作用，近年研究还表明，还能抗艾滋病毒。

〖配伍应用〗

肺热咳喘： 常配地骨皮同用，如泻白散（《小儿药证直诀》）。

水饮停肺、胀满喘急： 可配麻黄、杏仁、葶苈子等同用。

肺虚有热而咳喘气短、潮热、盗汗者： 也可与人参、五味子、熟地黄等配伍，如补肺汤（《永类钤方》）。

全身水肿、面目肌肤浮肿、胀满喘急、小便不利者： 常配茯苓皮、大腹皮、陈皮等，如五皮饮（《中藏经》）。

〖药膳食疗〗

◎ **桑白皮枇杷饮**

原料：桑白皮10克，枇杷叶15克。

制法：桑白皮洗净，切段，晒干。枇杷叶刷去毛，洗净，切碎，晒干后蜜炙。将桑白皮、枇杷叶共入砂锅，加水适量，煎煮30分钟，去渣取汁，即成。

用法：早、晚2次分服。

功效：清肺止咳。

适用：肺热咳喘。

◎ **桑白皮粥**

原料：桑白皮15克，粳米50克。

制法：桑白皮加水200毫升，煮至100毫升，去渣留汁，再入水400毫升左右，放入粳米和适量冰糖，一起煮粥。

用法：每日2次，温热服食。

功效：清泄肺热。

适用：咳嗽气喘。

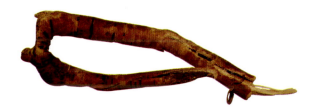

狗脊

【原文】味苦，平。主腰背强，机关缓急；周痹寒湿膝痛，颇利老人。一名百枝。生川谷。

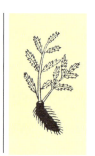

〖今 释〗

性味归经：苦、甘，温。归肝、肾经。

功效主治：祛风湿，补肝肾，强腰膝。用于风湿痹痛，腰膝酸软，下肢无力。

用量用法：6～12克，煎服。

使用禁忌：肾虚有热，小便不利或短涩黄赤，口苦舌干者慎服。

来源：本品为蚌壳蕨科植物金毛狗脊的干燥根茎。

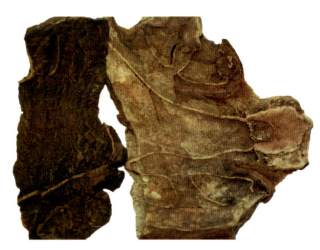

形态特征：为多年生草本，高2～3厘米。根茎粗大，密被金黄色长茸毛，顶端有叶丛生。叶宽卵状三角形，三回羽裂；末回裂片镰状披针形，边缘有浅锯齿，侧脉单一或在不育裂片上为二叉。孢子囊群生于小脉顶端，每裂片上1～5对；囊群盖两瓣，成熟时张开如蚌壳。

采收加工：秋、冬二季采挖，除去泥沙。干燥；或去硬根、叶柄及金黄色绒毛，切厚片，干燥，为"生狗脊片"；蒸后晒至六、七成干，切厚片，干燥，为"熟狗脊片"。

别名：金毛狗脊、金毛狗、金狗脊、金毛狮子、猴毛头、黄狗头。

〖现代研究〗

化学成分：本品含蕨素、金粉蕨素、金粉蕨素-2'-O-葡萄糖苷、金粉蕨素-2'-O-阿洛糖苷、欧蕨伊鲁苷、原儿茶酸、5-甲糠醛、β-谷甾醇、胡萝卜素等。

药理作用：100%狗脊注射液20克/千克，可使心肌对86Rb的摄取率增加54%；其绒毛有较好的止血作用。

〖配伍应用〗

风湿痹证：常与杜仲、续断、海风藤等配伍，如狗脊饮（《中国医学大辞典》）。
腰痛：与萆薢、菟丝子同用，如狗脊丸（《圣惠方》）。
肝肾虚损、腰膝酸软、下肢无力者：可配杜仲、牛膝、熟地黄、鹿角胶等。
肾虚不固之尿频、遗尿：可与益智仁、茯苓、杜仲等配伍。
冲任虚寒、带下过多清稀：宜与鹿茸、白蔹、艾叶同用，如白蔹丸（《普济方》）。

〖药膳食疗〗

◎ 狗脊炖狗肉

原料：狗脊、金樱子、枸杞子各15克，瘦狗肉200克。
制法：将狗脊、金樱子、枸杞子与瘦狗肉同炖。
用法：食肉饮汤。
功效：补肾益精。
适宜：因肾虚所致精液异常、遗精、腰膝冷痛等。

◎ 狗脊猪骨汤

原料：金毛狗脊30克，猪脊骨500克。
制法：将猪脊骨洗净斩件，金毛狗脊洗净，与猪脊骨一齐放入砂煲内，加清水适量，大火煮沸后，改用小火煲2~3小时，调味供用。
用法：佐餐食用，喝汤。
功效：祛寒行湿，温经通络。
适用：寒湿腰痛。

◎ 狗脊酒

原料：金毛狗脊150克，黄酒1500毫升。
制法：将狗脊切片，浸于酒中，封固容器置锅中，隔水加热煮1.5小时，取出，埋土中7日以去火毒。
用法：每日3次，每次饮酒1小盏。
功效：补肾壮腰，强身健体。
适用：筋骨关节疼痛、腰膝无力等。

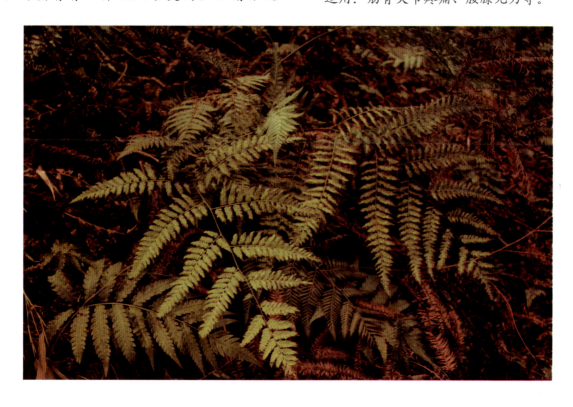

萆薢

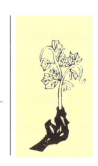

【原文】味苦,平。主腰脊痛,强骨节,风寒湿周痹;恶疮不瘳,热气。生山谷。

〖今 释〗

性味归经:苦,平。归肾、胃经。

功效主治:利湿去浊,祛风除痹。用于膏淋,白浊,白带过多,风湿痹痛,关节不利,腰膝疼痛。

用量用法:9~15克,煎服。

使用禁忌:肾虚阴亏者忌服。

来源:为薯蓣科植物粉背薯蓣、叉蕊薯蓣、山萆薢或纤细薯蓣等的块茎。

形态特征:多年生草质缠绕藤本。根茎横生,类圆柱形,作不规则分歧。茎纤细,高很少超过2米,有纵沟。叶互生,心形至三角状心形,先端渐尖,基部心形,全缘,有时呈浅波状,基出脉7~9条;叶柄长于叶片。花单性,雌雄异株;雄花序为总状或圆锥花序,1至数个腋生;雄花有柄,有苞片及小苞片各1,花被片6,长圆形,其中3片较宽,雄蕊6;雌花序穗状或圆锥状,单生,很少复生。蒴果,翅顶端稍宽,表面栗褐色;种子着生于每室中央的基部。种子扁平,卵形,上端翅宽于种子1倍以上。花期6~8月,果期8~10月。

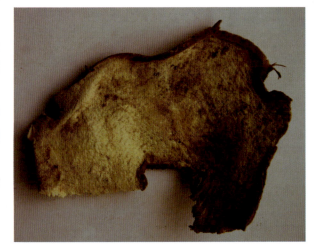

采收加工:春、秋均可采挖。挖出后洗净除去须根,切片晒干。

别名:白枝、赤节、竹木。

〖现代研究〗

化学成分:萆薢含薯蓣皂苷等多种甾体皂苷,总皂苷水解后生成薯蓣皂苷元等。此外,还含鞣质、淀粉、蛋白质等。

药理作用:萆薢含的薯蓣皂苷、克拉塞林苷均有抗真菌作用。

〖配伍应用〗

膏淋、小便混浊、白如米泔：常与乌药、益智仁、石菖蒲同用，如萆薢分清饮（《杨氏家藏方》）。

妇女白带属湿盛者：与猪苓、白术、泽泻同用。

痹症偏于寒湿者：可与附子、牛膝同用，如萆薢丸（《圣济总录》）；属湿热者：则与黄柏、忍冬藤、防己等配伍用。

〖药膳食疗〗

◎ **萹蓄萆薢粥**

原料：萹蓄、川萆薢、粳米、冰糖各少许。

制法：先将萹蓄、川萆薢以适量水煮取汁去渣，放入粳米煮成粥，食用时调入冰糖即成。

用法：早餐食用。

功效：利湿通淋，抑菌止痒。

适用：尿道炎。

◎ **萆薢酒**

原料：萆薢、杜仲（去粗皮，炙）各150克，枸杞皮根（洗）250克。

制法：上锉细，用好酒5000毫升于净瓶内浸，密封。

用法：重汤煮2时许，取出候冷，旋暖饮之，常令微醉，不拘时候。

功效：补肾壮腰。

适用：风湿腰痛。

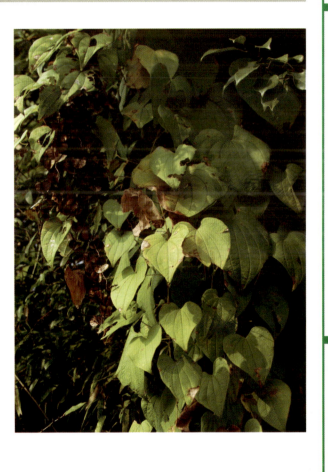

石韦

【原文】味苦，平。主劳热；邪气五癃闭不通，利小便水道。一名石䩾。生山谷石上。

〖今释〗

性味归经：甘、苦，微寒。归肺、膀胱经。

功效主治：利尿通淋，清肺止咳，凉血止血。用于热淋，血淋，石淋，小便不通，淋沥涩痛，肺热喘咳，吐血，衄血，尿血，崩漏。

用量用法：6～12克，煎服。

使用禁忌：阴虚及无湿热者忌服。

来源：本品为水龙骨科植物庐山石韦、石韦或有柄石韦的干燥叶。

形态特征：植株高10～30厘米，根茎如粗铁丝，横走，密生鳞片。叶近两型，不育叶和能育叶同形，叶片披针形或长圆披针形，基部楔形，对称。孢子囊群在侧脉间紧密而整齐的排列，初为星状毛包被，成熟时露出，无盖。

采收加工：全年均可采收．除去根茎及根，晒干或阴干。

别名：石皮、石剑、石兰、金星草。

〖现代研究〗

化学成分：石韦含β-谷甾醇、芒果苷、异芒果苷、延胡索酸等。

药理作用：石韦煎剂对金黄色葡萄球菌、变形杆菌、大肠杆菌等有不同程度的抑制作用。有抗病毒，镇咳，祛痰作用。

〖配伍应用〗

血淋：与当归、蒲黄、芍药同用，如石韦散（《千金方》）。

热淋：以本品与滑石为末服，如（《圣惠方》）。

石淋：与滑石为末，用米饮或蜜冲服，如石韦散（《古今录验》）。

肺热咳喘气急：可与鱼腥草、黄芩、芦根等同用。

血热妄行之吐血、衄血、尿血、崩漏：可单用或随证配伍侧柏叶、白茅根、栀子等同用。

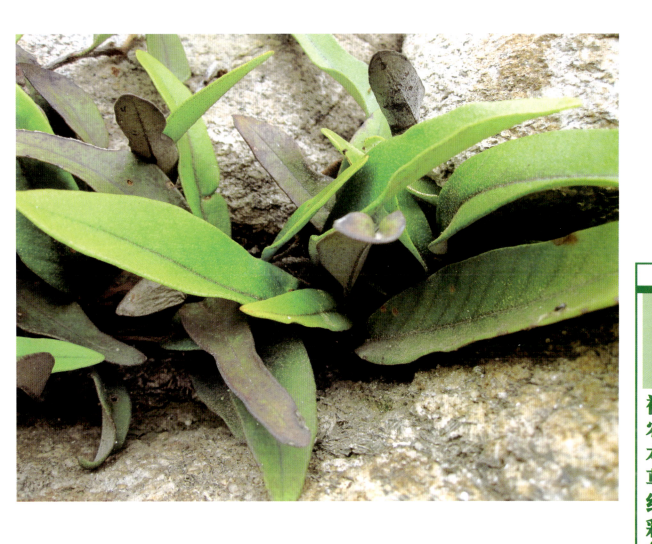

【药膳食疗】

◎ 石韦茶

原料：石韦20克，绿茶2克。

制法：将石韦洗净，加水适量煮沸，取液冲泡绿茶。

用法：代茶频饮。

功效：利尿通淋，清热止血。

适用：湿热型尿路感染。

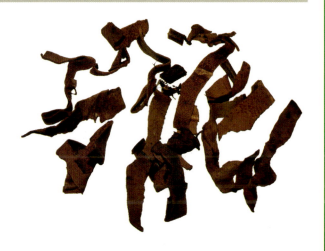

通草

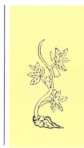

【原文】味辛,平。主去恶虫;除脾胃寒热;通利九窍、血脉、关节,令人不忘。一名附支。生山谷。

〖今 释〗

性味归经:甘、淡,微寒。归肺、胃经。
功效主治:清热利尿,通气下乳。用于湿热淋证,水肿尿少,乳汁不下。
用量用法:3～5克,煎服。
使用禁忌:孕妇慎用。
来源:为五加科植物通脱木的茎髓。
形态特征:常绿灌木或小乔木,高1～3.5米。茎粗壮,不分枝,幼稚时表面密被黄色星状毛或稍具脱落的灰黄色柔毛。茎大,白色,纸质;树皮深棕色,略有皱裂;新枝淡棕色或淡黄棕色,有明显的叶痕和大型皮孔。叶大,互生,聚生于茎顶;叶柄粗壮,圆筒形,长30～50厘米;托叶膜质,锥形,基部与叶柄合生,有星状厚绒毛;叶片纸质或薄革质,掌状5～11裂,全缘或有粗齿,上面深绿色,无毛,下面密被白色星状绒毛。伞形花序聚生成顶生或近顶生大型复圆锥花序。果球形,直径约4毫米,熟时紫黑色。花期10～12月,果期翌年1～2月。
采收加工:秋季采收,选择生长2～3年的植株,割取地上茎,截成段,趁鲜时取出茎髓,理直,晒干。放置干燥处。将茎髓加工制成的方形薄片,称为"方通草";加工时修切下来的边条,称为"丝通草"。
别名:寇脱、葱草、白通草、大通草、大叶五加皮。

〖现代研究〗

化学成分:本品含肌醇、多聚戊糖、葡萄糖、半乳糖醛酸及谷氨酸等15种氨基酸,尚含钙、镁、铁等21种微量元素。
药理作用:通草有利尿作用,并能明显增加尿钾排出量,有促进乳汁分泌等作用。通草多糖具有一定调节免疫和抗氧化的作用。

〖配伍应用〗

热淋之小便不利、淋沥涩痛：与冬葵子、滑石、石韦同用，如通草饮子（《普济方》）。

石淋：与金钱草、海金沙等同用。

血淋：与石韦、白茅根、蒲黄等同用。

水湿停蓄之水肿证：可配猪苓、地龙、麝香，共研为末，米汤送服，如通草散（《小儿卫生总微论方》）。

产后乳汁不畅或不下：与穿山甲、甘草、猪蹄同用，如通乳汤（《杂病源流犀烛》）。

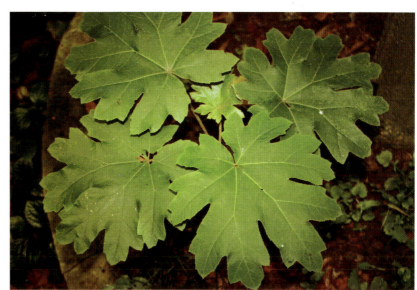

〖药膳食疗〗

◎ 通草赤小豆粥
原料：通草6克，赤小豆30克。
制法：先煎通草取汁，入赤小豆煮粥。
用法：空腹服食。
功效：健脾利水。
适用：脾虚水肿，症见腹胀尿少、下肢浮肿等。

◎ 对虾通草丝瓜汤
原料：通草、丝瓜络各6克，对虾2只。
制法：将上三味，加水煎汤，调姜、盐少许即可。
用法：吃虾喝汤，每日1次。
功效：通调乳房气血。
适用：乳房健美，使之丰满。

◎ 鲫鱼通乳汤
原料：通草10克，鲫鱼500克，猪前蹄1只，食盐适量。
制法：将鲫鱼洗净，猪蹄洗净，与通草一起加水煎煮，熟后去通草加盐少许。

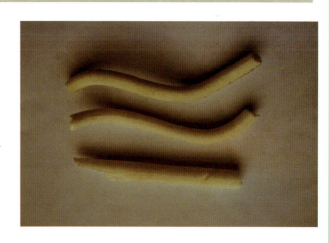

用法：饮汤吃肉，随量食用。
功效：益气健脾，通经下乳。
适用：妇女产后乳汁不足等。

◎ 茭白通草猪蹄煎
原料：茭白15～30克，通草10克，猪蹄1对。
制法：将上3味同煮，猪蹄煮熟。
用法：适量食之。
功效：补气血，利五脏，通经下乳。
适用：乳汁不下。

瞿麦

【原文】味苦,寒。主关格,诸癃结,小便不通;出刺;决痈肿;明目去翳;破胎堕子、闭血。一名巨句麦。生川谷。

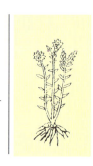

〖今 释〗

性味归经:苦,寒。归心、小肠经。

功效主治:利尿通淋,活血通经。用于热淋,血淋,石淋,小便不通,淋沥涩痛,经闭瘀阻。

用量用法:9～15克,煎服。

使用禁忌:孕妇忌用。

来源:本品为石竹科植物瞿麦或石竹的干燥地上部分。

形态特征:瞿麦:茎圆柱形,上部有分枝,长30～60厘米;表面淡绿色或黄绿色,光滑无毛,节明显,略膨大,断面中空。叶对生,多皱缩,展平叶片呈条形至条状披针形。枝端具花及果实,花萼筒状,长2.7～3.7厘米;苞片4～6,宽卵形,长约为萼筒的1/4;花瓣棕紫色或棕黄色,卷曲,先端深裂成丝状。蒴果长筒形,与宿萼等长。种子细小,多数。

采收加工:夏、秋二季花果期采割,除去杂质,干燥。

别名:大兰、大菊、竹节草。

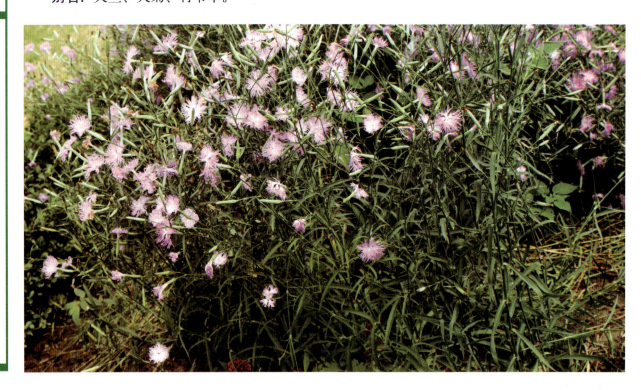

〖现代研究〗

化学成分：瞿麦含花色苷、水杨酸甲酯、丁香油酚、维生素A样物质、皂苷、糖类。

药理作用：瞿麦煎剂有利尿作用，其穗作用较茎强。还有兴奋肠管，抑制心脏，降低血压，影响肾血容积作用。对杆菌和葡萄球菌均有抑制作用。

〖配伍应用〗

热淋：常与萹蓄、木通、车前子同用，如八正散（《和剂局方》）。

小便淋沥有血：则与栀子、甘草等同用，如立效散（《和剂局方》）。

石淋：与石韦、滑石、冬葵子配伍，如石韦散（《症治汇补》）。

血热瘀阻之经闭或月经不调：常与桃仁、红花、丹参、赤芍等同用。

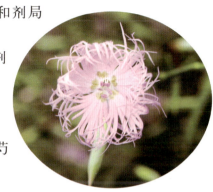

〖药膳食疗〗

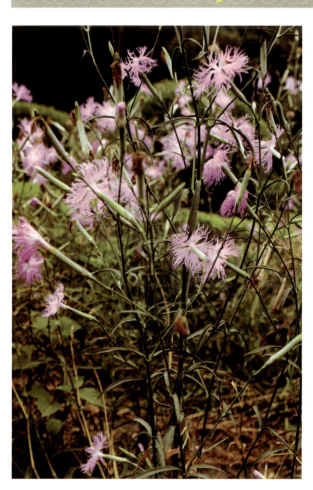

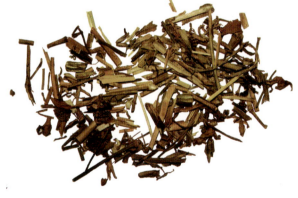

◎ **瞿麦饮**

原料：瞿麦10～15克。

制法：将瞿麦用水洗一下，放入砂锅中，加水煎汤。

用法：代茶饮，每日1剂。

功效：利尿通淋。

适用：尿频、尿痛、小便不利等。

秦皮

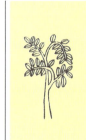

【原文】味苦，微寒。主风寒湿痹，洗洗寒气，除热；目中青翳、白膜。久服头不白，轻身。生川谷。

〖今 释〗

性味归经：苦、涩，寒。归肝、胆、大肠经。

功效主治：清热燥湿，收涩止痢，止带，明目。用于湿热泻痢，赤白带下，目赤肿痛，目生翳膜。

用量用法：6～12克，煎服。外用：适量，煎洗患处。

使用禁忌：脾胃虚寒者忌用。

来源：本品为木犀科植物苦枥白蜡树、白蜡树、尖叶白蜡树或宿柱白蜡树的干燥枝皮或干皮。

采收加工：春、秋二季剥取，晒干。

形态特征：白蜡树为乔木，高10厘米左右。叶对生，单数羽状复叶，小叶5～9枚，以7枚为多数，椭圆或椭圆状卵形，顶端渐尖或钝。花圆锥形，花小；雄性花两性花异株，通常无花瓣，花轴无毛，雌雄异株。

别名：鸡糠树、白荆树、青榔木。

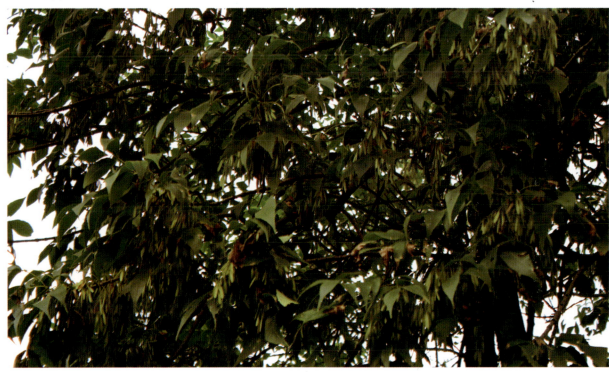

〖现代研究〗

化学成分： 苦枥白蜡树树皮含七叶素、七叶苷等香豆精类及鞣质。白蜡树树皮含七叶素、秦皮素。尖叶白蜡树树皮含七叶素、七叶苷、秦皮苷等。宿柱白蜡树树皮含七叶素、七叶苷、秦皮苷、丁香苷、宿柱白蜡苷。

药理作用： 本品煎剂对金黄色葡萄球菌、大肠杆菌、福氏痢疾杆菌、宋内氏痢疾杆菌均有抑制作用；七叶苷对金黄色葡萄球菌、卡他球菌、链球菌、奈瑟氏双球菌有抑制作用；秦皮乙素对卡他双球菌、金黄色葡萄球菌、大肠杆菌、福氏痢疾杆菌也有抑制作用；所含秦皮乙素、七叶苷及秦皮苷均有抗炎作用；秦皮乙素有镇静、镇咳、祛痰和平喘作用；秦皮苷有利尿，促进尿酸排泄等作用；七叶树苷亦有镇静、祛痰，促进尿酸排泄等作用。

〖配伍应用〗

湿热泻痢、里急后重： 常配白头翁、黄连、黄柏等用，如白头翁汤（《伤寒论》）。

湿热下注之带下： 可配牡丹皮、当归同用（《本草汇言》）。

肝经郁火所致目赤肿痛、目生翳膜： 可单用煎水洗眼；或配栀子、淡竹叶煎服，如秦皮汤（《外台秘要》）。

肝经风热、目赤生翳： 配秦艽、防风等用，如秦皮汤（《眼科龙木论》）。

〖药膳食疗〗

◎ **秦皮乌梅饮**

原料：秦皮12克，乌梅30克，白糖适量。

制法：将秦皮、乌梅加适量水煎煮，去渣取汁，临服用时加白糖。

用法：每日1剂，早、晚空腹服用，连服5日。

功效：清热利湿杀虫。

适用：滴虫性阴道炎，症见带下黄臭、阴痒。

◎ **白头翁秦皮粥**

原料：白头翁15克，秦皮12克，黄柏10克，黄连3克，粳米100克。

制法：先煎上药，取汁去渣，淘净的粳米煮粥，粥熟时调入白糖即可。

用法：每日早、晚各1次，温热服。

功效：清热利湿，杀菌止痢。

适用：下痢腹泻、里急后重。

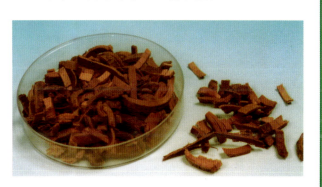

蜀椒

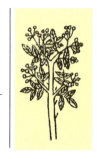

【原文】味辛，温。主邪气欬逆，温中；逐骨节皮肤死肌；寒湿痹痛；下气。久服之，头不白，轻身增年。生川谷。

〖今 释〗

性味归经：辛，温。归脾、胃、肾经。

功效主治：温中止痛，杀虫止痒。用于脘腹冷痛，呕吐泄泻，虫积腹痛；外治湿疹，阴痒。

用量用法：3~6克，煎服。外用：适量，煎汤熏洗。

使用禁忌：阴虚火旺者忌服，孕妇慎用。

来源：本品为云香科植物花椒的果壳。

形态特征：落叶灌木或小乔木，高3~7米，茎干通常有增大皮刺；枝灰色或褐灰色，有细小的皮孔及略斜向上生的皮刺；当年生小枝被短柔毛。奇数羽状复叶，叶轴边缘有狭翅；小叶纸质，卵形或卵状长圆形，无柄或近无柄，先端尖或微凹，基部近圆形，边缘有细锯齿，表面中脉基部两侧常被一簇褐色长柔毛，无针刺。聚伞圆锥花序顶生，花色大多为白色或者淡黄色。果球形，通常2~3个，果球颜色大多为青色、红色、紫红色或者紫黑色，密生疣状凸起的油点。

采收加工：秋季采收成熟果实，晒干，除去种子及杂质。

别名：川椒、花椒、蜀椒（晒干用）。

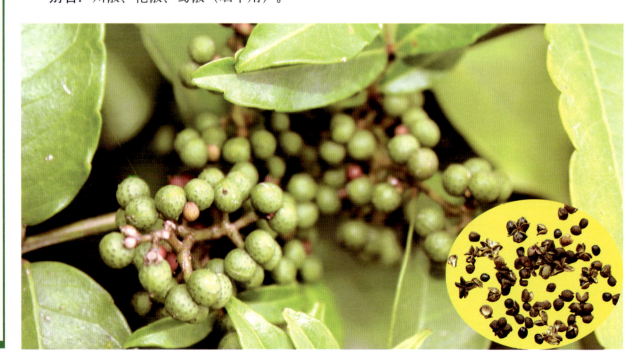

〖现代研究〗

化学成分：果皮中挥发油的主要成分为柠檬烯，占总油量的25.10%，1，8-桉叶素占21.98%，月桂烯占11.99%，还含α-蒎烯、β-蒎烯、香桧烯、紫苏烯、芳樟醇、爱草脑等。果皮还含香草木宁碱、单叶芸香品碱、脱肠草素等。

药理作用：本品具有抗动物实验性胃溃疡形成的作用；对动物离体小肠有双向调节作用，小剂量时兴奋，大剂量时抑制；并有镇痛抗炎作用；其挥发油对11种皮肤癣菌和4种深部真菌有一定的抑制和杀死作用，其中羊毛小孢子菌和红色毛癣菌最敏感，并能杀疥螨等。

〖配伍应用〗

外寒内侵、胃寒腹痛、呕吐等症：常与生姜、白豆蔻等同用。

脾胃虚寒、脘腹冷痛、呕吐、不思饮食等：与干姜、人参等配伍，如大建中汤（《金匮要略》）。

夏伤湿冷、泄泻不止：与肉豆蔻同用，如川椒丸（《小儿卫生总微论方》）。

虫积腹痛、手足厥逆、烦闷吐蛔等：常与乌梅、干姜、黄柏等同用，如乌梅丸（《伤寒论》）。

小儿蛲虫病、肛周瘙痒：单用煎液作保留灌肠。

妇人阴痒不可忍，非以热汤泡洗不能已者：与吴茱萸、蛇床子、陈茶、烧盐同用，水煎熏洗，如椒茱汤（《医级》）。

湿疹瘙痒：单用或与苦参、蛇床子、地肤子、黄柏等，煎汤外洗。

〖药膳食疗〗

◎ 花椒红糖汤

原料：花椒10克，红糖30克。

制法：花椒洗净；锅内加水400毫升，放入花椒，煎成250毫升，加红糖搅拌溶化即可。

用法：趁热直接饮用。

功效：散寒下气。

适用：回乳。

◎ 花椒粥

原料：花椒5克，粳米50克。

制法：花椒煎水，去渣取汁加粳米入内煮粥。

用法：空腹趁热食用，每日1次。

功效：温里，散寒，止痛。

适用：胃寒、牙痛。

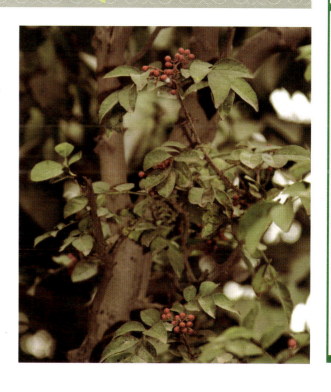

白芷

【原文】味辛，温。主女人漏下赤白；血闭阴肿；寒热；风头侵目泪出；长肌肤润泽，可作面脂。一名芳香。生川谷。

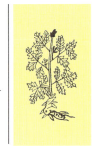

〖今 释〗

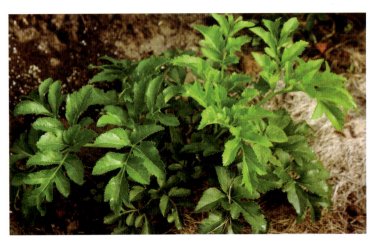

性味归经：辛，温。归胃、大肠、肺经。

功效主治：解表散寒，祛风止痛，宣通鼻窍，燥湿止带，消肿排脓。用于感冒头痛，眉棱骨痛，鼻塞流涕，鼻衄，鼻渊，牙痛，带下，疮疡肿痛。

用量用法：3～10克，煎服。外用：适量。

来源：本品为伞形科植物白芷或杭白芷的干燥根。

形态特征：白芷为多年生草本，高1～2米。茎粗壮中空。常带紫色，近花序处有短毛。基生叶有长柄，基部叶鞘紫色，叶片二至三回出式羽状分裂，最终裂片长圆形、卵圆形或披针形。复伞形花序，花白色。双悬果椭圆形，无毛或极少毛，分果侧棱成翅状。

采收加工：夏、秋间叶黄时采挖，除去须根及泥沙，晒干或低温干燥。

别名：芳香、苻蓠、泽芬、香白芷。

〖现代研究〗

化学成分：白芷与杭白芷的化学成分相似，主要含挥发油，并含欧前胡素、白当归素等多种香豆素类化合物，另含白芷毒素、花椒毒素、甾醇、硬脂酸等。

药理作用：小量白芷毒素有兴奋中枢神经、升高血压作用，并能引起流涎呕吐；大量能引起强直性痉挛，继以全身麻痹。白芷能对抗蛇毒所致的中枢神经系统抑制。白芷水煎剂对大肠杆菌、痢疾杆菌、伤寒杆菌、绿脓杆菌、变形杆菌有一定抑制作用；有解热、抗炎、镇痛、解痉、抗癌作用。异欧前胡素等成分有降血压作用。呋喃香豆素类化合物为"光活性物质"，可用以治疗白癜风及银屑病。水浸剂对奥杜盎小芽孢癣菌等致病真菌有一定抑制作用。

〖配伍应用〗

外感风寒、头身疼痛、鼻塞流涕之证：常与防风、羌活、川芎等同用，如九味羌活汤（《此事难知》）。

阳明头痛、眉棱骨痛、头风痛等症，属外感风寒者：可单用，即都梁丸（《百一选方》）；或与防风、细辛、川芎等同用，如川芎茶调散（《和剂局方》）；属外感风热者，可配伍薄荷、菊花、蔓荆子等。

风冷牙痛：可与细辛、全蝎、川芎等同用，如一捻金散（《御药院方》）。

风热牙痛：可配伍石膏、荆芥穗等，如风热散（《仙拈集》）。

风寒湿痹、关节疼痛、屈伸不利者：可与苍术、草乌、川芎等同用，如神仙飞步丹（《袖珍方》）。

鼻渊、鼻塞不通、浊涕不止、前额疼痛：与苍耳子、辛夷等同用，如苍耳子散（《济生方》）。

寒湿下注、白带过多者：可与鹿角霜、白术、山药等同用。

湿热下注、带下黄赤者：宜与车前子、黄柏等同用。

疮疡初起、红肿热痛者：每与金银花、当归、穿山甲等药配伍，如仙方活命饮（《校注妇人良方》）。

脓成难溃者：常与益气补血药同用，如（《外科正宗》）托里消毒散、（《医宗金鉴》）托里透脓散。

〖药膳食疗〗

◎ **白芷粥**

原料：白芷10克，大米100克。

制法：将白芷择净，放入锅中，加清水适量，浸泡5~10分钟后，水煎取汁，加大米煮为稀粥。

用法：每日1~2剂，连续2~3日。

功效：祛风解表，宣通鼻窍。

适用：外感风寒所致的鼻塞、头痛、眉棱骨痛等。

◎ **白芷鲤鱼汤**

原料：白芷15克，鲤鱼1条（约100~150克）。

制法：将鱼常法治净，白芷以面包，加水适量，共煮之至熟，入调味品适量即可。

用法：吃鱼喝汤，隔日1次。

功效：调养气血，丰满乳房。

适用：乳房健美。

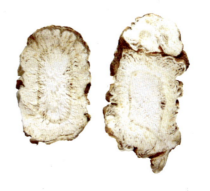

◎ **白芷菊花茶**

原料：白芷、菊花各9克。

制法：将菊花、白芷研成细末，开水冲泡。

用法：代茶饮。

功效：祛风平肝，解痉止痛。

适用：偏头痛者。

白薇

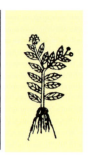

【原文】 味苦，平。主暴中风，身热肢满，忽忽不知人；狂惑；邪气寒热酸疼；温疟洗洗，发作有时。生川谷。

〖今 释〗

性味归经： 苦、咸，寒。归胃、肝、肾经。

功效主治： 清热凉血，利尿通淋，解毒疗疮。用于温邪伤营发热，阴虚发热，骨蒸劳热，产后血虚发热，热淋，血淋，痈疽肿毒。

用量用法： 5～10克，煎服。

使用禁忌： 血虚者忌服。

来源： 本品为萝藦科植物白薇或蔓生白薇的干燥根及根茎。

形态特征： 白薇为多年生草本，高50厘米，茎直立，常单一，被短柔毛，有白色乳汁。叶对生，宽卵形或卵状长圆形，两面被白色短柔毛。伞状聚伞花序，腋生，花深紫色。蓇葖果单生，先端尖，基部钝形。种子多数，有狭翼，有白色绢毛。

采收加工： 春、秋二季采挖，洗净，干燥。

别名： 春草、芒草。

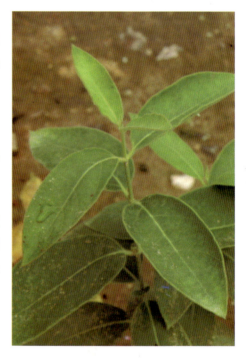

〖现代研究〗

化学成分： 本品含挥发油、强心苷等。其中强心苷中主要为甾体多糖苷，挥发油的主要成分为白薇素。

药理作用： 本品所含白薇苷有加强心肌收缩的作用，可使心率减慢。对肺炎球菌有抑制作用，并有解热、利尿等作用。

〖配伍应用〗

热病后期、余邪未尽、夜热早凉或阴虚发热、骨蒸潮热： 常与地骨皮、知母、青蒿等同用。

产后血虚发热、低热不退及昏厥等症： 可与当归、人参、甘草同用，如白薇汤（《全生指迷方》）。

温邪入营、高热烦渴、神昏舌绛等： 与生地黄、玄参等同用。

膀胱湿热、血淋涩痛： 常与木通、滑石及石韦等同用。

热毒盛的疮痈肿毒、毒蛇咬伤： 常与天花粉、赤芍、甘草等同用，如白薇散（《证治准绳》）。

阴虚外感、发热咽干、口渴心烦等症： 常与玉竹、淡豆豉、薄荷同用，如加减葳蕤汤（《通俗伤寒论》）。

〖药膳食疗〗

◎ **丹参桃仁白薇粥**

原料：桃仁（去皮尖）、白薇10克，丹参15克，粳米50克。

制法：将桃仁研碎，与白薇、丹参同煎取汁去渣，与粳米同煮为粥。

用法：温服适量。

功效：有清热，凉血，化瘀。

适用：损伤后瘀血发热、大便干结等。

◎ **白薇冬茶**

原料：白薇5克，天冬、甘草、桔梗、绿茶各3克。

制法：将上几味药用200毫升开水冲泡。

用法：10分钟后饮用，也可直接冲饮。

功效：清热润肺。

适用：阴虚、肺燥、咳嗽。

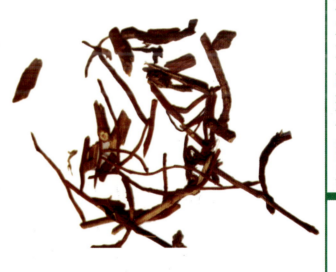

升麻

【原文】味甘平。主解百毒，杀百精老物殃鬼，辟温疫瘴邪蛊毒。久服不夭，轻身长年，一名周升麻。生山谷。

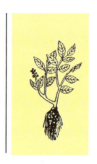

〖今 释〗

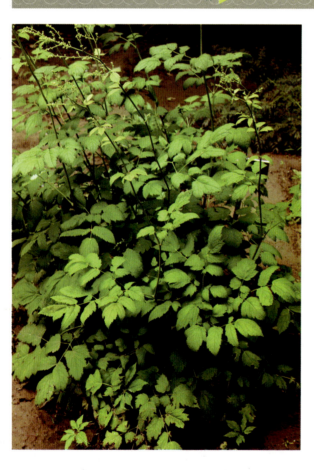

性味归经：辛、微甘，微寒。归肺、脾、胃、大肠经。

功效主治：发表透疹，清热解毒，升举阳气。用于风热头痛，齿痛，口疮，咽喉肿痛，麻疹不透，阳毒发斑，脱肛，子宫脱垂。

用量用法：3～10克，煎服。发表透疹、清热解毒宜生用，升阳举陷宜炙用。

使用禁忌：麻疹已透，阴虚火旺，以及阴虚阳亢者，均当忌用。

来源：本品为毛茛科植物大三叶升麻、兴安升麻或升麻的干燥根茎。

形态特征：多年生草木，根茎上生有多数内陷圆洞状的老茎残基。叶互生，2回3出复叶小叶卵形至广卵形，上部3浅裂，边缘有锯齿。圆锥花序具分枝3～20条，花序轴和花梗密被灰色，或锈色的腺毛及柔毛。蓇葖果无毛。

采收加工：秋季采挖，除去泥沙，晒至须根干时，燎去或除去须根，晒干。

别名：龙眼根。

〖现代研究〗

化学成分：本品含升麻碱、水杨酸、咖啡酸、阿魏酸、鞣质等；兴安升麻含升麻苦味素、升麻醇、升麻醇木糖苷、北升麻醇、异阿魏酸、齿阿米素、齿阿米醇、升麻素、皂苷等。

药理作用：升麻对结核杆菌、金黄色葡萄球菌和卡他球菌有中度抗菌作用。北升麻提取物具有解热、抗炎、镇痛、抗惊厥、升高白细胞、抑制血小板聚集及释放等作用。升麻对氯乙酰胆碱、组织胺和氯化钡所致的肠管痉挛均有一定的抑制作用，还具有抑制心脏、减慢心率、降低血压、抑制肠管和妊娠子宫痉挛等作用。其生药与炭药均能缩短凝血时间。

〖配伍应用〗

风热感冒、温病初起、发热、头痛等症： 可与桑叶、菊花、薄荷、连翘等同用。

风寒感冒、恶寒发热、无汗、头痛、咳嗽者： 常配伍麻黄、紫苏、白芷、川芎等，如十神汤（《和剂局方》）。

外感风热夹湿之阳明经头痛、额前作痛、呕逆、心烦痞满者： 可与苍术、葛根、鲜荷叶等配伍，如清震汤（《症因脉治》）。

麻疹初起、透发不畅： 常与葛根、白芍、甘草等同用，如升麻葛根汤（《阎氏小儿方论》）。

痄腮肿痛： 可与黄连、连翘、牛蒡子等配伍，如升麻黄连汤（《外科枢要》）。

温毒发斑： 常与生石膏、大青叶、紫草等同用。

气虚下陷、月经量多或崩漏者： 以本品配伍人参、黄芪、白术等药，如举元煎（《景岳全书》）。

〖药膳食疗〗

◎ 人参升麻粥

原料：人参5~10克，升麻3克，粳米30克。

制法：前2药水煎取汁与粳米同煮为粥。

用法：每日1剂，连服1周。

功效：补气摄血，升阳举陷。

适用：气虚月经过多、过期不止、色淡质稀清如水、面色白、气短懒言、心悸、肢软无力等。

二麻鸡汤

原料：升麻10克，黑芝麻100克，小雄鸡1只。

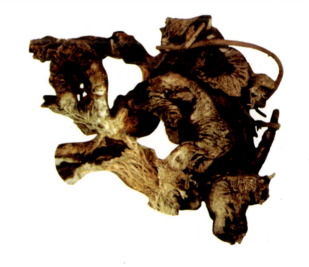

制法：黑芝麻捣烂，升麻用洁净纱布包，小鸡洗净后，与前二味小火炖烂，入少许调味品即可。

用法：吃肉饮汤，1次下，隔日1次。

功效：升举子宫。

适用：中气下陷所致之子宫脱垂。

◎ 升麻蒸瘦肉

原料：升麻10克，黄芪、党参各20克，瘦猪肉100克，味精、盐各1克，绍酒2克，姜片5克，葱段1根。

制法：将升麻、黄芪、党参洗净，切成薄片，烘干研成末，瘦猪肉洗净，切成薄片，与三味中药末拌匀，加鲜汤100克，放入姜片、葱段，用湿棉纸封住碗口，入笼内，置沸水旺火上蒸至粑透，取出加味精、盐，即成。

用法：趁热食之，每食适量。

功效：补中益气。

适用：气虚引起的子宫脱垂、胃下垂、小腹下坠、面色不华等。

苍耳

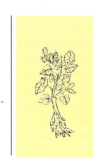

【原文】味甘,温。主风头寒痛;风湿周痹,四肢拘挛痛;恶肉死肌。久服益气,耳目聪明,强志,轻身。一名胡葈,一名地葵。生川谷。

〖今释〗

性味归经:辛、苦,温;有毒。归肺经。

功效主治:散风寒,通鼻窍,祛风湿。用于风寒头痛,鼻塞流涕,鼻衄,鼻渊,风疹瘙痒,湿痹拘挛。

用量用法:3~10克,煎服。或入丸、散。

使用禁忌:血虚头痛不宜服用,过量服用易致中毒。

来源:为菊科植物苍耳的带总苞的果实。

形态特征:一年生草本,高30~90厘米,全体密被白色短毛。茎直立。单叶互生,具长柄;叶片三角状卵形或心形,通常3浅裂,两面均有短毛。头状花序顶生或腋生。瘦果,纺锤形,包在有刺的总苞内。

采收加工:9~10月割取地上部分,打下果实,晒干,去刺,生用或炒用。

别名:野茄子、刺儿棵、疔疮草、粘粘葵。

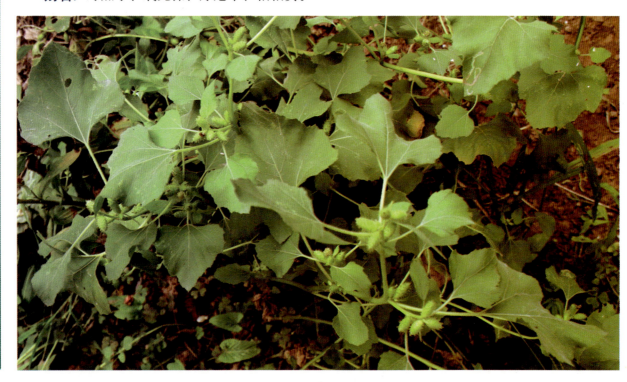

【现代研究】

化学成分：本品含苍耳苷、脂肪油、生物碱、苍耳醇、蛋白质、维生素C等。

药理作用：苍耳苷对正常大鼠、兔和犬有显著的降血糖作用。煎剂有镇咳作用。小剂量有呼吸兴奋作用，大剂量则抑制。本品对心脏有抑制作用，使心率减慢，收缩力减弱。对兔耳血管有扩张作用；静脉注射有短暂降压作用。对金黄色葡萄球菌、乙型链球菌、肺炎双球菌有一定抑制作用，并有抗真菌作用。

【配伍应用】

外感风寒、恶寒发热、头身疼痛、鼻塞流涕者：可与防风、白芷、羌活、藁本等同用。

鼻渊而有外感风寒者：常与辛夷、白芷等配伍，如苍耳子散（《济生方》）。

鼻渊证属风热外袭或湿热内蕴者：又常与薄荷、黄芩等同用。

风湿痹证、关节疼痛、四肢拘挛：可单用；或与羌活、威灵仙、木瓜等同用。

【药膳食疗】

◎ **苍耳子粥**

原料：苍耳子10克，粳米50克。

制法：将苍耳洗净，加水煎煮，去渣取汁，放入粳米煮成粥即可。

用法：早餐食用。

功效：散风除湿。

适用：因风湿上扰引起的头痛、鼻渊，或因湿热下注引起的老年痔疮，以及风湿阻痹之肢体作痛或皮肤瘙痒等。

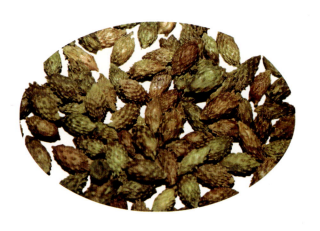

◎ **苍耳辛芷茶**

原料：苍耳子12克，辛夷、白芷各9克，薄荷5克，葱白3根，茶叶2克。

制法：以上几味共研细末，沸水冲泡。

用法：代茶温饮，不拘时，每2日1剂，或每日1剂。

功效：祛风，发汗，通窍。

适用：鼻窦炎、鼻炎、风寒表证、恶寒发热、鼻塞流涕等。

◎ **苍耳白芷茶**

原料：苍耳子10克，白芷5克，绿茶2克。

制法：将苍耳子、白芷分别拣杂，洗净。白芷切成片，与苍耳子、绿茶同放入砂锅，加水浸泡片刻，煎煮数分钟，用洁净纱布过滤，取汁即成。

用法：早、晚各服1次。

功效：清火祛风。

适用：慢性鼻炎患者。

茅根

【原文】味甘，寒。主劳伤虚羸，补中益气；除瘀血；血闭；寒热；利小便。其苗，主下水。一名兰根，一名茹根。生山谷、田野。

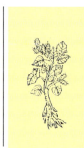

〖今 释〗

性味归经：甘，寒。归肺、胃、膀胱经。
功效主治：凉血止血，清热利尿。用于血热吐血，衄血，尿血，热病烦渴，湿热黄疸，水肿尿少，热淋涩痛。
用量用法：9～30克，煎服，鲜品加倍，以鲜品为佳，可捣汁服。多生用，止血亦可炒炭用。
使用禁忌：胃虚寒、腹泻便溏者忌食。
来源：本品为禾本科植物白茅的干燥根茎。
形态特征：禾本科白茅属多年生草本，株高25～80厘米，春季先开花，后生叶子，须根，茎节上有长柔毛，根状茎长。叶片主脉明显，叶鞘边缘与鞘口有纤毛。圆锥花序分枝紧密，花穗上密生白毛，小穗基部密生银丝状长柔毛，颖果成熟后，自柄上脱落。
采收加工：春、秋二季采挖，洗净，晒干，除去须根及膜质叶鞘，捆成小把。
别名：白茅根。

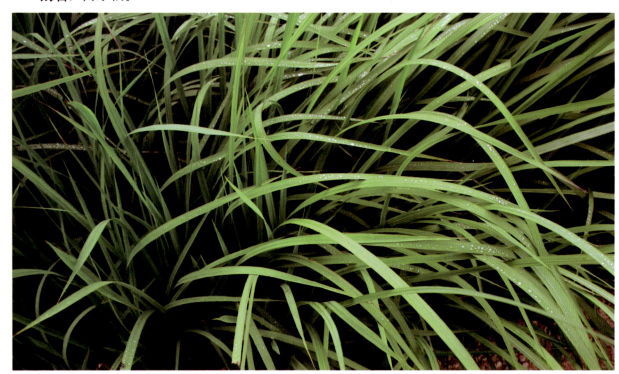

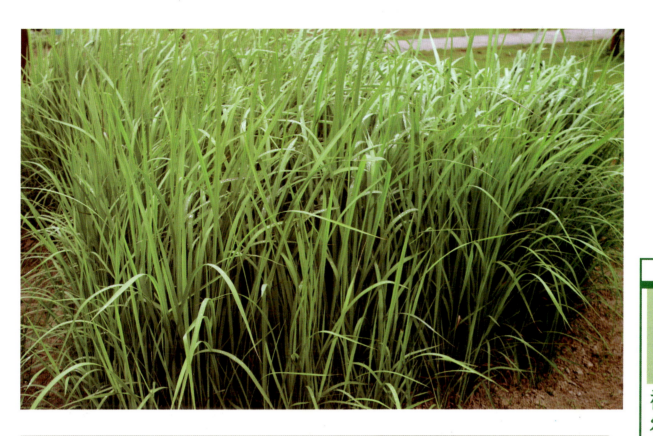

〖现代研究〗

化学成分： 含糖类化合物：葡萄糖、蔗糖、果糖、木糖等以及淀粉；简单酸类及钾盐：柠檬酸、苹果酸、草酸等；三萜烯：白茅素、芦竹素、羊齿醇等；5～羟色胺等；其他尚含类胡萝卜素类及叶绿素、维生素等。

药理作用： 本品能显著缩短出血和凝血时间，其水煎剂和水浸剂有利尿作用，以给药5～10日时作用明显；对肺炎球菌、卡他球菌、流感杆菌、金黄色葡萄球菌及福氏、宋氏痢疾杆菌等有抑制作用，有一定抗HBV病毒能力。

〖配伍应用〗

多种血热出血之证： 单用有效；或配伍其他凉血止血药同用，如（《妇人良方》）治鼻衄出血，（《千金翼方》）治吐血不止，皆以茅根煎汁或鲜品捣汁服用。

咯血： 与藕同用，均取鲜品煮汁服，如二鲜饮（《医学衷中参西录》）。

小便出血： 单用本品煎服。

血尿时发、属虚而有热者： 常配人参、地黄、茯苓同用，如茅根饮子（《外台秘要》）。

水肿、热淋： 均单用本品煎服，也可与其他清热利尿药同用，如（《肘后方》）治热淋，（《医学衷中参西录》）治水肿、小便不利。

湿热黄疸： 常配茵陈、山栀等同用。

胃热呕吐： 常与葛根同用，如茅根汤（《小品方》）。

肺热咳喘： 常配桑白皮同用，如如神汤（《圣惠方》）。

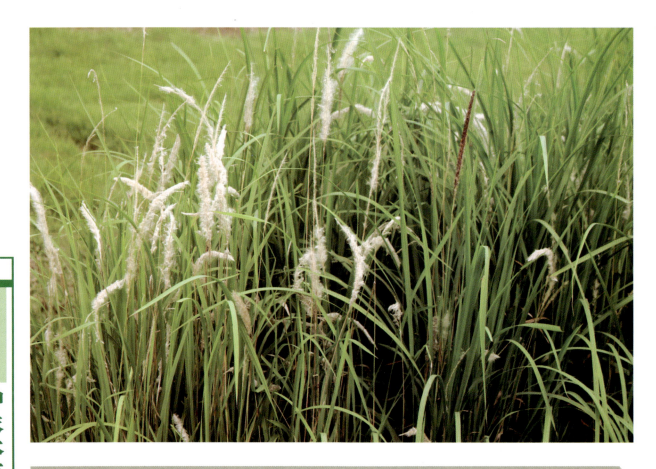

〖药膳食疗〗

◎ 茅根粳米粥

原料：白茅根、粳米、鲜荷叶各50克，白糖30克。

制法：先将白茅根洗净，放锅中加水1000毫升，煎取汁600毫升。再用此汁与淘净的粳米同煮成粥，出锅前放鲜荷叶略炖，食前用白糖调味。

用法：每日1剂，代早餐用。

功效：养阴清热，凉血。

适用：血热所致的鼻出血。

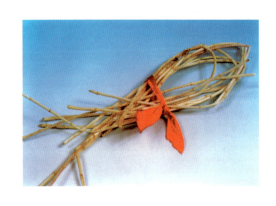

◎ 茅根赤豆粥

原料：鲜茅根（干品50克）、赤豆各200克。

制法：白茅根洗净，加水适量，煎煮30分钟，去渣，加入洗净赤豆，熬成粥。

用法：食粥，每日1次。

功效：补脾利湿，利尿消肿。

适用：慢性肾炎。

◎ 茅根鲜藕栀子仁粥

原料：白茅根30克，栀子仁末6克，鲜藕片60克，粳米100克。

制法：先将白茅根水煎滤汁去渣，加入鲜藕片、粳米同煎为粥，待粥熟时，调入栀子仁末，稍煮即可食用。

用法：早、晚餐食用，每日2次。

功效：泻肝清胃，凉血止血。

适用：肝火犯胃型上消化道出血。

◎ 茅根茶

原料：白茅根10克，茶叶5克。

制法：将白茅根摘根须，洗净，同茶叶一起加水，煎服。

用法：每日1次。

功效：清热利尿，凉血解毒。

适用：血尿。

◎ 茅根车前饮

原料：白茅根、车前子各50克，白糖5克。

制法：将白茅根、车前子和适量水放入砂锅中，水煎20分钟，放入白糖即可饮用。

用法：每日2次，口服。

功效：清热凉血，利尿通淋。

适用：下焦热盛、灼伤脉络，症见血尿、色鲜红、小便不利等。

◎ 三鲜茅根饮

原料：鲜茅根、鲜淡竹叶各20克，鲜藕150克。

制法：鲜茅根、鲜淡竹叶洗净，下入锅内，加水煎汁，去药渣，留取汁液，放在杯内。鲜藕去皮，洗净切段，捣碎，用干净白布绞汁，放在茅根、竹叶汁内，混合即成。

用法：代茶频饮。

功效：清热利水，凉血止血，清心除烦。

适用：尿道炎、尿血。

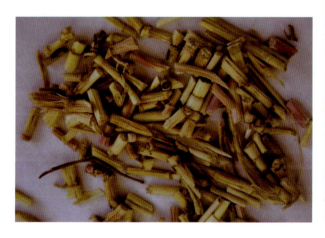

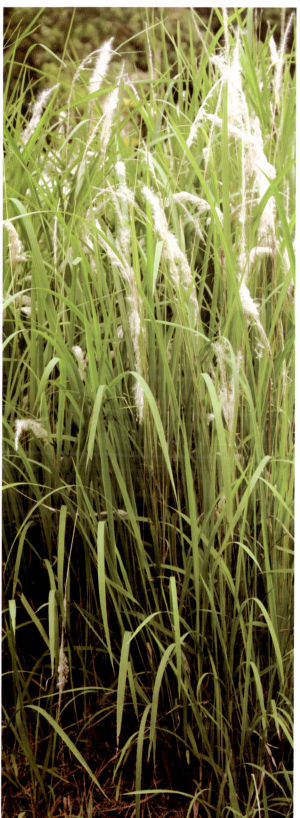

百合

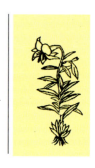

【原文】味甘，平。主邪气腹胀心痛；利大、小便；补中益气。生川谷。

〖今 释〗

性味归经：甘，寒。归心、肺经。

功效主治：养阴润肺，清心安神。用于阴虚燥咳，劳嗽咳血，虚烦惊悸，失眠多梦，精神恍惚。

用量用法：6～12克，煎服。蜜炙可增加润肺作用。

使用禁忌：感冒风寒咳嗽者忌食；脾胃虚寒，腹泻便溏者忌食。

来源：本品为百合科植物卷丹、百合或细叶百合的干燥肉质鳞叶。

形态特征：多年生球根草本花卉，株高40～60厘米，还有高达1米以上的。茎直立，不分枝，草绿色，茎秆基部带红色或紫褐色斑点。地下具鳞茎，鳞茎由阔卵形或披针形、白色或淡黄色、直径由6～8厘米的肉质鳞片抱合成球形，外有膜质层。单叶，互生，狭线形，无叶柄，直接包生于茎秆上，叶脉平行。花着生于茎秆顶端，呈总状花序，簇生或单生，花冠较大，花筒较长，呈漏斗形喇叭状，六裂无萼片，因茎秆纤细，花朵大，开放时常下垂或平伸。

采收加工：秋季采挖，洗净，剥取鳞叶，置沸水中略烫，干燥。

别名：重迈、中庭、重箱、摩罗、强瞿、百合蒜、蒜脑薯。

〖现代研究〗

化学成分：本品含酚酸甘油酯、丙酸酯衍生物、酚酸的糖苷、酚酸甘油酯糖苷、甾体糖苷、甾体生物碱、微量元素、淀粉、蛋白质、脂肪等成分。

药理作用：百合水提液对实验动物有止咳、祛痰作用；可对抗组织胺引起的蟾蜍哮喘；百合水提液还有强壮、镇静、抗过敏作用；百合水煎醇沉液有耐缺氧作用；还可防止环磷酰胺所致白细胞减少症。

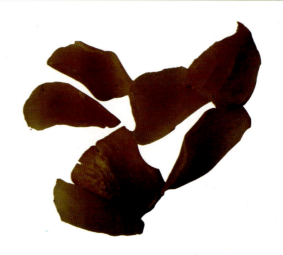

〖配伍应用〗

阴虚肺燥有热之干咳少痰、咳血或咽干音哑等症：常与款冬花配伍，如（《济生方》）百花膏。

肺虚久咳、劳嗽咳血：常与生地黄、玄参、桔梗、川贝母等同用，如百合固金汤（《慎斋遗书》）。

虚热上扰、失眠、心悸：可与麦冬、酸枣仁、丹参等同用。

神志恍惚、情绪不能自主、口苦、小便赤、脉微数等为主的百合病心肺阴虚内热证：常与生地黄、知母等同用。

〖药膳食疗〗

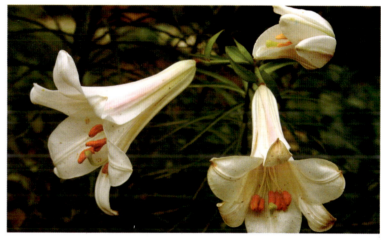

◎ **百合芡实汤**
原料：百合30克，芡实50克。
制法：百合、芡实加水煮熟。
用法：加糖调味后服用，每次1小碗，每日1~2次。
功效：补肾固精，养心安神。
适用：肾虚引起的失眠多梦、遗精头昏者。

◎ **百合冬瓜汤**
原料：百合50克，冬瓜100克，鸡蛋1个，猪油、盐、味精各适量。
制法：将百合、冬瓜加水400毫升，煮熟后，再将鸡蛋清放入打散，下化猪油、盐、味精，调匀。
用法：分2次服用。
功效：润肺止咳。
适用：阴虚肺热咳嗽，大便秘结等。

◎ **百合龙眼汤**
原料：百合30克，龙眼肉15克。
制法：水煎服。
用法：每日数次。
功效：养阴润燥，清心安神。
适用：虚热惊悸、失眠多梦、精神恍惚者。

◎ **百合莲肉汤**
原料：莲肉、百合各50克，瘦猪肉200克，盐、味精各适量。
制法：将莲肉、百合分别洗净沥干，瘦猪肉洗净切片，加水500毫升，大火烧开后，转用小火煮至酥烂，下盐，味精调匀即可。
用法：佐餐食用。
功效：润肺养阴。
适用：阴虚肺燥、干咳无痰者。

◎ **百合银耳汤**
原料：百合、银耳、太子参各20克，冰糖适量。
制法：将百合、太子参用清水洗净，银耳浸泡后去根部黑蒂，加水适量，共煮汤，水沸30分钟后，加入冰糖见溶化即成。
用法：佐餐食用。
功效：益气养阴，润肺止咳。
适用：气阴两虚之咳嗽气短。

酸酱

【原文】味酸，平。主热烦满；定志益气；利水道；产难，吞其实立产。一名酢酱。生川泽。

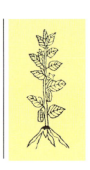

〖今 释〗

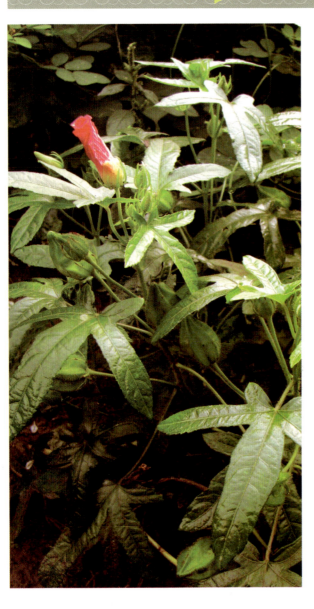

性味归经：苦，寒。归肺经。

功效主治：清热解毒，利咽化痰，利尿通淋。用于咽痛音哑，痰热咳嗽，小便不利，热淋涩痛；外治天疱疮，湿疹。

用量用法：5～9克，煎服。外用：适量，捣敷患处。

使用禁忌：脾虚泄泻及痰湿忌用。

来源：本品为茄科植物酸浆的干燥宿萼或带果实的宿萼。

形态特征：多年生草本，高35～100厘米。具横走的根状茎。茎直立，多单生，不分枝，略扭曲，表面具棱角，光滑无毛。叶互生，叶片卵形至广卵形，先端急尖或渐尖，基部楔形或广楔形，边缘具稀疏不规则的缺刻，或呈波状，上面光滑无毛，下面几无毛。花单生于叶腋，花梗长1～1.5厘米；花白色，花萼绿色，钟形。浆果圆球形，直径约1.2厘米；光滑无毛，成熟时呈橙红色，宿存花萼在结果时增大，厚膜质膨胀如灯笼，长可达4.5厘米，具5棱角，橙红色或深红色，无毛，疏松地包围在浆果外面。种子多数，细小。花期7～10月，果期8～11月。

采收加工：秋季果实成熟、宿萼呈红色或橙红色时采收，干燥。

别名：酸浆、锦灯笼、红菇娘。

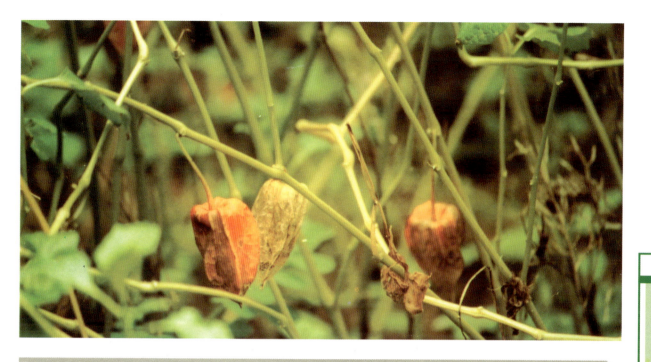

〖现代研究〗

化学成分：本品含生物碱、柠檬酸、枸橼酸、草酸、维生素C及酸浆红素等，另含有甾醇类及多种氨基酸。

药理作用：本品果实水提物有抗癌作用，对小鼠Ehr1ich腹水癌的生长有抑制作用。其果实鲜汁对金黄色葡萄球菌、绿脓杆菌等有抑制作用；对乙型肝炎病毒表面抗原也有抑制作用。此外，本品醚溶性、水溶性成分对蛙心均有加强其收缩的作用，并能引起微弱的血管收缩及血压升高。

〖配伍应用〗

咽喉肿痛、声音嘶哑：常与山豆根、桔梗、牛蒡子等同用；喉痛音哑：也可将本品与冰片共研末，吹喉。

痰热咳嗽、小便不利：与前胡、瓜蒌等同用。

小便短赤或淋沥涩痛：常与车前子、木通、萹蓄、金钱草等配伍。

砂淋、石淋：与龙胆草、赤茯苓、车前草等配用，如（《贵阳民间药草》）。

〖药膳食疗〗

◎ 锦灯笼粥

原料：锦灯笼1株，粳米50~100克。

制法：将锦灯笼加适量水煎煮，去渣取汁，加入粳米煮成粥即可。

用法：早餐食用。

功效：清热解毒。

适用：流行性腮腺炎。

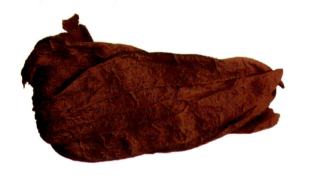

淫羊藿

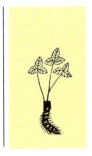

【原文】味辛，寒。主阴痿绝伤；茎中痛，利小便，益气力；强志。一名刚前。生山谷。

〖今 释〗

性味归经：辛、甘，温。归肝、肾经。

功效主治：补肾阳，强筋骨，祛风湿。用于肾阳虚衰，阳痿遗精，筋骨痿软，风湿痹痛，麻木拘挛。

用量用法：6~10克，煎服。

使用禁忌：阴虚而相火易动者忌服。

来源：本品为小檗科植物淫羊藿、箭叶淫羊藿、柔毛淫羊藿、巫山淫羊藿或朝鲜淫羊藿的干燥地上部分。

形态特征：多年生草本，高30~40厘米。叶为二回三出复叶，叶柄长3~4厘米，小叶柄长1.5~4厘米，小叶片卵圆形或近圆形，基部深心形，中小叶片对称，两边小叶片不对称，表面无毛，有光泽，背面疏生直立短毛，主脉上尤为明显，边缘有锯齿。聚伞花序排成圆锥形，花序轴及花梗上有明显腺毛，花通常白色，内轮萼片卵状长圆形，外轮萼片卵形，花瓣的矩通常比萼片长二倍。果为蓇葖果，具有1~2枚褐色种子。

采收加工：夏、秋季茎叶茂盛时采割，除去粗梗及杂质，晒干或阴干。

别名：仙灵脾、羊藿、黄连祖、乏力草。

〖现代研究〗

化学成分：淫羊藿类植物的化学成分主要是黄酮类化合物，还含有木脂素、生物碱和挥发油等。

药理作用：淫羊藿能增强下丘脑-垂体-性腺轴及肾上腺皮质轴、胸腺轴等内分泌系统的分泌功能，淫羊藿提取液能影响"阳痿"模型小鼠DNA合成，并促进蛋白质的合成，调节细胞代谢，明显增加动物体重及耐冻时间，淫羊藿醇浸出液能显著增加离体兔心冠脉流量，淫羊藿煎剂及水煎乙醇浸出液给兔、猫、大鼠静注，均有降压作用。

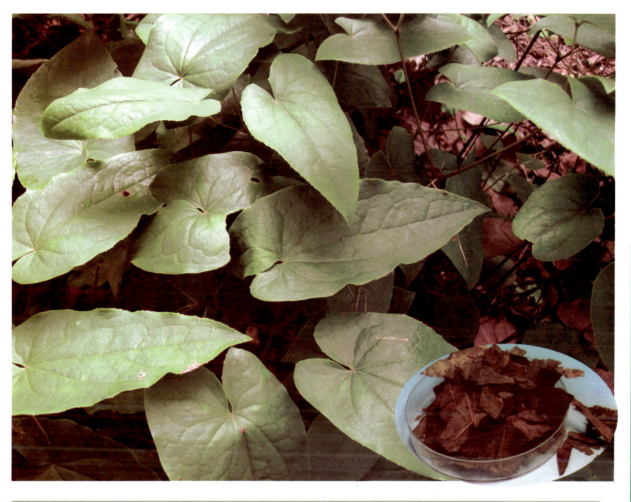

〖配伍应用〗

肾虚阳痿遗精等：与肉苁蓉、巴戟天、杜仲等同用，如填精补髓丹（《丹溪心法》）。

风湿痹痛、筋骨不利及肢体麻木：常与威灵仙、苍耳子、川芎、肉桂同用，即仙灵脾散（《圣惠方》）。

〖药膳食疗〗

◎ 淫羊藿酒

原料：淫羊藿100克，白酒500毫升。

制法：淫羊藿洗净，放入白酒中浸泡1月。

用法：每次1小杯。

功效：温肾壮阳。

适用：肾虚阳痿、遗精、早泄、腰膝酸软等。

◎ 淫羊藿苁蓉酒

原料：淫羊藿100克，肉苁蓉50克，白酒（或米酒）1000毫升。

制法：将上药加工捣碎，浸入酒中，封盖，置阴凉处。每日摇晃数下，15日后开封即可饮用。

用法：每日3次，每次饮服10～15毫升。

功效：补肾壮阳。

适用：肾阳虚之阳痿、遗精、早泄、腰膝酸痛等。

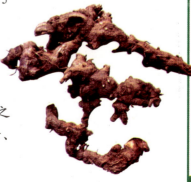

栀子

【原文】味苦,寒。主五内邪气;胃中热气,面赤;酒皻皶鼻、白癞、赤癞、疮疡。一名木丹。生川谷。

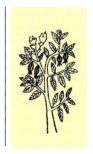

〖今 释〗

性味归经:苦,寒。归心、肺、三焦经。

功效主治:泻火除烦,清热利湿,凉血解毒;外用消肿止痛。用于热病心烦,湿热黄疸,淋证涩痛,血热吐衄,目赤肿痛,火毒疮疡;外治扭挫伤痛。

用量用法:6~10克,煎服。外用:生品适量,研末调敷。

使用禁忌:体虚便溏者慎用。

来源:本品为茜草科植物栀子的干燥成熟果实。

形态特征:常绿灌木,高达2米。叶对生或3叶轮生,叶片革质,长椭圆形或倒卵状披针形,全缘;托叶2片,通常连合成筒状包围小枝。花单生于枝端或叶腋,白色,花萼绿色,圆筒状。

采收加工:9~11月果实成熟呈红黄色时采收,除去果梗及杂质,蒸至上汽或置沸水中略烫,取出,干燥。

别名:黄栀子、山枝子、白蟾。

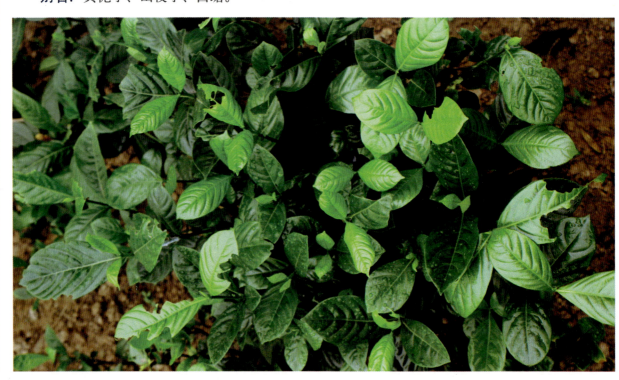

〖现代研究〗

化学成分：本品含异栀子苷、去羟栀子苷、栀子酮昔、山栀子苷、京尼平苷酸及黄酮类栀子素、三萜类化合物藏红花素和藏红花酸、熊果酸等。

药理作用：栀子提取物对结扎胆总管动物的GOT升高有明显的降低作用；栀子及其所含环烯醚萜有利胆作用；其提取物及藏红花苷、藏红花酸、格尼泊素等可使胆汁分泌量增加；栀子及其提取物有利胰及降胰酶作用，京尼平苷降低胰淀粉酶的作用最显著；栀子煎剂及醇提取物有降压作用，其所含成分藏红花酸有减少动脉硬化发生率的作用；栀子的醇提取物有镇静作用；本品对金黄色葡萄球菌、脑膜炎双球菌、卡他球菌等有抑制作用；其水浸液在体外对多种皮肤真菌有抑制作用。

〖配伍应用〗

热病心烦、躁扰不宁：可与淡豆豉同用，如栀子豉汤（《伤寒论》）。

热病火毒炽盛、三焦俱热而见高热烦躁、神昏谵语或迫血妄行之吐血、衄血者：配黄芩、黄连、黄柏等，如黄连解毒汤（《外台秘要》）。

肝胆湿热郁蒸之黄疸：常配茵陈、大黄等用，如茵陈蒿汤（《伤寒论》），或配黄柏用，如栀子柏皮汤（《金匮要略》）。

血淋涩痛或热淋证：常配木通、车前子、滑石等用，如八正散（《和剂局方》）。

血热妄行之吐血、衄血等证：常配白茅根、大黄、侧柏叶等用，如十灰散（《十药神书》）。

火毒疮疡、红肿热痛者：常配金银花、连翘、蒲公英用；或配白芷以助消肿，如缩毒散（《普济方》）。

〖药膳食疗〗

◎ **栀子莲芯粥**

原料：栀子仁10克，莲子芯3克，大米50～100克。

制法：栀子仁研细末，大米、莲芯同煮粥，粥将成调入栀子末稍煮即可。

用法：每日分2次服食，连用3～5日。

功效：清心泄火。

适用：心火旺盛之心烦、失眠、尿赤、遗精。

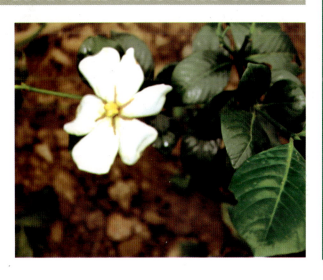

卫矛

【原文】味苦，寒。主女子崩中下血；腹满汗出；除邪，杀鬼毒、蛊疰。一名鬼箭。生山谷。

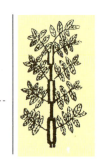

〖今释〗

性味归经：苦，寒。归肝经。

功效主治：破血通经，杀虫。用于跌打损伤，瘀血停滞，局部作痛，妇女月经不调，产后瘀滞腹痛，风湿痹痛，虫积腹痛。外用于皮炎，痈肿疮疡。

用量用法：3～10克，煎服。外用：适量。

使用禁忌：孕妇禁用。

来源：本品为卫矛科卫矛属植物卫矛的根、带翅的枝及叶。

形态特征：落叶灌木，植株光滑无毛，高2～3米。多分枝。小枝通常四棱形，棱上常具木栓质扁条状翅，翅宽约1厘米或更宽。单叶对生；叶柄极短；叶片薄，稍膜质，倒卵形、椭圆形至宽披针形，先端短渐尖或渐尖，边缘有细锯齿，基部楔形或宽楔形，表面深绿色，背面淡绿色。聚伞花序腋生，有花3～9朵，花小，两性，淡黄绿色，径约3毫米；萼4浅裂，裂片半圆形，边缘有不整齐的毛状齿；花瓣4，近圆形，边缘有时呈微波状；雄蕊4，花丝短，着生于肥厚方形的花盘上，花盘与子房合生。蒴果椭圆形，绿色或紫色，1～3室，分离。种子椭圆形或卵形，淡褐色，外被橘红色假种皮。花期5～6月，果期9～10月。

采收加工：全年采根，夏秋采带翅的枝及叶，晒干。

别名：鬼箭、神箭。

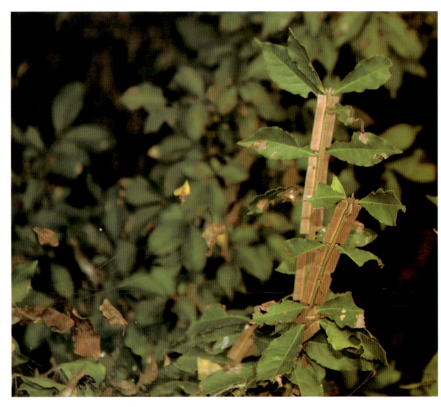

〖现代研究〗

化学成分：带翅枝条中含4-豆甾烯-3-酮、4-豆甾烯-3,6-二酮、β-谷甾醇、6-β-羟基-4-豆甾烯-3-酮、去氢双儿茶精A、香橙素、d-儿茶精、△4β-谷甾烯酮、鬼箭羽碱、雷公藤碱、卫矛羰碱、新卫矛羰碱、卫矛碱。此外，还含有草酸乙酸钠。

药理作用：降血糖作用：卫矛煎剂中提得的草酰乙酸钠对正常或四氧嘧啶性糖尿病的家兔有降低血糖、尿糖及增加体重之作用。对正常麻醉犬，静脉滴入能引起显著的血糖下降。大鼠口服5～10毫克/天，共40天可引起低血糖及胰岛细胞之增殖，胰β-细胞增生，同时有胰α-细胞之萎缩，说明草酰乙酸钠能刺激β-细胞，调整不正常的代谢过程，加强胰岛素的分泌。给糖尿病人口服，100～1000毫克/天，可有一定效果。同属植物欧卫矛Euonymus europaeus种子中含强心甙，作用类似毒毛旋花素，但还有中度的降低血压的作用，此外能增加冠状动脉流量；并能收缩豚鼠肠管。

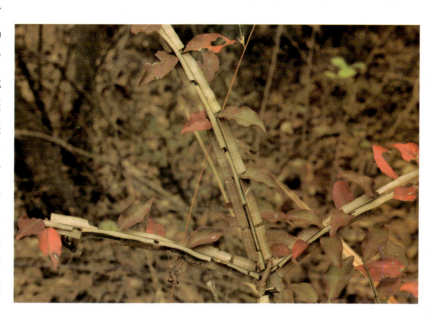

〖配伍应用〗

经闭、癥瘕、痛经、产后瘀阻腹痛：常配当归、红花、益母草等，以增强活血化瘀之力，如（《局方》）当归散、（《圣惠方》）鬼箭羽散。

跌打伤痛：可配大黄、红花、赤芍等。

疝气痛：可配川楝子、延胡索、荔枝核等。

关节痛：常配羌活、独活、牛膝等。

虫积腹痛：可配苦楝皮、槟榔、南瓜子。

疹毒瘙痒：可配白蒺藜、地肤子、蛇床子。

〖药膳食疗〗

◎ **卫矛酒**

原料：卫矛根150克，牛膝25克，白酒500毫升。

制法：浸泡7日即可饮服。

验方：每日早、晚各服10～20毫升。

功效：活血补肾。

适用：肾虚血瘀型腰痛、关节痛。

凌霄花

【原文】味酸，微寒。主妇人乳余疾；崩中；癥瘕血闭，寒热羸瘦；养胎。生川谷。

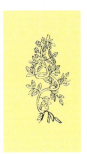

〖今 释〗

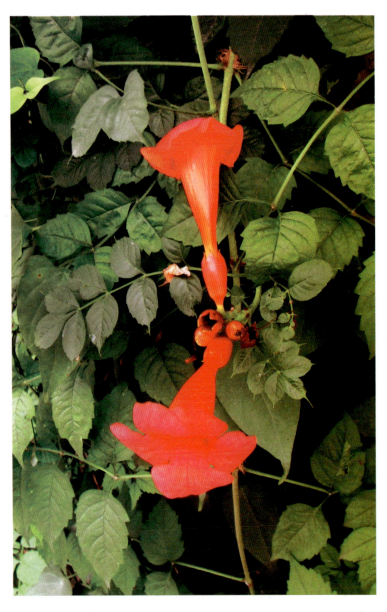

性味归经：甘、酸，寒。归肝、心包经。

功效主治：活血通经，凉血祛风。用于月经不调，经闭癥瘕，产后乳肿，风疹发红，皮肤瘙痒，痤疮。

用量用法：5～9克，煎服。外用：适量。

使用禁忌：孕妇慎用。

来源：本品为紫葳科植物凌霄或美洲凌霄的干燥花。

形态特征：薄叶木质藤本，借气根攀附于其附物上，茎黄褐色具棱状网裂。叶对生，奇数羽状复叶，小叶卵形至卵状披针形，先端尾状渐尖，基部阔楔形，两侧不等大，边缘有粗锯齿，两面无毛，小叶柄着生处有淡黄褐色束毛。花序顶生，圆锥状，花大，花萼钟状，花冠漏斗状钟形。蒴果长如豆荚，具子房柄，种子多数，扁平，有透明的翅。

采收加工：夏、秋二季花盛开时采收，干燥。

别名：紫葳、藤罗花。

〖现代研究〗

化学成分： 含有芹菜素、β-谷甾醇、辣红素、水杨酸、阿魏酸等。

药理作用： 煎剂对福氏痢疾杆菌、伤寒杆菌有不同程度的抑制作用；芹菜素对平滑肌有中度解痉作用，并能抗溃疡。β-谷甾醇有降低血胆固醇、止咳、抗癌、抗炎等作用。

〖配伍应用〗

经血瘀经闭： 可与当归、红花、赤芍等同用，如紫葳散（《妇科玉尺》）。

瘀血癥瘕积聚： 可配鳖甲、丹皮等用，如鳖甲煎丸（《金匮要略》）。

跌打损伤： 可单用捣敷，亦可配乳香、没药等用。

周身瘙痒： 可单以本品为末，酒调服，如（《医学正传》）；亦可与生地黄、丹皮、刺蒺藜等同用。

风疹、皮癣： 配雄黄、黄连、天南星等为末外搽，如凌霄花散（《证治准绳》）。

血热便血、崩漏： 可单用研末冲服，亦可与地榆、槐花、生地黄等同用。

〖药膳食疗〗

◎ **凌霄花粥**

原料：凌霄花30克，粳米100克，冰糖适量。

制法：凌霄花冲洗，去掉花粉，粳米下锅煮粥，临熟时放入凌霄花、冰糖，改用小火煮成粥。

用法：每日早、晚食用，连服3～5日。孕妇忌用。

功效：凉血祛瘀。

适用：荨麻疹、湿癣、风疹、老年皮肤瘙痒症。

◎ **凌霄花阿胶粥**

原料：凌霄花、阿胶各10克，糯米50克，红糖适量。

制法：先将凌霄花加水煎汁，去渣取汁，加入阿胶、糯米同煮成粥。

用法：每日1～2次，温热服。

功效：补血养血。

适用：血虚之经闭、面色萎黄等。

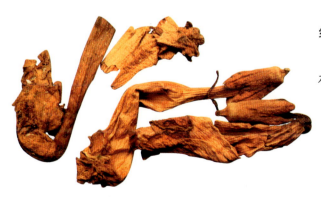

紫草

【原文】味苦，寒。主心腹邪气，五疸；补中益气；利九窍；通水道。一名紫丹，一名紫芙。生山谷。

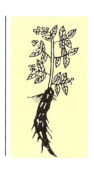

〖今 释〗

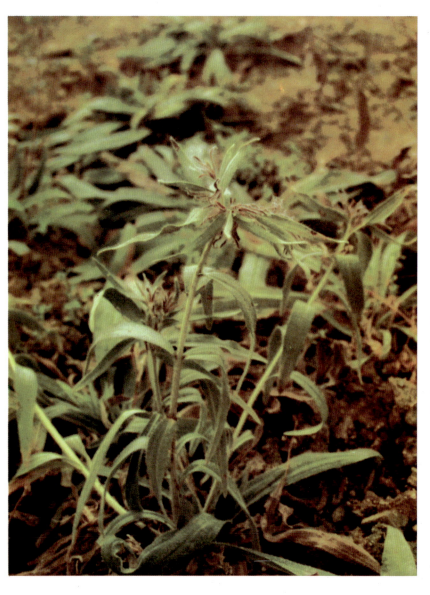

性味归经：甘、咸，寒。归心、肝经。

功效主治：清热凉血，活血解毒，透疹消斑。用于血热毒盛，斑疹紫黑，麻疹不透，疮疡，湿疹，水火烫伤。

用量用法：5～10克，煎服。外用：适量，熬膏或用植物油浸泡涂擦。

使用禁忌：胃肠虚弱、大便滑泄者慎服。

来源：本品为紫草科植物新疆紫草或内蒙紫草的干燥根。

形态特征：紫草高50～90厘米，全株被糙毛。叶长圆状披针形至卵状披针形。花冠白色筒状，花冠管喉部有5个鳞片状物，基部具毛状物。

采收加工：春、秋二季采挖，除去泥沙，干燥。

别名：地血、紫丹、鸦衔草。

〖现代研究〗

化学成分：本品含紫草素（紫草醌）、紫草烷、乙酰紫草素、去氧紫草素、异丁酰紫草素、二甲基戊烯酰紫草素、β-二甲基丙烯酰紫草素等。

药理作用：本品煎剂、紫草素、二甲基戊烯酰紫草素、二甲基丙烯酰紫草素对金黄色葡萄球菌、大肠杆菌、枯草杆菌等具有抑制作用；紫草素对大肠杆菌、伤寒杆菌、痢疾杆菌、绿脓杆菌及金黄色葡萄球菌均有明显抑制作用。其乙醚、水、乙醇提取物均有一定的抗炎作用。新疆产紫草根煎剂对心脏有明显的兴奋作用。新疆紫草中提取的紫草素及石油醚部分有抗肿瘤作用。本品有抗生育、解热等作用。

〖配伍应用〗

温毒发斑、血热毒盛、斑疹紫黑者：常配赤芍、蝉蜕、甘草等用，如紫草快斑汤（《张氏医通》）。

麻疹不透、疹色紫暗，兼咽喉肿痛者：配牛蒡子、山豆根、连翘等用，如紫草消毒饮（《张氏医通》）。

麻疹气虚、疹出不畅：配黄芪、升麻、荆芥等，如紫草解肌汤（《证治准绳》）。

痈肿疮疡：可配银花、连翘、蒲公英等用；疮疡久溃不敛：配当归、白芷、血竭等，如生肌玉红膏（《外科正宗》）。

湿疹：可配黄连、黄柏、漏芦等用，如紫草膏（《仁斋直指方》）。

水火烫伤：可用本品以植物油浸泡，滤取油液，外涂患处，或配黄柏、丹皮、大黄等，麻油熬膏外搽。

〖药膳食疗〗

◎ 紫草粥

原料：紫草15克，大米100克，白糖适量。

制法：将紫草洗净，放入锅中，加清水适量，水煎取汁，再加大米煮粥，待熟时调入白糖，再煮一、二沸即成。

用法：每日1剂。

功效：凉血退疹，清热解毒。

适用：斑疹紫黑、麻疹疹色紫暗及疮疡、阴痒等。

◎ 紫草大枣汤

原料：紫草30克，大枣5个。

制法：将紫草、大枣同放入砂锅内，加水适量，置火上煎20分钟。

用法：吃枣喝汤，每日1次，连用7日。

功效：清热凉血化斑。

适用：血热妄行引起的紫癜。

◎ 紫草薏米汁

原料：紫草、薏米各15克，白糖5克。

制法：将前二味同放锅中，加水1000毫升，煮取汁750毫升，趁热放入白糖，搅至溶化，晾凉服用。

用法：每日1剂，代茶饮之，14日为1个疗程。

功效：清热凉血，解毒除湿。

适用：湿郁化毒所致的扁平疣。

紫菀

【原文】 味苦，温。主欬逆上气，胸中寒热结气；去蛊毒；痿蹷；安五脏。生山谷。

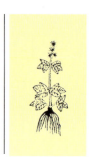

〖今 释〗

性味归经： 辛，苦，温。归肺经。

功效主治： 润肺下气，消痰止咳。用于痰多喘咳，新久咳嗽，劳嗽咳血。

用量用法： 5～10克，煎服。外感暴咳生用，肺虚久咳蜜炙用。

来源： 本品为菊科植物紫菀的干燥根及根茎。

形态特征： 紫菀为多年生草本，高40～150厘米。茎直立，通常不分，粗壮，有疏糙毛。根茎短，必生多数须根。基生叶花期枯萎、脱落，长圆状或椭圆状匙形，基部下延；茎生叶互生，无柄；叶片长椭圆形或披针形，基部下延；茎生叶互生，无柄；叶片椭圆形或披针形，中脉粗壮，有6～10对羽状侧脉。头花序多数，直径2.5～4.5厘米，排列成复伞房状；决苞半球形，宽10～25毫米，总苞片3层，外层渐短，全部或上部草质，先端尖或圆形，边缘宽膜质，紫红色；花序边缘为舌状花，约20多个，蓝紫色，舌片先端3齿裂，花柱，柱头2分叉；中央有多数筒状花，两性，黄色。瘦果倒卵状长圆形，扁平，紫褐色，长2.5～3毫米，两面各有1脉或少有3脉，上部具短伏毛，冠毛污白色或带红色。花期7～9月，果期9～10月。

采收加工： 春、秋二季采挖，除去有节的根茎（习称母根）和泥沙，编成辫状晒干，或直接晒干。

别名： 山白菜、小辫儿、夹板菜、驴耳朵菜。

〖现代研究〗

化学成分： 本品含紫菀皂苷A～G、紫菀苷、紫菀酮、紫菀五肽、紫菀氯环五肽、丁基-D-核酮糖苷、槲皮素、无羁萜、表无羁萜醇、挥发油等。

药理作用： 水煎剂及苯、甲醇提取物均有显著的祛痰作用，目前，初步认为祛痰的有效成分为丁基-D-核酮糖苷；根与根茎的提取物中分离出的结晶之一有止咳作用。体外试验证明，紫菀对大肠杆菌、痢疾杆菌、伤寒杆菌、副伤寒杆菌、绿脓杆菌有一定抑制作用；所含的表无羁萜醇对小鼠艾氏腹水癌有抗癌作用；槲皮素有利尿作用。

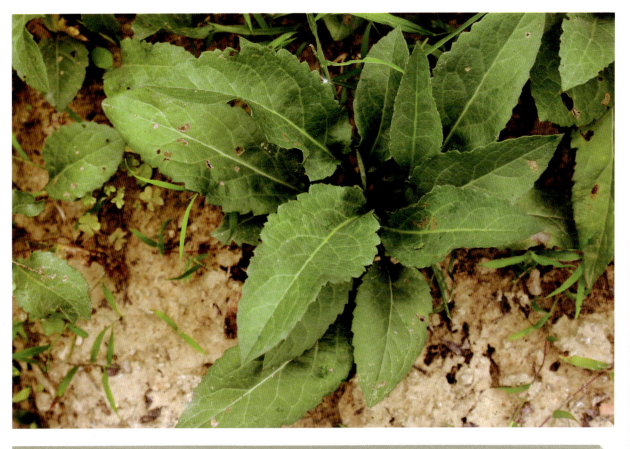

▶【配伍应用】◀

风寒犯肺、咳嗽咽痒、咯痰不爽：配荆芥、桔梗、百部等，如止嗽散（《医学心悟》）。

阴虚劳嗽、痰中带血：配阿胶、贝母等，如王海藏紫菀汤。

▶〖药膳食疗〗◀

◎ 紫菀款冬羊肺汤

原料：紫菀、款冬各15克，羊肺1具，调料适量。

制法：将羊肺用清水洗干净，与紫菀、款冬共煮，将熟加入调料。

用法：食肉喝汤，佐餐食。

功效：滋补肺阴，去咳定喘。

适用：慢性支气管炎、咳喘。

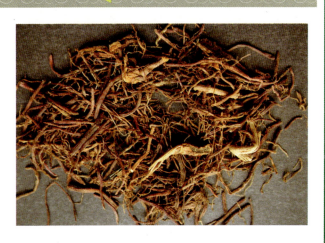

白鲜

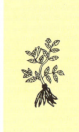

【原文】味苦，寒。主头风；黄疸；欬逆；淋沥；女子阴中肿痛；湿痹死肌，不可屈伸，起止行步。生山谷。

〖今 释〗

性味归经：苦，寒。归脾、胃、膀胱经。

功效主治：清热燥湿，祛风解毒。用于湿热疮毒，黄水淋漓，湿疹，风疹，疥癣疮癞，风湿热痹，黄疸尿赤。

用量用法：5～10克，煎服。外用：适量，煎汤洗或研粉敷。

使用禁忌：虚寒证忌服。

来源：本品为芸香科植物白鲜的干燥根皮。

形态特征：多年生草本，基部木本，高可达1米。根肉质，黄白色，多分枝。茎幼嫩部分密被白色的长毛及凸起的腺点。单数羽状复叶互生，卵形至卵状披针形，边缘有锯齿，沿脉被柔毛，密布腺点（油室），叶柄及叶轴两侧有狭翅。总状花序顶生，花白色，有淡红色条纹。

采收加工：春、秋二季采挖根部，除去泥沙及粗皮，剥取根皮，干燥。

别名：白羊鲜、金雀儿椒。

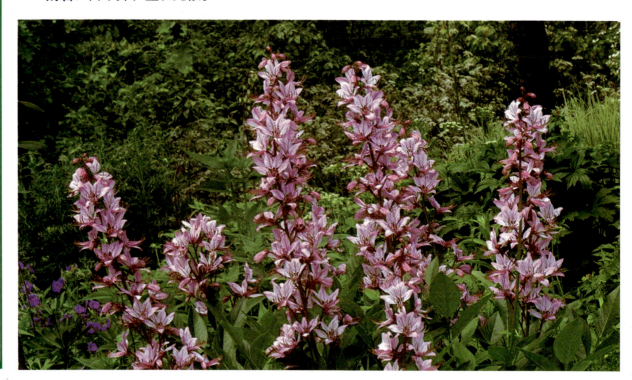

〖现代研究〗

化学成分：本品含白鲜碱、白鲜内酯、胡芦巴碱、胆碱、谷甾醇、白鲜脑交酯、黄柏酮、黄柏酮酸等。

药理作用：本品水浸剂对堇色毛癣菌、同心性毛癣菌、许兰氏黄癣菌、奥杜盎氏小芽孢癣菌、铁锈色小芽孢癣菌、羊毛状小芽孢癣菌、腹股沟表皮癣菌、星形奴卡氏菌等多种致病性真菌有不同程度的抑制作用，并有解热作用；白鲜碱对家兔和豚鼠子宫平滑肌有强力的收缩作用，小剂量白鲜碱对离体蛙心有兴奋作用，对离体兔耳血管有明显的收缩作用；本品挥发油在体外有抗癌作用。

〖配伍应用〗

湿热疮毒、肌肤溃烂、黄水淋漓者：可配苍术、苦参、连翘等用。
湿疹、风疹、疥癣：可配苦参、防风、地肤子等用，煎汤内服、外洗。
湿热蕴蒸之黄疸、尿赤：常配茵陈等用，如茵陈汤（《圣济总录》）。
风湿热痹、关节红肿热痛者：常配苍术、黄柏、薏苡仁等同用。

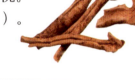

〖药膳食疗〗

◎ **白鲜皮酒**

原料：白鲜皮100克，白酒500毫升。
制法：将上二味药共浸泡3日。
用法：每日3次，取酒液口服，每次10毫升。
功效：祛风除湿。
适用：湿疹。

◎ **白鲜皮生地酒**

原料：白鲜皮15克，鲜生地黄30克，白酒150毫升。
制法：以上3味共浸泡5日后去渣取汁，备用。
用法：涂擦患处。
功效：清热解毒，祛风除湿。
适用：脂溢性皮炎。

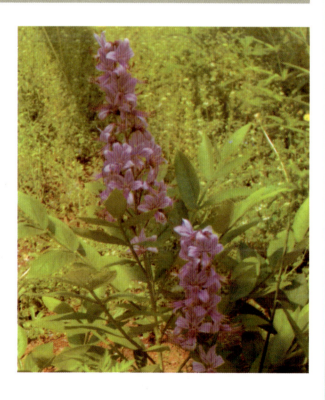

五加皮

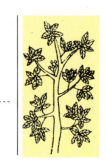

【原文】味辛,温。主心腹疝,气腹痛;益气疗躄;小儿不能行;疽疮;阴蚀。一名豺漆。

〖今 释〗

性味归经:辛,苦,温。归肝、肾经。

功效主治:祛风除湿,补益肝肾,强筋壮骨,利水消肿。用于风湿痹病,筋骨痿软,小儿行迟,体虚乏力,水肿,脚气。

用量用法:5~10克,煎服;或酒浸,入丸、散服。

使用禁忌:阴虚火旺者慎服。

来源:为五加科植物细柱五加的干燥根皮,习称"南五加皮"。

形态特征:灌木,有时成蔓生状,高2~3米。枝灰褐色,无刺或在叶柄基部单生扁平的刺。掌状复叶在长枝上互生,在短枝上簇生;先端渐尖,基部楔形,边缘有钝细锯齿,两面无毛或被疏毛,下面脉腋有簇毛,具柄。伞形花序单生于叶腋或短枝上,无毛;花小,黄绿色。浆果近球形,侧扁,熟时黑色。

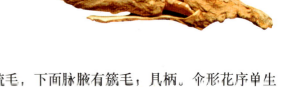

采收加工:夏、秋采挖,剥取根皮,晒干。切厚片,生用。

别名:木骨、南五加皮、细柱五加、短梗五加、轮伞五加。

〖现代研究〗

化学成分:本品含丁香苷、刺五加苷B_1、右旋芝麻素、16a-羟基-(一)-贝元松-19-酸、左旋对映贝壳松烯酸、β-谷甾醇、β-谷甾醇葡萄糖苷、硬脂酸、棕榈酸、亚麻酸、维生素A、B_1、挥发油等。

药理作用:五加皮有抗炎、镇痛、镇静作用,能提高血清抗体的浓度,促进单核巨噬细胞的吞噬功能,有抗应激作用,能促进核酸的合成,降低血糖,有性激素样作用,并能抗肿瘤、抗诱变、抗溃疡,且有一定的抗排异作用。

【配伍应用】

风湿痹证、腰膝疼痛、筋脉拘挛：可单用或配当归、牛膝等，如五加皮酒（《本草纲目》）；亦可与木瓜、松节同用，如五加皮散（《沈氏尊生书》）。

肝肾不足、筋骨痿软者：常与杜仲、牛膝等配伍，如五加皮散（《卫生家宝》）。

小儿行迟：与龟甲、牛膝、木瓜等同用，如五加皮散（《保婴撮要》）。

水肿、小便不利：每与茯苓皮、大腹皮、生姜皮、地骨皮配伍，如五皮散（《和剂局方》）。**风寒湿壅滞之脚气肿痛**：可与远志同用，如五加皮丸（《瑞竹堂经验方》）。

【药膳食疗】

◎ 五皮肉汤
原料：五加皮、茯苓皮、桑白皮、陈皮各10克，沙梨皮30克，猪瘦肉500克。
制法：将上几味同炖至肉烂即可。
用法：每日1剂，分2~3次服，喝汤吃肉。
功效：利水退肿。
适用：水肿、消化不良。

◎ 五加皮酒
原料：南五加皮100克，白酒1000毫升。
制法：将南五加皮切碎，放入白酒中，将口密封，浸泡10日即可饮用。
用法：每日2次，每次10毫升。
功效：祛风湿，强筋骨。
适用：风寒湿痹、腰腿酸痛等。

◎ 五加木瓜酒
原料：五加皮、木瓜各30克，白酒750毫升。
制法：将五加皮、木瓜浸入白酒内5~7日，瓶口封严。
用法：饮酒，每日2~3次，每次酌量。
功效：祛风湿，缓拘挛，通络，止痛。
适用：风湿所致的关节疼痛、拘挛等。

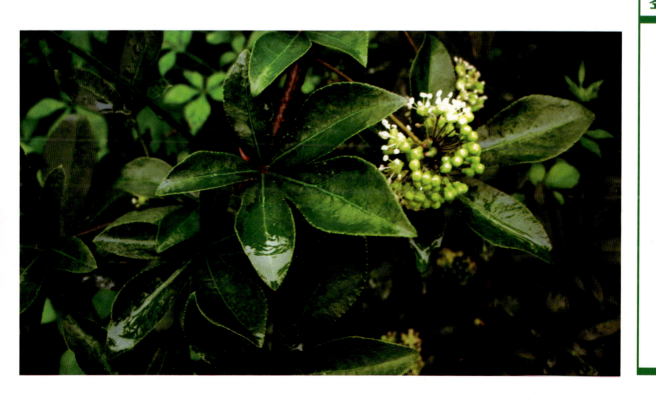

水萍

【原文】味辛，寒。主暴热身痒；下水气；胜酒；长须发；止消渴。久服轻身。一名水花。生池泽。

【今 释】

性味归经：辛，寒。归肺经。

功效主治：宣散风热，透疹，利尿。用于麻疹不透，风疹瘙痒，水肿尿少。

用量用法：3～9克，煎服。外用：适量，煎汤浸洗。

使用禁忌：气虚慎用。

来源：本品为浮萍科植物紫萍的干燥全草。

形态特征：紫萍，多年生细小草本，漂浮水面。根5～11条束生，细小，纤维状，长3～5厘米。在根的着生处一侧产生新芽，新芽与母体分离之前由一细弱的柄相连结。叶状体扁平，单生或2～5簇生，阔倒卵形，先端钝圆，上面稍向内凹，深绿色，下面呈紫色。花序生于叶状体边缘的缺刻内；花单性，雌雄同株；佛焰苞袋状，短小，2唇形，内有2雄花和1雌花，无花被；雄花有雄蕊2，花药2室，花丝纤细；雌花有雌蕊1，子房无柄，1室，具直立胚珠2，花柱短，柱头扁平或环状。果实圆形，边缘有翅。花期4～6月，果期5～7月。

采收加工：6～9月采收，洗净，除去杂质，晒干。

别名：浮萍。

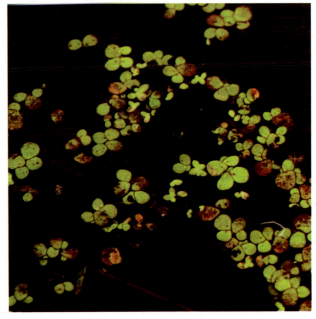
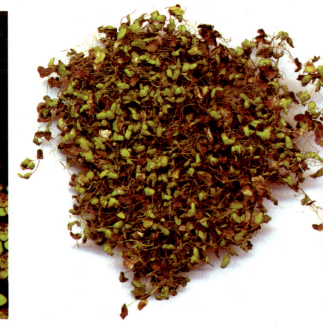

〖现代研究〗

化学成分：本品含红草素、牡荆素等黄酮类化合物。此外，还含有胡萝卜素、叶黄素、醋酸钾、氯化钾、碘、溴、脂肪酸等物质。

药理作用：浮萍有利尿作用，其有效成分主要为醋酸钾及氯化钾。浮萍水浸膏有强心作用，并能收缩血管使血压上升。此外，尚有解热及抑菌作用。

〖配伍应用〗

发热无汗等症：可与薄荷、蝉蜕、连翘等同用。

风寒感冒、恶寒无汗：可与麻黄、香薷、羌活等同用。

麻疹初起、疹出不畅：常与薄荷、蝉蜕、牛蒡子等同用。

风邪郁闭肌表、风疹瘙痒、偏于风热者：多与蝉蜕、薄荷、牛蒡子等同用；偏于风寒者，多与麻黄、防风、荆芥等同用。

水肿尿少兼风热表证者：可单用；或与麻黄、连翘、冬瓜皮等同用。

〖药膳食疗〗

◎ 浮萍黑豆汤

原料：鲜浮萍30克，黑豆50克。

制法：取新鲜浮萍淘洗干净；把黑豆洗后用冷水浸泡1~2小时，再与浮萍同放入小锅内，加水适量，煎沸后去渣取汤。

用法：以上为1日量，分2次温热饮用，连用5~7日。

功效：祛风，行水，清热，解毒。

适用：水肿。

◎ 浮萍姜皮冬瓜汤

原料：浮萍、生姜皮各10克，带皮冬瓜（或冬瓜）500克。

制法：将冬瓜洗净切片，浮萍布包与生姜皮同煮至瓜熟。

用法：调味后温服，吃瓜喝汤。

功效：清热利尿，发汗利尿。

适用：风邪上犯型水肿。

◎ 浮萍芝麻酱

原料：浮萍、黑芝麻各120克，盐5克。

制法：将浮萍与黑芝麻炒焦，研成细末，放碗中加盐、水，调成糊状即成。

用法：每日3次，佐餐食之，用量自酌，15日为1个疗程。

功效：益肾填精，行气活血。

适用：肾精亏乏，气血不能荣于肌肤所致的白癜风。

◎ 浮萍酒

原料：新鲜浮萍100克，米酒500毫升。

制法：将浮萍捣烂，置干净酒器中，加入米酒，密封浸泡，经常摇晃，7日后过滤去渣，即可。

用法：外用。用消毒棉球蘸药酒外擦患处，每日数次。本酒也可内服，每日2~3次，每次30~50毫升。

功效：疏风止痒。

适用：风热型荨麻疹、皮肤瘙痒。

干姜

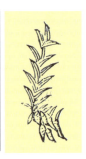

【原文】 味辛,温。主胸满,咳逆上气;温中止血;出汗,逐风湿痹;肠澼下痢。生者尤良。久服去臭气,通神明。生山谷。

〖今 释〗

性味归经: 辛,热。归脾、胃、肾、心、肺经。

功效主治: 温中散寒,回阳通脉,温肺化饮。用于脘腹冷痛,呕吐泄泻,肢冷脉微,寒饮喘咳。

用量用法: 3～10克,煎服。

使用禁忌: 阴虚内热、血热妄行者禁服。

来源: 本品为姜科植物姜的干燥根茎。

形态特征: 多年生草本,高50～80厘米。根茎横走,扁平肥厚,有分枝,有浓厚的辛辣气味。叶无柄,叶片披针形至线状披针形。花葶自根茎中抽出,总花梗长达25厘米,穗状花序果状,苞片卵形,淡绿色,花冠黄绿色,唇瓣大。

采收加工: 冬季采挖,除去须根及泥沙,晒干或低温干燥。趁鲜切片晒干或低温干燥者称为"干姜片"。

别名: 白姜、均姜、干生姜。

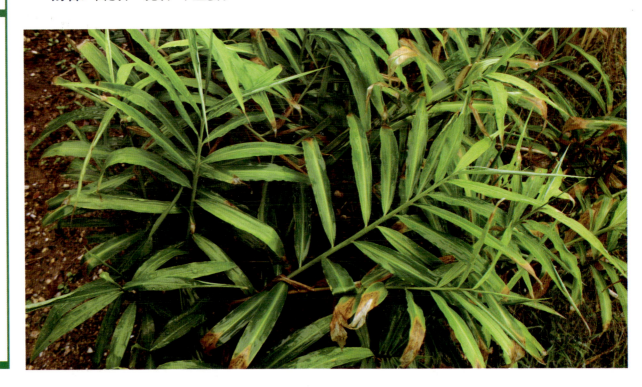

〖现代研究〗

化学成分：干姜含挥发油约2%，主要成分是姜烯、水芹烯、莰烯、姜烯酮、姜辣素、姜酮、龙脑、姜醇、柠檬醛等。尚含树脂、淀粉，以及多种氨基酸。

药理作用：干姜甲醇或醚提取物有镇静、镇痛、抗炎、止呕及短暂升高血压的作用；水提取物或挥发油能明显延长大鼠实验性血栓形成时间；干姜醇提取物及其所含姜辣素和姜辣烯酮有显著灭螺和抗血吸虫作用。干姜醇提取物能明显增加大鼠肝脏胆汁分泌量，维持长达3～4小时。

〖配伍应用〗

寒邪直中脏腑所致腹痛：可单用本品研末服，如（《外台秘要》）。

脾胃虚寒、脘腹冷痛等：多与党参、白术等同用，如理中丸（《伤寒论》）。

胃寒呕吐：常配高良姜，如二姜丸（《和剂局方》）。

上热下寒、寒热格拒、食入即吐者：可与黄芩、黄连、人参等同用，如干姜黄芩黄连人参汤（《伤寒论》）。

中寒水泻：可单用为末服；亦可与党参、白术、甘草等同用。

心肾阳虚、阴寒内盛所致亡阳厥逆、脉微欲绝者：每与附子相须为用，如四逆汤（《伤寒论》）。

寒饮喘咳、形寒背冷、痰多清稀之证：常与细辛、五味子、麻黄等同用，如小青龙汤（《伤寒论》）。

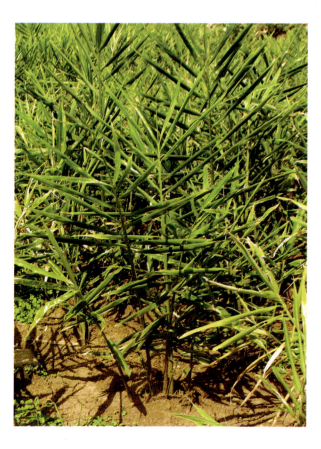
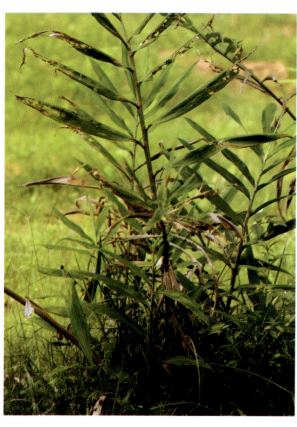

〖药膳食疗〗

◎ 干姜粥
原料：干姜、高良姜各10克，白米50克。
制法：将干姜、高良姜装入纱袋内，与米加水同煮作粥，粥熟去药袋。
用法：1~2次服完。
功效：温中散寒。
适用：一切寒冷气郁、心痛、腹胁胀满、坐卧不得、心绞痛等。

◎ 姜艾苡仁粥
原料：干姜、艾叶各10克，薏苡仁30克。
制法：将干姜、艾叶水煎取汁，将薏苡仁煮粥至八成熟，入药汁同煮至熟即可。
用法：作早餐食用。
功效：温经，化瘀，散寒，除湿，润肤。
适用：寒湿凝滞型痛经者。

◎ 干姜木瓜粥
原料：干姜30克，木瓜15克，茯苓粉50克，粳米60克。
制法：用清水适量先煮干姜、木瓜半小时，去渣取汁，再煮粳米，米将烂加茯苓粉、红糖，小火熬粥，搅匀。
用法：早、晚餐空腹食，连服数日。
功效：温中补虚，化湿止痢。
适用：寒湿下痢、泄泻、腹胀、纳差等。

◎ 干姜花椒粥
原料：干姜5片，高良姜4克，花椒3克，粳米100克，红糖15克。
制法：将干姜、高良姜、花椒洗净，姜切成片，以白净的纱布袋盛之，与淘洗净的粳米同加清水煮沸，30分钟后取出药袋，煮制成粥。
用法：每日早、晚各1次，长期服食可见效。
功效：暖胃散寒，温中止痛。
适用：脾胃虚寒、心腹冷痛、呕吐、呃逆、口吐清水、肠鸣腹泻等。

◎ 干姜羊肉汤
原料：干姜30克，羊肉150克，葱、味精、盐、花椒面各适量。
制法：将羊肉切片，与干姜共炖至肉烂，调入盐、葱、花椒面、味精。
用法：食肉饮汤。
功效：止带，调经，祛寒。
适用：带下量多、月经不调、小腹发凉等。

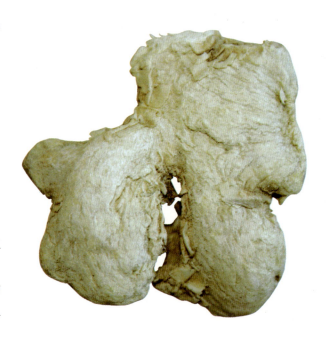

木香

【原文】味辛，温。主邪气，辟毒疫温鬼；强志，主淋露。久服不梦寤魇寐。生山谷。

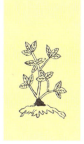

〖今 释〗

性味归经：辛、苦，温。归脾、胃、大肠、三焦、胆经。

功效主治：行气止痛，健脾消食。用于胸胁、脘腹胀痛，泻痢后重，食积不消，不思饮食。煨木香实肠止泻。用于泄泻腹痛。

用量用法：3～6克，煎服。生用行气力强，煨用行气力缓而实肠止泻，用于泄泻腹痛。

使用禁忌：本品辛温香燥，凡阴虚火旺者慎用。

来源：本品为菊科植物木香的干燥根。

形态特征：多年生草本，高1～2米。主根粗壮，圆柱形。基生叶大型，具长柄，叶片三角状卵形或长三角形，基部心形，边缘具不规则的浅裂或呈波状，疏生短刺；基部下延成不规则分裂的翼，叶面被短柔毛；茎生叶较小呈广椭圆形。头状花序2～3个丛生于茎顶，叶生者单一，总苞由10余层线状披针形的薄片组成，先端刺状；花全为管状花。瘦果线形，有棱，上端着生一轮黄色直立的羽状冠毛。

采收加工：秋、冬二季采挖，除去泥沙及须根，切段，大的再纵剖成瓣，干燥后撞去粗皮。

别名：蜜香、云木香、广木香、南木香、青木香、川木香。

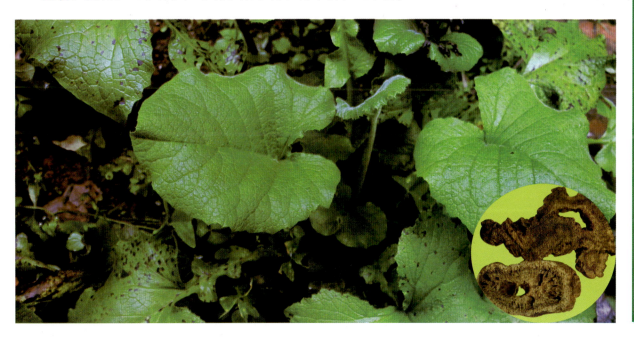

〖现代研究〗

化学成分：云木香含挥发油。油中成分为紫杉烯、α-紫罗兰酮、木香烯内酯、a及β木香烃、木香内酯、二氢脱氢木香内酯、木香醇、水芹烯等。有机酸成分有棕榈酸、天台乌药酸，其他还有甘氨酸、瓜氨酸等20种氨基酸及胆胺、木香碱等成分。

药理作用：木香对胃肠道有兴奋或抑制的双向作用，能促进消化液分泌，木香单味药能通过胃肠蠕动加快，促进胃排空，明显拮抗大鼠急性胃黏膜损伤，溃疡抑制率达100%；有明显的利胆作用；有松弛气管平滑肌作用；并能抑制链球菌、金黄色与白色葡萄球菌的生长；有利尿及促进纤维蛋白溶解等作用。

〖配伍应用〗

脾胃气滞、脘腹胀痛：可单用本品或配砂仁、藿香等同用，如木香调气散（《张氏医通》）。

脾虚气滞、脘腹胀满、食少便溏：可与党参、白术、陈皮等同用，如香砂六君子汤（《时方歌括》）、健脾丸（《证治准绳》）。

脾虚食少，兼食积气滞：可配砂仁、枳实、白术等同用，如香砂枳术丸（《摄生秘剖》）。

湿热泻痢里急后重：常与黄连配伍，如香连丸（《和剂局方》）。

饮食积滞之脘腹胀满、大便秘结或泻而不爽：可与槟榔、青皮、大黄等同用，如木香槟榔丸（《儒门事亲》）。

寒疝腹痛及睾丸偏坠疼痛：可与川楝子、小茴香等同用，如导气汤（《医方简义》）。

寒凝气滞心痛：可与赤芍、姜黄、丁香等同用，如二香散（《经验良方》）。

气滞血瘀之胸痹：可配郁金同用，如颠倒木金散（《医宗金鉴》）。

〖药膳食疗〗

◎ 木香槟榔粥

原料：木香、槟榔各5克，粳米100克，冰糖适量。

制法：先用水煎煮木香、槟榔，去渣留汁。再入粳米煮粥，粥将熟时加冰糖适量，稍煎待溶即可。

用法：早、晚餐分食。

功效：顺气行滞，润肠通便。

适用：气滞型便秘。

◎ 香砂藕粉

原料：木香2克，砂仁3克，藕粉30克，糖适量。

制法：先将砂仁、木香研粉，和藕粉用温水调糊，再用滚开水冲熟，入糖调匀。

用法：早餐食用。

功效：理气开胃，和中止呕。

适用：食气相结或气郁所致之呕吐。

◎ 陈皮木香烧肉

制法：陈皮、木香各3克，瘦猪肉200克。

制法：先将陈皮，木香焙脆研末备用；在锅内放食油少许烧热后，放入猪肉片，炒片刻，放适量清水烧熟，待熟时放陈皮，木香末及食盐并搅匀。

用法：食肉及汤，佐餐食用。

功效：舒肝解郁止痛。

适用：气郁之腹痛。

麝香

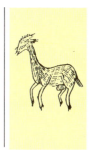

【原文】味辛,温。主辟恶气,杀鬼精物;温疟;蛊毒;痫痓;去三虫。久服除邪,不梦寤魇寐。生川谷。

〖今 释〗

性味归经:辛,温。归心、脾经。

功效主治:开窍醒神,活血通经,消肿止痛。用于热病神昏,中风痰厥,气郁暴厥,中恶昏迷,经闭,癥瘕,难产死胎,胸痹心痛,心腹暴痛,跌仆伤痛,痹痛麻木,痈肿瘰疬,咽喉肿痛。

用量用法:0.03~0.1克,多入丸、散用。外用:适量。

使用禁忌:孕妇禁用。

来源:本品为鹿科动物林麝、马麝或原麝成熟雄体香囊中的干燥分泌物。

形态特征:为扁圆形或类椭圆形的囊状体,开口面皮革质,棕褐色,略平,密生白色或灰棕色短毛,从两侧围绕中心排列,中间有1小囊孔。另一面为棕褐色略带紫色的皮膜,微皱缩,偶显肌肉纤维,略有弹性,剖开后可见中层皮膜呈棕褐色或灰褐色,半透明,内层皮膜呈棕色,内含颗粒状、粉末状的麝香仁和少量细毛及脱落的内层皮膜(习称"银皮")。

采收加工:野麝多在冬季至次春猎取,猎获后,割取香囊,阴干,习称"毛壳麝香";剖开香囊,除去囊壳,习称"麝香仁"。家麝直接从其香囊中取出麝香仁,阴干或用干燥器密闭干燥。

别名:脐香、香麝、麝脐香。

〖现代研究〗

化学成分:麝香所含成分主要有:麝香大环化合物如麝香酮等,甾族化合物如睾丸酮、雌二醇、胆甾醇,多种氨基酸如天门冬氨酸、丝氨酸,以及无机盐和其他成分如尿囊。

药理作用:麝香对中枢神经系统的作用是双向性的,小剂量兴奋,大剂量则抑制,增强中枢神经系统的耐缺氧能力,改善脑循环;麝香具有明显的强心作用,能兴奋心脏,增加心脏收缩振幅,增强心肌功能;麝香对由于血栓引起的缺血性心脏障碍有预防和治疗作用;麝香有一定的抗炎作用,其抗炎作用与氢化可的松相似;麝香对子宫有明显兴奋、增强宫缩作用,尤对在体妊娠子宫更为敏感,对非妊娠子宫的兴奋发生较慢,但作用持久,麝香酮能明显增加子宫收缩频率和强度,并有抗着床和抗早孕作用,且随孕期延长,抗孕作用更趋显著;本品对人体肿瘤细胞有抑制作用,浓度大则作用强,对小鼠艾氏腹水癌细胞和肉瘤S_{180}细胞有杀灭作用。

〖配伍应用〗

温病热陷心包、痰热蒙蔽心窍、小儿惊风及中风痰厥等热闭神昏：常配伍牛黄、冰片、朱砂等，如安宫牛黄丸（《温病条辨》）、至宝丹（《和剂局方》）等。

中风卒昏、中恶胸腹满痛等寒浊或痰湿闭阻气机、蒙蔽神明之寒闭神昏：常配伍苏合香、檀香、安息香等，如苏合香丸（《和剂局方》）。

疮疡肿毒：常与雄黄、乳香、没药同用，如醒消丸（《外科全生集》）；也可与牛黄、乳香、没药同用，如牛黄醒消丸（《外科全生集》）。

咽喉肿痛：可与牛黄、蟾酥、珍珠等配伍，如六神丸（《中药制剂手册》）。

血瘀经闭证：常与丹参、桃仁、红花、川芎等同用。

癥瘕痞块等血瘀重证：可与水蛭、虻虫、三棱等配伍，如化癥回生丹（《温病条辨》）。

心腹暴痛：常配伍木香、桃仁等，如麝香汤（《圣济总录》）。

偏正头痛、日久不愈者：常与赤芍、川芎、桃仁等合用，如通窍活血汤（《医林改错》）。

跌扑肿痛、骨折扭挫：常与乳香、没药、红花等配伍，如七厘散（《良方集腋》）、八厘散（《医宗金鉴》）。

风寒湿痹证疼痛、顽固不愈者：可与独活、威灵仙、桑寄生等同用。

难产、死胎等：常与肉桂配伍，如香桂散（《张氏医通》）；亦有以本品与猪牙皂、天花粉同用，葱汁为丸，外用取效，如堕胎丸（《河北医药集锦》）。

〖药膳食疗〗

◎ 醒醐汤

原料：麝香0.45克，乌梅500克，蜜1500克，砂仁60克，白檀香末9克。

制法：将乌梅槌碎，用水两大碗，同煎作1碗，去渣，砂仁研末，麝香研细，将梅水、砂仁、蜜3件共处于砂石器内熬之。候赤色为度，冷定入白檀、麝香。

用法：每服1~2匙，沸汤点服。

功效：止渴，生津液。

适用：热盛津伤口渴、烦躁、神昏。

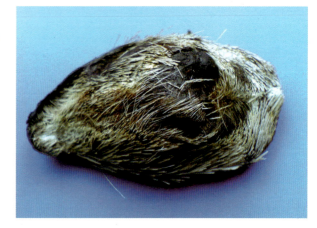

羚羊角

【原文】味咸，寒。主明目，益气起阴；去恶血注下；辟蛊毒恶鬼不祥，安心气，常不魇寐。久服强筋骨轻身。生川谷。

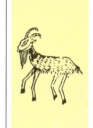

〖今 释〗

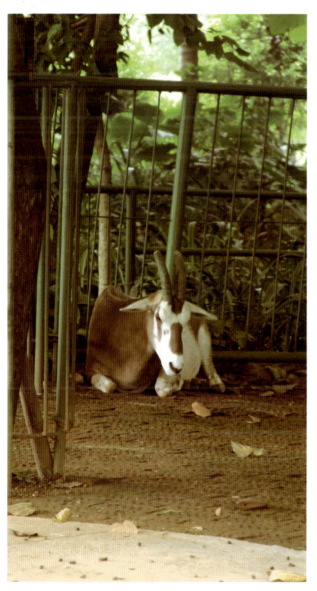

性味归经：咸，寒。归肝、心经。

功效主治：平肝息风，清肝明目，散血解毒。用于肝风内动，惊痫抽搐，妊娠子痫，高热痉厥，癫痫发狂，头痛眩晕，目赤翳障，温毒发斑，痈肿疮毒。

用量用法：1～3克，宜另煎2小时以上；磨汁或研粉服，每次0.3～0.6克。

使用禁忌：本品性寒，脾虚慢惊者忌用。

来源：本品为牛科动物赛加羚羊的角。

形态特征：本品呈长圆锥形，略呈弓形弯曲，长15～33厘米；类白色或黄白色，基部稍呈青灰色。嫩枝对光透视有"血丝"或紫黑色斑纹，光润如玉，无裂纹，老枝则有细纵裂纹。除尖端部分外，有10～16个隆起环脊，间距约2厘米，用手握之，四指正好嵌入凹处。角的基部横截面圆形，直径3～4厘米，内有坚硬质重的角柱，习称"骨塞"，骨塞长约占全角的1/2或1/3，表面有突起的纵棱与其外面角鞘内的凹沟紧密嵌合，从横断面观，其结合部呈锯齿状。除去"骨塞"后，角的下半段成空洞，全角呈半透明，对光透视，上半段中央有一条隐约可辨的细孔道直通角尖，习称"通天眼"。

采收加工：猎取后锯取其角，晒干。

别名：泠角。

【现代研究】

化学成分： 本品主含角质蛋白，其水解后可得18种氨基酸及多肽物质。尚含多种磷脂、磷酸钙、胆固醇、维生素A等。此外，含多种微量元素。

药理作用： 羚羊角外皮浸出液对中枢神经系统有抑制作用，有镇痛作用，并能增强动物耐缺氧能力；煎剂有抗惊厥、解热作用；煎剂或醇提取液有降压作用，其小剂量可使离体蟾蜍心脏收缩加强，中等剂量或大剂量可抑制心脏。

【配伍应用】

温热病热邪炽盛之高热、神昏、惊厥抽搐者： 常与钩藤、白芍、菊花、桑叶、生地黄同用，如羚角钩藤汤（《通俗伤寒论》）。

妇女子痫： 可与防风、独活、茯神、酸枣仁等配伍，如羚羊角散（《济生方》）。

癫痫、惊悸等： 可与钩藤、天竺黄、郁金、朱砂等同用。

肝阳上亢所致之头晕目眩、烦躁失眠、头痛如劈等症： 常与石决明、龟甲、生地黄、菊花等同用，如羚羊角汤（《医醇剩义》）。

肝火上炎之头痛、目赤肿痛、羞明流泪等症： 常与决明子、黄芩、龙胆草、车前子等同用，如羚羊角散（《和剂局方》）。

温热病壮热神昏、谵语躁狂，甚或抽搐、热毒斑疹等症： 常与石膏、寒水石、麝香等配伍，如紫雪丹（《千金方》）。

温热病壮热、谵语发斑等： 又王孟英以羚羊角、犀角加入白虎汤中，称羚犀石膏知母汤。

【药膳食疗】

◎ **羚羊菊花茶**

原料：羚羊角3克，五味子6克，菊花10克，草决明15克。

制法：将四味共为粗末，再入砂锅内，加水适量，煎30分钟后，取出代茶用。

用法：频频饮之。

功效：清热，平肝，明目。

适用：肝阳上亢引起的头痛、目痛。

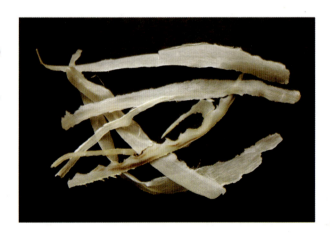

牛角䚡

【原文】苦,温。下闭血;瘀血疼痛;女人带下血。髓,补中填骨髓。久服增年。胆,治惊;寒热,可丸药。

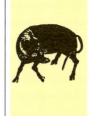

〖今 释〗

性味归经:苦、寒。归心、肝经。

功效主治:清热凉血,解毒,定惊。用于温病高热,神昏谵语,发斑发疹,吐血衄血,惊风,癫狂。

用量用法:15~30克,宜先煎3小时以上。

使用禁忌:中虚胃寒者慎服。大量服用,常有上腹部不适,恶心,腹胀,食欲不振等反应。

来源:为牛科动物黄牛或水牛角中的骨质角髓。

形态特征:体比黄牛肥大,长达2.5米以上。角较长大面扁,上有很多工发纹,颈短,腰腹隆凸。四肢较短,蹄较大。皮厚无汗腺,

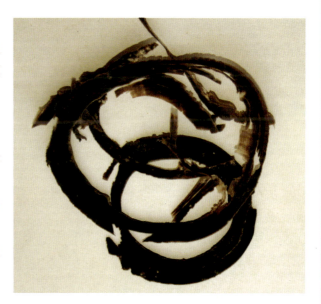

毛粗而短,体前部较密,后背及胸腹各部较疏。体色大多灰黑色,但亦有黄褐色或白色的。本品呈稍扁平面弯曲的锥形,为牛科动物水牛的角,长短不一。表面棕黑色或灰黑色,一侧有数条横向的沟槽,另一侧有密集的横向凹陷条纹。上部渐尖,有纵纹,基部略呈三角形,中空。角质,坚硬。气微腥,味淡。

采收加工:猎取后锯取其角,晒干。镑片或粉碎成细粉。

别名:牛角胎、牛角笋。

〖现代研究〗

化学成分:本品含胆甾醇、肽类及多种氨基酸、多种微量元素。

药理作用:本品提取物及水煎剂有强心作用;其注射液有降血压作用,本品有增加血小板计数、缩短凝血时间、降低毛细血管通透性、抗炎等作用,其煎剂有镇惊、解热作用,本品对被大肠杆菌、乙型溶血性链球菌攻击的小鼠有明显的保护作用,对垂体—肾上腺皮质系统有兴奋作用。

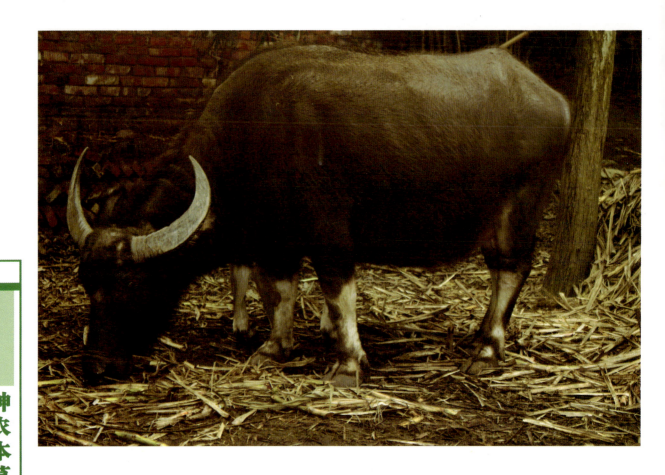

〖配伍应用〗

血热妄行所致各种出血证：与生石膏、生地、连翘、金银花、黄芩、丹皮、知母、大黄等同用，如清瘟败毒饮。

疔疮：与紫草根、蒲公英等同用。

癫痫：可配伍石决明、钩藤、白僵蚕、石菖蒲、远志等使用。

〖药膳食疗〗

◎ 化斑粥

原料：水牛角6～10克，生石膏30～60克，玄参10克，鲜荷叶半张，绿豆30克，粳米100克。

制法：将玄参、荷叶洗净，与石膏水煎取汁，再与粳米、绿豆煮粥，调入水牛角末。

用法：每日分2～3次温服。

功效：清热，凉血，解毒。

适用：高热口渴、烦躁不宁、肌肤发斑甚或吐血、衄血等症。

牛黄

【原文】 味苦，平。主惊、痫；寒热，热盛狂痓，除邪逐鬼。生平泽。

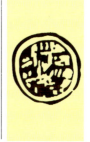

〖今 释〗

性味归经： 甘，凉。归心、肝经。

功效主治： 清心，豁痰，开窍，凉肝，息风，解毒。用于热病神昏，中风痰迷，惊痫抽搐，癫痫发狂，咽喉肿痛，口舌生疮，痈肿疔疮。

用量用法： 0.15~0.35克，多入丸散用。外用：适量，研末敷患处。

使用禁忌： 孕妇慎用。

来源： 本品为牛科动物牛的干燥胆结石。

形态特征： 本品多呈卵形、类球形、三角形或四方形，大小不一，直径0.6~3（4.5）厘米，少数呈管状或碎片。表面黄红色至棕黄色，有的表面挂有一层黑色光亮的薄膜，习称"乌金衣"。有的粗糙，具疣状突起，有的具龟裂纹。体轻，质酥脆，易分层剥落，断面金黄色，可见细密的同心层纹，有的夹有白心。气清香，味苦而后甘，有清凉感，嚼之易碎，不粘牙。

采收加工： 宰牛时，如发现有牛黄，即滤去胆汁，将牛黄取出，除去外部薄膜，阴干。

别名： 西黄、丑宝。

〖现代研究〗

化学成分： 本品含胆酸、脱氧胆酸、胆甾醇，以及胆色素、麦角甾醇、维生素D、钠、钙、镁、锌、铁、铜、磷等；尚含类胡萝卜素及丙氨酸、甘氨酸等多种氨基酸；还含黏蛋白、脂肪酸及肽类（SMC）成分。

药理作用： 牛黄有镇静抗惊厥及解热作用，可增强离体蛙心心肌收缩力；牛黄主要成分胆红素有降压及抑制心跳作用；牛黄水溶液成分SMC具有胆囊收缩作用，所含胆酸，尤其是脱氧胆酸，均能松弛胆道口括约肌，促进胆汁分泌而有利胆作用；牛黄酸对四氯化碳引起的急性及慢性大鼠肝损害有显著的保护作用；家兔静脉点滴牛黄，可使红细胞显著增加；牛黄还有抗炎、止血、降血脂等作用。

〖配伍应用〗

温热病热入心包及中风、惊风、癫痫等痰热阻闭心窍所致神昏谵语、高热烦躁、口噤舌謇、痰涎壅塞等症：常与麝香、冰片、朱砂、黄连、栀子等配伍，如安宫牛黄丸（《温病条辨》）。

小儿急惊风之壮热神昏、惊厥抽搐等症：每与朱砂、全蝎、钩藤等配伍，如牛黄散（《证治准绳》）。

火毒郁结之口舌生疮、咽喉肿痛、牙痛：常与黄芩、雄黄、大黄等同用，如牛黄解毒丸（《全国中药成药处方集》）。

咽喉肿痛、溃烂：可与珍珠为末吹喉，如珠黄散（《绛囊撮要》）。

痈疽、疔毒、疖肿等：与金银花、草河车、甘草同用，如牛黄解毒丸（《保婴撮要》）。

乳岩、横痃、痰核、流注、瘰疬、恶疮等证：每与麝香、乳香、没药同用，如犀黄丸（《外科证治全生集》）。

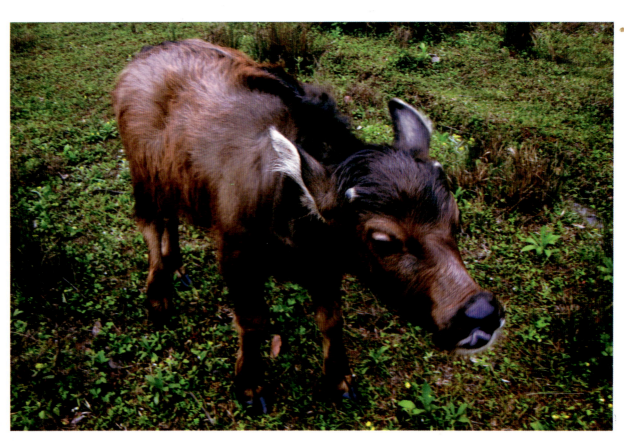

〖药膳食疗〗

◎ **牛黄竹沥饮**

原料：牛黄粉0.2克，淡竹沥3克。
制法：将牛黄粉同淡竹沥和匀。
用法：灌牛黄竹沥水。
功效：清热涤痰，健胃醒脾。
适用：新生儿撮口。

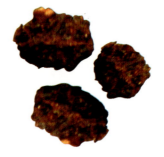

鹿茸

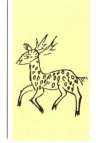

【原文】味甘，温。主漏下恶血；寒热；惊痫；益气强志；生齿；不老。角，主恶疮、痈肿；逐邪恶气；留血在阴中。

〖今 释〗

性味归经：甘、咸，温。归肾、肝经。

功效主治：壮肾阳，益精血，强筋骨，调冲任，托疮毒。用于肾阳不足，精血亏虚，阳痿滑精，宫冷不孕，羸瘦，神疲，畏寒，眩晕，耳鸣，耳聋，腰脊冷痛，筋骨痿软，崩漏带下，阴疽不敛。

用量用法：1~2克，研末冲服。

使用禁忌：服用本品宜从小量开始，后缓缓增加，不宜骤用大量，以免阳升风动，头晕目赤，或助火动血，而致鼻衄。凡阴虚阳亢，血分有热，胃火盛或肺有痰热，以及外感热病者，均应忌服。

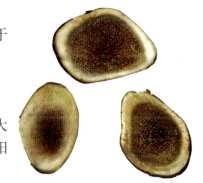

来源：本品为鹿科动物梅花鹿或马鹿的雄鹿未骨化密生茸毛的幼角。前者习称"花鹿茸"，后者习称"马鹿茸"。

形态特征：花鹿茸呈圆柱状分枝，具1个分枝者习称"二杠"，主枝习称"大挺"，长17~20厘米，锯口直径4~5厘米，离锯口约1厘米处分出侧枝，习称"门庄"，长9~15厘米，直径较大挺略细。外皮红棕色或棕色，多光润，表面密生红黄色或棕黄色细茸毛，上端较密，下端较疏；分岔间具1条灰黑色筋脉，皮茸紧贴。锯口黄白色，外围无骨质，中部密布细孔。

采收加工：夏、秋二季锯取鹿茸，经加工后，阴干或烘干。

别名：茸角。

〖现代研究〗

化学成分：从鹿茸的脂溶性成分中分离出雌二醇、胆固醇等，其中雌二醇及其在体内的代谢产物——雌酮，为鹿茸雌激素样作用的主要成分。鹿茸中的氨基酸，以甘氨酸含量最丰富，还含有中性糖、葡萄糖胺，鹿茸灰分中含有钙、磷、镁等，水浸出物中含多量胶质。

药理作用：大剂量鹿茸精使心缩幅度缩小，心率减慢，并使外周血管扩张，血压降低。中等剂量鹿茸精引起离体心脏活动明显增强，心缩幅度增大，心率加快，结果使心脉搏输出量和百分输出量都增加。鹿茸具有明显的抗脂质过氧化作用及抗应激作用。

〖配伍应用〗

阳痿不举、小便频数： 与山药浸酒服，如鹿茸酒。

精血耗竭、面色黧黑、耳聋目昏等： 与当归、乌梅膏为丸，如（《济生方》）。

诸虚百损、五劳七伤、元气不足、畏寒肢冷、阳痿早泄、宫冷不孕、小便频数等证： 亦常与人参、黄芪、当归同用，如参茸固本丸（《中国医学大辞典》）。

腰膝无力或小儿五迟： 多与五加皮、熟地黄、山萸肉等同用，如加味地黄丸（《医宗金鉴》）。

骨折后期、愈合不良： 与骨碎补、川断、自然铜等同用。

崩漏不止、虚损羸瘦： 与乌贼骨、龙骨、川断等同用，如鹿茸散（《证治准绳》）。

白带过多： 配狗脊、白蔹，如白蔹丸（《济生方》）。

疮疡久溃不敛、阴疽疮肿内陷不起： 常与当归、肉桂等配伍，如阳和汤（《外科全生集》）。

〖药膳食疗〗

◎ **鹿茸粥**

原料：鹿茸3克，粳米100克。

制法：将鹿茸研成细末，备用。粳米淘洗干净，加入清水，用大火煮沸后加入鹿茸末和3片生姜，再用小火煎熬20~30分钟，以米熟烂为度。

用法：可供冬季早、晚餐食用，连服3~5日为1个疗程。

功效：温肾助阳，益精养血。

适用：肾阳虚衰、精血亏损、阳痿、早泄、滑精、消瘦怕冷、腰背酸疼等。

◎ **鹿茸虫草酒**

原料：鹿茸15克，冬虫夏草10克，天冬6克，白酒750毫升。

制法：将上药加工碎，浸于酒中，加盖密封，每日摇动数次；经1个月后，取上清酒液饮服。酒剩不多时，可以再添新酒浸泡，直至味淡薄为止。

用法：每日早、晚各服10~15毫升。

功效：补肾壮阳，养肺填精。

适用：病后体弱、神疲无力、腰酸、阳痿、肺虚咳嗽等。

◎ **鹿茸人参酒**

原料：鹿茸20克，人参30克，肉苁蓉60

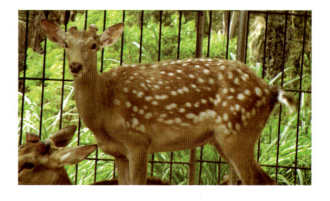

克，白酒2000毫升。

制法：将人参、鹿茸研为末，再与其他药物一起用白酒密封浸泡30日后即成。

用法：每日2次，每次10毫升。

功效：益气补血，补肾壮阳。

适用：气虚及肾阳虚出现的腰膝酸软、性功能衰退、耳鸣等。

◎ **鹿茸炖乌鸡**

原料：乌鸡250克，鹿茸10克。

制法：将乌鸡洗净，切小块，与鹿茸一齐放入炖盅内，加开水适量，炖盅加盖，小火隔水炖3小时，调味即可。

用法：随量食用，可常食。

功效：补气填髓，强筋骨。

适用：身体虚弱者。

露蜂房

【原文】味苦,平。主惊痫;瘛疭寒热邪气;癫疾;鬼精;蛊毒;肠痔。火熬之良。一名蜂肠。生川谷。

〖今 释〗

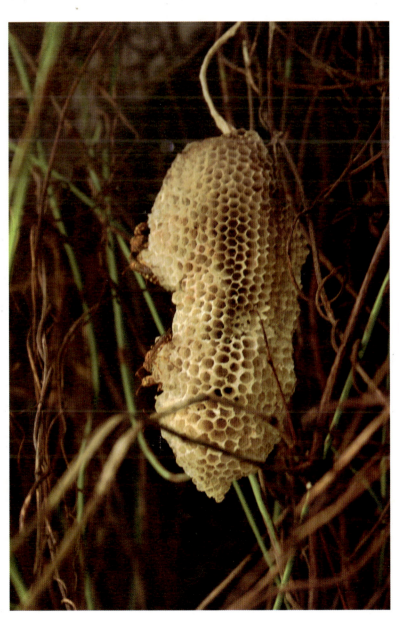

性味归经:甘,平。归胃经。

功效主治:攻毒杀虫,祛风止痛。用于疮疡肿毒,乳痈,瘰疬,皮肤顽癣,鹅掌风,牙痛,风湿痹痛。

用量用法:3~5克。外用:适量,研末油调敷患处,或煎水漱,或洗患处。

使用禁忌:气虚血弱及肾功能不全者慎服。

来源:本品为胡蜂科昆虫果马蜂、日本长脚胡蜂或异腹胡蜂的巢。

形态特征:本品呈圆盘状或不规则的扁块状,或近似莲蓬形,大小不等。表面灰白色或灰褐色;腹面有多数整齐有序的六角形房孔,孔径3~4毫米或6~8毫米,颇似莲房。背面有1个或数个黑色凸出的短柄。

采收加工:秋、冬二季采收,晒干,或略蒸,除去死蜂死蛹,晒干。

别名:蜂肠、百穿、蜂窠、紫金沙。

〖现代研究〗

化学成分： 大黄蜂巢含挥发油（露蜂房油）、蜂蜡、树脂、蛋白质、铁、钙等。

药理作用： 实验证明，露蜂房水提取液对急性和慢性炎症均能抑制，镇痛作用则主要对慢性疼痛有效。其丙醇和醇、醚提取物均有显著促凝血作用；水提取物能明显促进大鼠体外血栓形成，并能增加血小板的黏附率。蜂房油可驱蛔虫、绦虫。提取物有降压、扩张血管及强心作用，并可抗癌、抗菌和降温。

〖配伍应用〗

疮肿初发： 与生南星、生草乌、白矾、赤小豆共为细末，淡醋调涂，如（《证治准绳》）。

瘰疬： 与蛇蜕、黄芪、黄丹、玄参等为膏外用，如蜂房膏（《圣惠方》）。

头上癣疮： 以此为末，调猪脂涂擦，如（《圣惠方》）。

癌肿： 可与莪术、全蝎、僵蚕等配用。

风湿痹痛： 与川乌、草乌同用，酒精浸泡外涂痛处。

牙痛： 可配细辛水煎漱口用，如《普济方》内即载有多个以蜂房为主的治牙痛方。

风疹瘙痒： 常与蝉衣等同用。

〖药膳食疗〗

◎ 蜂房甘草汤

原料： 蜂房10克，甘草5克。

制法： 将上味药材洗净，晾干，蜂房切碎，甘草切片，放入砂锅内，加水浸泡片刻，大火煮沸，改用中火煮30分钟，过滤取汁即成。

用法： 不拘时饮用。

功效： 解毒通乳。

适用： 各类急性乳腺炎。

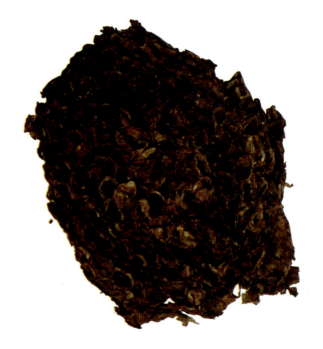

白僵蚕

【原文】味咸,平。主小儿惊痫,夜啼;去三虫;灭黑黼,令人面色好;男子阴疡病。生平泽。

〖今 释〗

性味归经:咸、辛,平。归肝、肺、胃经。

功效主治:息风止痉,祛风止痛,化痰散结。用于肝风夹痰,惊痫抽搐,小儿急惊,破伤风,风热头痛,目赤咽痛,风疹瘙痒,发颐痄腮。

用量用法:5~10克,煎服,研末吞服,每次1~1.5克;散风热宜生用,其他多制用。

使用禁忌:凡中风口噤,由于心虚神魂不宁,血虚经络劲急所致,而无外邪为病者忌之。

来源:本品为蚕蛾科昆虫家蚕的幼虫感染(或人工接种)白僵菌而致死的干燥体。

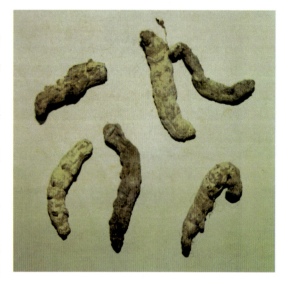

形态特征:本品略呈圆柱形,多弯曲皱缩。长2~5厘米,直径0.5~0.7厘米。表面灰黄色,被有白色粉霜状的气生菌丝和分生孢子。头部较圆,足8对,体节明显,尾部略呈二分歧状。质硬而脆,易折断,断面平坦,外层白色,中间有亮棕色或亮黑色的丝腺环4个。气微腥,味微咸。

采收加工:多于春、秋季生产,将感染白僵菌病死的蚕干燥,晒干生用,或炒用。

别名:日虫、僵蝉。

〖现代研究〗

化学成分:本品含蛋白质,脂肪。尚含多种氨基酸以及铁、锌、铜、锰、铬等微量元素。白僵蚕体表的白粉中含草酸铵。

药理作用:僵蚕醇水浸出液对小鼠、家兔均有催眠、抗惊厥作用;其提取液在体内、外均有较强的抗凝作用;僵蚕粉有较好的降血糖作用;体外试验,对金黄色葡萄球菌、绿脓杆菌有轻度的抑菌作用,其醇提取物体外可抑制人体肝癌细胞的呼吸,可用于直肠瘤型息肉的治疗。

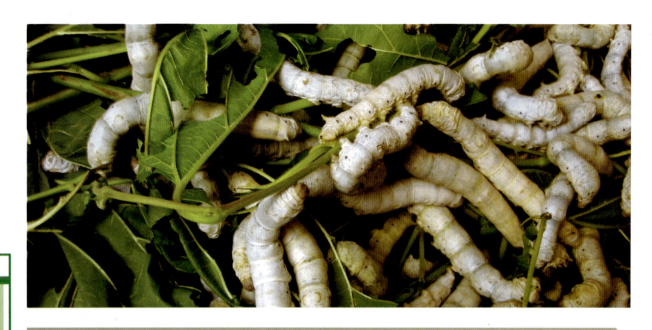

〖配伍应用〗

高热抽搐者：可与蝉蜕、钩藤、菊花同用。

急惊风、痰喘发痉者：同全蝎、天麻、朱砂、牛黄、胆南星等配伍，如千金散（《寿世保元》）。

小儿脾虚久泻、慢惊搐搦者：当与党参、白术、天麻、全蝎等配伍，如醒脾散（《古今医统》）。

破伤风、角弓反张者：与全蝎、蜈蚣、钩藤等配伍，如撮风散（《证治准绳》）。

口眼㖞斜：常与全蝎、白附子等同用，如牵正散（《杨氏家藏方》）。

肝经风热上攻之头痛、目赤肿痛、迎风流泪等症：常与桑叶、木贼、荆芥等配伍，如白僵蚕散（《证治准绳》）。

风热上攻之咽喉肿痛、声音嘶哑者：可与桔梗、薄荷、荆芥、防风、甘草等同用，如六味汤（《咽喉秘集》）。

风疮瘾疹：可单味研末服；或与蝉蜕、薄荷等同用。

痰核、瘰疬：可单用为末；或与浙贝母、夏枯草、连翘等同用。

乳腺炎、流行性腮腺炎、疔疮痈肿等症：可与金银花、连翘、板蓝根、黄芩等同用。

〖药膳食疗〗

◎ **白僵蚕茶**

原料：白僵蚕、甘草各5克，绿茶0.5克，蜂蜜25克。

制法：先将白僵蚕与甘草加入400毫升水，煮沸10分钟，加入绿茶与蜂蜜即可。

用法：每日1剂，分3~4次，徐徐饮下，可加开水复泡再饮。

功效：镇静安神。

适用：小儿急、慢性惊风。

◎ **僵蚕酒**

原料：白僵蚕适量。

制法：将蚕焙干，研末，每次3克。

用法：以酒送服。

功效：驱风止痒止痛。

适用：瘾疹瘙痒疼痛。

桑螵蛸

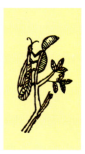

【原文】味咸，平。主伤中；疝瘕；阴痿；益精生子；女子血闭腰痛；通五淋，利小便水道。一名蚀肬。生桑枝上，採蒸之。

〖今 释〗

性味归经：甘、咸，平。归肝、肾经。

功效主治：固精缩尿，补肾助阳。用于遗精滑精，遗尿尿频，小便白浊。

用量用法：5～10克，煎服。

使用禁忌：阴虚火旺或膀胱有热者慎服。

来源：本品为螳螂科昆虫大刀螂、小刀螂或巨斧螳螂的干燥卵鞘。以上三种分别习称"团螵蛸"、"长螵蛸"及"黑螵蛸"。

形态特征：体形较大，呈黄褐色或绿色，长约7厘米。头部三角形。前胸背板、肩部较发达。后部至前肢基部稍宽。前胸细长，侧缘有细齿排列。中纵沟两旁有细小的疣状突起，其后方有细齿，但不甚清晰。前翅革质，前缘带绿色，末端有较明显的褐色翅脉；后翅比前翅稍长，向后略微伸出，有深浅不等的黑褐色斑点散布其间。雌性腹部特别膨大。足3对，细长。前脚足粗大，为镰刀状，基部外缘有短棘16个以上，腿节下外缘有短棘4个，以第2个最大。

栖于草丛及树枝上。捕食各种小虫。秋季产卵于草茎或树枝间，翌年春末孵化，幼虫形与成虫相似，惟翅较小。全国大部地区均有分布。团螵蛸略呈圆柱形或半圆形，由多层膜状薄片叠成，长2.5～4厘米，宽2～3厘米。表面浅黄褐色，上面带状隆起不明显，底面平坦或有凹沟。横断面可见外层为海绵状，内层为许多放射状排列的小室，室内各有一细小椭圆形卵，深棕色。

采收加工：深秋至次春采收，除去杂质，蒸至虫卵死后，干燥。

别名：螳螂蛋、螳蜘壳、螳螂子、刀螂子。

〖现代研究〗

化学成分：含蛋白质、脂肪、粗纤维，并有铁、钙及胡萝卜素样的色素。另外，团螵蛸外层与内层均含有17种氨基酸，7种磷脂成分。

药理作用：经药理试验证明，本药具有轻微抗利尿及敛汗作用，其作用机制有待进一步研究。另有报道，本药还具有促进消化液分泌；降低血糖、血脂及抑制癌症作用。

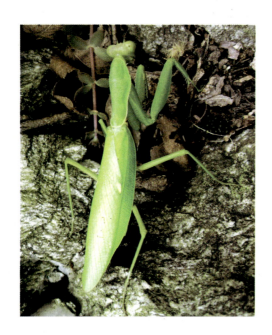
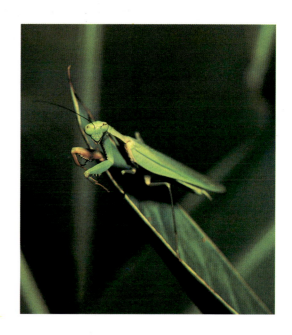

〖配伍应用〗

肾虚遗精、滑精： 常与龙骨、五味子、制附子等同用，如桑螵蛸丸（《世医得效方》）。

小儿遗尿： 可单用为末，米汤送服。

心神恍惚、小便频数、遗尿、白浊： 可与远志、龙骨、石菖蒲等配伍，如桑螵蛸散（《本草衍义》）。

肾虚阳痿： 常与鹿茸、肉苁蓉、菟丝子等同用。

〖药膳食疗〗

◎ **螵蛸高粱粥**

原料：桑螵蛸20克，高粱米50～100克。

制法：将桑螵蛸用清水煎熬3次，过滤后收集液500毫升，将高粱米淘洗干净，放入锅内，掺入桑螵蛸的汁，置火上煮成粥，至高粱米煮烂即成。

用法：每日2次，早、晚温服。

功效：健脾补肾，止遗尿。

适用：肾气不足、营养失调、小儿遗尿、小便频数等。

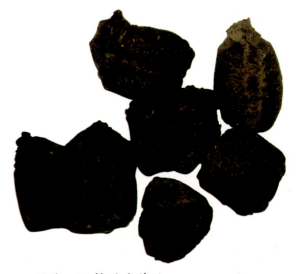

◎ **双蛸饮**

原料：桑螵蛸8克，海螵蛸、鹿角霜、沙苑子、金樱子各15克，白术10克。

制法：水煎取药汁。

用法：不拘时代茶饮。

功效：温肾健脾，固精止带。

适用：带下增多、清稀透明、伴腰酸膝软、头晕耳鸣、大便溏薄等。

龟甲

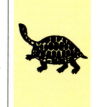

【原文】味咸，平。主漏下赤白；破癥瘕；痎疟；五痔；阴蚀；湿痹；四肢重弱，小儿囟不合。久服轻身，不饥。一名神屋。生池泽。

〖今 释〗

性味归经：咸、甘，微寒。归肝、肾、心经。

功效主治：滋阴潜阳，益肾强骨，养血补心，固经止崩。用于阴虚潮热，骨蒸盗汗，头晕目眩，虚风内动，筋骨痿软，心虚健忘，崩漏经多。

用量用法：9～24克，先煎。

使用禁忌：脾胃虚寒、内有寒湿及孕妇禁服。

来源：本品为龟科动物乌龟的背甲及腹甲。

形态特征：本品背甲及腹甲由甲桥相连，背甲稍长于腹甲，与腹甲常分离。背甲呈长椭圆形拱状，外表面棕褐色或黑褐色。腹甲呈板片状，近长方椭圆形，外表面淡黄棕色至棕黑色，盾片12块，每块常具紫褐色放射状纹理。内表面黄白色至灰白色，有的略带血迹或残肉，除净后可见骨板9块，呈锯齿状嵌接；前端钝圆或平截，后端具三角形缺刻，两侧残存呈翼状向斜上方弯曲的甲桥。

采收加工：全年均可捕捉，以秋、冬二季为多，捕捉后杀死，或用沸水烫死，剥取背甲及腹甲，除去残肉。晒干。

别名：龟板、下甲、血板、烫板、乌龟壳。

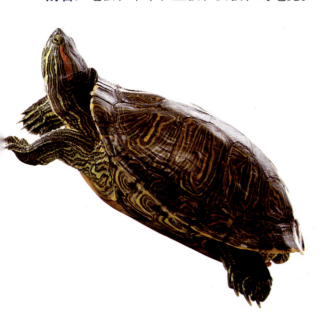
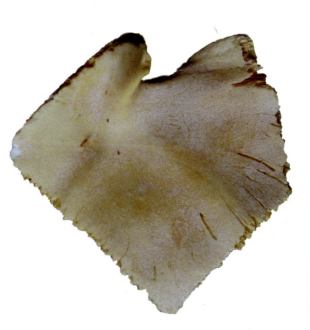

〖现代研究〗

化学成分：本品含动物胶、角蛋白、脂肪、骨胶原、18种氨基酸，及钙、磷、锶、锌、铜等多种常量及微量元素。龟上甲与下甲所含成分相似。

药理作用：龟甲能改善动物"阴虚"证病理动物机能状态，使之恢复正常；能增强免疫功能；具有双向调节DNA合成率的效应；对离体和在体子宫均有兴奋作用；有解热、补血、镇静作用；尚有抗凝血、增加冠脉流量和提高耐缺氧能力等作用；龟甲胶有一定提升白细胞数的作用。

〖配伍应用〗

阴虚阳亢头目眩晕之证：常与天冬、白芍、牡蛎等同用，如镇肝息风汤（《医学衷中参西录》）。阴虚内热、骨蒸潮热、盗汗遗精者：常与滋阴降火之熟地黄、知母、黄柏等同用，如大补阴丸（《丹溪心法》）。

阴虚风动、神倦心疲者：宜与阿胶、鳖甲、生地黄等同用，如大定风珠（《温病条辨》）。

肾虚之筋骨不健、腰膝酸软、步履乏力及小儿鸡胸、龟背、囟门不合诸症：常与熟地黄、知母、黄柏、锁阳等同用，如虎潜丸（《丹溪心法》），也可与紫河车、鹿茸、山药、当归等同用。

阴血不足、心肾失养之惊悸、失眠、健忘：常与石菖蒲、远志、龙骨等同用，如孔子大圣枕中方（现简称枕中丹）（《千金方》）。

〖药膳食疗〗

◎ 龟板海参汤

原料：龟板（炙酥）、白及各15克，海参30克。

制法：将龟板、白及洗净，海参用温水浸软，去内脏，用清水漂洗干净，切块。把用料一齐放入砂锅内，加清水适量，大火煮沸，改小火煮1.5~2小时，调味即可饮用。

用法：佐餐食用。

功效：益气滋阴，敛肺止血。

适用：肺肾阴虚、劳嗽咳血者。

◎ 龟甲膏

原料：龟甲50克，蜂蜜100克。

制法：将龟甲置小火上烧焦存性，研末；蜂蜜入锅，加热煮沸，倒入龟甲末，搅拌均匀，熬成膏状，装瓶备用。

用法：日服2次，开水冲服，1周内服完，连服2个月为1个疗程。

功效：滋阴清火，止血止咳，抗痨。

适用：阴虚咳嗽、咳血、盗汗、自汗等。

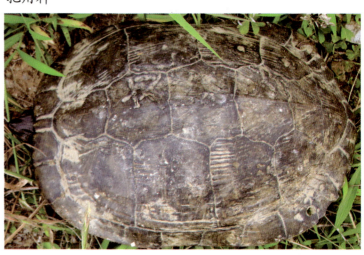

鳖甲

【原文】 味咸,平。主心腹癥瘕;坚积寒热;去痞、息肉、阴蚀、痔、恶肉。生池泽。

〖今 释〗

性味归经:咸,微寒。归肝、肾经。

功效主治:滋阴潜阳,退热除蒸,软坚散结。用于阴虚发热,骨蒸劳热,阴虚阳亢,头晕目眩,虚风内动,经闭,癥瘕,久疟疟母。

用量用法:9~24克,先煎。

使用禁忌:虚而无热者忌用。

来源:本品为鳖科动物鳖的背甲。

形态特征:本品呈椭圆形或卵圆形,背面隆起,长10~15厘米,宽9~14厘米。外表面黑褐色或墨绿色。略有光泽,具细网状皱纹及灰黄色或灰白色斑点,中间有一条纵棱,两侧各有左右对称的横凹纹8条,外皮脱落后,可见锯齿状嵌接缝。内表面类白色,中部有突起的脊椎骨,颈骨向内卷曲,两侧各有肋骨8条,伸出边缘。

采收加工:全年均可捕捉,以秋、冬二季为多,捕捉后杀死,置沸水中烫至背甲上的硬皮能剥落时,取出,剥取背甲,除去残肉,晒干。

别名:鳖壳、团甲鱼、鳖盖子。

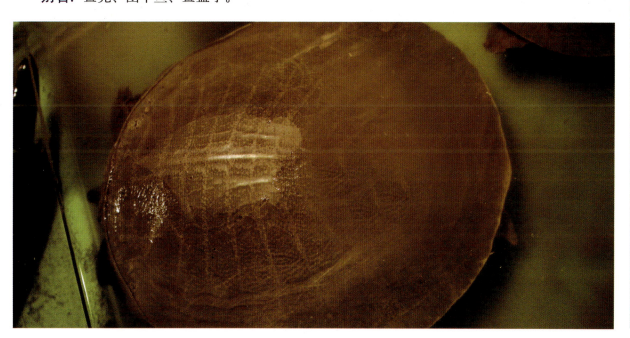

〖现代研究〗

化学成分：本品含动物胶、骨胶原、角蛋白、17种氨基酸、碳酸钙、磷酸钙、碘、维生素D及锌、铜、锰等微量元素。

药理作用：鳖甲能降低实验性甲亢动物血浆cAMP含量；能提高淋巴母细胞转化率，延长抗体存在时间，增强免疫功能；能保护肾上腺皮质功能；能促进造血功能，提高血红蛋白含量；能抑制结缔组织增生，故可消散肿块；有防止细胞突变作用；还有一定镇静作用。

〖配伍应用〗

温病后期、阴液耗伤、邪伏阴分、夜热早凉、热退无汗者：常与丹皮、生地黄、青蒿等同用，如青蒿鳖甲汤（《温病条辨》）。

阴血亏虚、骨蒸潮热者：常与秦艽、地骨皮等同用。

阴虚阳亢、头晕目眩：配生地黄、牡蛎、菊花等同用。

阴虚风动、手足紫瘢者：常与阿胶、生地黄、麦冬等同用。

肝脾肿大、癥瘕积聚：常与丹皮、桃仁、䗪虫、厚朴、半夏等同用，如鳖甲煎丸（《金匮要略》）。

〖药膳食疗〗

◎ **鳖甲鹿角粥**

原料：鳖甲10克，鹿角胶15～20克，粳米100克，姜3片。

制法：先煎鳖甲，取汁去渣，加入洗净的粳米煮粥，待沸后放入鹿角胶、姜同煮为稀粥。

用法：每日1～2次，3～5日为1个疗程。

功效：补肾，益精，止带。

适用：肾气不足所致的带下量多、淋漓不断、腰酸胀痛等。

◎ **鳖甲炖鸽肉**

原料：鳖甲30克，姜块8克，醪糟汁7克，白鸽1只，葱1根，味精2克，盐1克。

制法：将鸽子杀后，去毛，剖腹，取出内脏，斩去脚趾、嘴尖和尾臊，洗净。制鳖甲打碎洗净，放入鸽腹骨。砂锅置中旺火上，放入鸽肉。加水适量，烧至开时，撇净血泡，加醪糟汁、姜块、葱结，移至中小火上，炖熟透，加盐、味精、五香粉调味即成。

用法：每日1次，7日为1个疗程，7日以后，停几日再服用，经通停服。无副作用。

功效：滋肾益气，散滞通经。

适用：肾虚所致月经量少或闭经、腰痛等症。

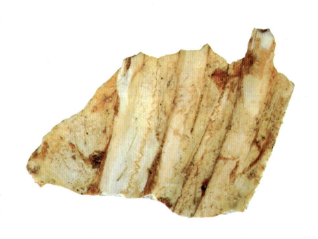

乌贼鱼骨

【原文】味咸，微温。主女子漏下赤白经汁；血闭；阴蚀肿痛寒热；癥瘕；无子。生池泽。

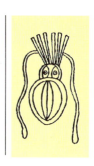

〖今 释〗

性味归经：咸、涩，温。归脾、肾经。

功效主治：收敛止血，涩精止带，制酸止痛，收湿敛疮。用于吐血衄血，崩漏便血，遗精滑精，赤白带下，胃痛吞酸；外治损伤出血，湿疹湿疮，溃疡不敛。

用量用法：5～10克，煎服。外用：适量，研末敷患处。

使用禁忌：阴虚多热者慎服，恶白蔹、白及。

来源：为乌贼科动物无针乌贼或金乌贼的内壳。

形态特征：无针乌贼的内壳呈长椭圆形而扁平，边缘薄，中间厚，长9～14厘米，宽约2.5～3.5厘米，中部厚约1.2～1.5厘米，腹面白色，有水波状纹，自尾端至中央最厚处，占全长的1/2或1/2强。背面磁白色而略带暗红色，有不明显的细小疣状突起，中央有1条明显的隆起，表面有一层硬脆皮膜，角质缘呈半透明状。末端无骨针。体轻，质松脆，易折断，断面有明显的微向背面弯曲的平行层纹。除背部硬膜外，其他部分可擦下细粉。气微腥，味微咸。

采收加工：收集从乌贼鱼中剥下之内壳；或于4～8月间，捞取漂浮在海边的乌贼内壳，漂净，晒干。

别名：海螵蛸。

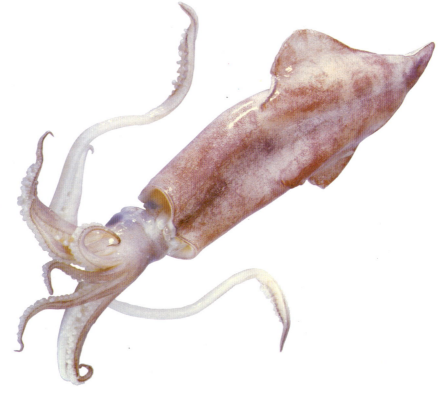

〖现代研究〗

化学成分：海螵蛸主要含碳酸钙87.33%～91.75%、壳角质、黏液质。尚含多种微量元素，其中包括大量的钙，少量钠、锶、镁、铁以及微量硅、铝、钛、锰、钡、铜。

药理作用：海螵蛸具有抗消化性溃疡、抗肿瘤、抗放射及接骨作用。海螵蛸中所含的碳酸钙能中和胃酸，改变胃内容物pH值，降低胃蛋白酶活性，促进溃疡面愈合。另外，其所含壳角质与胃中有机质和胃液作用后，可在溃疡面上形成保护膜，使出血趋于凝固。通过动物实验，海螵蛸有明显促进骨缺损修复作用。海螵蛸依地酸提取液对S_{180}肉瘤及腹水型肉瘤均有抑制作用。

〖配伍应用〗

肾失固藏之遗精、滑精：常与山茱萸、菟丝子、沙苑子等同用。

肾虚带脉不固之带下清稀者：常与山药、芡实等同用。

赤白带下：则配伍白芷、血余炭同用，如白芷散（《妇人良方》）。

崩漏：常与茜草、棕榈炭、五倍子等同用，如固冲汤（《医学衷中参西录》）。

吐血、便血者：常与白及等份为末服。

外伤出血：可单用研末外敷。

胃脘痛胃酸过多：常与延胡索、白及、贝母、瓦楞子等同用。

湿疮、湿疹：配黄柏、青黛、煅石膏等研末外敷。

溃疡多脓、久不愈合者：可单用研末外敷；或配煅石膏、枯矾、冰片等共研细末，撒敷患处。

〖药膳食疗〗

◎ 海螵乌龟汤

原料：海螵蛸30克，茜草根20克，乌龟1只，调料适量。

制法：将乌龟用沸水烫死后，去壳及内脏，洗净，斩成小块，与海螵蛸、茜草根一起放入砂锅内，加清水适量，大火烧沸后，改用小火煮3小时，调味即可。

用法：随量食用。

功效：滋阴凉血，调经止血。

适用：妇女月经量多、痛经等。

◎ 乌贼骨炖鸡

原料：乌贼、当归各30克，鸡肉100克，盐、味精适量。

制法：把鸡肉切丁，当归切片，乌贼骨打碎用纱布包好，装入陶罐内加清水500毫升，盐适量，上蒸笼蒸熟。

用法：每日1次。

功效：收敛止血，补血。

适用：血虚型月经过多。

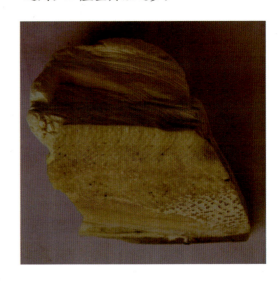

梅实

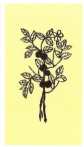

【原文】味酸，平。主下气，除热烦满，安心；肢体痛；偏枯不仁死肌；去青黑志、恶肉。生川谷。

〖今 释〗

性味归经：酸，涩，平。归肝、脾、肺、大肠经。

功效主治：敛肺，涩肠，生津，安蛔。用于肺虚久咳，久泻久痢，虚热消渴，蛔厥呕吐腹痛。

用量用法：6～12克，煎服，大剂量可用至30克，外用：适量，捣烂或炒炭研末外敷。止泻止血宜炒炭用。

使用禁忌：表邪未解者禁服，内有实邪者慎用。不宜多食。

来源：为蔷薇科植物梅近成熟果实经熏焙加工而成者。

形态特征：落叶小乔木或灌木。叶互生，托叶1对，早落，叶片阔卵形或卵形，先端尾状渐尖。花单生或2朵簇生也枝上，先叶开放，白色或红色，花梗极短；花萼5；子房密被柔毛。核果球形，成熟时黄色。

采收加工：11～12月间采挖，低温烘干后闷至色变黑。

别名：乌梅。

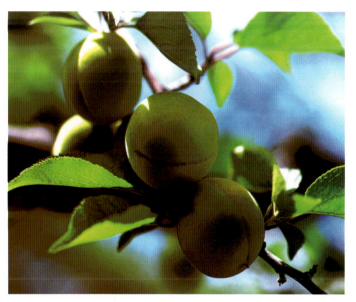

〖现代研究〗

化学成分：本品主含柠檬酸、苹果酸、琥珀酸、酒石酸、碳水化合物、谷甾醇、蜡样物质及齐墩果酸样物质。

药理作用：本品水煎剂在体外对多种致病性细菌及皮肤真菌有抑制作用；能抑制离体兔肠管的运动；有轻度收缩胆囊作用，能促进胆汁分泌；在体外对蛔虫的活动有抑制作用；对豚鼠的蛋白质过敏性休克及组胺性休克有对抗作用，但对组胺性哮喘无对抗作用；能增强机体免疫功能。

〖配伍应用〗

肺虚久咳少痰或干咳无痰之证：可与罂粟壳、杏仁等同用，如一服散（《世医得效方》）。

久泻、久痢：可与罂粟壳、诃子等同用，如固肠丸（《证治准绳》）。

湿热泻痢、便脓血者：配伍解毒止痢之黄连，如乌梅丸（《圣惠方》）。

蛔虫所致腹痛、呕吐、四肢厥冷的蛔厥病证：常配伍细辛、川椒、黄连、附子等同用，如乌梅丸（《伤寒论》）。

虚热消渴：可单用煎服；或与天花粉、麦冬、人参等同用，如玉泉散（《沈氏尊生书》）。

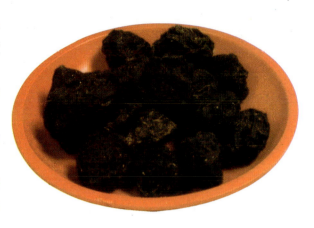

〖药膳食疗〗

◎ **乌梅粥**

原料：乌梅20克，粳米100克，冰糖适量。

制法：将乌梅水煎2次，去渣合汁一大碗，同粳米共入锅中，加水煮粥，待熟时入冰糖稍煮即成。

用法：供早、晚餐服食。

功效：敛肺止咳，涩肠止泄，止血止痛。

适用：慢性久咳、久泻久痢、便血、尿血等。

◎ **乌梅汤**

原料：乌梅2个，小黑豆、绿豆各15克。

制法：上为粗末，新汲水1碗，煎取清汁。

用法：即时服用。

功效：清热解毒，生津止渴。

适用：消渴。

◎ **乌梅陈皮汤**

原料：乌梅20克，陈皮5克，白糖适量。

制法：将乌梅、陈皮煎煮后加糖适量即可。

用法：餐后服用。

功效：理气开胃。

适用：伤食腹胀、胃纳减少等。

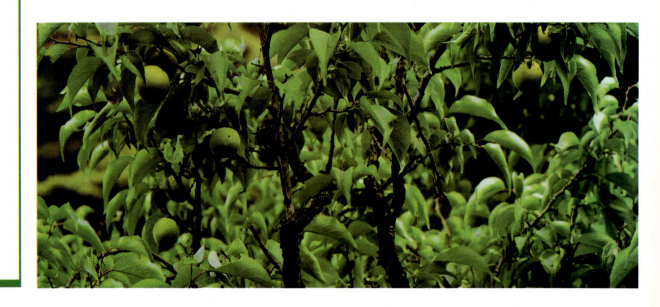

神农本草经
彩色图鉴

本经·下品

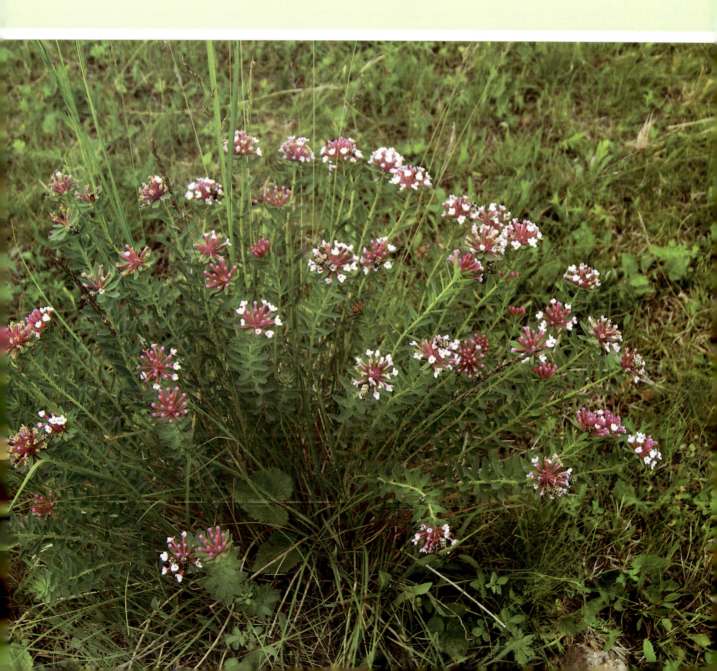

代赭石

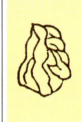

【原文】味苦,寒。主鬼疰;贼风;蛊毒;杀精物恶鬼;腹中毒邪气,女子赤沃漏下。一名须丸。生山谷。

〖今 释〗

性味归经:苦,寒。归肝、心经。

功效主治:平肝潜阳,重镇降逆,凉血止血。用于肝阳上亢,头晕目眩,呕吐,呃逆,噫气,喘息,吐血,衄血,崩漏。

用量用法:10~30克,先煎。

使用禁忌:孕妇慎用。

来源:为氧化物类矿物赤铁矿的矿石。

形态特征:为三方晶系赤铁矿的矿石。完整的晶形少见,常为肾状、豆状、鱼子状和块状集合体,或为土状。药用佳品为巨大的肾状集合体。表面密集排列丁头状的小突起,底面呈与表面小突起相应的凹窝,丁头状似肾形,纵断面呈随小突起起伏的均匀薄层,层厚约0.5~1,层间有时夹有黄色黏土质物质。全体呈棕红色,质坚硬而脆,不易砸碎,硬度5.5~6,比重 5~5.3,条痕呈樱桃红色,断口呈贝壳状至不平。

采收加工:挖出后去净泥土杂质。

别名:须丸、血师、土朱、铁朱。

〖现代研究〗

化学成分:本品主含三氧化二铁(Fe_2O_3)。正品钉头赭石含铁60%以上,并含镉、钴、铬、铜、锰、镁等多种微量元素;尚含对人体有害的铅、砷、钛。

药理作用:本品对肠管有兴奋作用,可使肠蠕动亢进;所含铁质能促进红细胞及血红蛋白的新生;对中枢神经系统有镇静作用。

〖配伍应用〗

肝阳上亢所致的头目眩晕、目胀耳鸣等症:常与怀牛膝、生龙骨、生牡蛎、生白芍等同用,如镇肝息风汤、建瓴汤(《医学衷中参西录》)。

肝阳上亢、肝火上炎所致的头晕头痛、心烦难寐： 可配珍珠母、磁石、猪胆膏、冰片、半夏等，如脑立清（《上海市药品标准》）。

胃气上逆之呕吐、呃逆、噫气不止等症： 常与旋覆花、半夏、生姜等配伍，如旋覆代赭汤（《伤寒论》）。

噎膈不能食、大便燥结： 配伍党参、当归、肉苁蓉等，如参赭培气汤（《医学衷中参西录》）。

哮喘有声、卧睡不得者： 单用本品研末，米醋调服取效。（《普济方》）。

肺肾不足、阴阳两虚之虚喘： 每与党参、山茱萸、胡桃肉、山药等同用，如参赭镇气汤（《医学衷中参西录》）。

吐血、衄血： 单用本品煅烧醋淬，研细调服，如（《斗门方》）。

崩中淋沥不止： 用代赭石研为细末，醋汤调服，如（《普济方》）。

因热而胃气上逆所致吐血、衄血、胸中烦热者： 可与白芍、竹茹、牛蒡子、清半夏等配伍，如寒降汤（《医学衷中参西录》）。

血热崩漏下血： 可配伍禹余粮、赤石脂、五灵脂等，如震灵丹（《和剂局方》）。

【药膳食疗】

◎ 赭石柿蒂茶

材料：代赭石24克，木香6克，公丁香3克，柿蒂15克，灶心土150克。

制法：将代赭石、木香、公丁香、柿蒂煎汤，灶心土烧红放入汤中，带澄清后备用。

用法：代茶频饮。

功效：降逆止呃。

适用：呃逆症。

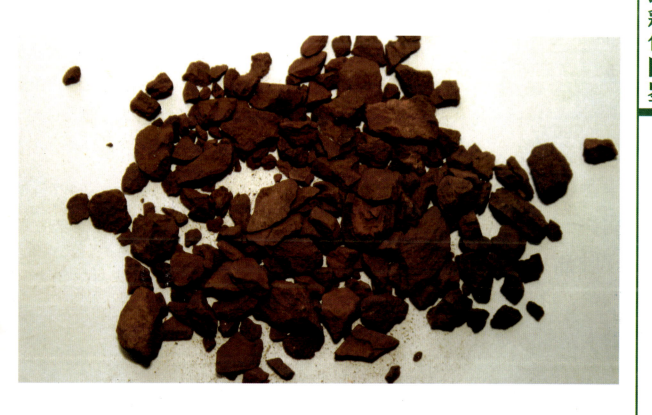

大黄

【原文】味苦,寒。主下瘀血;血闭;寒热;破癥瘕、积聚;留饮宿食,荡涤肠胃,推陈致新,通利水谷,调中化食,安和五脏。生山谷。

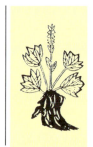

〖今 释〗

性味归经:苦,寒。归脾、胃、大肠、肝、心包经。

功效主治:泻下攻积,清热泻火,凉血解毒,逐瘀通经,利湿退黄。用于实热积滞便秘,血热吐衄,目赤咽肿,痈肿疔疮,肠痈腹痛,瘀血经闭,产后瘀阻,跌打损伤,湿热痢疾,黄疸尿赤,淋证,水肿;外治烧烫伤。酒大黄善清上焦血分热毒,用于目赤咽肿,齿龈肿痛。熟大黄泻下力缓,泻火解毒,用于火毒疮疡。大黄炭凉血化瘀止血,用于血热有瘀出血症。

用量用法:3~15克,煎服;用于泻下不宜久煎。外用:适量,研末调敷患处。

使用禁忌:孕妇及月经期、哺乳期慎用。

来源:本品为蓼科植物掌叶大黄、唐古特大黄或药用大黄的干燥根及根茎。

形态特征:株高1~2米。根及根状茎肉质肥厚,黄褐色。茎直立,中空。基生叶有长柄,叶片宽卵形。茎生叶小,短柄、互生,托叶鞘状,膜质。圆锥花序,顶生,6枚花瓣呈黄白色至紫红色。朔果有3棱,沿棱有翅。

采收加工:秋末茎叶枯萎或次春发芽前采挖,除去细根,刮去外皮,切瓣或段,绳穿成串干燥或直接干燥。

别名:黄良、将军、肤如、川军、锦纹大黄。

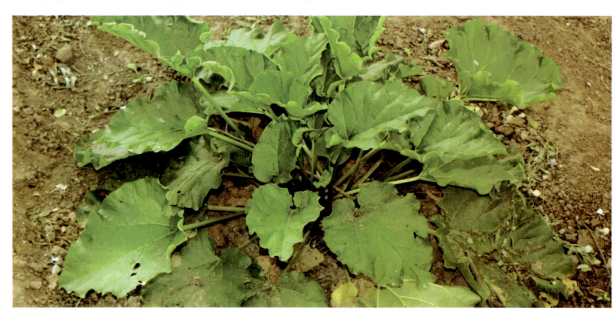

〖现代研究〗

化学成分：主要为蒽醌衍生物，主要包括蒽醌苷和双蒽醌苷。双蒽醌苷中有番泻苷A、B、C、D、E、F；游离型的苷元有大黄酸、大黄酚、大黄素、芦荟大黄素、大黄素甲醚等。另含鞣质类物质、有机酸和雌激素样物质等。

药理作用：大黄能增加肠蠕动，抑制肠内水分吸收，促进排便。大黄有抗感染作用，对多种革兰阳性和阴性细菌均有抑制作用，其中最敏感的为葡萄球菌和链球菌，其次为白喉杆菌、伤寒和副伤寒杆菌、肺炎双球菌、痢疾杆菌等；对流感病毒也有抑制作用。由于鞣质所致，故泻后又有便秘现象。有利胆和健胃作用。此外，还有止血、保肝、降压、降低血清胆固醇等作用。

〖配伍应用〗

阳明腑实证：常与芒硝、厚朴、枳实配伍，如大承气汤（《伤寒论》）。

热结津伤者：配麦冬、生地、玄参等，方如增液承气汤（《温病条辨》）。

脾阳不足、冷积便秘：须与附子、干姜等配伍，如温脾汤（《备急千金要方》）。

血热妄行之吐血、衄血、咯血：常与黄连、黄芩同用，如泻心汤（《金匮要略》）。

火邪上炎所致的目赤、咽喉肿痛、牙龈肿痛等症：与黄芩、栀子等药同用，如凉膈散（《和剂局方》）。

热毒痈肿疔疮：常与金银花、蒲公英、连翘等同用。

肠痈腹痛：可与牡丹皮、桃仁、芒硝等同用，如大黄牡丹汤（《金匮要略》）。

乳痈：可与粉草共研末，酒熬成膏，如金黄散（《妇人良方》）。

口疮糜烂：多与枯矾等份为末擦患处。

烧烫伤：可单用粉；或配地榆粉，用麻油调敷患处。

妇女产后瘀阻腹痛、恶露不尽者：常与桃仁、土鳖虫等同用，如下瘀血汤（《金匮要略》）。

妇女瘀血经闭：可与桃核、桂枝等配伍，如桃核承气汤（《伤寒论》）。

跌打损伤、瘀血肿痛：常与当归、红花、穿山甲等同用，如复元活血汤（《医学发明》）。

肠道湿热积滞的痢疾：单用一味大黄即可见效（《素问病机气宜保命集》）；或与黄连、黄芩、白芍等同用。

湿热黄疸：常配茵陈、栀子，如茵陈蒿汤（《伤寒论》）。

湿热淋证者：常配木通、车前子、栀子等，如八正散（《和剂局方》）。

〖药膳食疗〗

◎ 大黄茶

原料：大黄2克，绿茶3克。

制法：用沸水冲泡。

用法：代茶频饮。

功效：清热，泻火，消积，通便，去脂。

适用：高脂血症和肥胖症。

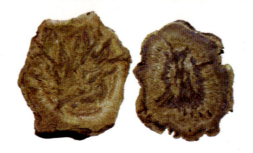

当归

【原文】味甘,温。主欬逆上气;温疟热洗洗在皮肤中;妇人漏下绝子;诸恶疮疡、金疮,煮饮之。一名乾归。生川谷。

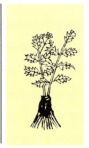

〖今 释〗

性味归经:甘、辛,温。归肝、心、脾经。

功效主治:补血活血,调经止痛,润肠通便。用于血虚萎黄,眩晕心悸,月经不调,经闭痛经,虚寒腹痛,风湿痹痛,跌仆损伤,痈疽疮疡,肠燥便秘。酒当归活血通经。

用量用法:6~12克,煎服。

使用禁忌:热盛出血患者禁服,湿盛中满及大便溏泄者慎服。

来源:本品为伞形科植物当归的干燥根。

形态特征:多年生草本,茎带紫色,有纵直槽纹。叶为二至三回奇数羽状复叶,叶柄基部膨大呈鞘,叶片卵形,小叶片呈卵形或卵状披针形,近顶端一对无柄,一至二回分裂,裂片边缘有缺刻。复伞形花序顶生,无总苞或有2片。双悬果椭圆形,分果有5棱,侧棱有翅,每个棱槽有1个油管,结合面2个油管。

采收加工:秋末采挖,除去须根及泥沙,待水分稍蒸发后,捆成小把,上棚,用烟火慢慢熏干。

别名:云归、秦归、岷当归、西当归。

〖现代研究〗

化学成分:当归中含β-蒎烯、α-蒎烯、莰烯等中性油成分。含对-甲基苯甲醇、5-甲氧基-2,3-二甲苯酚等酸性油成分、有机酸、糖类、维生素、氨基酸等。

药理作用:当归挥发油能对抗肾上腺素-垂体后叶素或组织胺对子宫的兴奋作用。当归水或醇溶性非挥发性物质对离体子宫有兴奋作用,使子宫收缩加强,大量或多次给药时,甚至可出现强直性收缩,醇溶性物质作用比水溶性物质作用强。离体蟾蜍心脏灌流实验,本品煎剂含挥发油可明显抑制收缩幅度及收缩频率。当归浸膏有显著扩张离体豚鼠冠脉作用,增加冠脉血流量。麻醉犬静注本品,心率无明显改变,冠脉阻力和总外周阻力下降,冠脉血流量显著增加,心肌氧耗量显著下降,心排出量和心搏指数有增加趋势。当归中性油对实验性心肌缺血亦有明显保护作用。当归及其阿魏酸钠有明显的抗血栓作用。给小鼠口服当归水浸液,能显著促进血红蛋白及红细胞的生成。

〖配伍应用〗

气血两虚：常配黄芪、人参补气生血，如当归补血汤（《兰室秘藏》）、人参养荣汤（《温疫论》）。

血虚萎黄、心悸失眠：常与熟地黄、白芍、川芎配伍，如四物汤（《和剂局方》）。

血虚血瘀、月经不调、经闭、痛经：常与补血调经药同用，如（《和剂局方》）四物汤。

兼气虚者：可配人参、黄芪；**兼气滞者**：可配香附、延胡索；**兼血热者**：可配黄芩、黄连，或牡丹皮、地骨皮；**血瘀经闭不通者**：可配桃仁、红花；**血虚寒滞者**：可配阿胶、艾叶等。

血虚血瘀寒凝之腹痛：配桂枝、芍药、生姜等同用，如当归生姜羊肉汤（《金匮要略》）、当归建中汤（《千金方》）。

跌打损伤瘀血作痛：与乳香、没药、桃仁、红花等同用，如复元活血汤（《医学发明》）、活络效灵丹（《医学衷中参西录》）。

疮疡初起肿胀疼痛：与银花、赤芍、天花粉等同用，如仙方活命饮（《妇人良方》）。

痈疮成脓不溃或溃后不敛：与黄芪、人参、肉桂等同用，如十全大补汤（《和剂局方》）。

脱疽溃烂、阴血伤败：与金银花、玄参、甘草同用，如四妙勇安汤（《验方新编》）。

风寒痹痛、肢体麻木：常与羌活、防风、黄芪等同用，如蠲痹汤（《百一选方》）。

血虚肠燥便秘：常与肉苁蓉、牛膝、升麻等同用，如济川煎（《景岳全书》）。

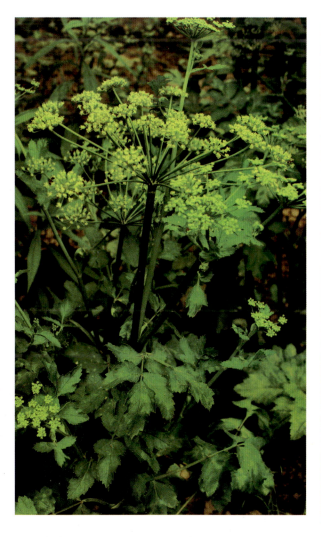

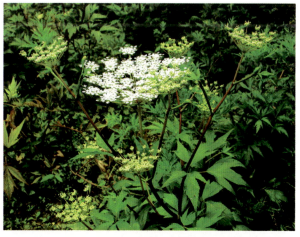

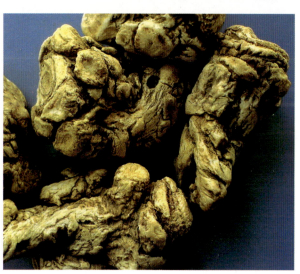

〔药膳食疗〕

◎ 归芪蜜膏

原料：当归、黄芪各30克，陈皮10克，火麻仁100克，蜂蜜适量。

制法：火麻仁捣碎，同前三药加水煎取汁液，再煎至浓稠，入等量经煎炼的蜂蜜，搅匀，煎溶。

用法：每次食1~2匙。

功效：益气养血，润肠通便。

适用：老人气虚肠燥、大便秘结难通、气短自汗。

◎ 当归粥

原料：当归10克，粳米50克，红糖适量。

制法：先将当归煎汁去渣，然后加入粳米、红糖共煮成粥。

用法：经前3~5日开始服用。每日1~2次，温热服。

功效：补血，活血。

适用：气虚血弱型痛经及产后血虚头晕。

◎ 当归姜椒羊肉汤

原料：当归15克，生姜5克，川椒3克，羊肉250克。

制法：当归先水煎取汁，加入羊肉（切块）、生姜再煮，半熟时加川椒再煮，至羊肉熟烂即可。

用法：佐餐服食。

功效：健脾暖胃，温经散寒，活血化瘀。

适用：气虚血弱型痛经及产后血虚头晕、血虚劳热等。

◎ 归芪墨鱼片

原料：当归10克，黄芪20克，姜30克，墨鱼300克，盐、素油、麻油、淀粉各适量。

制法：将当归、黄芪放入锅中，加水适量，大火煮沸后改用小火煮为30分钟去渣留汁，加少量淀粉和匀成芡汁备用。墨鱼洗净，切成片。炒锅上火，放素油当热，下墨鱼片和姜丝同炒，加入盐适量，用芡汁勾芡，淋上麻油，出锅装盘即成。

用法：佐餐食用。

功效：益气养血，温中散寒。

适用：气虚血弱型痛经及产后血虚头晕、血虚劳热等。

◎ 当归生姜羊肉汤

原料：当归50克，羊瘦肉500克，生姜750克，盐、桂皮、大料各适量。

制法：将当归、生姜装入纱布袋，用线扎好，与洗净切成块的羊肉同入砂锅，加入大料、桂皮和清水适量，先用大火烧开，去浮沫，再用小火焖煮至羊肉熟烂，去大料、桂皮和药袋即可。

用法：分次吃肉喝汤。

功效：散寒补血，温脾健胃，调经散风，抗老延年。

适用：血虚胃寒、面色苍白以及肾虚所引起的腰膝冷痛等。

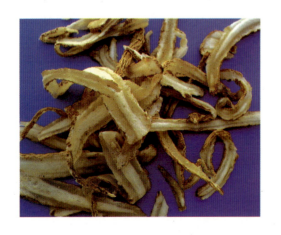
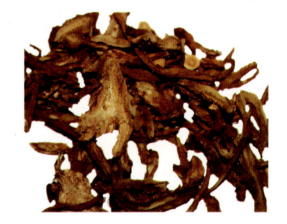

蔓椒

【原文】味苦，温。主风寒湿痹，历节痛，除四肢厥气，膝痛。一名家椒。生川谷及丘冢间。

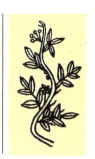

〖今 释〗

性味归经：苦，辛，平；有小毒。归肝、胃经。

功效主治：活血化瘀，行气止痛，祛风通络，解毒消肿。用于跌仆损伤，胃痛，牙痛，风湿痹痛，毒蛇咬伤；外治烧烫伤。

用量用法：5～10克。外用：适量，研末调敷或煎水洗患处。

使用禁忌：不能过量服用；忌与酸味食物同服。

来源：为芸香科植物两面针的根或枝叶。

形态特征：干燥根多切成薄片，黄色，周围有1～6毫米厚的黄棕色皮层，常有褐色小斑点。横切面光滑，在放大镜下可看到多数孔点。质硬。味苦，有麻舌感。木质藤本：茎、枝、叶轴下面和小叶中脉两面均着生钩状皮刺。单数羽状复叶，对生，革质，卵形至卵状矩圆形，无毛，上面稍有光泽，伞房状圆锥花序，萼片宽卵形，蓇葖果成熟时紫红色，有粗大腺点，顶端正具短喙。

采收加工：全年均可采收，洗净，切片，晒干或鲜用。

别名：两面针、入地金牛。

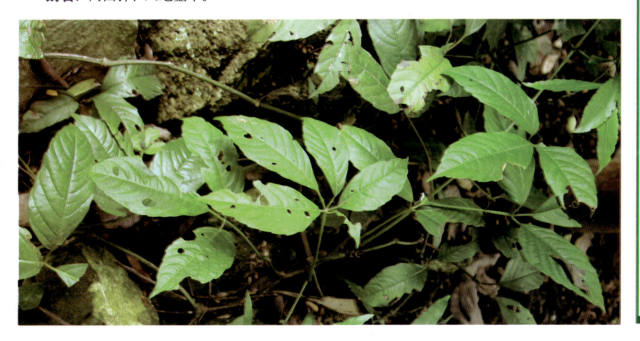

〖现代研究〗

化学成分：根和根皮含光叶花椒碱、白屈菜红碱、异崖椒定碱、氯化光叶花椒酮碱、二氢光叶花椒碱、氧化白屈菜红碱、6-乙氧基白屈菜红碱、去-N-甲基白屈菜红碱、6-甲氧基-5，6-二氢白屈菜红碱、茵芋碱等。根茎含香叶木苷。茎皮还含香豆精、甾醇等。

药理作用：两面针有镇痛和镇静作用，其镇痛作用具有中枢性，与吗啡受体无关，但与脑内单胺类介质有关，镇痛机理可能与所含的光叶花椒碱有关；本品提取物N-4腹腔注射可使小鼠的自发活动明显减少，且与阈下剂量的戊巴比妥有协同作用；所含氯化光叶花椒碱和6-乙氧基白屈菜红碱有明显的强心作用；氯化光叶花椒碱对家兔还有降压作用；本品的多种生物碱有抗癌作用，如氯化光叶花椒碱即有较强的抗癌作用，在剂量为4毫克／千克时对小鼠白血病P388和11210。的生命延长率分别为109%和36%；乙醇提取物对溶血性链球菌及金黄色葡萄球菌有较强的抑制作用。

〖配伍应用〗

风寒湿痹：常配麻黄等同用。

跌仆闪挫、伤经动脉、瘀血停蓄、经气不利：可配牛膝同用。

风水为病、肺失宣发、头面浮肿、小便不利：可配浮萍等同用。

脾胃不健、客邪乘虚而入、寒热错杂、升降失调、清浊混淆、致胃脘痞满、嗳气呕恶、肠鸣下利、舌苔薄黄、脉来弦数：可配黄连同用。

外感风寒热邪或胃热内蕴而致龈肿齿痛者：可配生石膏同用。

风寒湿邪、闭阻经络、气血不畅、关节肿痛：配防风等同用。

肝脾失调、气滞不和、脘腹疼痛、泄痢下重：可配白芍同用。

〖药膳食疗〗

◎ **两面针细辛糊剂**

原料：两面针根皮、细辛各15克，冰片0.5克，米醋或小麻油适量。

制法：取上药研末，用时取药末加米醋或小麻油调成糊状。

用法：涂患处，每日数次。

功效：清热止痛。

适用：带状疱疹。

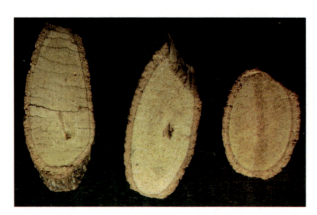
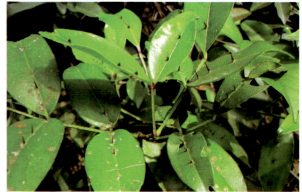

泽漆

【原文】味苦，微寒。主皮肤热；大腹水气，四肢面目浮肿；丈夫阴气不足。生川泽。

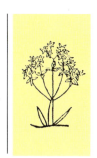

〖今 释〗

性味归经：辛、苦，微寒。有毒。归大肠、小肠、肺经。

功效主治：利水消肿，化痰止咳，解毒散结。用于水肿，臌水，痰饮喘咳，肺热咳嗽，瘰疬痰核。捣汁或研末外用，可治癣疮瘙痒。

用量用法：5～10克，煎服。外用：适量。

使用禁忌：本品有毒，不宜过量或长期使用。

来源：本品为双子叶植物大戟科 的干燥全草。

形态特征：全草长约30厘米，茎光滑无毛，多分枝，表面黄绿色，基部呈紫红色，具纵纹，质脆。叶互生，无柄，倒卵形或匙形，先端钝圆或微凹，基部广楔形或突然狭窄，边缘在中部以上具锯齿；茎顶部具5片轮生叶状苞，与下部叶相似。多歧聚伞花序顶生，有伞梗；杯状花序钟形，黄绿色。蒴果无毛。种子卵形，表面有凸起网纹。气酸而特异，味淡。以茎粗壮、黄绿色者为佳。花期4～5月，果期5～8月。

采收加工：春、夏采集全草，晒干入药。

别名：五朵云、猫儿眼草、奶浆草。

〖现代研究〗

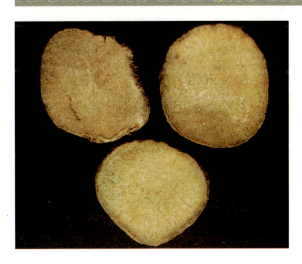

化学成分：泽漆含槲皮素-5，3-二-D-半乳糖苷、泽漆皂苷、丁酸、泽漆醇、β-二氢岩藻甾醇、葡萄糖、果糖。

药理作用：泽漆对结核杆菌、金黄色葡萄球菌、绿脓杆菌、伤寒杆菌有抑制作用。能抑制支气管腺体中酸性黏多糖合成和使痰量减少。

〖配伍应用〗

通身浮肿、腹水胀满：可与赤小豆、茯苓等同用。

痰饮喘咳：与半夏、生姜、桂枝等同用，如泽漆汤（《金匮要略》）。

肺热咳喘：可与桑白皮、地骨皮等同用。

瘰疬：单味熬成膏，以椒、葱、槐枝煎汤洗净患处，再搽此膏；亦可配伍浙贝母、夏枯草、牡蛎等同用，如（《便民图纂方》）。

癣疮：单味为末，油调搽之，如（《卫生易简方》）。

〖药膳食疗〗

◎ 泽漆蛋

原料：鲜泽漆茎叶60克，鸡蛋2枚。

制法：将鲜泽漆茎叶洗净、切碎，加水适量，放入鸡蛋，煮熟，去壳刺孔，再煮数分钟。

用法：先吃蛋后服汤，每日1剂。

功效：行水，消痰，补虚。

适用：水肿、心悸、怔忡等。

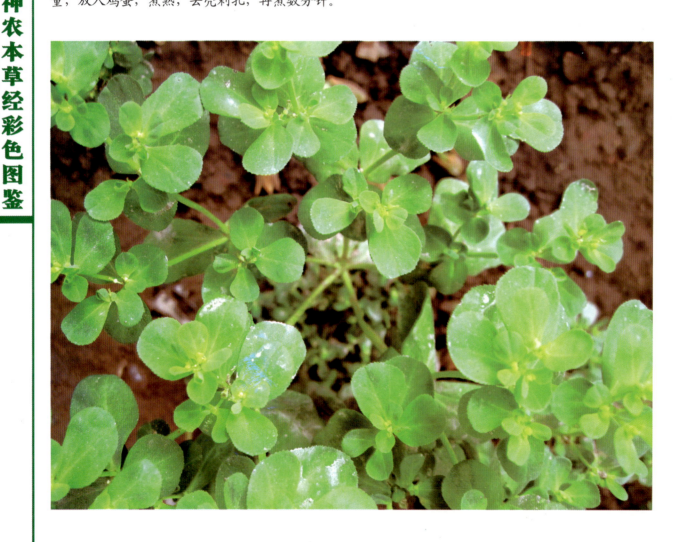

旋覆花

【原文】味咸，温。主结气胁下满；惊悸；除水；去五脏间寒热；补中；下气。一名金沸草，一名盛椹。生平泽、川谷。

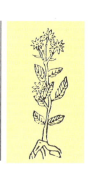

【今释】

性味归经：苦，辛，咸，微温。归肺、脾、胃、大肠经。

功效主治：降气，消痰，行水，止呕。用于风寒咳嗽，痰饮蓄结，胸膈痞闷，喘咳痰多，呕吐噫气，心下痞硬。

用量用法：3～9克，包煎。

使用禁忌：阴虚劳嗽，风热燥咳者禁服。

来源：本品为菊科植物旋覆花或欧亚旋覆花的干燥头状花序。

形态特征：多年生草本，高30～60厘米。茎直立，至上部始有分支，被白色绵毛。基生叶花后凋落，中部叶互生，长卵状披针形或披针形，先端渐尖，基部稍有耳半抱茎，全缘或有微齿，背面被疏伏毛和腺点；上部叶渐小，狭披针形。头状花序，直径2～4厘米，单生茎顶或数个排列作伞房状，总苞半球形，花黄色。瘦果长椭圆形，冠毛长约5毫米，灰白色。

采收加工：夏、秋二季花开放时采收，除去杂质，阴干或晒干。

别名：艾菊、金钱花、野油花、六月菊、金盏花、猫耳朵花。

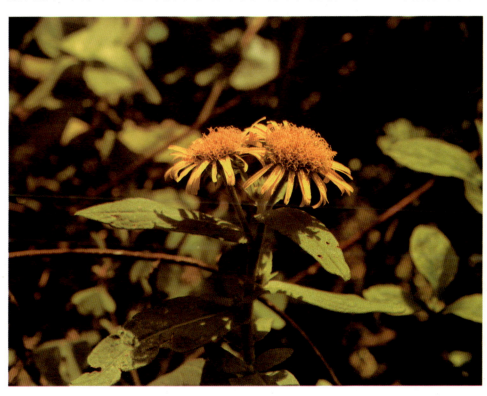

〖现代研究〗

化学成分： 均含大花旋覆花内酯、单乙酰基大花旋覆花内酯、二乙酰基大花旋覆花内酯等。旋覆花另含旋覆花佛术内酯、杜鹃黄素、胡萝卜苷、肉豆蔻酸等。欧亚旋覆花另含天人菊内酯、异槲皮苷、咖啡酸、绿原酸等。

药理作用： 旋覆花有明显的镇咳、祛痰作用，旋覆花黄酮类对组胺引起的豚鼠支气管痉挛性哮喘有明显的保护作用，对离体支气管痉挛亦有对抗作用，并有较弱的利尿作用。煎剂对金黄色葡萄球菌、炭疽杆菌和福氏痢疾杆菌Ⅱa株有明显的抑制作用，欧亚旋覆花内酯对阴道滴虫和溶组织内阿米巴均有强大的杀原虫作用。此外，旋覆花对免疫性肝损伤有保护作用，天人菊内酯有抗癌作用。

〖配伍应用〗

通寒痰咳喘： 常配紫苏子、半夏。

痰热者： 则须配桑白皮、瓜蒌以清热化痰。

顽痰胶结、胸中满闷者： 则配海浮石、海蛤壳等以化痰软坚。

痰浊中阻、胃气上逆而噫气呕吐、胃脘痞鞕者： 配代赭石、半夏、生姜等，如旋覆代赭汤（《伤寒论》）。

〖药膳食疗〗

◎ **旋覆花粥**

原料： 旋覆花、郁金各10克，葱白5根，粳米100克，丹参15克。

制法： 先将旋覆花用布包扎，与丹参、郁金同入砂锅中，加适量水煎煮，取药液约1000毫升，用药液与粳米同煮成粥，待粥熟时，加入葱白，搅和即可。

用法： 早、晚空腹服食。

功效： 活血通络，下气散结。

适用： 气滞血瘀、两胁胀痛、纳差食少等。

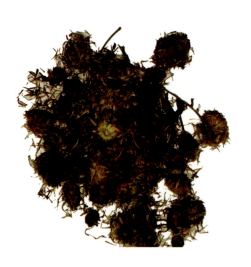
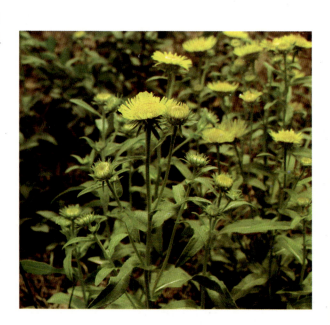

蚤休

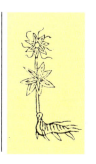

【原文】味苦，微寒。主惊痫摇头弄舌；热气在腹中；癫疾；痈疮；阴蚀；下三虫；去蛇毒。一名蚩休。生川谷。

〖今 释〗

性味归经：苦，微寒；有小毒。归肝经。

功效主治：清热解毒，消肿止痛，凉肝定惊。用于疔疮痈肿，咽喉肿痛，蛇虫咬伤，跌仆伤痛，惊风抽搐。

用量用法：3～9克。外用：适量，研末调敷。

使用禁忌：虚寒证，阴证外疡及孕妇禁服。

来源：为百合科植物化重楼、云南重楼或七叶一枝花的根茎。

形态特征：华重楼，多年生草本，高30～100厘米。根茎肥厚，直径1～3厘米，黄褐色，结节明显。茎直立，圆柱形，常带紫红色或青紫色，基部有1～3片膜质叶鞘包茎。叶轮生茎顶，通常7片；叶柄长5～18毫米；叶片长圆状披针形、倒卵状披针形或倒披针形，先端急尖或渐尖，基

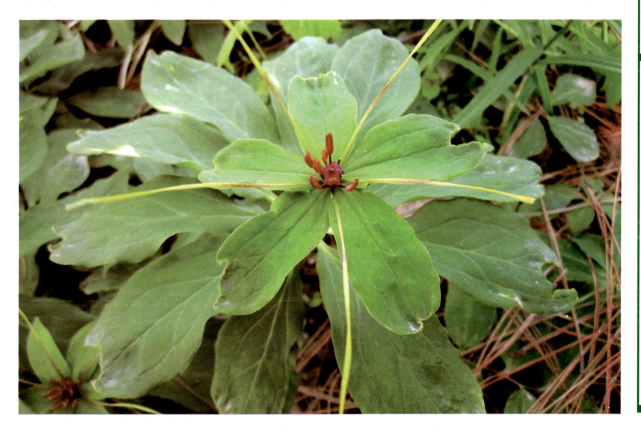

部楔形，全缘，膜质或薄纸质。花柄出自轮生叶中央，通常比叶长，顶生一花； 花两性外轮花被片4～6，叶状，绿色，长卵形至卵状披针形，长3～7厘米，内轮花被片细线形，与外轮花被片同数，黄色或黄绿色。蒴果球形，成熟时瓣裂；种子多数，具鲜红色多浆汁的外种皮。花期5～7月，果期8～10月。

采收加工： 秋季，挖起根茎，晒或炕干后，撞去粗皮、须根。

别名： 草河车、重台草、白甘遂、金钱重楼、土三七。

【现代研究】

化学成分： 本品含蚤休苷、薯蓣皂苷、单宁酸及18种氨基酸、肌酸酐、生物碱、黄酮、甾酮、蜕皮激素、胡萝卜苷等。

药理作用： 蚤休有广谱抗菌作用，对痢疾杆菌、伤寒杆菌、大肠杆菌、肠炎杆菌、绿脓杆菌、金黄色葡萄球菌、溶血性链球菌、脑膜炎双球菌等均有不同程度的抑制作用，尤其对化脓性球菌的抑制作用优于黄连；对亚洲甲型流感病毒有较强的抑制作用；所含甾体皂苷和氨基酸有抗蛇毒作用。蚤休苷有镇静、镇痛作用。本品的水煎剂或乙醇提取物有明显的镇咳、平喘作用。蚤休粉有明显的止血作用。此外，还有抗肿瘤作用。不良反应据报道，本品中毒量为60～90克。中毒潜伏期约1～3小时，中毒症状为恶心，呕吐，腹泻，头痛头晕，严重者可导致痉挛。临床用药当引起注意。

【配伍应用】

急性咽喉炎、扁桃体炎、白喉： 均可用蚤休研末吞服；也可配牛胆、苦瓜、冰片研末吹喉。

毒蛇咬伤轻症： 可单用蚤休内服外涂；或与半边莲、半枝莲、白花蛇舌草等同用；火毒旺者：可加配大黄、紫花地丁、野菊花等。

小儿胎风、手足搐搦： 单用蚤休研末服，如（《卫生易简方》）；或与钩藤、蝉蜕、全蝎等同用。

【药膳食疗】

◎ **百部蚤休酒**

原料： 蚤休、百部各50克，白酒750毫升。

制法： 先将百部、蚤休在锅内稍炒动，再用纱布包，放酒中密封浸泡，30日后可以饮用。

用法： 每日10～20毫升，早、晚分服。

功效： 止咳化痰平喘。

适用： 慢性支气管炎咳嗽。

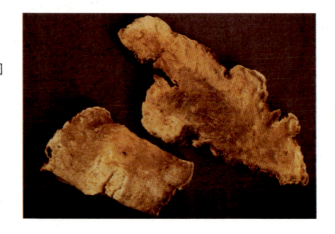

狼毒

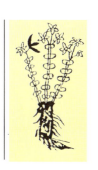

【原文】 味辛，平。主欬逆上气；破积聚；饮食寒热；水气；恶疮；鼠瘘；疽蚀；鬼精蛊毒。杀飞鸟走兽。一名续毒。生山谷。

〖今 释〗

性味归经：辛，平；有毒。归肝、脾经。

功效主治：散结，杀虫。外用于淋巴结结核、皮癣；灭蛆。

用量用法：熬膏外敷。

使用禁忌：不宜与密陀僧同用。

来源：瑞香科狼毒属植物瑞香狼毒的根。

形态特征：多年生草本，高20～40厘米。

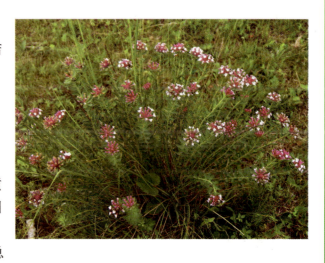

茎丛生，基部木质化；根粗壮，圆锥形，木质多纤维。单叶互生；无柄或几无柄；叶片椭圆状披针形，先端渐尖，基部楔形，两面无毛，全缘。花两性；头状花序，多数聚生枝顶，具总苞；花萼花瓣状，黄色或白色，先端5裂，裂片倒卵形，长2～3毫米，其上有紫红色网纹；萼筒圆柱状，长8～12毫米，有明显纵脉纹；雄蕊10，2轮排列，着生于萼筒中部以上，花丝极短；子房上位，1室，上部密被细毛，花柱短，柱头球形。果实圆锥形，干燥，包藏于宿存萼筒基部。花期5～6月，果期6～8月。

采收加工：秋季采挖，洗净，切片，晒干。

别名：红狼毒、绵大戟、一把香、山萝卜、断肠草、红火柴头花。

〖现代研究〗

化学成分：瑞香狼毒的根含甾醇、酚性成分、氨基酸、三萜类及有毒的高分子有机酸。可能还含蒽甙。

药理作用：从瑞香狼毒根中提得一种狼毒甙，原称川狼毒素的抗菌物质，并称其毒性很低。狼毒煎剂灌胃6克（生药）/千克，可提高小鼠痛阈20%～50%（电击小鼠尾法及热板法）。叶、根中可能含有蒽甙，能增强小肠蠕动，可治疗便秘。

〖配伍应用〗

睾丸结核：狼毒、核桃、白矾各等量，烧存性，共研细末，每日1次，每次6.5克，开水送服。

皮肤病：取月腺大戟洗净，剥去老皮，切碎，加水煎煮，直至用手一捻即成粉末为止；然后用纱布过滤，药液继续煎煮浓缩至一定黏度，冷后搽布患处，每日或隔日1次。

〖药膳食疗〗

◎ 狼毒鸡蛋汤

原料：狼毒3克，鸡蛋2只。

制作：将狼毒3克，放入200毫升水中煮后捞出，再打入2只鸡蛋煮熟。

用法：吃蛋渴汤。

功效：破积聚癥瘕，下气杀虫，逐水祛痰。

适用：胃癌、肝癌、肺癌、甲状腺乳头状腺癌等。

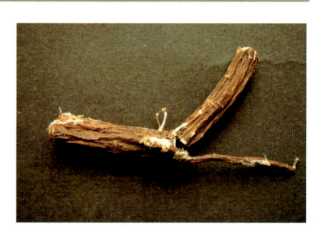

萹蓄

【原文】味苦,平。主浸淫、疥瘙、疽、痔,杀三虫。一名萹竹。生山谷。

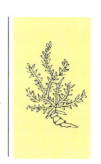

〖今 释〗

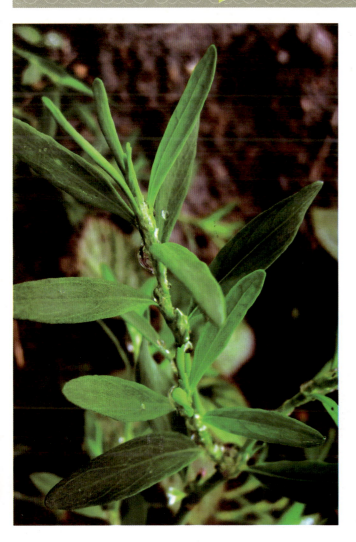

性味归经:苦,微寒。归膀胱经。

功效主治:利尿通淋,杀虫,止痒。用于热淋涩痛,小便短赤,虫积腹痛,皮肤湿疹,阴痒带下。

用量用法:9~15克,煎服。鲜品加倍。外用:适量,煎洗患处。

使用禁忌:无湿热水肿者、体弱津亏者不宜服用。

来源:为蓼科植物萹蓄的地上部分。

形态特征:一年生草本,高达50厘米,茎平卧或上升,自基部分枝,有棱角。叶有极短柄或近无柄;叶片狭椭圆形或披针形,顶端钝或急尖,基部楔形,全缘;托叶鞘膜质,下部褐色,上部白色透明,有不明显脉纹。花腋生,1~5朵簇生叶腋,遍布于全植株;花梗细而短,顶部有关节。瘦果卵形,有3棱,黑色或褐色,生不明显小点。

采收加工:夏季采收,晒干,切碎,生用。

别名:扁竹、竹节草、乌蓼、蚂蚁草。

〖现代研究〗

化学成分： 本品含槲皮素、萹蓄苷、槲皮苷、咖啡酸、绿原酸、钾盐、硅酸等。

药理作用： 萹蓄有显著的利尿作用。有驱蛔虫、蛲虫及缓下作用。对葡萄球菌、福氏痢疾杆菌、绿脓杆菌及多种皮肤真菌均有抑制作用。其水及乙醇提取物能促进血液凝固，增强子宫张力。静脉注射有降压作用。

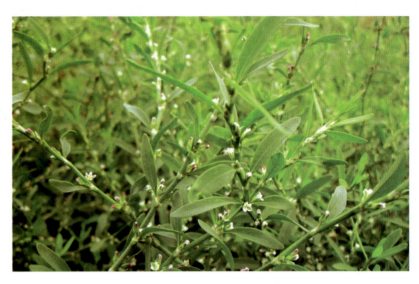

〖配伍应用〗

热淋、石淋： 常与木通、瞿麦、车前子同用，如八正散（《和剂局方》）。

血淋： 与大蓟、小蓟、白茅根等同用。

小儿蛲虫、下部痒： 如（《食医心镜》）单味水煎，空腹饮之，还可用本品煎汤，熏洗肛门。

湿疹、湿疮、阴痒等证： 可单味煎水外洗；亦可配伍地肤子、蛇床子、荆芥等煎水外洗。

〖药膳食疗〗

◎ 萹蓄粥

原料： 萹蓄嫩茎叶100克，粳米150克，盐、葱花、素油各适量。

制法： 将萹蓄去杂洗净，入沸水锅焯一下，捞出洗净切段。油锅烧热，放入葱花煸香，放入萹蓄煸炒几下，加入盐炒至入味，出锅待用。将粳米淘洗干净，放入锅内，加入适量的水煮至熟，放入炒好的萹蓄，继续煮至成粥，即可出锅。

用法： 每日早、晚温热服食。

功效： 清热利水通淋，杀虫止痒。

适用： 热淋、白带、小儿蛲虫病、蛔虫、疳积等。

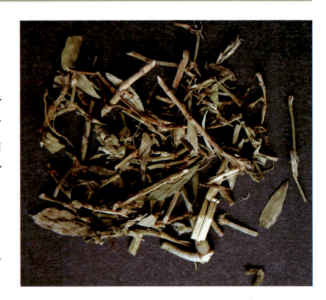

商陆

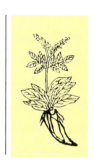

【原文】味辛,平。主水胀;疝瘕;痹;熨除痈肿;杀鬼精物。一名葛根,一名夜呼。生川谷。

〖今 释〗

性味归经:苦,寒;有毒。归肺、脾、肾、大肠经。
功效主治:逐水消肿,通利二便;外用解毒散结。用于水肿胀满,二便不通;外治痈肿疮毒。
用量用法:3～9克,煎服。醋制以降低毒性。外用:适量,煎汤熏洗。
使用禁忌:孕妇禁用。
来源:本品为商陆科植物商陆或垂序商陆的干燥根。
形态特征:多年生草本,全株光滑无毛。根粗壮,圆锥形,肉质,外皮淡黄色,有横长皮孔,侧根甚多。茎绿色或紫红色,多分枝。单叶互生,具柄,柄的基部稍扁宽;叶片卵状椭圆形或椭圆形,先端急尖或渐尖,基部渐狭,全缘。总状花序生于枝端或侧生于茎上,花序直立;花初为白色后渐变为淡红色。浆果,扁圆状,有宿萼,熟时呈深红紫色或黑色。种子肾形黑色。
采收加工:秋季至次春采挖,除去须根及泥沙,切成块或片,晒干或阴干。
别名:山萝卜、水萝卜。

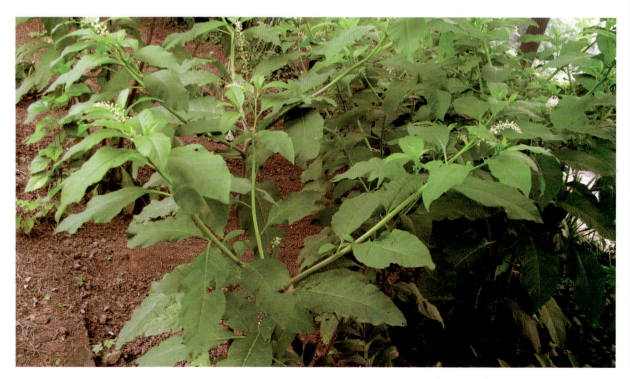

〖现代研究〗

化学成分： 含商陆碱、三萜皂苷、加利果酸、甾族化合物、生物碱和大量硝酸钾。

药理作用： 本品有明显的祛痰作用；生物碱部分有镇咳作用；其根提取物有利尿作用。有研究表明，本品的利尿作用与其剂量有关，小剂量利尿，而大剂量反使尿量减少；对痢疾杆菌、流感杆菌、肺炎双球菌及部分皮肤真菌有不同程度的抑制作用。

〖配伍应用〗

水肿臌胀、大便秘结、小便不利的水湿肿满实证： 单用有效；或与鲤鱼、赤小豆煮食；或与泽泻、茯苓皮等同用，如疏凿饮子（《济生方》）；亦可将本品捣烂，入麝香少许，贴于脐上，以利水消肿。

疮疡肿毒、痈肿初起者： 可用鲜商陆根，酌加食盐，捣烂外敷。

〖药膳食疗〗

◎ 商陆粥

原料：商陆5克，粳米50～100克。

制法：先将商陆用水煎汁，去渣，然后加入粳米煮粥。

用法：每日或隔日1次。

功效：通利大小便，利水消肿。

适用：慢性肾炎水肿、肝硬化腹水等。

◎ 商陆粟米粥

原料：商陆20克，粟米60克。

制法：先用水煮商陆，去渣取汁，同粟米共煮成粥。

用法：空心服之，连服数日，水消即止。

功效：养胃益虚，逐水。

适用：水肿胀满。

◎ 陆豆鲫鱼汤

原料：商陆、赤小豆各适量，鲫鱼3尾（大者两尾）。

制法：商陆、赤小豆用清水冲洗，待用。把鲫鱼留鳞去内脏，装入前二药（等份），装满鱼腹扎口，用清水3000毫升煮烂，去鱼及商陆即可。

用法：饮汤食豆，每2日1次，待肿消止。

功效：清热解毒，利水填精。

适用：湿热水肿、小便黄少、尿蛋白多者，以及肝硬化腹水。

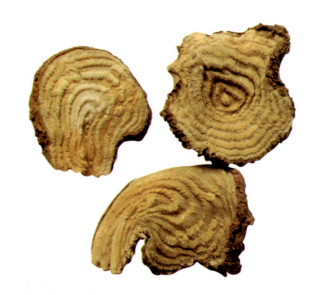

乌头

【原文】味辛,温。主中风,恶风洗洗,出汗;除寒湿痹;欬逆上气,破积聚,寒热,其汁煎之,名射罔,杀禽兽。一名奚毒,一名即子,一名乌喙。生山谷。

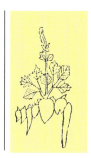

〖今 释〗

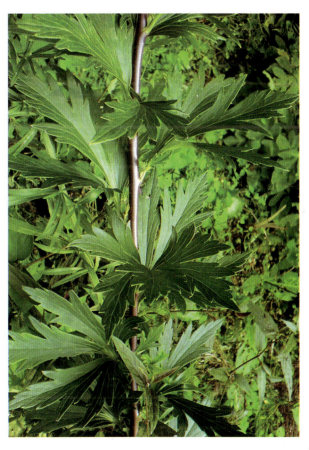

性味归经:辛、苦,热;有大毒。归心、肝、肾、脾经。

功效主治:祛风除湿,温经止痛。用于风寒湿痹,关节疼痛,心腹冷痛,寒疝作痛及麻醉止痛。

用量用法:1.5~3克,煎服。外用:适量。

使用禁忌:生品内服宜慎;孕妇忌用;不宜与半夏、瓜蒌、瓜蒌子、瓜蒌皮、天花粉、川贝母、浙贝母、平贝母、伊贝母、湖北贝母、白蔹、白及同用。

来源:为毛茛科植物乌头(栽培品)的块根。

形态特征:多年生草本,高60~150厘米。主根纺锤形至倒卵形,中央的为母根,周围数个子根(附子)。叶片五角形,3全裂,中央裂片菱形,两侧裂片再2深裂。总状圆锥花序狭长,密生反曲的微柔毛;萼片5,蓝紫色(花瓣状),上裂片高盔形,侧萼片近圆形;花瓣退化,其中两枚变成蜜叶,紧贴盔片下有长爪,距部扭曲;雄蕊多数分离,心皮3~5,通常有微柔毛。蓇葖果;种子有膜质翅。根呈瘦长圆锥形,中部多向一侧膨大,顶端有残存的茎基。外表棕褐色,皱缩不平,有瘤状侧根及除去子根后的痕迹。质坚实,不易折断,横切面粉白色或浅灰黄色,粉质,可见多角形的形成层环纹。气微,味辛辣而麻舌。

采收加工:夏至至小暑间挖出全株,除去地上部茎叶,然后将子根摘下,与母根分开,抖净泥土,晒干。

别名:川乌头。

〖现代研究〗

化学成分：本品含多种生物碱：如乌头碱、次乌头碱、中乌头碱、消旋去甲乌药碱、酯乌头碱、酯次乌头碱、酯中乌头碱、3-去氧乌头碱、多根乌头碱、新乌宁碱、川附宁、附子宁碱、森布宁A、B、北草乌碱、惰碱、塔拉胺、异塔拉定，以及乌头多糖A、B、C、D等。

药理作用：川乌有明显的抗炎、镇痛作用，有强心作用，但剂量加大则引起心律失常，终致心脏抑制；乌头碱可引起心律不齐和血压升高，还可增强毒毛旋花子苷G对心肌的毒性作用，有明显的局部麻醉作用；乌头多糖有显著降低正常血糖作用；注射液对胃癌细胞有抑制作用。

〖配伍应用〗

寒湿侵袭、历节疼痛、不可屈伸者：常与麻黄、芍药、甘草等配伍，如乌头汤（《金匮要略》）。

寒湿瘀血留滞经络、肢体筋脉挛痛、关节屈伸不利、日久不愈者：与草乌、地龙、乳香等同用，如活络丹（《和剂局方》）。

心痛彻背、背痛彻心者：常配赤石脂、干姜、蜀椒等，如乌头赤石脂丸（《金匮要略》）。

寒疝、绕脐腹痛、手足厥冷者：多与蜂蜜同煎，如大乌头煎（《金匮要略》）。

跌打损伤、骨折瘀肿疼痛：多与自然铜、地龙、乌药等同用，如回生续命丹（《跌损妙方》）。古方又常以本品作为麻醉止痛药：多以生品与生草乌并用，配伍羊踯躅、姜黄等内服，如整骨麻药方（《医宗金鉴》）。配生南星、蟾酥等外用，如外敷麻药方（《医宗金鉴》）。

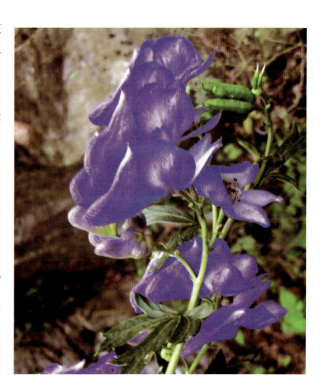

〖药膳食疗〗

◎ **川乌红藤酒**

原料：生川乌、川牛膝、生草乌各15克，鸡血藤、葛根各20克，甘草12克，白酒500毫升。

制法：将各药研粗末，入酒中密封浸泡2周，经常摇动，启封后，去药渣，贮瓶备用。

用法：每日1次，临睡前饮服10毫升。

功效：活血通络止痛。

适用：风寒湿痹型风湿性关节炎患者。

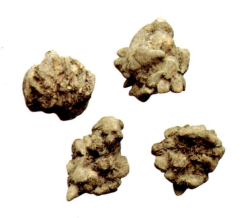

附子

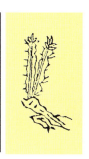

【原文】味辛，温。主风寒咳逆邪气；温中；金疮；破癥坚、积聚血瘕；寒湿踒躄；拘挛膝痛不能行步。生山谷。

〖今 释〗

性味归经： 辛，甘，大热；有毒。归心、肾、脾经。

功效主治： 回阳救逆，补火助阳，散寒止痛。用于亡阳虚脱，肢冷脉微，心阳不足，胸痹心痛，虚寒吐泻，脘腹冷痛，肾阳虚衰，阳痿宫冷，阴寒水肿，阳虚外感，寒湿痹痛。

用量用法： 3～15克，先煎，久煎。

使用禁忌： 孕妇慎用；不宜与半夏、瓜蒌、瓜蒌子、瓜蒌皮、天花粉、川贝母、浙贝母、平贝母、伊贝母、湖北贝母、白蔹、白及同用。生品外用，内服须炮制。

来源： 本品为毛茛科植物乌头子根的加工品。

形态特征： 多年生草本，高60～150厘米。主根纺锤形至倒卵形，中央的为母根，周围数个子根（附子）。叶片五角形，3全裂，中央裂片菱形，两侧裂片再2深裂。总状圆锥花序狭长，密生反曲的微柔毛；萼片5，蓝紫色（花瓣状），上裂片高盔形，侧萼片近圆形；花瓣退化，其中两枚变成蜜叶，紧贴盔片下有长爪，距部扭曲；雄蕊多数分离，心皮3～5，通常有微柔毛。蓇葖果；种子有膜质翅。根呈瘦长圆锥形，中部多向一侧膨大，顶端有残存的茎基。外表棕褐色，皱缩不平，有瘤状侧根及除去子根后的痕迹。质坚实，不易折断，横切面粉白色或浅灰黄色，粉质，可见多角形的形成层环纹。气微，味辛辣而麻舌。

采收加工： 6月下旬至8月上旬采挖，除去母根、须根及泥沙，习称"泥附子"。选择个大、均匀的泥附子，洗净，浸入食用胆巴的水溶液中过夜，再加食盐，继续浸泡，每日取出晒晾，并逐渐延长晒晾时间，直至附子表面出现大量结晶盐粒（盐霜）、体质变硬为止，习称"盐附子"。

别名： 虎掌、漏篮子、黑附子、熟白附子。

〖现代研究〗

化学成分： 本品含乌头碱、中乌头碱、次乌头碱、异飞燕草碱、新乌宁碱、乌胺及尿嘧啶等。

药理作用： 附子煎剂、水溶性部分等，对蛙、蟾蜍及温血动物心脏，不论是正常状态或处于衰竭状态均有明显的强心作用；其正丁醇提取物、乙醇提取物及水提物对氯仿所致小鼠室颤有预防作用；附子有显著的抗炎作用，能抑制蛋清、角叉菜胶、甲醛等所致大鼠足跖肿胀，抑制醋酸所致毛细血管通透性亢进，抑制肉芽肿形成及佐剂性关节炎；中乌头碱、乌头碱及次乌头碱均有镇痛作用。最近研究表明，附子能增强机体抗氧化能力，具有抗衰老作用。

【配伍应用】

吐利汗出、发热恶寒、四肢拘急、手足厥冷，或大汗、大吐、大泻所致亡阳证： 常与干姜、甘草同用，如四逆汤（《伤寒论》）。

亡阳兼气脱者： 本品能回阳救逆，人参能大补元气，二者同用，如参附汤（《正体类要》）。

寒邪入里、直中三阴而见四肢厥冷、恶寒蜷卧、吐泻腹痛、脉沉迟无力或无脉者： 可与干姜、肉桂、人参同用，如回阳急救汤（《伤寒六书》）。

肾阳不足、命门火衰所致阳痿滑精、宫寒不孕、腰膝冷痛、夜尿频多者： 配肉桂、山茱萸、熟地黄等，如右归丸（《景岳全书》）。

脾肾阳虚、寒湿内盛所致脘腹冷痛、大便溏泻等： 配党参、白术、干姜等，如附子理中汤（《和剂局方》）。

脾肾阳虚、水气内停所致小便不利、肢体浮肿者： 与茯苓、白术等同用，如真武汤（《伤寒论》）。

心阳衰弱、心悸气短、胸痹心痛者： 可与人参、桂枝等同用。

阳虚兼外感风寒者： 常与麻黄、细辛同用，如麻黄附子细辛汤（《伤寒论》）。

寒痹痛剧者： 常与桂枝、白术、甘草同用，如甘草附子汤（《伤寒论》）。

【药膳食疗】

◎ 附子补阳粥

原料：炮附子3～10克，干姜3克，粳米100克，红糖、葱白各适量。

制法：先将炮附子、干姜两药捣细，过箩为末，与粳米同煮为粥，粥熟后加入葱白、红糖调味。

用法：每日2次，温热服食，一般3～5日为1个疗程。

功效：补阳温中，散寒止痛。

适用：肾阳不足、命门火衰所致畏寒肢冷、阳痿尿频，以及脾阳不振、脘腹冷痛、大便溏泄、冷痢等。

◎ 附子茯苓粥

原料：制附子6克，茯苓20克，粳米60克。

制法：先将附子煎煮30～50分钟，取汁，加入茯苓、粳米煮粥。

用法：分早、晚餐食用。

功效：温阳利水，化湿止泻。

适用：阳痿尿频、脘腹冷痛。

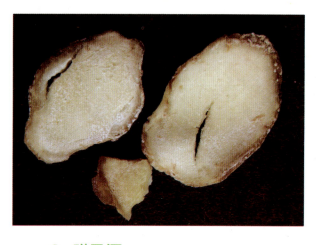

◎ 附子酒

原料：生附子片30克，白酒250毫升。

制法：先将附子片捣粗末，入白酒中浸泡，春、冬5日，夏、秋3日。

用法：每日1次，每次10～15毫升。

功效：壮阳，散寒，通络。

适用：阳虚怕冷、腰痛、胀满等。

射干

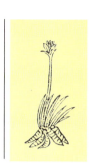

【原文】味苦，平。主欬逆上气；喉闭，咽痛，不得消息；散结气，腹中邪逆；食饮大热。一名乌扇，一名乌蒲。生川谷。

【今释】

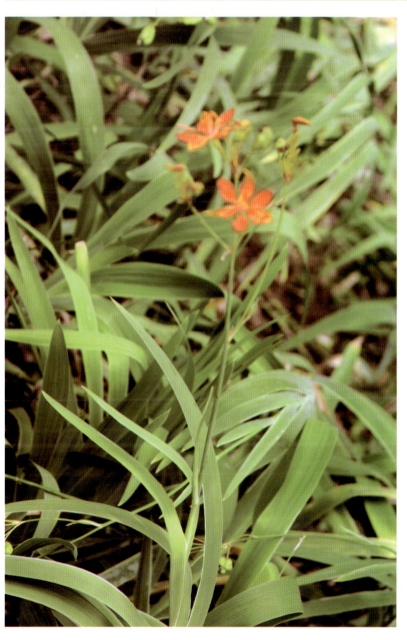

性味归经：苦，寒。归肺经。

功效主治：清热解毒，消痰，利咽。用于热毒痰火郁结，咽喉肿痛，痰涎壅盛，咳嗽气喘。

用量用法：3～10克，煎服。

使用禁忌：病无实热、脾虚便溏及孕妇禁服。

来源：本品为鸢尾科植物射干的干燥根茎。

形态特征：多年生草本，高50～120厘米，根茎横走，呈结节状。叶剑形，扁平，嵌迭状排成二列。伞房花序，顶生，总花梗和小花梗基部具膜质苞片，花桔红色，散生暗色斑点。蒴果倒卵圆形，种子黑色。

采收加工：春初刚发芽或秋末茎叶枯萎时采挖，除去须根及泥沙，干燥。

别名：黄远、乌扇、扁竹、剪刀草。

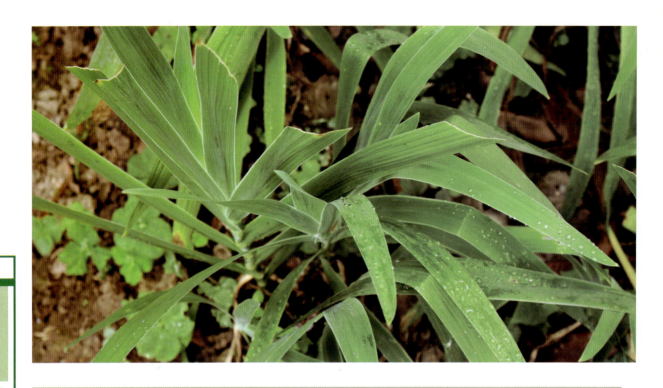

〖现代研究〗

化学成分：本品含射干定、鸢尾苷、鸢尾黄酮苷、鸢尾黄酮、射干酮、紫檀素、草夹竹桃苷及多种二环三萜及其衍生物和苯酚类化合物等。

药理作用：射干对常见致病性真菌有较强的抑制作用；对外感及咽喉疾患中的某些病毒（腺病毒、ECHO11）也有抑制作用。有抗炎、解热及止痛作用。尚有明显的利尿作用。

〖配伍应用〗

热毒痰火郁结、咽喉肿痛：可单用本品，如射干汤（《圣济总录》）；或与升麻、甘草等同用。
外感风热、咽痛音哑：常与荆芥、连翘、牛蒡子同用。
肺热咳喘、痰多而黄：常与桑白皮、马兜铃、桔梗等同用。
寒痰咳喘、痰多清稀：与麻黄、细辛、生姜、半夏等配伍，如射干麻黄汤（《金匮要略》）。

〖药膳食疗〗

◎ 射干桔梗汤

原料：射干、胖大海各9克，桔梗5克。
制法：水煎取药汁。
用法：每日1剂，分2次服。
功效：润喉利咽，解毒。
适用：慢性咽炎。

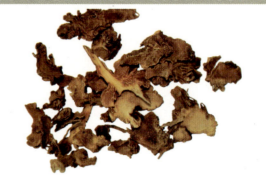

假苏

【原文】味辛,温。主寒热;鼠瘘、瘰疬;生疮;破结聚气;下瘀血;除湿痹。一名鼠蓂。生川泽。

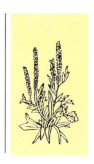

〖今 释〗

性味归经: 辛,微温。归肺、肝经。

功效主治: 解表散风,透疹,消疮。用于感冒,头痛,麻疹,风疹,疮疡初起。

用量用法: 5～10克,煎服。

使用禁忌: 表虚自汗、阴虚头痛忌服。

来源: 本品为唇形科植物荆芥的干燥地上部分。

形态特征: 一年生直立草本,高30～100厘米,被灰白色疏短柔毛,茎方形基部带紫色,上部多分枝。叶对生,指状三裂,偶有多裂,叶片线形至线状披针形,宽1.5～4毫米,两面被短柔毛,下有腺点。轮伞花序密生于枝端而成间断的假穗状,长2～13厘米,苞片叶状,花萼狭钟状,三角状披针形,花冠唇形,青紫或淡红。小坚果矩圆状三棱形。

采收加工: 夏、秋二季花开到顶、穗绿时采割,除去杂质。晒干。

别名: 荆芥。

〖现代研究〗

化学成分: 本品含挥发油,其主要成分为右旋薄荷酮、消旋薄荷酮、胡椒酮及少量右旋柠檬烯。另含荆芥苷、荆芥醇、黄酮类化合物等。

药理作用: 荆芥水煎剂可增强皮肤血液循环,增加汗腺分泌,有微弱解热作用;对金黄色葡萄球菌、白喉杆菌有较强的抑菌作用,对伤寒杆菌、痢疾杆菌、绿脓杆菌和人型结核杆菌均有一定抑制作用。生品不能明显缩短出血时间,而荆芥炭则能使出血时间缩短。荆芥甲醇及醋酸乙酯提取物均有一定的镇痛作用。荆芥对醋酸引起的炎症有明显的抗炎作用,荆芥穗有明显的抗补体作用。

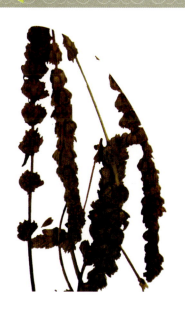

〖配伍应用〗

风寒感冒、恶寒发热、头痛无汗者：常与防风、羌活、独活等同用，如荆防败毒散（《摄生众妙方》）。

风热感冒、发热头痛者：每与辛凉解表药银花、连翘、薄荷等配伍，如银翘散（《温病条辨》）。

表邪外束、麻疹初起、疹出不畅：常与蝉蜕、薄荷、紫草等同用。

风疹瘙痒：配伍苦参、防风、白蒺藜等。

偏于风寒者：常配伍羌活、川芎、独活等；**偏于风热者**：每与银花、连翘、柴胡等配伍。

血热妄行之吐血、衄血：常配伍生地黄、白茅根、侧柏叶等。

血热便血、痔血：每与地榆、槐花、黄芩炭等同用。

妇女崩漏下血：可配伍棕榈炭、莲房炭等。

〖药膳食疗〗

◎ 荆芥防风粥

原料：荆芥10克，薄荷5克，淡豆豉8克，防风12克，白糖20克，粳米80克。

制法：将荆芥、防风、薄荷、豆豉去净灰渣，入砂罐煎沸6～7分钟，取汁去渣。再将粳米淘洗干净，入铝锅加清水煮粥，待粥熟时，倒入药汁，同煮成稀粥，加白糖即成。

用法：每日2次，每次适量，2～3日为1个疗程。

功效：祛风散寒，发汗解表，利咽，退热除烦。

适用：伤风感冒、发热恶寒、头痛、咽痛、心烦等。

◎ 荆芥桔梗粥

原料：荆芥9克，桔梗12克，甘草6克，粳米60克。

制法：荆芥、桔梗、甘草煎浓汁，取汁入粳米共煮粥。

用法：每日1次，可常服。

功效：疏风解表，润肺利咽。

适用：伤风感冒、发热恶寒、咽痒咽痛等。

◎ 薄荷荆芥茶

原料：荆芥、薄荷各10克。

制法：先将薄荷叶、荆芥去杂，清水洗净，用刀切碎，沥干水。把薄荷、荆芥碎末放入水杯中，用刚刚煮的1000毫升开水冲泡，加盖盖严，自然冷却后，即可饮用。

用法：代茶频饮。

功效：发汗解表，清利咽喉。

适用：外感风热、风热型感冒患者。

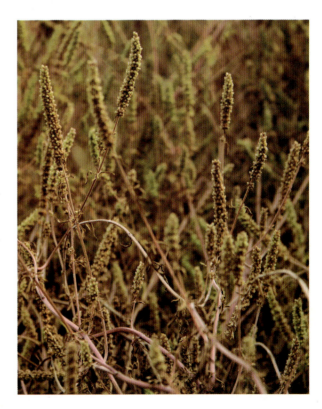

积雪草

【原文】味苦,寒。主大热;恶疮、痈疽、浸淫、赤熛皮肤赤,身热。生川谷。

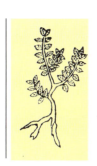

【今释】

性味归经: 苦、辛,寒。归肝、脾、肾经。

功效主治: 清热利湿,解毒消肿。用于湿热黄疸,中暑腹泻,石淋血淋,痈肿疮毒,跌仆损伤。

用量用法: 15~30克。鲜品加倍。

使用禁忌: 虚寒者不宜。

来源: 本品为伞形科植物积雪草的干燥全草。

形态特征: 多年生草本,茎葡萄,细长,节上生根,无毛或稍有毛。单叶互生;叶柄长2~15厘米,基部鞘状;叶片肾形或近圆形,基部阔心形,边缘有钝锯齿,两面无毛或在背面脉上疏生柔毛;常状脉5~7。单伞形花序单生,或2~4个聚状;花瓣卵形,紫红色或乳白色。果实圆球形,基部心形或平截,每侧有纵棱数条,棱间有明显的小横脉,网状,平滑或稍有毛。花、果期4~10月。

采收加工: 夏、秋二季采收,除去泥沙,晒干。

别名: 落得打、崩大碗。

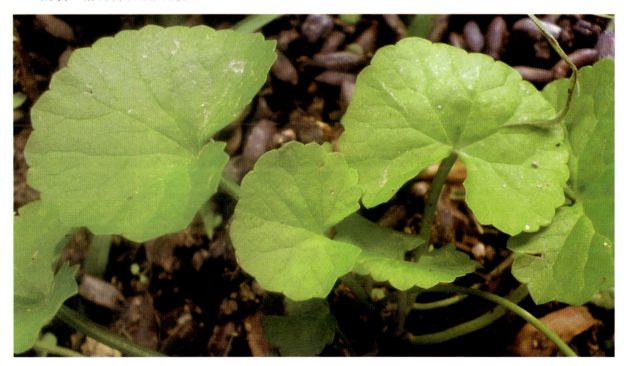

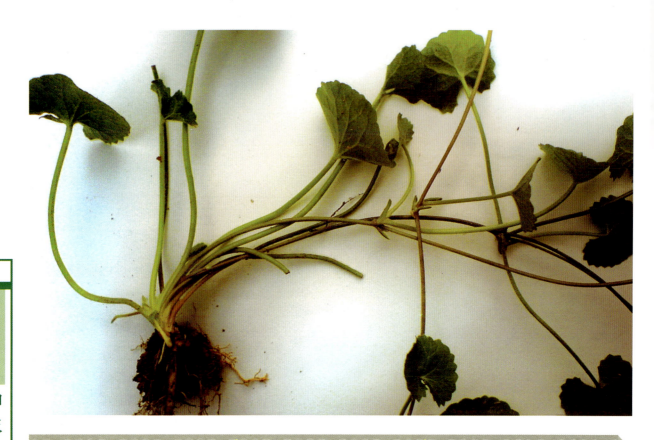

〖现代研究〗

化学成分：含多种 α-香树脂型三萜成分，其中含积雪草苷、积雪草酸等。还含积雪草碱、内消旋肌醇、积雪草糖、积雪草酸、山柰酚、槲皮素等。

药理作用：积雪草苷有镇静、安定作用；有促进创伤愈合的作用；积雪草幼芽的水提取物有抗菌作用；能降低兔及大鼠离体回肠的张力及收缩幅度，并能对抗乙酰胆碱所致的回肠痉挛。

〖配伍应用〗

扁桃腺炎：鲜积雪草30克，捣烂，绞取自然汁，频频含嗽。
带状疱疹：鲜积雪草捣烂，绞取自然汁，和适量生糯米擂如糊状，涂抹患处。
尿道结石：积雪草适量，煎水服。
小儿暑疖：鲜积雪草30～60克，水煎，加冰糖代茶饮。

〖药膳食疗〗

◎ 积雪草煮猪肉

原料：积雪草90克，瘦猪肉50克。
制法：将上2味同煎1小时，煮熟。
用法：分2次服，连服数日。
功效：祛风，清热。
适用：肺热咳嗽、咽痛。

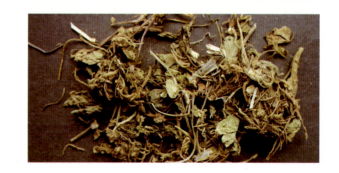

皂荚

【原文】味辛，咸，温。主风痹死肌；邪气风头，泪出；利九窍；杀精物。生川谷。

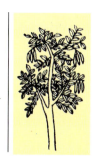

〖今释〗

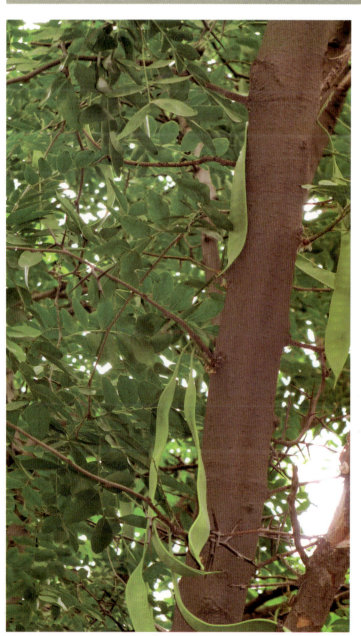

性味归经：辛、咸，温。有小毒。归肺、大肠经。

功效主治：祛顽痰，通窍开闭，祛风杀虫。用于顽痰阻肺，咳喘痰多，中风，痰厥，癫痫，喉痹痰盛。

用量用法：1～1.5克，研末服；亦可入汤剂，1.5～5克。外用：适量。

使用禁忌：孕妇、气虚阴亏及有出血倾向者忌用。

来源：为豆科植物皂荚的果实或不育果实。前者称皂荚，后者称猪牙皂。

形态特征：乔木，高达15米。刺粗壮，通体分枝，长可达16厘米，圆柱形。小枝无毛。一回偶数羽状复叶，小叶6～14片，长卵形、长椭圆形至卵状披针形，长3～8厘米，宽1.5～3.5厘米，先端钝或渐尖，基部斜圆形或斜楔形，边缘有细锯齿，无毛。花杂性，排成腋生的总状花序；花萼钟状，有4枚披针形裂片；子房条形，沿缝线有毛。荚果条形，不扭转，微厚，黑棕色，被白色粉霜。花期4～5月，果期9～10月。

采收加工：全年可用刀砍下棘刺或切片晒干。

别名：皂角、猪牙皂。

〖现代研究〗

化学成分： 本品含三萜类皂苷、鞣质、蜡醇、廿九烷、豆甾醇等。

药理作用： 皂苷能刺激胃黏膜而反射性地促进呼吸道黏液的分泌，从而产生祛痰作用；煎剂对离体大鼠子宫有兴奋作用；对堇色毛鲜菌、星形奴卡氏菌有抑制作用。大量皂荚中所含之皂苷，不仅刺激胃肠黏膜，产生呕吐、腹泻，而且腐蚀胃黏膜，发生吸收中毒，甚至产生全身毒性，引起溶血，特别是影响中枢神经系统，先痉挛后麻痹，呼吸中枢麻痹而死亡。

〖配伍应用〗

咳喘痰多者： 配麻黄、猪胆汁制成片剂服用。

中风、痰厥、癫痫、喉痹等痰涎壅盛、关窍阻闭者： 配细辛共研为散，吹鼻取嚏，即通关散（《丹溪心法附余》）；或配明矾为散，温水调服，涌吐痰涎，而达豁痰开窍醒神之效，即稀涎散（《传家秘宝》）。

〖药膳食疗〗

◎ **皂角肚**

原料：皂角30克，猪肚1个。

制法：将皂角放入猪肚内，煮熟。

用法：去皂角食之。

功效：祛风止痒。

适用：疥癣。

◎ **皂荚糖浆**

原料：皂荚60克，白糖30克。

制法：皂荚为末，水煎沸15分钟，取汁纳白糖，装瓶250毫升。

用法：每次10毫升，每日2次，徐徐下咽，未愈更作。

功效：祛痰平喘。

适用：咳嗽、胸胁支满、吐浊痰等。

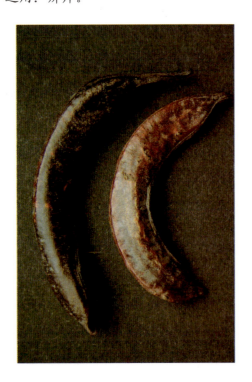
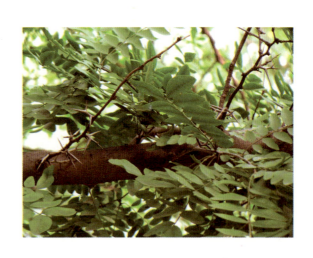

麻黄

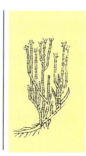

【原文】味苦,温。主中风、伤寒头痛;瘟疟,发表出汗,去邪热气;止欬逆上气,除寒热;破癥坚积聚。一名龙沙。生山谷。

【今 释】

性味归经:辛,微苦,温。归肺、膀胱经。

功效主治:发汗散寒,宣肺平喘,利水消肿。用于风寒感冒,胸闷喘咳,风水浮肿。蜜麻黄润肺止咳。多用于表证已解,气喘咳嗽。

用量用法:2~10克,煎服。发汗解表宜生用,止咳平喘多炙用。

使用禁忌:本品发汗力较强,故表虚自汗及阴虚盗汗,喘咳由于肾不纳气的虚喘者均应慎用。

来源:本品为麻黄科植物草麻黄、中麻黄或木贼麻黄的干燥草质茎。

形态特征:为小灌木、常呈草本状,茎高20~40厘米,分枝较少,木质茎短小,匍匐状;小枝圆,对生或轮生,节间长2.5~6厘米,直径约2毫米。叶膜质鞘状,上部二裂(稀3),裂片锐三角形,反曲。雌雄异株;雄球花有多数密集的雄花,苞片通常4对,雄花7~8枚雄蕊。雌球花单生枝顶,有苞片4~5对,上面一对苞片内有雌花2朵,雌球花成熟时苞片红色肉质;种子通常2粒。

采收加工:秋季采割绿色的草质茎,晒干。

别名:龙沙、狗骨、卑相、卑盐。

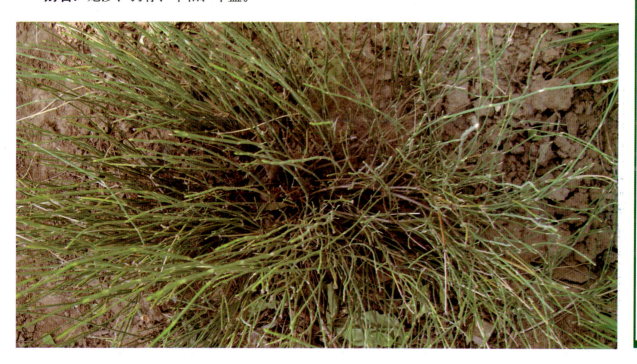

〖现代研究〗

化学成分： 本品主要成分为麻黄碱，并含少量伪麻黄碱、挥发油、黄酮类化合物、麻黄多糖等。

药理作用： 麻黄挥发油有发汗作用，麻黄碱能使处于高温环境中的人汗腺分泌增多增快。麻黄挥发油乳剂有解热作用。麻黄碱和伪麻黄碱均有缓解支气管平滑肌痉挛的作用。伪麻黄碱有明显的利尿作用。麻黄碱能兴奋心脏，收缩血管，升高血压；对中枢神经系统有明显的兴奋作用，可引起兴奋、失眠、不安。挥发油对流感病毒有抑制作用。其甲醇提取物有抗炎作用。其煎剂有抗病原微生物作用。

〖配伍应用〗

风寒外郁、腠理闭密无汗的外感风寒表实证： 每与桂枝相须为用，如麻黄汤（《伤寒论》）。

风寒外束、肺气壅遏的喘咳实证： 常配伍杏仁、甘草，如三拗汤（《和剂局方》）。

寒痰停饮、咳嗽气喘、痰多清稀者： 常配伍细辛、干姜、半夏等，如小青龙汤（《伤寒论》）。

肺热壅盛、高热喘急者： 每与石膏、杏仁、甘草配用，以清肺平喘，如麻杏甘石汤（《伤寒论》）。

风邪袭表、肺失宣降的水肿、小便不利兼有表证者： 每与甘草同用，如甘草麻黄汤（《金匮要略》）。如再配伍生姜、白术等，则疗效更佳，如（《金匮要略》）越婢加术汤。

〖药膳食疗〗

◎ **麻黄蒸萝卜**

原料：白萝卜250克，麻黄5克，蜂蜜30克。

制法：白萝卜洗净，切片，放入大瓷碗内，倒入蜂蜜及麻黄，隔水蒸30分钟即成。

用法：每日1次，趁热饮服。

功效：清热解毒，消炎。

适用：风寒犯肺型慢性支气管炎。

◎ **麻桂酒**

原料：麻黄、桂枝、制川乌各15克，鸡血藤、当归各20克，50度白酒1500毫升。

制法：将上药平均分为3包，每包用500毫升白酒浸泡7日。

用法：每次服10毫升，每日2次，10日为1个疗程。

功效：祛风通络。

适用：寒湿痹症。

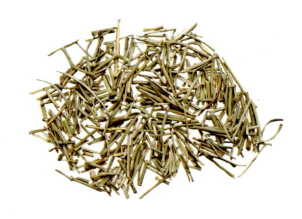

楝实

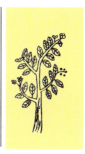

【原文】 味苦,寒。主温疾、伤寒大热,烦狂;杀三虫;疥疡;利小便水道。生山谷。

〖今 释〗

性味归经: 苦,寒;有小毒。归肝、小肠、膀胱经。

功效主治: 舒肝泄热,行气止痛,杀虫。用于肝郁化火,胸胁、脘腹胀痛,疝气疼痛,虫积腹痛。

用量用法: 5~10克,煎服。外用:适量,研末调涂。

使用禁忌: 脾胃虚寒者忌服。

来源: 为楝科植物川楝的果实。

形态特征: 落叶乔木,高达10米。树皮灰褐色,小枝灰黄色。2回羽状复叶互生,总叶柄长5~12厘米。圆锥花序果实类球形,直径2~3厘米。表面金黄色至棕黄色,微有光泽,具深棕色小点。顶端有花柱残基,基部凹陷有果梗痕。外果皮革质,与果肉间常成空隙,果肉松软,淡黄色,遇水润湿显黏性。果核球形或卵圆形,质坚硬,两端平截,有6~8条纵棱,内分6~8室,每室含黑棕色长圆形的种子1粒。气特异,味酸、苦。腋生,花瓣淡紫色。

采收加工: 冬季果实成熟、果皮黄色时采收,晒干。

别名: 川楝子、金铃子。

〖现代研究〗

化学成分: 本品含川楝素、楝树碱、山柰醇及脂肪油等。

药理作用: 本品所含川楝素为驱虫有效成分,与山道年相比,作用缓慢而持久,对猪蛔虫、蚯蚓、水蛭等有明显的杀灭作用;川楝子有松弛奥狄括约肌,收缩胆囊,促进胆汁排泄的作用;能兴奋肠管平滑肌,使其张力和收缩力增加;川楝子对金黄色葡萄球菌、多种致病性真菌有抑制作用;尚有抗炎、抗癌作用。

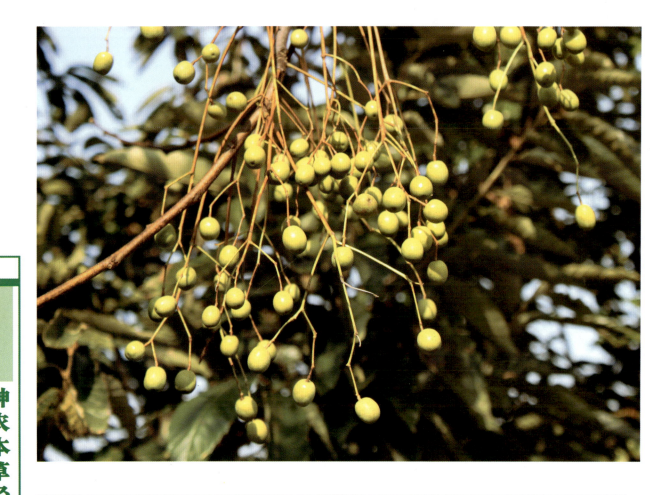

〖配伍应用〗

肝郁气滞或肝郁化火胸腹诸痛： 每与延胡索配伍，如金铃子散（《素问病机气宜保命集》）。

肝胃气痛： 与延胡索同用，或以金铃子散与四逆散合用。

热疝： 可配延胡索、香附、橘核等同用；**寒疝腹痛：** 则宜配暖肝散寒之品小茴香、木香、吴茱萸等，如导气汤（《医方简义》）。

蛔虫等引起的虫积腹痛： 与槟榔、使君子等同用。

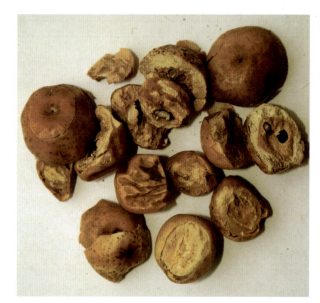

桐叶

【原文】味苦，寒。主恶蚀疮，著阴。皮，主五痔；杀三虫。花，主傅猪疮。饲猪肥大三倍。生山谷。

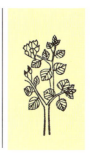

〔今 释〕

性味归经：苦，寒。归心、肝经。
功效主治：清热解毒，化瘀止血。用于痈疽，疔疮，创伤出血。
用量用法：15～30克，煎服。外用：适量，以醋蒸贴、捣敷或捣汁涂。
来源：为玄参科植物泡桐或毛泡桐的叶。
采收加工：夏、秋叶繁茂时采收，多鲜用。
形态特征：乔木，高达30米。树皮灰褐色，幼枝、叶、叶柄、花序各部及幼果均被黄褐色星状绒毛。叶柄长达12厘米；叶片长卵状心脏形，长可达20厘米，先端长渐尖或锐尖头，基部心形，全缘。花序狭长几成圆柱形，长约25厘米；花萼倒圆锥形，花冠管状漏斗形，白色，内有紫斑，长达10厘米，筒直而向上逐渐扩大，上唇较狭。蒴果木质，长圆形，长6～10厘米，室背2裂。种子多数，扁而有翅。花期2～3月，果期8～9月。
别名：白桐叶。

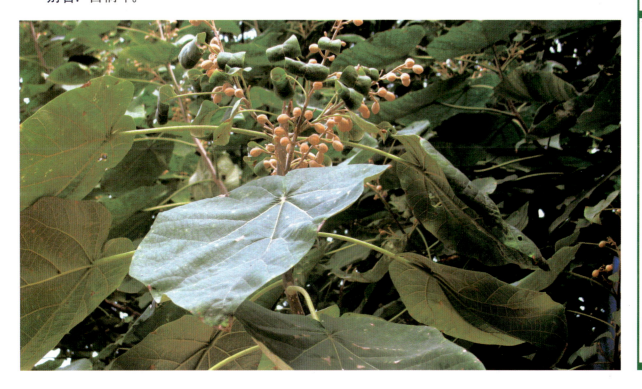

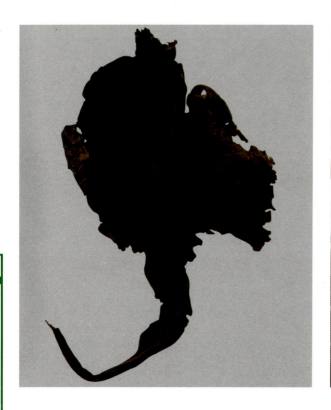
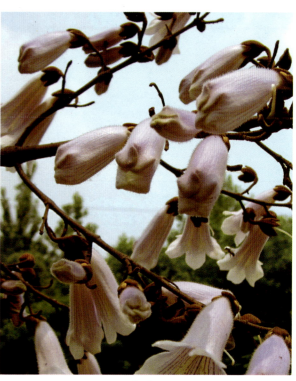

〖现代研究〗

化学成分：毛泡桐叶含熊果酸，并含糖甙及多酚类。

药理作用：熊果酸不仅在化学上与齐墩果酸相近，作用也相近，为皂甙元，可作乳化剂用于制药或食品工业，对人或动物并无毒性。对水、盐代谢无明显作用。曾有人报告，与山楂酸之合剂能扩张冠状血管，可治疗冠脉循环及心功能不足，但也有人认为对冠状血管并无特异作用，而是由于其不溶于水，因而静脉注射后在体内形成小颗粒，伤害了肺脏，引起机体的各种反应。

〖配伍应用〗

无名肿毒：单用本品，捣敷。

流行性腮腺炎：泡桐花12克，水煎去渣，冲白糖服。

〖药膳食疗〗

◎ 胡桐叶茶

原料：胡桐叶10克。
制法：洗净切碎晒干，沸水泡。
用法：代茶频饮。
功效：清凉降压。
适用：高血压。

◎ 泡桐花糖水

原料：泡桐花24克，白糖30克。
制法：水煎泡桐花，取液冲白糖。
用法：顿饮，连服3～5剂。
功效：清热解毒。
适用：腮腺炎（痄腮）。

半夏

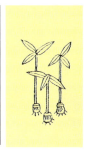

【原文】味辛,平。主伤寒寒热心下坚,下气;喉咽肿痛;头眩;胸胀欬逆,肠鸣,止汗。一名地文,一名水玉。生川谷。

〖今 释〗

性味归经: 辛、温;有毒。归脾、胃、肺经。

功效主治: 燥湿化痰,降逆止呕,消痞散结。用于湿痰寒痰,咳喘痰多,痰饮眩悸,风痰眩晕,痰厥头痛,呕吐反胃,胸脘痞闷,梅核气;外治痈肿痰核。

用量用法: 3~9克,内服一般炮制后使用。外用:适量,磨汁涂或研末以酒调敷患处。

使用禁忌: 不宜与川乌、制川乌、草乌、制草乌、附子同用;生品内服宜慎。

来源: 本品为天南星科植物半夏的干燥块茎。

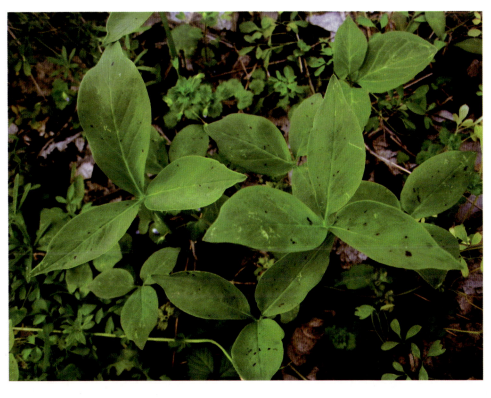

形态特征: 多年生小草本,高15~30厘米。块茎近球形。叶基生,一年生的叶为单叶,卵状心形;2~3年后,叶为3小叶的复叶,小叶椭圆形至披针形,中间小叶较大,全缘,两面光滑无毛。叶柄长10~20厘米,下部有1株芽。花单性同株,肉穗花序,花序下部为雌花,贴生于佛焰苞,中部不育,上部为雄花,花序中轴先端附属物延伸呈鼠尾状,伸出在佛焰苞外。浆果卵状椭圆形,绿色,成熟时红色。

采收加工: 夏、秋二季采挖,洗净,除去外皮及须根,晒干。

别名: 地文、守田、水玉、示姑。

〖现代研究〗

化学成分：块茎含挥发油，内含主成分为3-乙酰氨基-5-甲基异噁唑、丁基乙烯基醚、茴香脑、苯甲醛、β-榄香烯等，还含β-谷甾醇、左旋麻黄碱、胆碱等及葡萄糖苷，多种氨基酸，皂苷，及少量多糖、脂肪、直链淀粉等。

药理作用：可抑制呕吐中枢而止呕，各种炮制品对实验动物均有明显的止咳作用。半夏的稀醇和水浸液或其多糖组分，生物碱具有较广泛的抗肿瘤作用。水浸剂对实验性室性心律失常和室性期前收缩有明显的对抗作用；半夏有显著的抑制胃液分泌作用，水煎醇沉液对多原因所致的胃溃疡有显著的预防和治疗作用。此外，煎剂可降低兔眼内压，半夏蛋白有明显的抗早孕活性。

〖配伍应用〗

痰湿壅滞之咳喘声重、痰白质稀者：常配陈皮、茯苓同用，如二陈汤（《和剂局方》）。

湿痰上犯清阳之头痛、眩晕，甚则呕吐痰涎者：则配天麻、白术以化痰息风，如半夏白术天麻汤（《古今医鉴》）。

痰饮或胃寒所致的胃气上逆呕吐：常配生姜同用，如小半夏汤（《金匮要略》）；胃热呕吐：配黄连；胃阴虚呕吐：配石斛、麦冬；胃气虚呕吐：配人参、白蜜，如大半夏汤（《金匮要略》）。

痰热阻滞致心下痞满者：常配干姜、黄连、黄芩以苦辛通降，开痞散结，如半夏泻心汤（《伤寒论》）。

痰热结胸：配瓜蒌、黄连，如小陷胸汤（《伤寒论》）。

梅核气、气郁痰凝者：配紫苏、厚朴、茯苓等，以行气解郁，化痰散结，如半夏厚朴汤（《金匮要略》）。

瘿瘤痰核：常配昆布、海藻、贝母等。

痈疽发背、无名肿毒初起或毒蛇咬伤：可生品研末调敷或鲜品捣敷。

〖药膳食疗〗

◎ **半夏小米粥**

原料：半夏5克，小米15克。

制法：将半夏、小米洗净一同加水煮粥。

用法：早、晚餐食用。

功效：和胃安神。

适用：胃气不和、呕恶上逆、间断型失眠伴有恶梦者。

◎ **半夏山药粥**

原料：半夏6克，山药粉30克，粳米60克，白糖适量。

制法：将半夏放入砂锅加水煎煮半小时，去渣留汁，加入粳米煮至米开花，加入山药粉，拌匀继续煮成粥加白糖即成。

用法：空腹服食。

功效：燥湿化痰。

适用：咳嗽声重、咳痰量多兼胃气上逆恶心者。

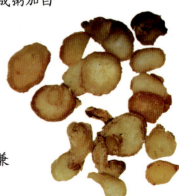

款冬

【原文】味辛,温。主欬逆上气善喘;喉痹;诸惊痫寒热邪气。一名橐吾,一名颗冻,一名虎须,一名菟奚。生山谷。

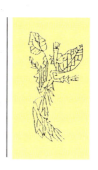

〖今 释〗

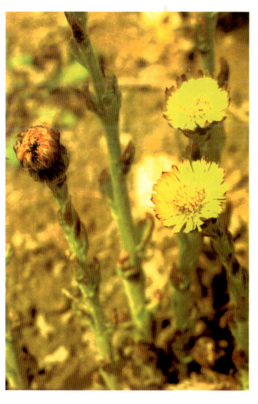

性味归经:辛、微苦,温。归肺经。

功效主治:润肺下气,止咳化痰。用于新久咳嗽,喘咳痰多,劳嗽咳血。

用量用法:5~10克,煎服。外感暴咳宜生用,内伤久咳宜炙用。

使用禁忌:恶皂角、硝石、玄参,畏贝母、辛夷、麻黄、黄芪、黄芩、黄连、青葙。肺火盛者慎服。

来源:本品为菊科植物款冬的干燥花蕾。

形态特征:本品为多年生草木,高10~25厘米。叶基生,具长柄,叶片圆心形,先端近圆或钝尖,基部心形,边缘有波状疏齿,下面密生白色茸毛。花冬季先叶开放,花茎数个,被白茸毛;鳞状苞叶椭圆形,淡紫褐色;头状花序单一顶生,黄色,外具多数被茸毛的总苞片,边缘具多层舌状花,雌性,中央管状花两性。

采收加工:12月或地冻前当花尚未出土时采挖,除去花梗及泥沙,阴干。

别名:冬花、款冬花。

〖现代研究〗

化学成分:本品含生物碱款冬花碱、克氏千里光碱;及倍半萜成分款冬花素、甲基丁酸款冬花素酯、去乙酰基款冬花素;三萜成分款冬二醇、山金车二醇;芸香苷、金丝桃苷、精油、氨基酸及鞣质等。

药理作用:煎剂及乙醇提取物有镇咳作用,乙酸乙酯提取物有祛痰作用,醚提取物小量略有支气管扩张作用,醇、醚提取物有呼吸兴奋作用。醚提取物及煎剂有升血压作用;醚提取物能抑制胃肠平滑肌,有解痉作用;提取物及款冬花素有抗血小板激活因子作用。

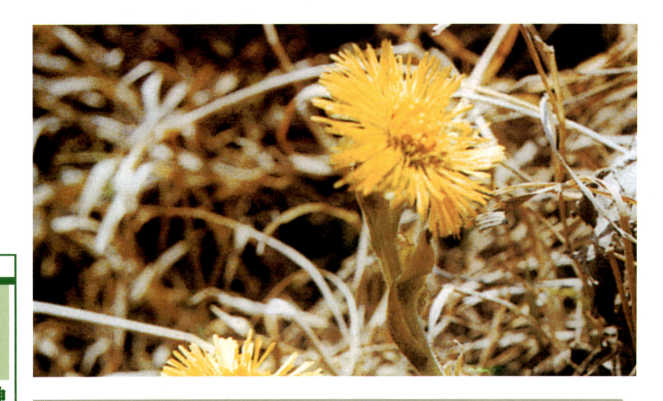

〖配伍应用〗

咳嗽偏寒：可与干姜、紫菀、五味子同用，如款冬煎（《千金方》）。
肺热咳喘：则配知母、桑叶、川贝母同用，如款冬花汤（《圣济总录》）。
肺气虚弱、咳嗽不已：配人参、黄芪同用。
阴虚燥咳：配沙参、麦冬同用。
喘咳日久痰中带血：常配百合同用，如百花膏（《济生方》）。
肺痈咳吐脓痰者：也可配桔梗、薏苡仁等同用，如款花汤（《疮疡经验全书》）。

〖药膳食疗〗

◎ 款冬花茶
原料：款冬花、紫菀各6克，茶叶3克。
制法：用开水冲泡上三物，加盖片刻即可。
用法：每日1剂，不拘时，代茶饮。
功效：祛痰止咳。
适用：感冒痰多、咳嗽者。

◎ 款冬花粥
原料：款冬花50克，粳米100克，蜂蜜20克。
制法：粳米淘洗干净，用冷水浸泡半小时，捞出，沥干水分，将款冬花摘洗干净，取锅加入冷水、粳米，先用旺火煮沸，加入款冬花，改用小火续煮至粥成，加入蜂蜜调味即可。
用法：早餐食用。
功效：祛咳化痰，提高免疫力。
适用：感冒痰多。

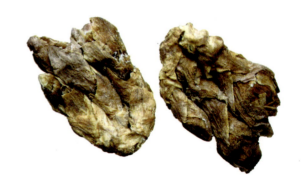

牡丹皮

【原文】味辛,寒。主寒热;中风瘛疭、痉、惊、痫邪气;除癥坚,瘀血留舍肠胃;安五脏;疗痈疮。一名鹿韭,一名鼠姑。生山谷。

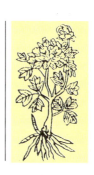

〖今 释〗

性味归经:苦、辛,微寒。归心、肝、肾经。

功效主治:清热凉血,活血化瘀。用于热入营血,温毒发斑,吐血衄血,夜热早凉,无汗骨蒸,经闭痛经,跌仆伤痛,痈肿疮毒。

用量用法:6～12克,煎服。清热凉血宜生用,活血祛瘀宜酒炙用。

使用禁忌:孕妇慎用。

来源:本品为双子叶植物毛茛科牡丹的干燥根皮。

形态特征:落叶小灌木,高1～2米。主根外皮灰褐色或棕色。茎分枝,短而粗壮。叶互生,通常为二回三出复叶,叶柄长6～10厘米,小叶卵形或广卵形,上面绿色无毛,下面粉白色。花果生于枝顶,直径12～20厘米。蓇葖果卵形,绿色,表面密被黄褐色短毛。

采收加工:秋季采挖根部,除去细根,剥取根皮,迅速洗净,润后切薄片,晒干,置通风干燥处。

别名:丹皮、木芍药、粉丹皮、条丹皮、洛阳花。

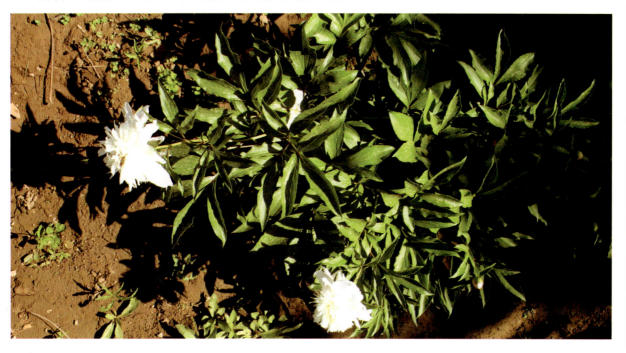

〖现代研究〗

化学成分：本品含牡丹酚、牡丹酚苷、牡丹酚原苷、牡丹酚新苷，并含芍药苷、氧化芍药苷、苯甲酰芍药苷、没食子酸、挥发油、植物甾醇、苯甲酸、蔗糖、葡萄糖等。

药理作用：所含牡丹酚及其以外的糖苷类成分均有抗炎作用。牡丹皮的甲醇提取物有抑制血小板作用。牡丹酚有镇静、降温、解热、镇痛、解痉等中枢抑制作用及抗动脉粥样硬化、利尿、抗溃疡、促使动物子宫内膜充血等作用。牡丹皮能显著降低心输出量；其乙醇提取物、水煎液能增加冠脉血流量。牡丹皮水煎剂及牡丹酚和除去牡丹酚的水煎液均有降低血压的作用。所含牡丹酚及芍药苷、苯甲酰芍药苷、苯甲酰氧化芍药苷等，均有抗血小板凝聚作用。牡丹皮水煎剂对痢疾杆菌、伤寒杆菌等多种致病菌及致病性皮肤真菌均有抑制作用。

〖配伍应用〗

温病热入营血、迫血妄行所致发斑、吐血、衄血：可配水牛角、生地黄、赤芍等同用。
温毒发斑：可配栀子、大黄、黄芩等同用，如牡丹汤（《圣济总录》）。
血热吐衄：可配生地黄、大蓟、茜草根等同用，如十灰散（《十药神书》）。
阴虚血热吐衄：可配生地黄、栀子等同用，如滋水清肝饮（《医宗己任编》）。
无汗骨蒸：常配鳖甲、知母、生地黄等同用，如青蒿鳖甲汤（《温病条辨》）。
血滞经闭、痛经：可配桃仁、川芎、桂枝等同用，如桂枝茯苓丸（《金匮要略》）。
跌打伤痛：可与红花、乳香、没药等配伍，如牡丹皮散（《证治准绳》）。
火毒炽盛、痈肿疮毒：可配大黄、白芷、甘草等同用，如将军散（《本草汇言》）。
瘀热互结之肠痈初起：配大黄、桃仁、芒硝等同用，如大黄牡丹皮汤（《金匮要略》）。

〖药膳食疗〗

◎ **丹皮槐花柏叶粥**

原料：丹皮10克，槐花10克，侧柏叶15克，粳米100克，冰糖6克。

制法：将槐花、柏叶、丹皮加水煮30分钟去渣，再入粳米，待米半熟时入冰糖，至熟食用。

用法：每日1次，连服10日。

功效：凉血，生发。

适用：血热型脱发。

◎ **牡丹桃仁莲藕汤**

原料：牡丹皮15克，桃仁10克，藕250克，红糖适量。

制法：将藕洗净，切成1厘米左右薄块；丹皮、桃仁加水适量，煮半小时，入藕块再煮10分钟，加红糖及调味品少许。

用法：吃藕喝汤，每日1次。

功效：养阴凉血，活血逐瘀。

适用：产后血瘀发热。

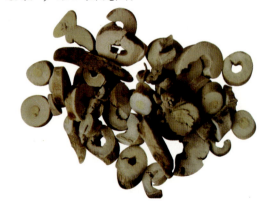

防己

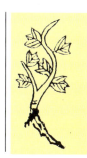

【原文】味辛，平。主风寒温疟；热气诸痫；除邪、利大小便。一名解离。生川谷。

〖今 释〗

性味归经：苦，寒。归膀胱、肺经。
功效主治：祛风止痛，利水消肿。用于风湿痹痛，水肿脚气，小便不利，湿疹疮毒。
用量用法：5～10克，煎服。
使用禁忌：阴虚而无湿热者慎服。
来源：本品为防己科植物粉防己的干燥根。
形态特征：多年生缠绕藤本。根圆柱状，有时呈块状，外皮淡棕色或棕褐色。茎柔韧，圆柱形，有时稍扭曲，长达2.5～4米，具细条纹，枝光滑无毛，基部梢带红色。叶互生，质薄较柔，叶柄盾状着生，长与叶片相等；叶片外形近圆形，先端锐尖，基部截形或稍心形，全缘，两面均被短柔毛，上面绿色，下面灰绿色。花小，雌雄异株，为头状的聚伞花序，花梗长约0.5～1厘米；雄花花萼4，肉质，三角状，基部楔形，外面被毛，花瓣4，略呈半圆形，边缘微向内弯，具爪，雄蕊4，花药近圆形；雌花的花萼、花瓣与雄花同数，无退化雄蕊，心皮1，花柱3枚。核果球形，熟时红色，直径3～5毫米。花期4～5月，果期5～6月。
采收加工：秋季采挖，洗净，除去粗皮，晒至半干，切段，个大者再纵切，干燥。
别名：粉防己、汉防己、粉寸己、土防己。

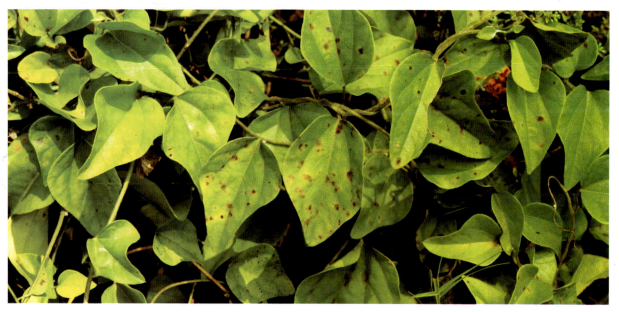

〖现代研究〗

化学成分：汉防己（粉防己）含粉防己碱（即汉防己甲素）、防己诺灵碱、轮环藤酚碱、氧防己碱、防己斯任碱、小檗胺、2, 2'-N, N-二氯甲基粉防己碱、粉防己碱A、B、C、D。

药理作用：粉防己能明显增加排尿量。总碱及流浸膏或煎剂有镇痛作用。粉防己碱有抗炎作用；对心肌有保护作用，能扩张冠状血管，增加冠脉流量，有显著降压作用，能对抗心律失常；能明显抑制血小板聚集，还能促进纤维蛋白溶解，抑制凝血酶引起的血液凝固过程；对实验性矽肺有预防治疗作用；对子宫收缩有明显的松弛作用；低浓度的粉防己碱可使肠张力增加，节律性收缩加强，高浓度则降低张力、减弱节律性收缩；有抗菌和抗阿米巴原虫的作用；可使正常大鼠血糖明显降低，血清胰岛素明显升高；有一定抗肿瘤作用；对免疫有抑制作用；有广泛的抗过敏作用。

〖配伍应用〗

风湿痹证湿热偏盛、肢体酸重、关节红肿疼痛、及湿热身痛者：常与滑石、薏苡仁、蚕沙、栀子等配伍，如宣痹汤（《温病条辨》）。

风寒湿痹、四肢挛急者：与麻黄、肉桂、茯苓等同用，如防己饮（《圣济总录》）。

风水脉浮、身重汗出恶风者：常与黄芪、白术、甘草等配伍，如防己黄芪汤（《金匮要略》）。

一身悉肿、小便短少者：与茯苓、黄芪、桂枝等同用，如防己茯苓汤（《金匮要略》）。

湿热腹胀水肿：与椒目、葶苈子、大黄合用，即己椒苈黄丸（《金匮要略》）。

湿疹疮毒：可与苦参、金银花等配伍。

〖药膳食疗〗

◎ 桑枝防己薏苡粥

原料：桑枝30克，防己12克，薏苡仁50克，赤小豆60克，红糖适量。

制法：将全部药、豆洗净，一起放入砂锅内，先武后小火，煮至赤小豆成粥即弃桑枝、防己，加红糖后可供食用。

用法：早餐食用。

功效：清热利湿，消肿，宣通经络。

适用：风湿热痹症、类风湿性关节炎、小便短赤、暑日湿热等。

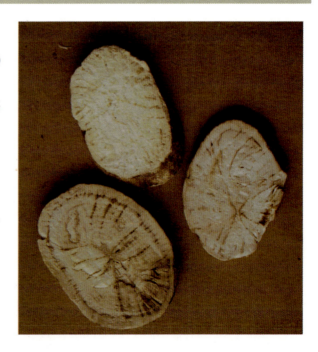

黄芩

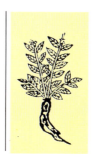

【原文】味苦，平。主诸热；黄疸；肠澼泄痢，逐水；下血闭；恶疮疽蚀；火疡。一名腐肠。生川谷。

〖今　释〗

性味归经：苦，寒。归肺、胆、脾、大肠、小肠经。

功效主治：清热燥湿，泻火解毒，止血，安胎。用于湿温、暑湿，胸闷呕恶，湿热痞满，泻痢，黄疸，肺热咳嗽，高热烦渴，血热吐衄，痈肿疮毒，胎动不安。

用量用法：3～10克，煎服。清热多生用，安胎多炒用，清上焦热可酒炙用，止血可炒炭用。

使用禁忌：脾肺虚热者忌之。

来源：本品为唇形科植物黄芩的干燥根。

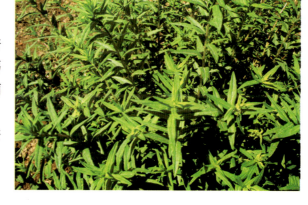

形态特征：多年生草本，茎高20～60厘米，四棱形，多分枝。叶披针形，对生，茎上部叶略小，全缘，上面深绿色，无毛或疏被短毛，下面有散在的暗腺点。圆锥花序顶生。花蓝紫色，二唇形，常偏向一侧、小坚果，黑色。

采收加工：春、秋二季采挖，除去须根及泥沙，晒后撞去外皮，晒干。

别名：条芩、山麻子、黄金条、山菜根、香水水草、黄金条根。

〖现代研究〗

化学成分：本品含黄芩苷元、黄芩苷、汉黄芩素、汉黄芩苷、黄芩新素、苯乙酮、棕榈酸、油酸、脯氨酸、苯甲酸、黄芩酶、β-谷甾醇等。

药理作用：黄芩煎剂在体外对痢疾杆菌、白喉杆菌、绿脓杆菌、伤寒杆菌、副伤寒杆菌、变形杆菌、金黄色葡萄球菌、溶血性链球菌、肺炎双球菌、脑膜炎球菌、霍乱弧菌等有不同程度的抑制作用；黄芩苷、黄芩苷元对豚鼠离体气管过敏性收缩及整体动物过敏性气喘，均有缓解作用，并与麻黄碱有协同作用，能降低小鼠耳毛细血管通透性；本品还有解热、降压、镇静、保肝、利胆、抑制肠管蠕动、降血脂、抗氧化、调节cAMP水平、抗肿瘤等作用；黄芩水提物对前列腺素生物合成有抑制作用。

〖配伍应用〗

湿温、暑湿证、湿热阻遏气机而致胸闷恶心呕吐、身热不扬、舌苔黄腻者：常配滑石、白豆蔻、通草等同用，如黄芩滑石汤（《温病条辨》）。

湿热中阻、痞满呕吐：配黄连、干姜、半夏等，如半夏泻心汤（《伤寒论》）。

大肠湿热之泄泻、痢疾：配黄连、葛根等同用，如葛根黄芩黄连汤（《伤寒论》）。

肺热壅遏所致咳嗽痰稠：可单用，如清金丸（《丹溪心法》）。

肺热咳嗽气喘：配苦杏仁、桑白皮、苏子，如清肺汤（《万病回春》）。

肺热咳嗽痰多：配法半夏，如黄芩半夏丸（《袖珍方大全》）。

外感热病，中上焦热盛所致之高热烦渴、面赤唇燥、尿赤便秘、苔黄脉数者：配薄荷、栀子、大黄等，如凉膈散（《和剂局方》）。

火毒炽盛迫血妄行之吐血、衄血等证：常配大黄用，如大黄汤（《圣济总录》）。

血热便血：配地榆、槐花同用。

崩漏：配当归同用，如子芩丸（《古今医鉴》）。

火毒炽盛之痈肿疮毒：常与黄连、黄柏、栀子配伍，如黄连解毒汤（《外台秘要》）。

热毒壅滞痔疮热痛：则常配黄连、大黄、槐花等同用。

血热胎动不安：可配生地黄、黄柏等同用，如保阴煎（《景岳全书》）。

气虚血热胎动不安：配白术同用，如芩术汤（《医学入门》）。

肾虚有热胎动不安：配熟地黄、续断、人参等同用，如泰山磐石散（《景岳全书》）。

〖药膳食疗〗

◎ **绿茶黄芩汤**

原料：黄芩12克，罗汉果15克，甘草、绿茶各3克。

制法：将黄芩、罗汉果、甘草放入砂锅中，加清水500毫升，小火煎药至水剩1半时。把茶叶放保温瓶中，将煎好的药汁倒入保湿瓶中沏茶，盖好保温瓶盖。向药锅中加清水500毫升，如前次一样再煎一次，把药汁也倒入保温瓶中沏茶，盖好瓶盖，去药渣。

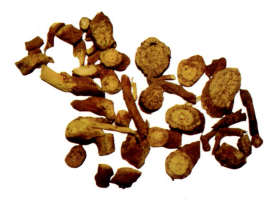

用法：佐餐食用。
功效：泻火解毒，清热燥湿。
适用：咽炎、咳嗽。

地榆

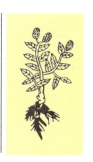

【原文】味苦,微寒。主妇人乳痓痛;七伤;带下病;止痛;除恶肉;止汗;疗金疮。生山谷。

〖今 释〗

性味归经:苦、酸、涩,微寒。归肝、大肠经。

功效主治:凉血止血,解毒敛疮。用于便血,痔血,血痢,崩漏,水火烫伤,痈肿疮毒。

用量用法:9～15克,煎服。外用:适量,研末涂敷患处。

使用禁忌:本品性寒酸涩,凡虚寒性便血、下痢、崩漏及出血有瘀者慎用。

形态特征:为多年生草本,高50～100厘米,茎直立,有细棱。奇数羽状复叶,基生叶丛生,具长柄,小叶通常4～9对,小叶片卵圆形或长卵圆形,边缘具尖锐的粗锯齿,小叶柄基部常有小托叶;茎生叶有短柄,托叶抱茎,镰刀状,有齿。花小暗紫红色,密集成长椭圆形穗状花序。瘦果暗棕色,被细毛。

采收加工:春、秋季采挖,除去须根,洗净,干燥;或趁鲜切片,干燥。生用或炒炭用。

来源:蔷薇科植物地榆的根。

别名:玉豉、酸赭。

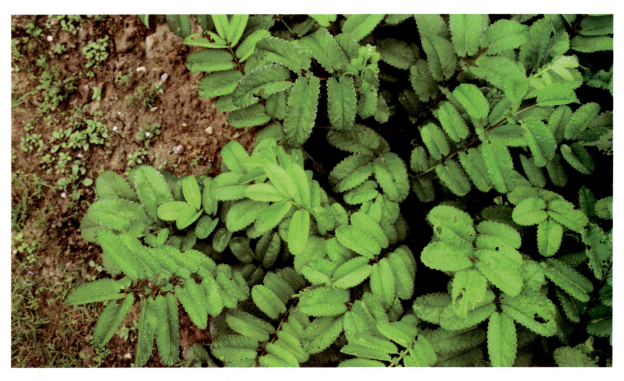

〖现代研究〗

化学成分： 地榆根部含有地榆苷Ⅰ、Ⅱ、A、B、E等及酚酸类化合物，尚含少量维生素A。止血主要成分为鞣质。

药理作用： 地榆煎剂可明显缩短出血和凝血时间，生地榆止血作用明显优于地榆炭；实验表明，地榆制剂对烧伤、烫伤及伤口的愈合有明显的作用，能降低毛细血管的通透性，减少渗出，减轻组织水肿，且药物在创面形成一层保护膜，有收敛作用，可减少皮肤擦伤，防止感染，有利于防止烧、烫伤早期休克和减少死亡发生率。体外实验表明，地榆水煎剂对伤寒杆菌、脑膜炎双球菌及钩端螺旋体等均有抑制作用，尤其对痢疾杆菌作用较强。

〖配伍应用〗

便血因于热甚者： 常配伍生地黄、白芍、黄芩、槐花等，如约营煎（《景岳全书》）。

痔疮出血、血色鲜红者： 常与槐角、防风、黄芩、枳壳等配伍，如槐角丸（《和剂局方》）。

血热甚、崩漏量多色红，兼见口燥唇焦者： 可与生地黄、黄芩、牡丹皮等同用，如治崩极验方（《女科要旨》）。

血痢不止者： 常与甘草同用，如地榆汤（《圣济总录》）。

水火烫伤： 可单味研末麻油调敷；或配大黄粉；或配黄连、冰片研末调敷。

湿疹及皮肤溃烂： 可以本品浓煎外洗；或用纱布浸药外敷；亦可配煅石膏、枯矾研末外掺患处。

〖药膳食疗〗

◎ 地榆黄酒

原料： 地榆60克，黄酒适量。
制法： 将地榆研成细末，用黄酒煎服。
用法： 每日2次，每次饮服10~30毫升。
功效： 清热凉血。
适用： 月经过多或过期不止、经色深红、质稠有块、腰腹胀痛、心烦口渴等。

◎ 地榆粥

原料： 地榆20克，大米100克，白糖适量。
制法： 将地榆择净，放入锅中，加清水适量，浸泡5~10分钟后，水煎取汁，加大米煮粥，待粥熟时下白糖，再煮一、二沸即成。
用法： 每日1剂，连续3~5日。
功效： 凉血止血，解毒敛疮。
适用： 衄血、咯血、吐血、尿血、痔疮出血、崩漏、血痢不止及水火烫伤等。

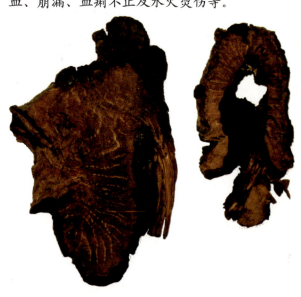

泽兰

【原文】味苦,微温。主乳妇内衄、中风馀疾;大腹水肿,身面、四肢浮肿,骨节中水;金疮痈肿疮脓。一名虎兰,一名龙枣。生大泽傍。

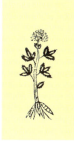

〖今 释〗

性味归经:苦、辛,微温。归肝、脾经。

功效主治:活血调经,祛瘀消痈,利水消肿。用于月经不调,经闭,痛经,产后瘀血腹痛,疮痈肿毒,水肿腹水。

用量用法:6~12克,煎服。外用:适量。

使用禁忌:孕妇忌用。

来源:本品为唇形科植物毛叶地瓜儿苗的干燥地上部分。

形态特征:为多年生草本,高60~170厘米。根茎横走,节上密生须根,先端肥大呈圆柱形茎通常单一,少分支,无毛或在节上疏生小硬毛。叶交互相对,长圆状披针形,先端渐尖,基部渐狭,边缘具锐尖粗牙齿状锯齿,亮绿色,两面无毛,下面密生腺点;无叶柄或短柄。轮伞花序腋生,花小,具刺尖头;花冠白色,内面在喉部具白色短柔毛。小坚果倒卵圆状四边形,褐色。

采收加工:夏、秋季茎叶茂盛时采割,晒干。

别名:地石蚕、蛇王草、地瓜儿苗。

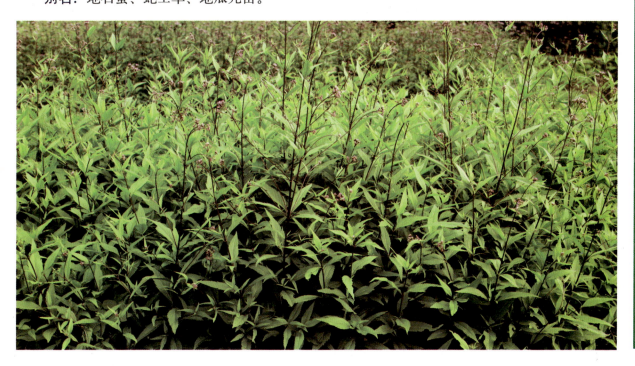

〖现代研究〗

化学成分：含挥发油、葡萄糖苷、鞣质、树质，还含黄酮苷、酚类、氨基酸、有机酸、皂苷、泽兰糖、水苏糖、半乳糖、果糖等。

药理作用：水煎剂能对抗体外血栓形成。全草制剂有强心作用。有轻度抑制凝血系统与增强纤溶活性的作用。

〖配伍应用〗

妇科经产瘀血病证：常配伍当归、川芎、香附等同用，如泽兰汤（《医学心悟》）。

血瘀而兼血虚者：与当归、白芍等同用以活血补血，如泽兰汤（《济阴纲目》）。

疮痈肿毒：可单用捣碎，亦可配伍金银花、黄连、赤芍等用，如夺命丹（《外科全生集》）。

产后水肿：以本品与防己等份为末，醋汤调服，如（《随身备急方》）。

腹水身肿：宜配伍白术、茯苓、防己、车前子等。

〖药膳食疗〗

◎ **泽兰粳米粥**

原料：泽兰10克，粳米50克。

制法：先煎泽兰，去渣取汁，入粳米煮成粥。

用法：每日2次，空腹食用。

功效：活血，行水，解郁。

适用：妇女经闭、产后瘀滞腹痛、身面浮肿、小便不利等。

◎ **泽兰炖鳖肉**

原料：活鳖1只，泽兰叶10克。

制法：活鳖用开水汤死，用刀去内脏，泽兰叶末入鱼腹中，炖熟，加入米酒少许即可。

用法：食鳖肉。

功效：活血通经。

适用：闭经、月经过少。

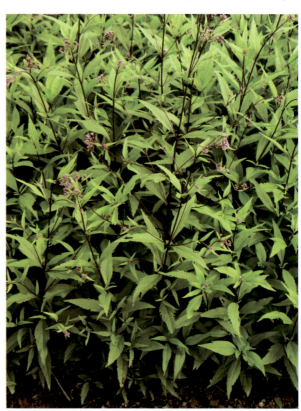

紫参

【原文】味苦,辛寒。主心腹积聚;寒热邪气;通九窍,利大小便。一名牡蒙。生山谷。

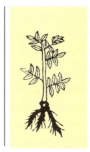

〖今 释〗

性味归经:苦、辛,平。归肝、脾经。

功效主治:活血化瘀,清热利湿,散结消肿。用于月经不调,痛经,经闭,崩漏,便血,湿热黄疸,热毒血痢,淋痛,带下,风湿骨痛,瘰疬,疮肿,乳痈,带状疱疹,麻风,跌打伤肿。

用量用法:6~15克,煎汤,或绞汁。外用:适量,捣敷。

使用禁忌:畏辛夷。

来源:为唇形科植物华鼠尾的全草。

形态特征:一年生草本,高20~70厘米。茎方形,单一或分枝,表面紫棕色或绿色,被倒向柔毛。叶对生,全为单叶或茎下部为三出复叶,卵形或卵状椭圆形,长1.3~7厘米,边缘有圆齿。轮伞花序6花,集成假总状或圆锥花序;花萼钟状,紫色;花冠蓝紫色或紫色,外被长柔毛;雄蕊2,花丝短,药隔长;子房4裂,花柱着生子房底。小坚果椭圆状卵形,褐色。花期7~8月,果期9~10月。

采收加工:秋季开花时采收,晒干。

别名:石见穿、石打穿、月下红。

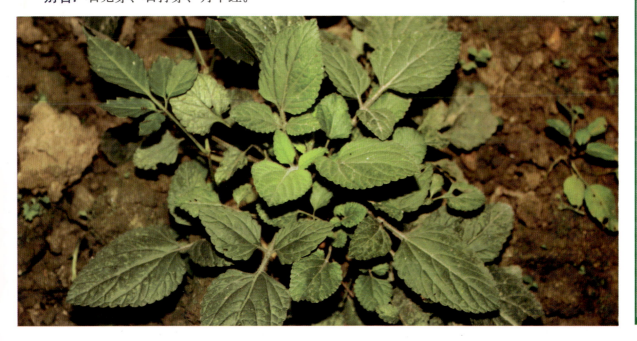

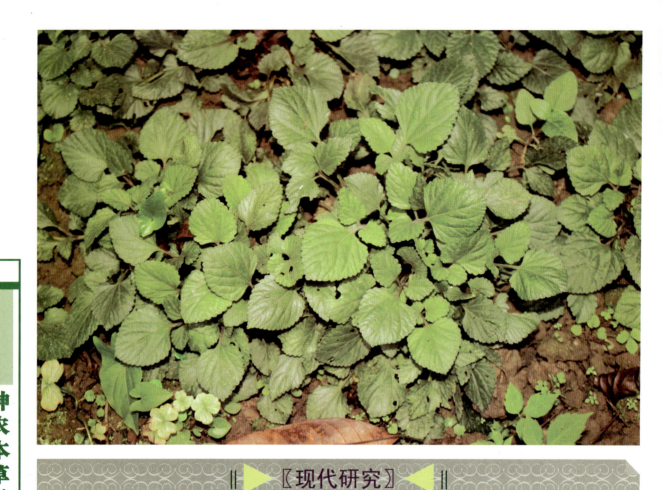

〖现代研究〗

化学成分： 全草含甾醇、三萜类、氨基酸、原儿茶醛；根含水苏糖（stachyose）。

〖配伍应用〗

带状疱疹： 可与大青叶、紫草、甘草、紫花地丁等同用。
肠癌： 与山慈菇、浙贝母、地龙、夏枯草、生薏苡仁等配伍。

〖药膳食疗〗

◎ 二紫通尿茶

原料：紫参、紫花地丁、车前草各15克。
制法：上药研为粗末，置保温瓶中，以沸水500毫升泡闷15分钟。
用法：代茶饮用，每日1剂，连服5~7日。
功效：消炎利尿。
适用：小便不畅。

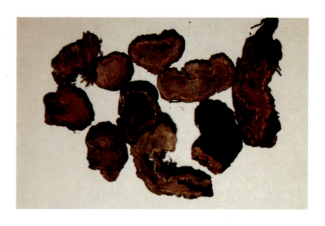

贯众

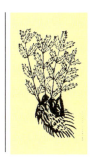

【原文】味苦,微寒。主腹中邪热气;诸毒;杀三虫。一名贯节,一名贯渠,一名白头,一名虎卷,一名扁符。生山谷。

〖今 释〗

性味归经:苦,微寒;有小毒。归肝、脾经。

功效主治:清热解毒,凉血止血,杀虫。用于风热感冒,温毒发斑,血热出血,虫疾。

用量用法:4.5~9克,煎服。外用:适量。

使用禁忌:脾胃虚寒者及孕妇慎用。

来源:本品为鳞毛蕨科植物粗茎鳞毛蕨的干燥根茎及叶柄残基。

形态特征:本植物为多年生草本,地下茎粗大,有许多叶柄残基及须根,密被锈色或深褐色大形鳞片。叶簇生于根茎顶端,具长柄。叶片广倒披针形,二回羽状全裂或浅裂,羽片无柄,线状披针形,先端渐尖,矩圆形,圆头,叶脉开放。孢子囊群圆形,着生于叶背近顶端1/3的部分,每片有2~4对,近中肋下部着生;囊群盖圆肾形,棕色。

采收加工:秋季采挖,削去叶柄,须根,除去泥沙,晒干。

别名:百头、虎卷。

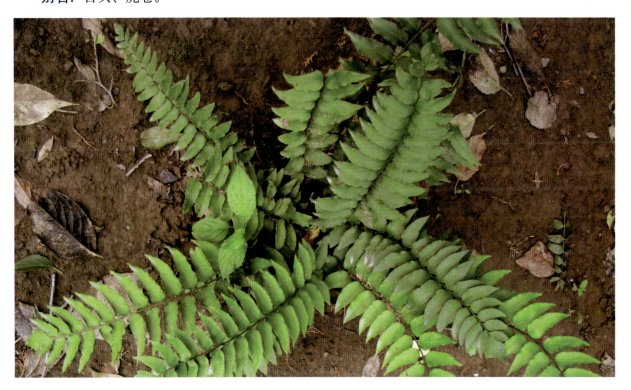

〖现代研究〗

化学成分： 本品主要含绵马素、三叉蕨酚、黄三叉蕨酸、绵马次酸、挥发油、绵马鞣质等。

药理作用： 本品所含绵马酸、黄绵马酸有较强的驱虫作用，对绦虫有强烈毒性，可使绦虫麻痹而排出，也有驱除钩虫、蛔虫等寄生虫的作用。实验证明本品可强烈抑制流感病毒，对腺病毒、脊髓灰质炎病毒、乙脑病毒等亦有较强的抗病毒作用。外用有止血、镇痛、消炎作用。其煎剂及提取物对家兔子宫有显著的兴奋作用。绵马素有毒，能麻痹随意肌，对胃肠道有刺激，引起视网膜血管痉挛及伤害视神经，中毒时引起中枢神经系统障碍，见震颤、惊厥乃至延脑麻痹。绵马素一般在肠道不吸收，但肠中有过多脂肪时，可促进吸收而致中毒。

〖配伍应用〗

温热毒邪所致之证： 常与黄连、甘草等同用，如贯众散（《普济方》）。

痄腮、温毒发斑、发疹等病证： 与板蓝根、大青叶、紫草等配伍。

衄血： 可单味药研末调服，如（《本草图经》）。

吐血： 与黄连为伍，研末糯米饮调服，如贯众散（《圣济总录》）。

便血： 可配伍侧柏叶同用。

杀绦虫、钩虫、蛲虫、蛔虫等多种肠道寄生虫： 可与驱虫药配伍使用。

〖药膳食疗〗

◎ 贯众鸡蛋

原料：贯众10克，鸡蛋1个。

制法：将贯众与鸡蛋同放锅中，加水300毫升，煮至蛋熟，去药渣。

用法：每日1次，饮汤吃蛋，连服5～7日。

功效：清热解毒。

适用：咽痛、头痛等。

◎ 贯众板蓝根茶

原料：贯众、板蓝根各30克，甘草15克。

制法：将上三药放入茶杯内，冲入开水，加盖闷泡15分钟，代茶饮用。

用法：每日1剂，频频冲泡饮服。

功效：祛风，清热，利咽。

适用：流行性感冒、发热、头痛、周身酸痛等。

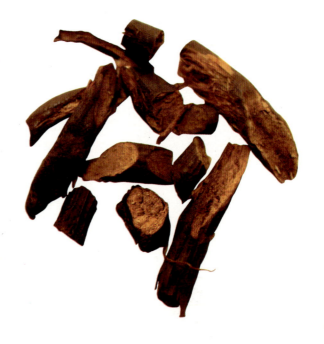

青葙子

【原文】味苦，微寒。主邪气皮肤中热；风瘙身痒；杀三虫。子，名草决明，疗唇口青。一名草蒿，一名萋蒿。生平谷道旁。

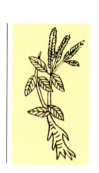

〖今 释〗

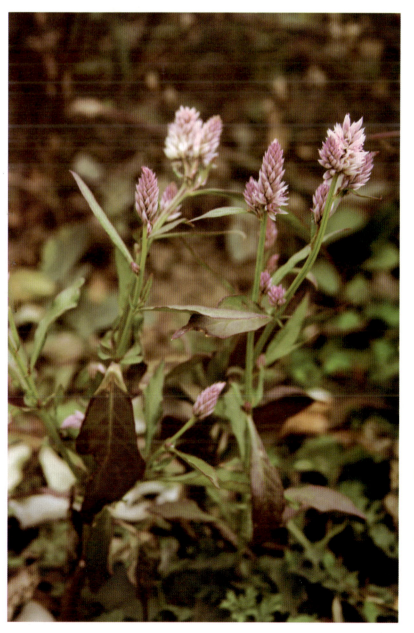

性味归经：苦，微寒。归肝经。

功效主治：清肝泻火，明目退翳。用于肝热目赤，目生翳膜，视物昏花，肝火眩晕。

用量用法：9～15克，煎服。

使用禁忌：本品有扩散瞳孔作用，青光眼患者禁用。

来源：本品为苋科植物青葙的干燥成熟种子。

形态特征：一年生草本，高达1米。茎直立，绿色或带红紫色，有纵条纹。叶互生，披针形或椭圆状披针形。穗状花序顶生或腋生；苞片、小苞片和花被片干膜质，淡红色，后变白色。胞果卵形，盖裂。种子扁圆形，黑色，有光泽。

采收加工：秋季果实成熟时采割植株或摘取果穗，晒干，收集种子，除去杂质。

别名：草蒿、牛尾花子、野鸡冠花子。

〖现代研究〗

化学成分：本品含对羟基苯甲酸、棕榈酸胆甾烯酯、菸酸、β-谷甾醇、脂肪油及丰富的硝酸钾等。

药理作用：本品有降低血压作用，其所含油脂有扩瞳作用；其水煎液对绿脓杆菌有较强的抑制作用。

〖配伍应用〗

肝火上炎所致目赤肿痛、眼生翳膜、视物昏花等：可配决明子、茺蔚子、羚羊角等用，如青葙丸（《证治准绳》）。

肝虚血热之视物昏花：配生地黄、玄参、车前子，如青葙丸（《医宗金鉴》）。

肝肾亏损、目昏干涩：配菟丝子、肉苁蓉、山药等用，如绿风还睛丸（《医宗金鉴》）。

肝阳化火所致头痛、眩晕、烦躁不寐：常配石决明、栀子、夏枯草等同用。

〖药膳食疗〗

◎ 青葙子生地粳米粥

原料：青葙子10克，生地黄15克，粳米60克，陈皮6克。

制法：将青葙子、生地黄、陈皮放入锅中，加水适量，煎约20分钟后，去渣取汤，放入粳米煮，待粳米熟成粥即成。

用法：每日1次，供早、晚餐食，可连用7日。

功效：滋阴泻火。

适用：阴虚肝旺导致的目赤肿痛。

◎ 青葙子炖鸡肝

原料：青葙子20克，鸡肝2个。

制法：先将青葙子去杂，洗净，晾干。将鸡肝洗净，入沸水锅中焯去血水，取出，切成小块或切成片，放入蒸碗中，将青葙子匀放在鸡肝面上，加清水适量，放入蒸锅，隔水，大火蒸30分钟，待鸡肝蒸熟，即成。

用法：早、晚2次分食。

功效：清肝明目。

适用：肝肾亏虚引起的视力和听力减退等。

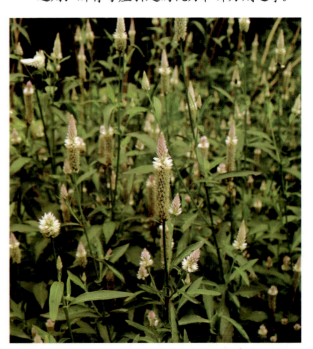

藜芦

【原文】味辛,寒。主蛊毒;欬逆;泄痢、肠澼;头疡、疥瘙、恶疮;杀诸蛊毒,去死肌。一名葱苒。生川谷。

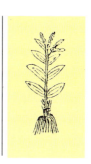

〖今 释〗

性味归经:辛、苦,寒;有毒。归肺、胃、肝经。

功效主治:涌吐风痰,杀虫疗疮。用于中风不语,风痰壅盛,疥癣秃疮。

用量用法:0.3~0.9克,宜作丸、散。外用:适量,研末油调涂。

使用禁忌:本品毒性强烈,内服宜慎,体弱、失血患者及孕妇忌服。不宜与人参、沙参、丹参、玄参、苦参、细辛、芍药同用。

来源:百合科藜芦属植物藜芦,以根部或带根全草入药。

形态特征:藜芦,多年生草本,高60~100厘米。植株粗壮,基部的鞘枯死后残留为有网眼的黑色纤维网。叶互生;无叶柄或茎上部叶具短柄;叶片薄革质,椭圆形、宽卵状椭圆形或卵状披针形,先端锐尖或渐尖,两面短毛。圆锥花序30~25厘米,宽约10厘米,先端锐尖或渐尖,两面短毛。圆锥花序30~50厘米,侧生总状花序常具雄花,顶生总状花序常较偶生花序长2倍以上,几乎全部为两性化,总轴和枝轴密被白色绵状毛;花被片6,开展或略反折,长圆形,全缘,黑紫色;雄蕊6,花药肾形,背着,汇合为1室;子房卵形,3室,无毛,花柱3。蒴果卵圆形,具三钝棱。种子扁平,具膜质翅。花、果期7~9月。

采收加工:5~6月末抽花茎前采挖根部,除去地上部分,洗净晒干。

别名:山葱、黑藜芦、棕包头、七厘丹、人头发、大叶藜芦。

〖现代研究〗

化学成分:黑藜芦根、根茎含介芬胺、假介芬胺、玉红介芬胺、秋水仙碱、计明胺及藜芦酰棋盘花碱等生物碱。天目藜芦根含天目藜芦碱、天目藜芦宁碱等多种生物碱。蒜藜芦根含藜芦胺、玉红介芬胺、龙葵胺、去氧介芬胺等生物碱及β-谷甾醇。根茎含介芬胺、藜芦胺、棋盘花辛碱、玉红介芬胺及棋盘花酸δ-内酯-16-当归酸酯等生物碱。

药理作用:天目藜芦对感染日本血吸虫的小鼠无明显治疗作用。兴安藜芦对妊娠毒血症有良好的效果。黑藜芦对家蝇有强大的毒杀效力。

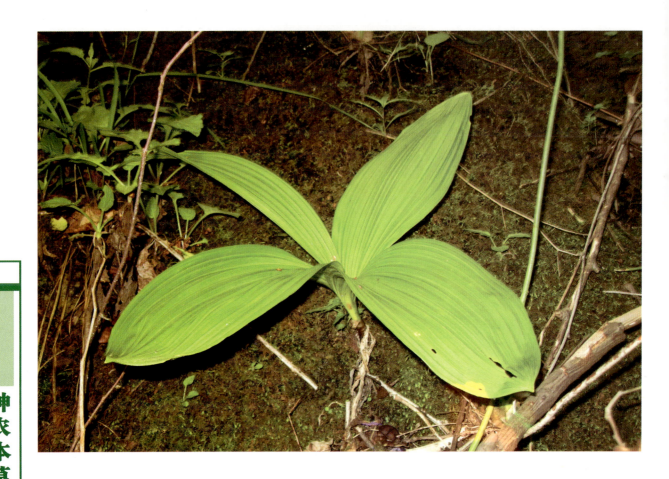

〖配伍应用〗

疥疮：与大风子、硫黄、川椒同用，水煎外洗。
皮肤湿痒：单用本品煎水，洗患处。

〖药膳食疗〗

◎ 藜芦酒

原料：藜芦6克，60度白酒300毫升。
制法：将上药切碎，置容器中，加入白酒，密封，浸泡6日后，过滤去渣，即成。
用法：口服，每次0.6毫升，兑温开水10毫升服之，每日2～3次。
功效：化痰止咳，扶风痰，止痛。
适用：咳嗽痰多者。

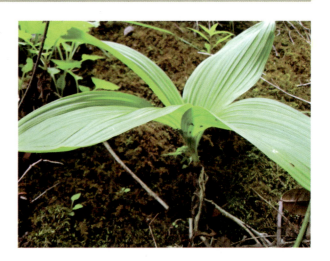

虎掌

【原文】味苦,温。主心痛寒热,结气,积聚;伏梁;伤筋痿,拘缓;利水道。生山谷。

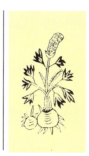

〖今 释〗

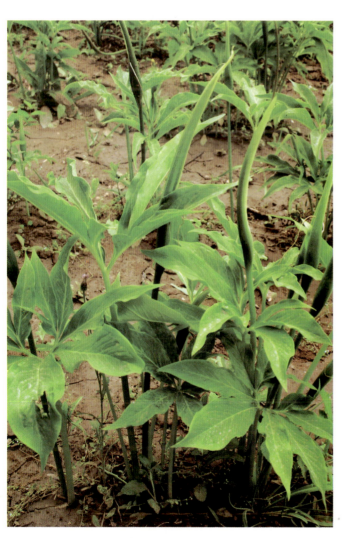

性味归经:苦、辛,温;有毒。归肺、肝、脾经。

功效主治:散结消肿。外用治痈肿,蛇虫咬伤。

用量用法:3～10克,煎服。外用:生品适量,研末以醋或酒调敷患处。

使用禁忌:孕妇忌用;生品内服宜慎。

来源:本品为天南星科植物天南星、异叶天南星或东北天南星的干燥块茎。

形态特征:天南星株高40～90厘米。叶一枚基生,叶片放射状分裂,披针形至椭圆形,顶端具线形长尾尖,全缘,叶柄长,圆柱形,肉质,下部成鞘,具白色和散生紫色纹斑。总花梗比叶柄短,佛焰苞绿色和紫色,肉穗花序单性,雌雄异株,雌花序具棒状附属器、下具多数中性花,无花被,子房卵圆形雄花序的附属器下部光滑和有少数中性花。浆果红色、球形。

采收加工:秋、冬二季茎叶枯萎时采挖,除去须根及外皮,干燥。

别名:半夏精。

〖现代研究〗

化学成分：本品含三萜皂苷、苯甲酸、氨基酸、D-甘露醇等。

药理作用：煎剂具有祛痰及抗惊厥、镇静、镇痛作用；水提取液对肉瘤S_{180}、HCA（肝癌）实体型、子宫瘤U14有明显抑制作用；生物碱氯仿能对抗乌头碱所致的实验性心律失常，并能延长心肌细胞动作电位的有效不应期。

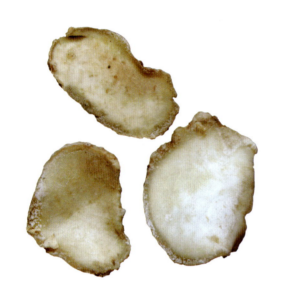

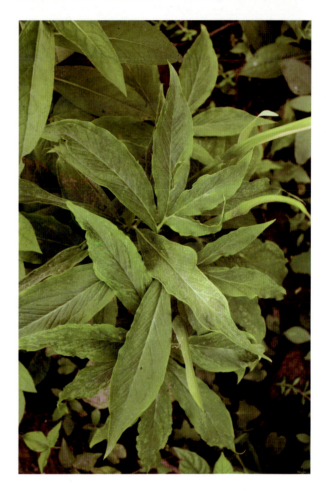

〖配伍应用〗

湿痰阻肺、咳喘痰多、胸膈胀闷：常与半夏相须为用，并配枳实、橘红，如导痰汤（《传信适用方》）。

热痰咳嗽：配黄芩等，如小黄丸（张洁古《保命集》）。

风痰留滞经络、半身不遂、手足顽麻、口眼㖞斜等：则配半夏、川乌、白附子等，如青州白丸子（《和剂局方》）。

破伤风角弓反张、痰涎壅盛：则配白附子、天麻、防风等，如玉真散（《外科正宗》）。

癫痫：与半夏、全蝎、僵蚕等同用，如五痫丸（《杨氏家藏方》）。

〖药膳食疗〗

◎ **天南星散**

原料：炮天南星、黄芩、谷精草（炙）各10克，猪肝1具。

制法：将前3药为末，以水煮猪肝令烂熟。

用法：每服6克与猪肝食之。

功效：清肝，明目，养肝。

适用：小儿眼疳及雀目。

连翘

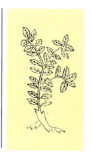

【原文】味苦,平。主寒热;鼠瘘;瘰疬;痈肿;恶疮;瘿瘤;结热;蛊毒。一名异翘,一名兰华,一名折根,一名轵,一名三廉。生山谷。

〖今 释〗

性味归经:苦,微寒。归肺、心、小肠经。

功效主治:清热解毒,消肿散结,疏散风热。用于痈疽,瘰疬,乳痈,丹毒,风热感冒,温病初起,温热入营,高热烦渴,神昏发斑,热淋涩痛。

用量用法:6~15克,煎服。

使用禁忌:脾胃虚弱、气虚发热、痈疽已溃、脓稀色淡者忌服。

来源:本品为木犀科植物连翘的干燥果实。

形态特征:落叶灌木,小枝常下垂。单叶对生或三小叶丛生,卵形或长圆状卵形,长3~10厘米,宽2~4厘米。花先叶开放,一至数朵,腋生,金黄色;花萼合生,与花冠筒约等长,雄蕊着生花冠基部,不超出花冠,子房卵圆形。蒴果狭卵形,长约1.5厘米。

采收加工:秋季果实初熟尚带绿色时采收,除去杂质,蒸熟,晒干。习称"青翘";果实熟透时采收,晒干,除去杂质,习称"老翘"。

别名:落翘、黄花条。

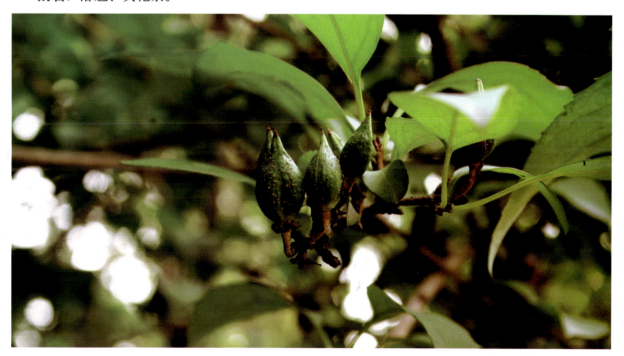

〖现代研究〗

化学成分：本品含三萜皂苷，果皮含甾醇、连翘酚、生物碱、皂苷、齐墩果酸、香豆精类，还有丰富的维生素P及少量挥发油。

药理作用：连翘有广谱抗菌作用，抗菌主要成分为连翘酚及挥发油，对金黄色葡萄球菌、痢疾杆菌有很强的抑制作用，对其他致病菌、流感病毒以及钩端螺旋体也均有一定的抑制作用；本品有抗炎、解热作用。所含齐墩果酸有强心、利尿及降血压作用；所含维生素P可降低血管通透性及脆性，防止溶血。其煎剂有镇吐和抗肝损伤作用。

〖配伍应用〗

痈肿疮毒：常与金银花、蒲公英、野菊花等同用。

疮痈红肿未溃：常与穿山甲、皂角刺配伍，如加减消毒饮（《外科真诠》）。

疮疡脓出、红肿溃烂：常与牡丹皮、天花粉同用，如连翘解毒汤（《疡医大全》）。

痰火郁结、瘰疬痰核：常与夏枯草、浙贝母、玄参、牡蛎等同用。

风热外感或温病初起、头痛发热、口渴咽痛：常与金银花、薄荷、牛蒡子等同用，如银翘散（《温病条辨》）。

温热病热入心包、高热神昏：用连翘心与麦冬、莲子心等配伍，如清宫汤（《温病条辨》）。

热入营血之舌绛神昏、烦热斑疹：与水牛角、生地黄、金银花等同用，如清营汤（《温病条辨》）。

湿热壅滞所致之小便不利或淋沥涩痛：多与车前子、白茅根、竹叶、木通等配伍，如如圣散（《杂病源流犀烛》）。

〖药膳食疗〗

◎ 银花连翘蜜饮

原料：金银花30克，连翘15克，蜂蜜10克。

制法：先将连翘洗净，切碎，放入纱布袋，扎口备用。将金银花洗净，放入砂锅，加清水浸泡片刻，加入连翘药袋后，用大火煮沸，再改用小火煎煮30分钟，取出药袋，停火，趁温热加入蜂蜜，调匀即成。

用法：早、晚2次分服。

功效：清肺润肺。

适用：咽痛、咳嗽。

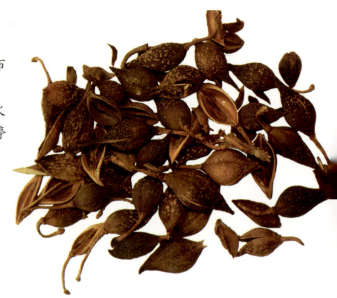

白蔹

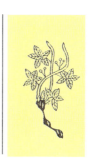

【原文】味苦，平。主痈肿、疽、疮；散结气，止痛；除热；目中赤；小儿惊痫；温疟；女子阴中肿痛。一名菟核，一名白草。生山谷。

〖今 释〗

性味归经：苦，微寒。归心、胃经。
功效主治：清热解毒，消痈散结，敛疮生肌。用于痈疽发背，疔疮，瘰疬，烧烫伤。
用量用法：5～10克，煎服。外用：适量，煎汤洗或研成极细粉敷患处。
使用禁忌：不宜与川乌、制川乌、草乌、制草乌、附子同用。
来源：本品为葡萄科植物白蔹的干燥块根。
形态特征：木质藤本，茎多分枝，带淡紫色，散生点状皮孔，卷须与叶对生。掌状复叶互生，一部分羽状分裂，一部分羽状缺刻，边缘疏生粗锯齿，叶轴有宽翅，裂片基部有关节，两面无毛。聚伞花序与叶对生，序梗细长而缠绕，花淡黄色，花盘杯状，边缘稍分裂。浆果球形或肾形，熟时蓝色或白色，有针孔状凹点。
采收加工：春、秋二季采挖，除去泥沙及细根，切成纵瓣或斜片，晒干。
别名：猫儿卵、山地瓜。

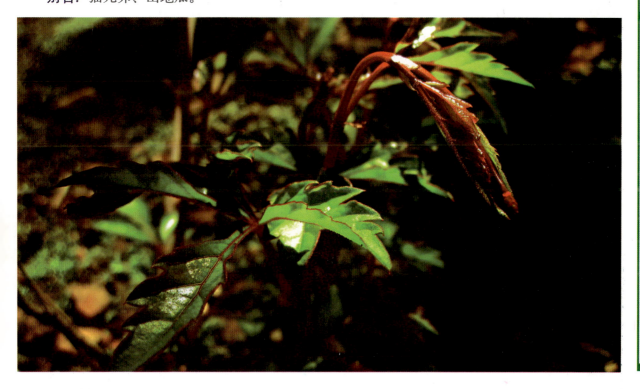

〖现代研究〗

化学成分： 本品含有黏液质和淀粉、酒石酸、龙脑酸、24-乙基甾醇及其糖苷、脂肪酸和酚性化合物。

药理作用： 白蔹有很强的抑菌作用，并有很强的抗真菌效果。所含多种多酚化合物具有较强的抗肝毒素作用及很强的抗脂质过氧化活性。

〖配伍应用〗

痈热毒壅聚、痈疮初起、红肿硬痛者： 可单用为末水调涂敷患处，或与金银花、连翘、蒲公英等同煎内服，以消肿散结；若疮痈脓成不溃者，亦可与苦参、天南星、皂角等制作膏药外贴；若疮疡溃后不敛，可与白及、络石藤共研细末，干撒疮口，如白蔹散（《鸡峰普济方》）。

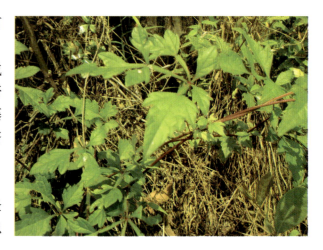

痰火郁结、痰核瘰疬： 常与玄参、赤芍、大黄等研末醋调，外敷患处，如白蔹散（《圣惠方》）；或与黄连、胡粉研末，油脂调敷患处，如白蔹膏（《刘涓子鬼遗方》）。

水火烫伤： 可单用本品研末外敷（《备急方》），亦可与地榆等份为末外用。

手足皲裂： 与白及、大黄、冰片配伍外用。

〖药膳食疗〗

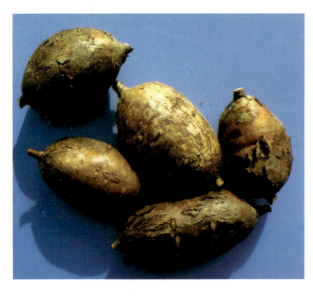

◎ **白蔹川柏方**

原料：白蔹、川柏各等份。

制法：把以上二味共研细末，用酒调为糊状，备用。

用法：擦敷患处。

功效：解毒生肌，燥湿止痛。

适用：冻疮未溃者。

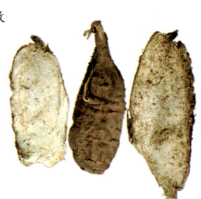

白头翁

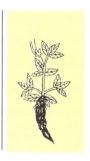

【原文】味苦，温。主温疟；狂易寒热，癥瘕积聚；瘿气；逐血止痛；金疮。一名野丈人，一名胡王使者。生川谷。

〖今 释〗

性味归经：苦，寒。归胃、大肠经。

功效主治：清热解毒，凉血止痢。用于热毒血痢，阴痒带下。

用量用法：9～15克，煎服。鲜品15～30克。外用：适量。

使用禁忌：虚寒泻痢者慎服。

来源：本品为毛茛科植物白头翁的干燥根。

形态特征：宿根草本，根圆锥形，有纵纹，全株密被白色长柔毛，株高10～40厘米，通常20～30厘米。基生叶4～5片，三全裂，有时为三出复叶。花单朵顶生，径约3～4厘米，萼片花瓣状，6片排成2轮，蓝紫色，外被白色柔毛；雄蕊多数，鲜黄色。瘦果，密集成头状，花柱宿存，银丝状。

采收加工：春、秋二季采挖，除去泥沙，干燥。

别名：翁草、野丈人、白头公、老翁花、犄角花、胡王使者。

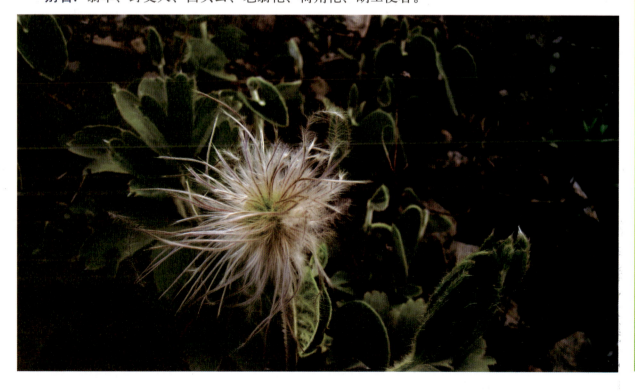

〖现代研究〗

化学成分：本品主要含皂苷，水解产生三萜皂苷、葡萄糖、鼠李糖等，并含白头翁素、2，3-羟基白桦酸、胡萝卜素等。

药理作用：白头翁鲜汁、煎剂、乙醇提取物在体外对金黄色葡萄球菌、绿脓杆菌、痢疾杆菌、枯草杆菌、伤寒杆菌、沙门氏杆菌以及一些皮肤真菌等，均具有明显的抑制作用。本品煎剂及所含皂苷有明显的抗阿米巴原虫作用。本品对阴道滴虫有明显的杀灭作用；对流感病毒也有轻度抑制作用。另外，尚具有一定的镇静、镇痛及抗惊厥作用，其地上部分具有强心作用。

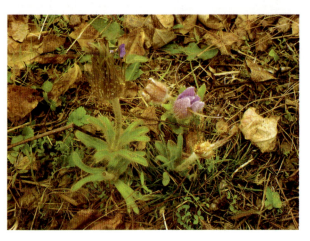

〖配伍应用〗

热痢腹痛、里急后重、下痢脓血：可单用，或配伍黄连、黄柏、秦皮同用，如白头翁汤（《伤寒论》）。

赤痢下血、日久不愈、腹内冷痛：则以本品与阿胶、干姜、赤石脂等同用，亦如白头翁汤（《千金方》）。

痄腮、瘰疬、疮痈肿痛等证：可与蒲公英、连翘等同用。

阴痒带下：与秦皮等配伍，煎汤外洗。

〖药膳食疗〗

◎ **白头翁粥**

原料：白头翁50克，粳米100克。

制法：白头翁加水适量煎汁备用。粳米洗净淘洗干净，如常法制粥，待粥将成，加入白头翁药汁，加糖再煮1~2沸即可服用。

用法：早餐食用。

功效：清热利湿，健脾止泄。

适用：腹泻。

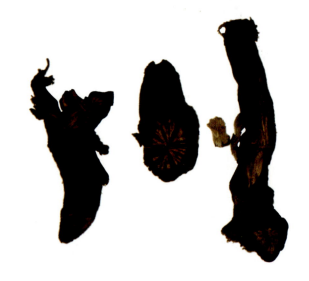

白及

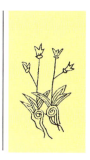

【原文】味苦，平。主痈肿、恶疮、败疽、伤阴死肌；胃中邪气；贼风鬼击，痱缓不收。一名甘根，一名连及草。生川谷。

〖今 释〗

性味归经：苦、甘、涩，微寒。归肺、肝、胃经。

功效主治：收敛止血，消肿生肌。用于咯血，吐血，外伤出血，疮疡肿毒，皮肤皲裂。

用量用法：6～15克，煎服；研末吞服3～6克。外用：适量。

使用禁忌：不宜与川乌、制川乌、草乌、制草乌、附子同用。

来源：本品为兰科植物白及的干燥块茎。

形态特征：多年生草本，高15～70厘米，根茎肥厚，常数个连生。叶3～5片，宽披叶形，长8～30厘米，宽1.5～4厘米。基部下延成长鞘状。总状花序，花紫色或淡红色。蒴果圆柱形，具6纵肋。

采收加工：夏、秋二季采挖，除去须根，洗净，置沸水中煮或蒸至无白心，晒至半干，除去外皮，晒干。

别名：白根、羊角七。

〖现代研究〗

化学成分：本品主要含有菲类衍生物、胶质和淀粉等。

药理作用：白及煎剂可明显缩短出血和凝血时间，其止血的作用与所含胶质有关。对胃黏膜损伤有明显保护作用，溃疡抑制率可达94.8%；白及粉对实验性犬胃及十二指肠穿孔有明显治疗作用，可迅速堵塞穿孔，阻止胃及十二指肠内容物外漏并加大网膜的遮盖；对实验性烫伤、烧伤动物模型能促进肉芽生长，促进疮面愈合；对人型结核杆菌有显著抑制作用，对白色念珠（14231）菌ATFC248和顺发癣菌QM240均有抑制作用。

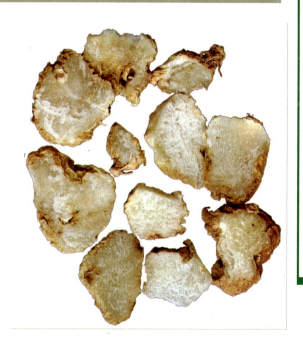

〖配伍应用〗

咯血：可配伍枇杷叶、阿胶等，如白及枇杷丸（《证治准绳》）。

吐血：可与茜草、生地黄、牡丹皮、牛膝等煎服，如白及汤（《古今医彻》）。

衄血：可以本品为末，童便调服，如白及散（《素问病机气宜保命集》），也可以白及末冷水调，用纸花贴鼻窍中，如白及膏（《朱氏集验方》）。

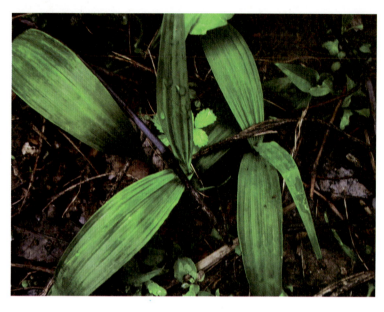

外伤或金创出血：可单味研末外掺或水调外敷，如（《本草汇言》）。

金疮血不止：以之与白蔹、黄芩、龙骨等研细末，掺疮口上，如（《普济方》）。

疮疡初起：可单用本品研末外敷，或与金银花、皂角刺、乳香等同用，如内消散（《外科正宗》）。

疮痈已溃、久不收口者：以之与黄连、贝母、轻粉、五倍子等为末外敷，如生肌干脓散（《证治准绳》）。

手足皲裂：可以之研末，麻油调涂。

水火烫伤：可以本品研末，用油调敷，或以白及粉、煅石膏粉、凡士林调膏外用，能促进生肌结痂。

〖药膳食疗〗

◎ 白及糯米粥

原料：白及粉15克，蜂蜜10克，糯米100克，大枣5个。

制法：用糯米、大枣、蜂蜜加水煮粥至将熟时，将白及粉入粥中，改小火稍煮片刻，待粥汤稠黏时即可。

用法：每日2次，温热食，10日为1个疗程。

功效：补肺止血，养胃生肌。

适用：肺胃出血病，包括肺结核、支气管扩张、胃及十二指肠溃疡出血等。

◎ 白及鸡蛋羹

原料：白及3克，鸡蛋1枚。

制作：将鸡蛋打入碗内，加适量清水、盐；再将白及研为细面，亦倒入碗内，共同搅拌均匀，上笼蒸5分钟左右即可。

用法：每晨服1次。

功效：养肺止血。

适用：肺痨咯血。

海藻

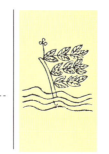

【原文】味苦,寒。主瘿瘤气、颈下核;破散结气;痈肿;癥瘕;坚气腹中上下鸣;下十二水肿。一名落首。生池泽。

【今释】

性味归经:苦、咸,寒。归肝、胃、肾经。

功效主治:消痰软坚散结,利水消肿。用于瘿瘤,瘰疬,睾丸肿痛,痰饮水肿。

用量用法:6~12克,煎服。

使用禁忌:不宜与甘草同用。

来源:本品为马尾藻科植物海蒿子或羊栖菜的干燥藻体。前者习称"大叶海藻",后者习称"小叶海藻"。

形态特征:大叶海藻:多年生褐藻,高15~40厘米,最高可达2米以上。藻体黄褐色,肥厚多汁,干后变黑。固着器由圆柱形假根组成。主干圆柱形,直立,直径1~3毫米,四周互生侧枝和叶。叶棒状,全缘,先端常膨大中空。气囊腋生,纺锤形。

采收加工:夏、秋二季采捞,除去杂质,洗净,晒干。

别名:落首。

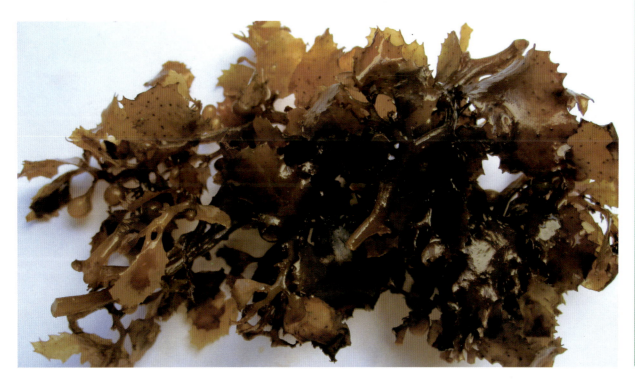

〖现代研究〗

化学成分：羊栖菜和海蒿子均含褐藻酸、甘露醇、钾、碘、灰分等。海蒿子还含马尾藻多糖、岩藻甾醇等。羊栖菜还含羊栖菜多糖A、B、C及褐藻淀粉。

药理作用：海藻因含碘化物，对缺碘引起的地方性甲状腺肿大有治疗作用，并对甲状腺功能亢进，基础代谢率增高有暂时抑制作用。褐藻酸硫酸酯有抗高脂血症作用，又可降低血清胆固醇及减轻动脉粥样硬化。水浸剂有降压作用。海藻中所含褐藻酸有类似肝素样作用，表现为抗凝血、抗血栓、降血黏度及改善微循环作用。羊栖菜对枯草杆菌有抑制作用，海藻多糖对Ⅰ型单纯疱疹病毒有抑制作用。

〖配伍应用〗

瘿瘤：常配昆布、贝母等同用，如海藻玉壶汤（《外科正宗》）。
瘰疬：常与夏枯草、玄参、连翘等同用，如内消瘰疬丸（《疡医大全》）。
睾丸肿胀疼痛：配橘核、昆布、川楝子等，如橘核丸（《济生方》）。

〖药膳食疗〗

◎ **海藻昆布汤**

原料：海藻、昆布各30～40克，调味品适量。

制法：将上述原料放水适量煎半小时，加入调味品服用。

用法：每日1次，分早、晚饮服。

功效：化痰散结。

适用：淋巴瘤等。

◎ **海藻黄豆汤**

原料：昆布、海藻各30克，黄豆50克。

制法：煮汤后调味，喝汤食菜。

用法：当汤佐餐，随意食用。

功效：减脂，降压。

适用：高脂血症、高血压者。

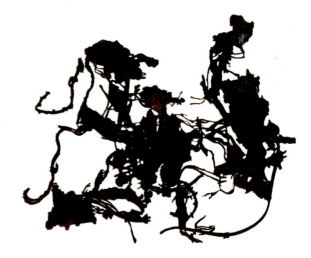

败酱

【原文】味苦，性平。主暴热；火疮赤气；疥瘙、疽、痔、马鞍热气。一名鹿肠。生山谷。

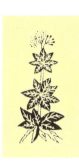

〖今 释〗

性味归经：辛、苦，微寒。归胃、大肠、肝经。
功效主治：清热解毒，消痈排脓，祛瘀止痛。用于肠痈肺痈，疮痈肿毒，产后瘀阻腹痛。
用量用法：6～15克，煎服。外用：适量。
使用禁忌：脾胃虚弱，食少泄泻者忌服。
来源：本品为败酱草科植物黄花龙芽、白花败酱的干燥带根全草。
形态特征：为多年生草木，高60～150厘米。地下茎细长，横走，有特殊臭气；茎枝被脱落性白粗毛。基生叶成丛，有长柄；茎生叶对生，叶片披针形或窄卵形。椭圆形或卵形，两侧裂片窄椭圆形至条形，两面疏被粗毛或近无毛。聚伞圆锥花序伞房状，苞片小，花小，黄色，花萼不明显；花冠筒短，子房下位，瘦果椭圆形，有3棱，无膜质翅状苞片。
采收加工：根春秋季节采挖，去掉茎叶洗净，晒干。全草夏秋采割，洗净晒干。
别名：败酱草。

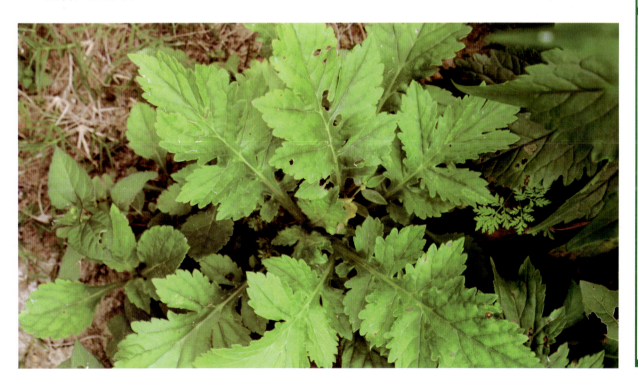

〖现代研究〗

化学成分：黄花败酱根和根茎含齐墩果酸，常春藤皂苷元、黄花龙芽苷、胡萝卜苷及多种皂苷；含挥发油，其中以败酱烯和异败酱烯含量最高；亦含生物碱、鞣质等。白花败酱含有挥发油，干燥果枝含黑芥子苷等；根和根茎中含莫罗念冬苷、番木鳖苷、白花败酱苷等。

药理作用：黄花败酱草对金黄色葡萄球菌、痢疾杆菌、伤寒杆菌、绿脓杆菌、大肠杆菌有抑制作用；并有抗肝炎病毒作用，能促进肝细胞再生，防止肝细胞变性，改善肝功能。尚有抗肿瘤作用。其乙醇浸膏或挥发油均有明显镇静作用。疱疹病毒有抑制作用。

〖配伍应用〗

肠痈初起、腹痛便秘、未化脓者：常与金银花、蒲公英、牡丹皮、桃仁等同用。
肠痈脓已成者：常与薏苡仁、附子同用，如薏苡附子败酱散（《金匮要略》）。
肺痈咳吐脓血者：常与鱼腥草、芦根、桔梗等同用。
痈肿疮毒，无论已溃未溃皆可用之：常与金银花、连翘等配伍，并可以鲜品捣烂外敷，均效。
产后瘀阻、腹中刺痛：单用本品煎服；或与五灵脂、香附、当归等配伍，如（《卫生易简方》）。

〖药膳食疗〗

◎ 败酱草煮鸡蛋
原料：败酱草500克，鲜鸡蛋2个，清水适量。
制法：先将败酱草加水适量制成败酱卤，取败酱卤300毫升放入鸡蛋，煮熟。
用法：喝汤吃蛋，每日1次。
功效：清热解毒，祛瘀消肿。
适用：肠痈肺痈、疮痈肿毒。

◎ 利胆排石茶
原料：金钱草、败酱草、茵陈各30克，白糖适量。
制法：将上味药放入锅中，加清水1000毫升，沸煮后，改用小火煮30分钟，滤去渣，在汁中加白糖即可。
用法：代茶频饮。
功效：解郁消食。
适用：胆结石症者。

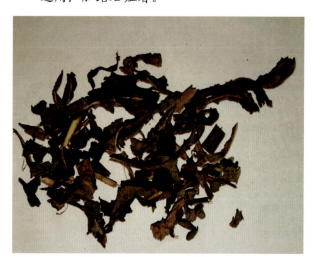

羊桃

【原文】味苦，寒。主燥热身暴赤色；风水；积聚；恶疡；除小儿热。一名鬼桃，一名羊肠。生川谷。

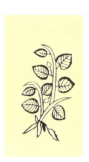

〖今 释〗

性味归经：寒、甘，酸。归脾、胃经。

功效主治：清热生津，利水解毒，下气和中，利尿通淋。主治风热咳嗽，咽痛，烦渴，石淋，口糜，牙痛，疟母，小便不通等。

用量用法：30～60克，煎服；鲜果生食，或饮。外用：适量，绞汁滴耳。

使用禁忌：多吃容易腹泻，会影响食欲及消化吸收力。如果用来制作健康料理，切忌冰凉食用。肾脏病患者尽量别吃。

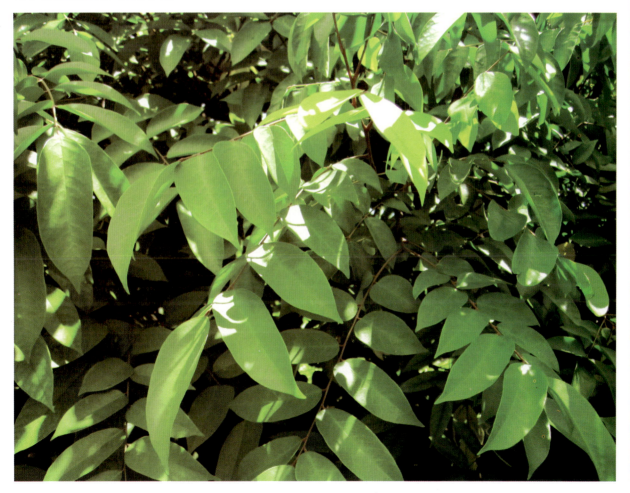

来源：为酢浆草科植物阳桃的果实。

形态特征：乔木高5~12米，幼枝被柔毛及小皮孔。奇数羽状复叶；总叶柄及叶轴被毛，具小叶5~11枚；小叶卵形至椭圆形，先端渐尖，基部偏斜。圆锥花序生于叶腋或老枝上，长约3厘米；花萼5，红紫色，覆瓦状排列，长约3毫米；花冠近钟形，白色至淡紫色，长约5毫米，花瓣倒卵形，旋转状排列；雄蕊10，其中5枚较短且无花药，花丝基部合生；子房5室，具5棱槽，每室胚珠多数。浆果卵状或椭圆状，长5~8厘米，淡黄绿色，光滑。花期7~8月，果期8~9月。

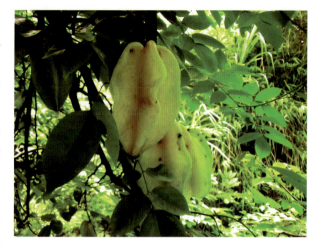

采收加工：秋季采收成熟果实，鲜用或晒干用。

别名：杨桃、鬼桃、洋桃、五敛子、五棱子、蜜桃杨。

〖现代研究〗

化学成分：鲜果肉含水分约91%，含有草酸、柠檬酸、苹果酸、蔗糖、果糖、葡萄糖和痕迹量脂肪。种子含水分25%，油37%。

〖配伍应用〗

风湿痹痛、腰膝酸软等：与独活、牛膝等配伍应用。

肝肾不足、腰膝酸痛、脚膝痿弱无力等：与杜仲、续断等配伍应用。

〖药膳食疗〗

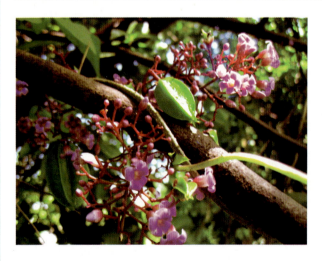

◎ **阳桃蜜饮**

原料：阳桃3~5枚，蜂蜜适量。

制法：将阳桃洗净、切碎，放入砂锅内，倒入适量清水和蜂蜜，煎取汤汁为饮。

用法：每日早、晚各1次。

功效：清热解毒，生津利水。

适用：石淋等。

羊蹄

【原文】味苦，寒。主头秃、疥瘙；除热；女子阴蚀。一名东方宿，一名连虫陆，一名鬼目。生川泽。

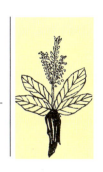

〖今 释〗

性味归经：苦、涩，寒。归心、肝、大肠经。
功效主治：凉血止血，解毒杀虫，泻下。用于血热出血证，疥癣，疮疡，烫伤，大便秘结。
用量用法：10～15克，煎服，鲜品30～45克，外用：适量。
使用禁忌：脾胃虚寒，泄泻不食者切勿入口。
来源：为蓼科植物羊蹄的根。
形态特征：多年生草本，根粗大黄色。茎直立，高1米许。根生叶丛生，有长柄，叶片长椭圆形，长10～25厘米，宽4～10厘米，先端钝，基部圆或带楔形，边缘呈波状；茎生叶较小，有短柄。总状花序顶生，每节花簇略下垂；花被6，淡绿色，外轮3片展开，内轮3片成果被；果被广卵

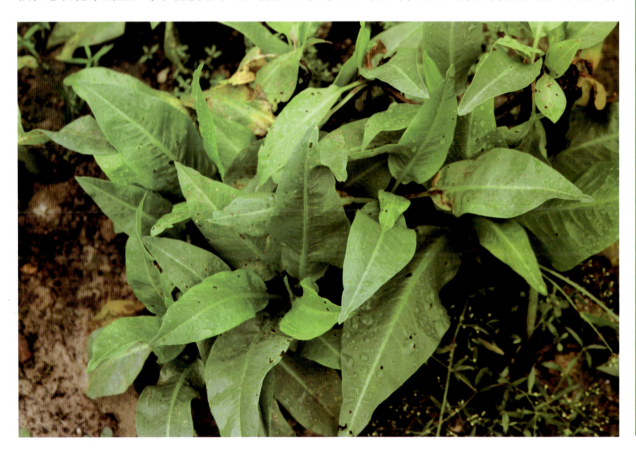

形，有明显的网纹，背面各具一卵形疣状突起，其表有细网纹，边缘具不整齐的微齿。瘦果三角形，先端尖，角棱锐利，长约2毫米，褐色，光亮。有3片增大的果被包覆。花期4月，果熟期5月。

采收加工：全草全年可采，或秋季采割，晒干。

别名：鬼目、土大黄、牛舌头、鸡脚大黄。

〖现代研究〗

化学成分：羊蹄根含大黄酸、大黄酚、大黄素及酸模素等，叶含槲皮苷、维生素C等。

药理作用：大黄酚能明显缩短血凝时间，酊剂对多种革兰阳性和阴性菌及致病真菌有一定抑制作用。所含酸模素对红色毛发癣菌及趾间发癣菌有抑制作用。此外，尚能降压、利胆。

〖配伍应用〗

热郁吐血：以本品与麦冬煎汤饮。

大便下血：常配连皮老姜同用。

疥疮：多以鲜品捣敷患处。

癣：常与枯矾同用，共研末，醋调敷，如羊蹄根散（《医宗金鉴》）。

烫伤：可用鲜品捣敷；或研末油调外涂。

〖药膳食疗〗

◎ **羊蹄根煮肉**

原料：羊蹄根20～30克，猪肉（较肥）120克。

制法：将猪肉切块，与羊蹄根共入砂锅内，加入清水，煮至极烂时，去药渣。

用法：吃肉喝汤。

功效：清热，通便，止血，补虚。

适用：内痔便血。

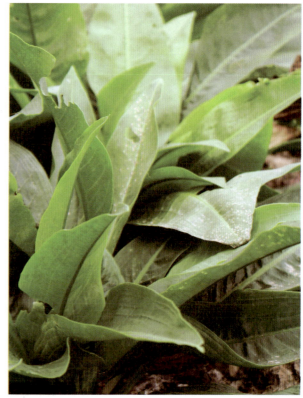

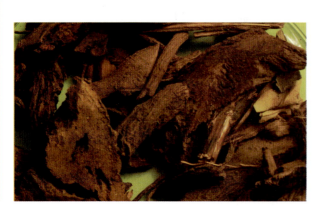

陆英

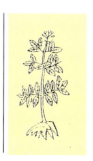

【原文】味苦，寒。主骨间诸痹，四肢拘挛疼酸，膝寒痛；阴痿；短气不足，脚肿。生川谷。

〖今 释〗

性味归经：甘，微苦，平。

功效主治：祛风，利湿，舒筋，活血。主风温痹痛、腰腿痛、水肿、黄疸、跌打损伤、产后恶露不行、风疹瘙痒、丹毒、疮肿。

用量用法：9～15克，鲜品60～120克，煎服。外用：适量，捣敷，或煎水洗，或研末调敷。

使用禁忌：孕妇忌服。

来源：为忍冬科植物陆英的茎叶。

形态特征：高大草本或半灌木，高达2米。茎有棱条，髓部白色。奇数羽状状得叶对生；托叶小、线形或呈腺状突起；小叶5～9，最上1对小叶片基部相互全生，有时还和顶生小叶相连，小

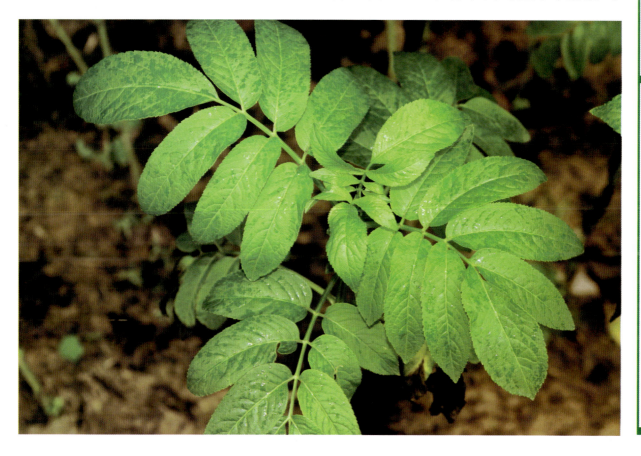

叶片披针形，先端长而渐尖，基部钝圆，两侧常不对称，边缘具细锯齿，近基部或中部以下边缘常有1或数枚遥齿；小叶柄短。大型复伞房花序顶生；各级总梗和花梗无毛至多少有毛，具由不孕花变成的黄色杯状腺体；苞片和小苞片线形至线状披针形，长4~5毫米；花小、萼筒杯状，长约1.5毫米，萼齿三角形，长约0.5毫米；花冠辐状，冠筒长约1毫米，花冠裂片卵形，长约2毫米，反曲；花药黄色或紫色；子房3室，花柱极短，柱头3裂。浆果红果，近球形，长约2.5毫米，表面小疣状突起。花期4~5月，果期8~9月。

采收加工：夏、秋季采收，切段，鲜用或晒干。

别名：接骨草、排风藤、七叶莲。

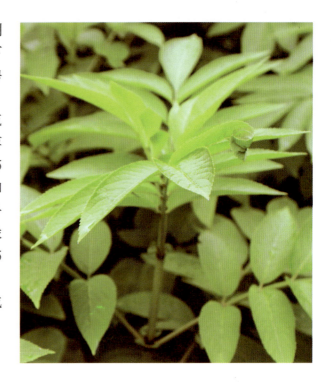

〖现代研究〗

化学成分：陆英全草含黄酮类、酚性成分、鞣质、糖类、绿原酸，种子含氰甙类。

药理作用：镇痛：陆英煎剂70、120、140克/千克灌服，对小鼠热板法试验表明有镇痛作用，其镇痛成分体内半衰期为3.9小时。抗肝损伤：陆英成分熊果酸100毫克/千克皮下注射，对大鼠实验性肝损伤有保护作用，使肝中甘油三酯含量减少，并减轻肝细胞变性及坏死。其他作用：煎剂5克/千克灌胃，并加酒调外敷，对实验性骨折兔，有活血散瘀、增加磷的吸收、促进骨痂骨化的作用。

〖配伍应用〗

荨麻疹：陆英30克煎汤，洗浴或涂擦。

水肿：单用本品，水煎服。

外伤吐血：配伍侧柏叶、地榆，水煎服。

〖药膳食疗〗

◎ **陆英酒**

原料：陆英叶500克，乙醇少许。

制法：将新鲜陆英叶捣烂，加乙醇，炒至略带黄色。然后小火煎6~8小时，挤出药汁过滤，配成45%酒精浓度的药酒500毫升（1:1浓度）便可应用。也可将陆英叶量加倍，按上法制成2:1浓度。

用法：适量，外用。

功效：消肿止痛。

适用：骨折患者。

夏枯草

【原文】味苦，辛，寒。主寒热；瘰疬；鼠瘘；头疮；破癥；散瘿结气；脚肿湿痹；轻身。一名夕句，一名乃东。生川谷。

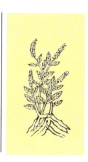

〖今 释〗

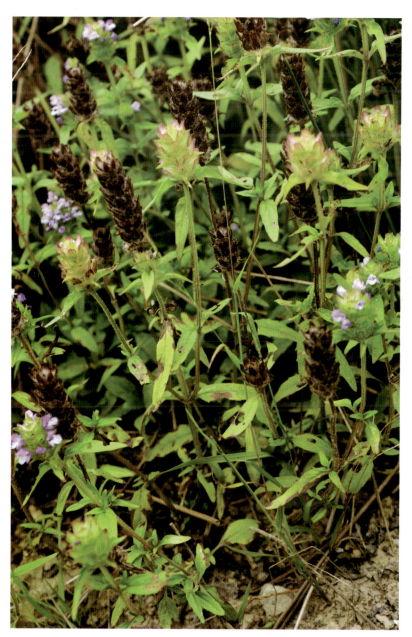

性味归经：辛、苦，寒。归肝、胆经。

功效主治：清肝泻火，明目，散结消肿。用于目赤肿痛，目珠夜痛，头痛眩晕，瘰疬，瘿瘤，乳痈，乳癖，乳房胀痛。

用量用法：9～15克，煎服。或熬膏服。

使用禁忌：脾胃虚弱者慎服。

来源：本品为唇形科植物夏枯草的干燥果穗。

形态特征：多年生草本，有匍匐茎。直立茎方形，高约40厘米，表面暗红色，有细柔毛。叶对生，卵形或椭圆状披针形，先端尖，基部楔形，全缘或有细疏锯齿，两面均披毛，下面有细点；基部叶有长柄。轮伞花序密集顶生成假穗状花序；花冠紫红色。小坚果4枚，卵形。

采收加工：夏季果穗呈棕红色时采收，除去杂质，晒干。

别名：铁色草、羊肠菜、白花草。

〖现代研究〗

化学成分：本品含三萜皂苷、芸香苷、金丝桃苷等苷类物质及熊果酸、咖啡酸、游离齐墩果酸等有机酸；花穗中含飞燕草素、矢车菊素的花色苷、d-樟脑、d-小茴香酮等。

药理作用：本品煎剂、水浸出液、乙醇-水浸出液及乙醇浸出液均可明显降低实验动物血压，茎、叶、穗及全草均有降压作用，但穗的作用较明显；本品水煎醇沉液小鼠腹腔注射，有明显的抗炎作用；本品煎剂在体外对痢疾杆菌、伤寒杆菌、霍乱弧菌、大肠杆菌、变形杆菌、葡萄球菌及人型结核杆菌均有一定的抑制作用。

〖配伍应用〗

肝火上炎、目赤肿痛：可配桑叶、菊花、决明子等同用。

肝阴不足、目珠疼痛、至夜尤甚者：配当归、枸杞子，亦可配香附、甘草用，如夏枯草散（《张氏医通》）。

肝郁化火、痰火凝聚之瘰疬：常配贝母、香附等用，如夏枯草汤（《外科正宗》）。

瘿瘤：常配昆布、玄参等用，如夏枯草膏（《医宗金鉴》）。

乳痈肿痛：常与蒲公英同用（《本草汇言》）。

热毒疮疡：配金银花，如化毒丹（《青囊秘传》）。

〖药膳食疗〗

◎ 夏枯草粥

原料：夏枯草10克，粳米50克，冰糖少许。

制法：夏枯草洗净入砂锅内煎煮，去渣取汁，粳米洗净入药汁中，粥将熟时放入冰糖调味。

用法：每日2次，温热食用。

功效：清肝，散结，降血压。

适用：瘰疬、乳痈、头目眩晕、高血压等。

◎ 夏枯草降压茶

原料：夏枯草10克，车前草12克。

制法：将上味药洗净，放入茶壶中，用沸水冲泡。

用法：代茶频饮。

功效：清热利水，降血压。

适用：高血压、头晕目眩、头痛。

◎ 夏枯草茶

原料：夏枯草30克（鲜品50克）。

制法：夏枯草洗净放入锅内，加水500毫升，煎取药汁300毫升。

用法：每次100毫升，每日3次。

功效：清热平肝。

适用：风火上攻引起的头痛、高血压。

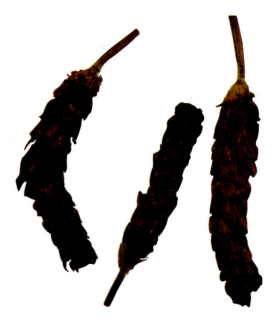

蛇蜕

【原文】味咸,平。主小儿百二十种惊痫瘛疭,癫疾;寒热;肠痔;虫毒;蛇痫。火熬之良。一名龙子衣,一名蛇符,一名龙子单衣,一名弓皮。生川谷及田野。

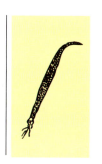

〖今 释〗

性味归经:咸、甘,平。归肝经。

功效主治:祛风,定惊,退翳,解毒。用于小儿惊风、抽搐痉挛、翳障、喉痹、疔肿、皮肤瘙痒。

用量用法:2~3克,煎汤;研末吞服0.3~0.6克。

使用禁忌:孕妇忌服,畏磁石。

来源:本品为游蛇科动物黑眉锦蛇、锦蛇或乌梢蛇等蜕下的干燥表皮膜。

形态特征:本品呈圆筒形,多压扁而皱缩,完整者形似蛇,长可达1米以上。背部银灰色或淡灰棕色,有光泽,鳞迹菱形或椭圆形,衔接处呈白色,略抽皱或凹下,腹部乳白色或略显黄色,鳞迹长方形,呈覆瓦状排列。体轻,质微韧,手捏有润滑感和弹性,轻轻搓揉,沙沙作响。气微腥,味淡或微咸。

采收加工:春末夏初或冬初采集,除去泥沙,干燥。

别名:蛇皮。

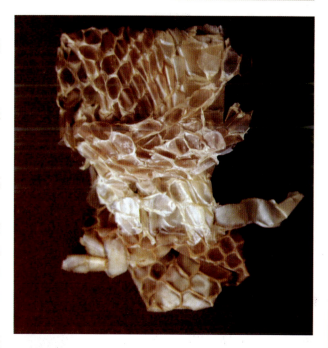

〖现代研究〗

化学成分:锦蛇蜕含骨胶原。

药理作用:蛇蜕提取液灌胃或皮下注射对角叉菜胶引起的大鼠足肿胀有明显的抑制作用,表明具有抗炎作用;蛇蜕提取液在离体实验中显示有一定的抑制溶血作用。

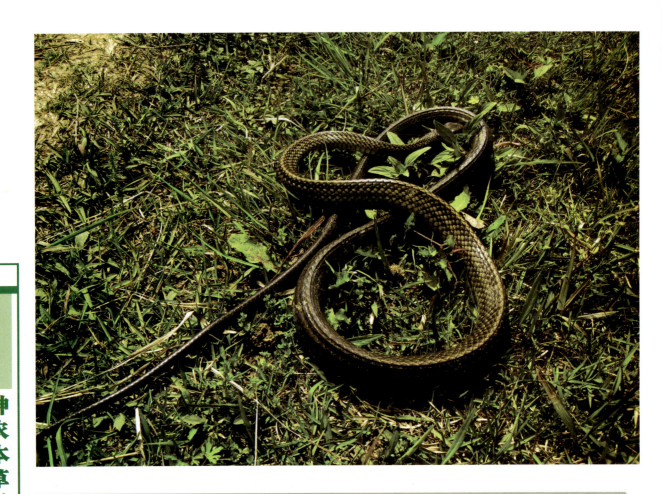

〖配伍应用〗

风痹、手足缓弱、麻木拘挛、不能伸举：常配全蝎、天南星、防风等，如乌蛇丸（《圣惠方》）。

小儿急慢惊风：可与麝香、皂荚等同用，如乌蛇散（《卫生家宝》）。

破伤风之抽搐痉挛：多与蕲蛇、蜈蚣配伍，如定命散（《圣济总录》）。

麻风：配白附子、大风子、白芷等，如乌蛇丸（《秘传大麻风方》）。

干湿癣证：配枳壳、荷叶，如三味乌蛇散（《圣济总录》）。

〖药膳食疗〗

◎ 蛇蜕炒葱白

原料：蛇蜕（拇指粗）3厘米，葱白9厘米。

制法：将上药切碎，炒熟，夹在馒头内食用。此为10岁儿童1次量。

用法：每日1次。

功效：祛风，消肿，散结。

适用：流行性腮腺炎患者。

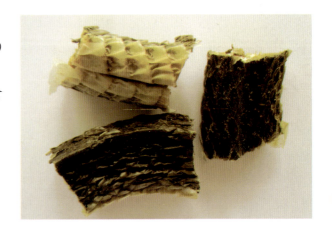

蜈蚣

【原文】味辛,温。主鬼疰;蛊毒;啖诸蛇、虫、鱼毒;杀鬼物老精;温疟;去三虫。生川谷。

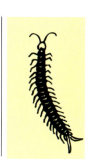

〖今 释〗

性味归经:辛,温;有毒。归肝经。

功效主治:息风镇痉,通络止痛,攻毒散结。用于肝风内动,痉挛抽搐,小儿惊风,中风口㖞,半身不遂,破伤风,风湿顽痹,偏正头痛,疮疡,瘰疬,蛇虫咬伤。

用量用法:3~5克,煎服。研末冲服,每次0.6~1克。外用:适量。

使用禁忌:孕妇禁用。

来源:本品为蜈蚣科动物少棘巨蜈蚣的干燥体。

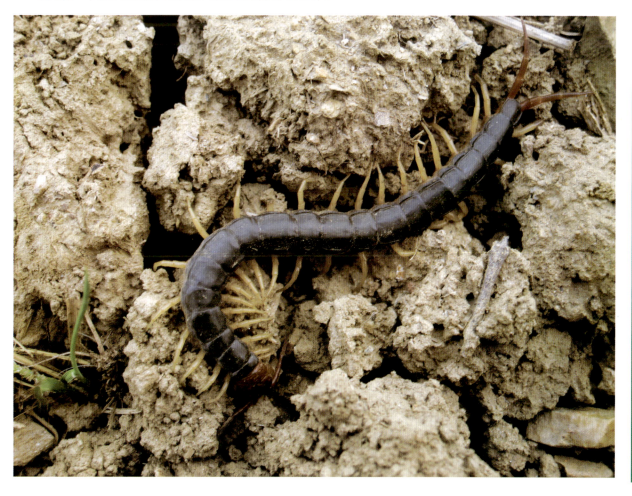

形态特征：本品呈扁平长条形，长9~15厘米，宽0.5~1厘米。由头部和躯干部组成，全体共22个环节。头部暗红色或红褐色，略有光泽，有头板覆盖，头板近圆形，前端稍突出，两侧贴有颚肢一对，前端两侧有触角一对。躯干部第一背板与头板同色。其余20个背板为棕绿色或墨绿色，具光泽，自第四背板至第二十背板上常有两条纵沟线；腹部淡黄色或棕黄色，皱缩；自第二节起，每节两侧有步足一对；步足黄色或红褐色，偶有黄白色，呈弯钩形，最末一对步足尾状。

采收加工：春、夏二季捕捉，用竹片插入头尾，绷直，干燥。

别名：日龙、百足虫、千足虫。

【现代研究】

化学成分：本品含有两种类似蜂毒成分，即组织胺样物质及溶血性蛋白质。含有脂肪油、胆甾醇、蚁酸及组氨酸、精氨酸、亮氨酸等多种氨基酸。尚含糖类、蛋白质以及铁、锌、锰、钙、镁等多种微量元素。

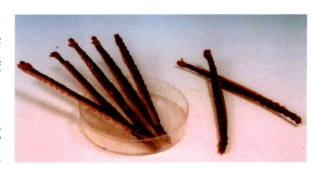

药理作用：蜈蚣水提液对士的宁引起的惊厥有明显的对抗作用；其水浸剂对结核杆菌及多种皮肤真菌有不同程度的抑制作用；蜈蚣煎剂能改善小鼠的微循环，延长凝血时间，降低血黏度，并有明显的镇痛、抗炎作用。

【配伍应用】

小儿急惊风：可配丹砂、轻粉等份研末，乳汁送服，如万金散（《圣惠方》）。

破伤风、角弓反张：配伍南星、防风等同用，如蜈蚣星风散（《医宗金鉴》）。

恶疮肿毒：同雄黄、猪胆汁配伍制膏，如不二散（《拔萃方》）。

瘰疬溃烂：与茶叶共为细末，如（《本草纲目》）引（《枕中方》）验方。

骨结核：配合全蝎、土鳖虫，共研细末内服。

毒蛇咬伤：以本品焙黄，研细末，开水送服；或与黄连、大黄、生甘草等同用。

风湿痹痛、游走不定、痛势剧烈者：常与防风、独活、威灵仙等同用。

久治不愈之顽固性头痛或偏正头痛：多与天麻、川芎、白僵蚕等同用。

【药膳食疗】

◎ **蜈蚣炖泥鳅**

原料：蜈蚣2条，泥鳅4条，豆腐干300克，黄酒、醋、葱末、味精、盐、姜各适量。

制法：将泥鳅洗净，除去内脏，切成段。将豆腐干切成块状，与泥鳅、蜈蚣共放在砂锅内，投入适量食盐、醋和少许姜片，加盖，置于小火上炖，待泥鳅炖酥后，放入黄酒稍焖，即下入葱末、味精，起锅即可食用。

用法：佐餐食用。

功效：补肾壮阳。

适用：阳痿不举。

白颈蚯蚓

【原文】味咸，寒。主蛇瘕；去三虫、伏尸、鬼疰、蛊毒；杀长虫；仍自化作水。生平土。

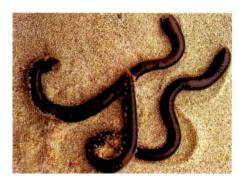

〖今 释〗

性味归经：咸，寒。归肝、脾、膀胱经。

功效主治：清热定惊，通络，平喘，利尿。用于高热神昏，惊痫抽搐，关节痹痛，肢体麻木，半身不遂，肺热喘咳，水肿尿少。

用量用法：5～10克，煎服。

使用禁忌：脾胃虚寒不宜服，孕妇禁服。

来源：为巨蚓科动物参环毛蚓或正蚓科动物背暗异唇蚓等的全体。

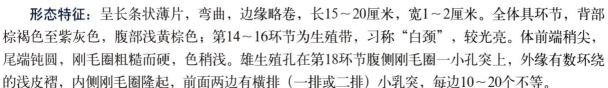

形态特征：呈长条状薄片，弯曲，边缘略卷，长15～20厘米，宽1～2厘米。全体具环节，背部棕褐色至紫灰色，腹部浅黄棕色；第14～16环节为生殖带，习称"白颈"，较光亮。体前端稍尖，尾端钝圆，刚毛圈粗糙而硬，色稍浅。雄生殖孔在第18环节腹侧刚毛圈一小孔突上，外缘有数环绕的浅皮褶，内侧刚毛圈隆起，前面两边有横排（一排或二排）小乳突，每边10～20个不等。

采收加工：春季至秋季捕捉，沪地龙夏季捕捉，及时剖开腹部，除去内脏及泥沙，洗净。晒干或低温干燥。

别名：竖蚕、蜿蚓、地龙。

〖现代研究〗

化学成分：本品含多种氨基酸，以谷氨酸、天冬氨酸、亮氨酸含量最高；含铁、锌、镁、铜、铬等微量元素；含花生四烯酸、琥珀酸等有机酸。还含蚯蚓解热碱、蚯蚓素、蚯蚓毒素、黄嘌呤、次黄嘌呤、黄色素及酶类等成分。

药理作用：蚯蚓水煎液及蚯蚓解热碱有良好的解热作用；热浸液、醇提取物对小鼠和家兔均有镇静、抗惊厥作用；广地龙次黄嘌呤具有显著的舒张支气管作用；并能拮抗组织胺及毛果芸香碱对支气管的收缩作用；广地龙酊剂、干粉混悬液、热浸液、煎剂等，均有缓慢而持久的降压作用；地龙提取物具有纤溶和抗凝作用。此外，地龙还具有增强免疫、抗肿瘤、抗菌、利尿、兴奋子宫及肠平滑肌作用。

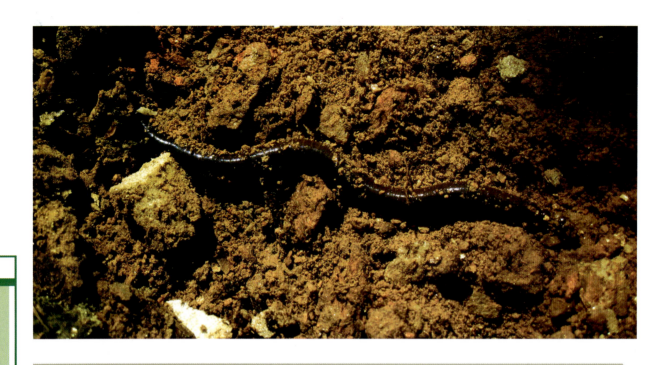

〖配伍应用〗

高热抽搐惊痫：多与钩藤、牛黄、白僵蚕、全蝎等同用。

中风后气虚血滞、经络不利、半身不遂、口眼㖞斜等症：常与黄芪、当归、川芎等配伍，如补阳还五汤（《医林改错》）。

关节红肿疼痛、屈伸不利之热痹：常与防己、秦艽、忍冬藤、桑枝等配伍。

风寒湿痹、肢体关节麻木、疼痛尤甚、屈伸不利等症：则应与川乌、草乌、南星、乳香等配伍，如小活络丹（《和剂局方》）。

邪热壅肺、肺失肃降之喘息不止、喉中哮鸣有声者：与麻黄、杏仁、黄芩、葶苈子等同用。

热结膀胱、小便不通：配伍车前子、木通、冬葵子等同用。

〖药膳食疗〗

◎ **地龙羹**

原料：地龙15克，生地黄汁90毫升，薄荷汁、生姜汁、白蜜各30毫升。

制法：地龙微炒捣细罗为末，与四味汁相和，搅匀。

用法：分温2服。

功效：清心除烦，醒神止狂。

适用：热病、热毒攻心、烦躁狂言、精神不定等。

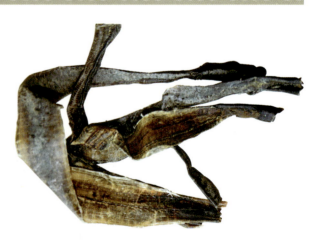

蜣螂

【原文】味咸，寒。主小儿惊痫瘛疭；腹胀；寒热；大人癫疾、狂易。一名蛣蜣。火熬之良。生池泽。

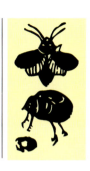

〖今 释〗

性味归经：咸，寒；有小毒。归肝、胃、大肠经。

功效主治：破瘀镇惊，泻下攻毒。用于癥瘕，惊痫癫狂，热毒疮痈，热结便秘。

用量用法：1.5～3克，煎服；或入丸、散。外用研末，调敷或捣敷。

使用禁忌：孕妇忌服。

来源：为金龟子科动物屎壳螂的全虫。

形态特征：虫体呈椭圆形，长3～4厘米，宽1.8～3厘米，黑褐色，有光泽。雄虫较雌虫

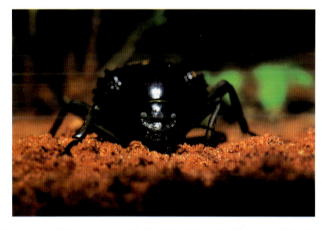

稍大，头部前方呈扇面形，易脱落，中央具角突1支，长约6毫米。前胸背板呈宽关月形，顶部有横形隆脊，两侧各有角突1枚，后胸约占体长的1/2，为翅覆盖。雌虫头部中央及前胸背板横形隆脊的两侧无角状突。前翅革质，黑褐色，有7条纵向平行的纹理，后翅膜质，黄色或黄棕色。足3对，体质坚硬。有臭气。

采收加工：6～8月间晚上利用灯光诱捕，沸水烫死，晒干或烘干。

别名：屎克郎、铁甲将军、推丸。

〖现代研究〗

化学成分：含有毒成分约1%（蜣螂毒素）；有效成分能溶于水、乙醇及氯仿，但不溶于乙醚。100℃加热，经30分钟也被破坏。

药理作用：对呼吸作用：蜣螂毒素。注射于小白鼠后表现不安，数十分钟后因痉挛发作致死；静脉注射于家兔后，血压一时下降，随即上升，呼吸振幅增大，频率加快。对心脏作用：对蟾蜍离体心脏有抑制作用，灌注于蟾蜍的后肢血管，有暂时的扩张作用。对平滑肌作用：对家兔肠管及子宫有抑制作用，对蟾蜍的神经肌肉标本有麻痹作用。

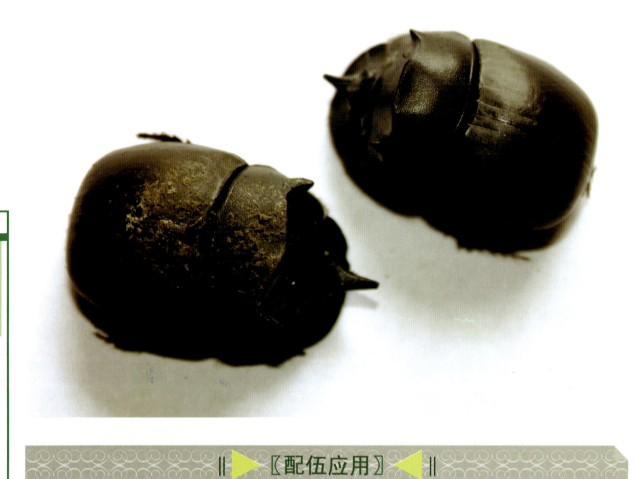

〖配伍应用〗

久疟结为疟母：可与大黄、桃仁、䗪虫等同用。

噎膈、臌胀：可配伍儿茶、明矾、麝香为末内服。

斑蝥

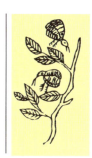

【原文】味辛,寒。主寒热;鬼疰;蛊毒;鼠瘘;恶疮;疽蚀死肌;破石癃。一名龙尾。生川。

〖今 释〗

性味归经:辛,热;有大毒。归肝、胃、肾经。

功效主治:破血逐瘀,散结消癥,攻毒蚀疮。用于癥瘕,经闭,顽癣,瘰疬,赘疣,痈疽不溃,恶疮死肌。

用量用法:0.03~0.06克,炮制后多入丸散用。外用:适量,研末或浸酒醋,或制油膏涂敷患处,不宜大面积用。

使用禁忌:本品有大毒。内服慎用;孕妇禁用。

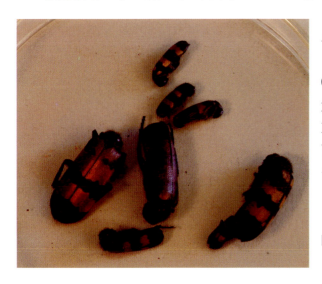

来源:本品为芫青科昆虫南方大斑蝥或黄黑小斑蝥的干燥体。

形态特征:呈长圆形,长1.5~2.5厘米,宽0.5~1厘米。头及口器向下垂,有较大的复眼及触角各1对,触角多已脱落。背部具革质鞘翅1对,黑色,有3条黄色或棕黄色的横纹;鞘翅下面有棕褐色薄膜状透明的内翅2片。胸腹部乌黑色,胸部有足3对。有特殊的臭气。

黄黑小斑蝥:体型较小,长1~1.5厘米。

采收加工:夏、秋二季捕捉,闷死或烫死,晒干。

别名:花斑蝥、花壳虫。

〖现代研究〗

化学成分:主要含有斑蝥素,此外还含有油脂、蚁酸、色素等。

药理作用:斑蝥素有抗癌作用,尤其对小鼠腹水型肝癌及网状细胞肉瘤有抑制作用,它能抑制癌细胞蛋白质的合成,从而抑制其生长分化。斑蝥素的各种衍生物能刺激骨髓而有升高白细胞的作用;斑蝥素还有免疫增强、抗病毒、抗菌以及促雌激素样作用。斑蝥灸对家兔实验踝关节炎有明显消肿作用。此外,斑蝥素可刺激人和动物皮肤发红起泡。

〖配伍应用〗

痈疽肿硬不破：用本品研末，和蒜捣膏贴之，可攻毒拔脓，如（《仁斋直指方》）。

顽癣：以本品微炒研末，蜂蜜调敷，如（《外台秘要》）。

瘰疬、瘘疮：配白矾、白砒、青黛等，研末外掺，如生肌干脓散（《证治准绳》）。

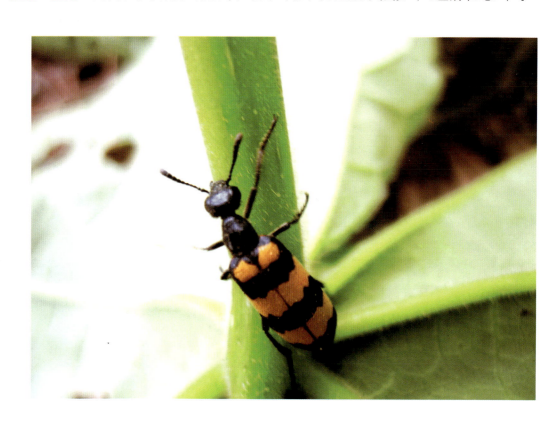

水蛭

【原文】味咸，平。主逐恶血；瘀血月闭；破血瘕积聚，无子；利水道。生池泽。

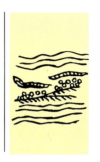

〖今 释〗

性味归经：咸、苦，平；有小毒。归肝经。

功效主治：破血通经，逐瘀消癥。用于血瘀经闭，癥瘕痞块，中风偏瘫，跌仆损伤。

用量用法：1～3克，煎服；研末服，0.3～0.5克，以入丸、散或研末服为宜。或以鲜活者放置于瘀肿局部吸血消瘀。

使用禁忌：孕妇禁用。

来源：本品为水蛭科动物蚂蟥、水蛭或柳叶蚂蟥的干燥全体。

形态特征：蚂蟥呈扁平纺锤形，有多数环节，长4～10厘米，宽0.5～2厘米。背部黑褐色或黑棕色，稍隆起，用水浸后，可见黑色斑点排成5条纵纹；腹面平坦，棕黄色。两侧棕黄色，前端略尖。后端钝圆，两端各具1吸盘，前吸盘不显著，后吸盘较大。

采收加工：夏、秋二季捕捉，用沸水烫死，晒干或低温干燥。

别名：马鳖、红蛭、蚂蝗、肉钻子。

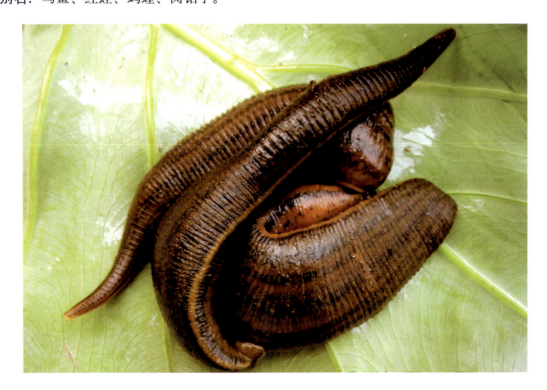

〖现代研究〗

化学成分：主要含蛋白质。唾液中含有水蛭素，还含有肝素、抗血栓素及组织胺样物质。

药理作用：水蛭水煎剂有较强抗凝血作用，能显著延长纤维蛋白的凝聚时间，水蛭提取物、水蛭素对血小板聚集有明显的抑制作用，抑制大鼠体内血栓形成，对弥漫性血管内凝血有很好的治疗作用。水蛭煎剂能改善血液流变学，能降血脂，消退动脉粥样硬化斑块，增加心肌营养性血流量，对抗垂体后叶素引起的心律失常或明显的T波、ST段的变化。促进脑血肿吸收，减轻周围脑组织炎症反应及水肿，缓解颅内压升高，改善局部血循环，保护脑组织免遭破坏。对皮下血肿也有明显抑制作用。水蛭水煎剂对肾缺血有明显保护作用，能降低血清尿素氮、肌酐水平，对升高的血清肿瘤坏死因子有明显的降低作用。水蛭素对肿瘤细胞也有抑制作用。此外，水蛭水煎剂尚有终止妊娠的作用。

〖配伍应用〗

血滞经闭、癥瘕积聚等证：常与虻虫相须为用，也常配三棱、莪术、桃仁、红花等用，如抵当汤（《伤寒论》）；兼体虚者：可配人参、当归等，如化癥回生丹（《温病条辨》）。

跌打损伤：可配苏木、自然铜等用，如接骨火龙丹（《普济方》）。

瘀血内阻、心腹疼痛、大便不通：则配伍大黄、牵牛子，如夺命散（《济生方》）。

〖药膳食疗〗

◎ **水蛭粥**

原料：生水蛭30克，生山药250克，红糖适量。

制法：水蛭研粉，山药研末。每次用山药末20克调匀煮粥，加红糖，送服水蛭粉1～2克。

用法：每日2次。孕妇忌服。

功效：破血逐瘀，通经止痛。

适用：妇女血瘀闭经、癥瘕积聚、跌扑损伤等。

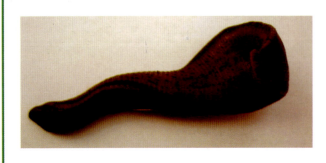
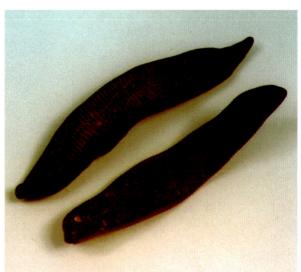

郁核

【原文】味酸，平。主大腹水肿；面目，四肢浮肿，利小便水道。根，主齿龂肿，龋齿，坚齿。一名爵李。生高山、川谷及丘陵上。

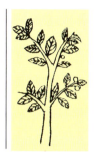

〖今 释〗

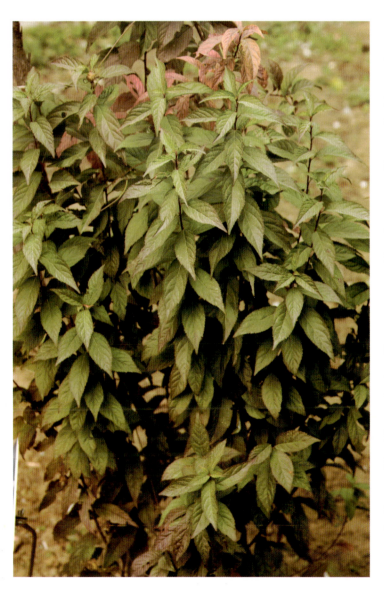

性味归经：辛、苦、甘，平。归脾、大肠、小肠经。

功效主治：润肠通便，下气利水。用于津枯肠燥，食积气滞，腹胀便秘，水肿，脚气，小便不利。

用量用法：6～10克，煎服，打碎入煎。

使用禁忌：孕妇慎用。

来源：本品为蔷薇科植物欧李或长柄扁桃的干燥成熟种子。前二种习称"小李仁"。后一种习称"大李仁"。

形态特征：为落叶灌木，高1～1.5米。树皮灰褐色，唯有小枝纤细，灰褐色，幼时黄褐色，无毛。叶互生，叶卵形或宽卵形，先端长尾状，基部圆形，边缘有锐重锯齿。花与叶同时开放，单生或2朵并生，花梗有稀疏短柔毛。核果近球形，熟时鲜红色，外面无沟。

采收加工：夏、秋二季采收成熟果实，除去果肉及核壳．取出种子，干燥。

别名：郁李仁。

〖现代研究〗

化学成分： 含苦杏仁苷、脂肪油、挥发性有机酸、皂苷、植物甾醇等。
药理作用： 具润滑性缓泻作用，并对实验动物有显著降压作用。

〖配伍应用〗

大肠气滞、肠燥便秘之证： 常与火麻仁、柏子仁、杏仁等同用，如五仁丸（《世医得效方》）。
产后肠胃燥热、大便秘滞： 可与朴硝、当归、生地黄配伍，如郁李仁饮（《圣济总录》）。
水肿胀满、脚气浮肿： 可与桑白皮、赤小豆等同用，如郁李仁汤（《圣济总录》）。

〖药膳食疗〗

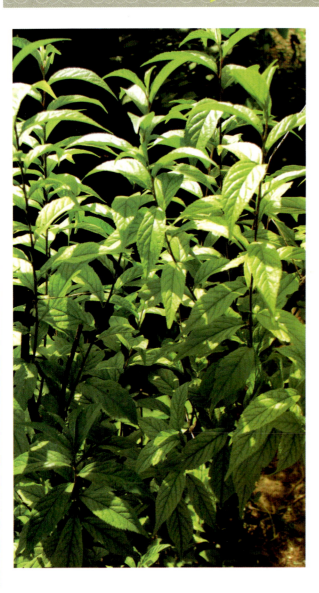

◎ **郁李仁粥**

原料：郁李仁6～15克，粳米30～60克。
制法：先将郁李仁捣烂如泥，水研并绞取药汁，或捣烂后煎取药汁，去渣，加入粳米煮成稀粥。
用法：早餐食用。
功效：润肠通便。
适用：大便干结等。

◎ **郁李柏子粥**

原料：郁李仁、柏子仁各10～15克，粳米50～100克，蜂蜜适量。
制法：先将郁李仁、柏子仁去尽皮、壳、杂质，捣烂，粳米淘净，一起入锅煮粥，待粥将熟时，兑入蜂蜜即可。
用法：每日2次，2～3次为1个疗程。
功效：润肠通便，养心安神。
适用：心悸、失眠、健忘、长期便秘或老年性便秘等。

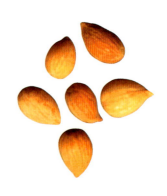

杏核仁

【原文】味甘,温。主欬逆上气雷鸣;喉痹下气;产乳;金疮;寒心贲豚。生川谷。

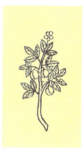

〖今 释〗

性味归经:苦,微温;有小毒。归肺、大肠经。
功效主治:降气止咳平喘,润肠通便。用于咳嗽气喘,胸满痰多,肠燥便秘。
用量用法:5~10克,煎服。生品入煎剂后下。
使用禁忌:内服不宜过量,以免中毒。
来源:为蔷薇科植物杏或山杏等味苦的干燥种子。
形态特征:山杏为乔木,高达10米。叶互生,广卵形或卵圆形,先端短尖或渐尖,基部阔楔形或截形,边缘具细锯齿或不明显的重锯齿;叶柄多带红色,近基部有2腺体。花单生,先叶开放,几无花梗;萼筒钟状,带暗红色,萼片5,裂片比萼筒稍短,花后反折;花瓣白色或粉红色。核果近圆形,果肉薄,种子味苦。核坚硬,扁心形,沿腹缝有沟。
采收加工:夏季果实成熟时采摘,除去果肉及核壳,取种仁,晾干。置阴凉干燥处,防虫蛀。
别名:杏仁、木落子。

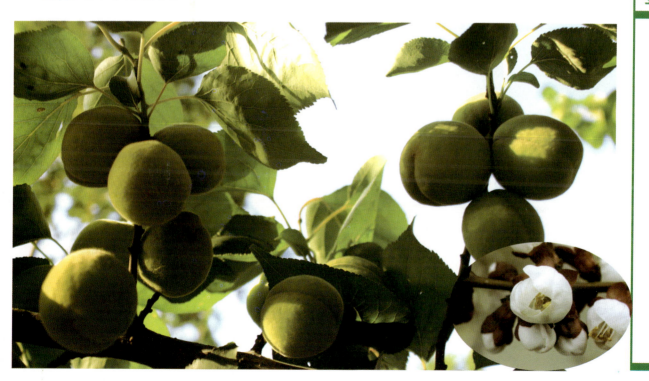

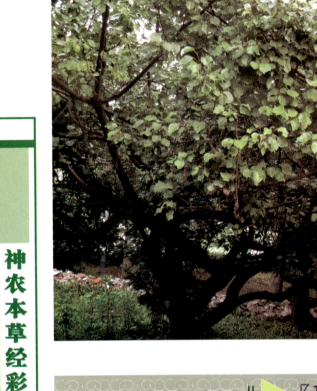
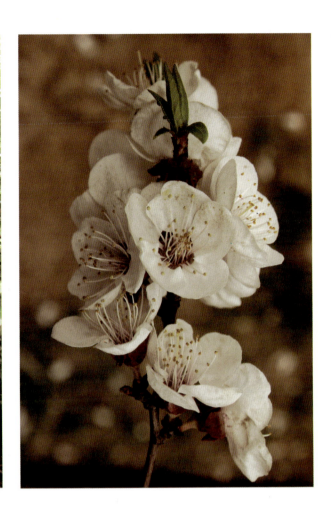

〖现代研究〗

化学成分：本品含苦杏仁苷及脂肪油、蛋白质、各种游离氨基酸。尚含苦杏仁酶、苦杏仁苷酶、绿原酸、肌醇、苯甲醛、芳樟醇。

药理作用：所含苦杏仁苷口服后，在下消化道分解后产生少量氢氰酸，能抑制咳嗽中枢而起镇咳平喘作用。在生成氢氰酸的同时，也产生苯甲醛，后者可抑制胃蛋白酶的活性，从而影响消化功能。苦杏仁苷及其水解生成的氢氰酸和苯甲酸体外试验均证明有微弱抗癌作用。苦杏仁油对蛔虫、钩虫及伤寒杆菌、副伤寒杆菌有抑制作用，且有润滑性通便作用。此外，苦杏仁苷有抗突变作用，所含蛋白质成分还有明显的抗炎及镇痛作用。

〖配伍应用〗

风寒咳喘、胸闷气逆：配麻黄、甘草，以散风寒宣肺平喘，如三拗汤（《伤寒论》）。

风热咳嗽、发热汗出：配桑叶、菊花，以散风热宣肺止咳，如桑菊饮（《温病条辨》）。

燥热咳嗽、痰少难咯：配桑叶、贝母、沙参，以清肺润燥止咳，如桑杏汤（《温病条辨》）、清燥救肺汤（《医门法律》）。

肺热咳喘：配石膏等以清肺泄热宣肺平喘，如麻杏石甘汤（《伤寒论》）。

肠燥便秘：常配柏子仁、郁李仁等同用，如五仁丸（《世医得效方》）。

〖药膳食疗〗

◎ 杏仁粥

原料：杏仁6克，粳米50克，冰糖适量。

制法：先将杏仁去皮研碎，水煎后去渣留汁，然后入粳米、冰糖加水煮粥。

用法：每日2次，温热服食。

功效：宣肺化痰，止咳平喘。

适用：肺热咳喘者。

◎ 杏仁薏苡粥

原料：杏仁10克，薏苡仁30克，粳米50克，冰糖适量。

制法：薏苡仁、粳米分别淘净加水800毫升，大火烧开后，再将杏仁洗净，去皮和冰糖一起放入，转用小火慢熬成粥。

用法：分1～2次服用。

功效：宣肺化痰。

适用：胸闷、咳嗽痰多腥臭者。

◎ 杏仁蜜奶霜

原料：杏仁霜30克，湿淀粉50克，白蜂蜜200克，鲜牛奶500毫升。

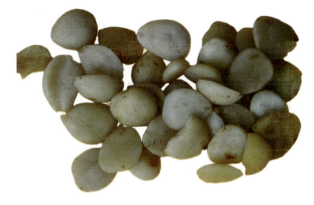

制法：炒锅置中火上，下开水800毫升，放入杏仁霜，煮开后倒入鲜牛奶。继续烧开，下湿淀粉勾成芡汁，加蜂蜜搅匀，起锅入瓷盆内即成。

用法：每服适量。

功效：润肺止咳，润肠通便。

适用：肺燥干咳、肺虚久嗽或体虚肠燥便秘等。

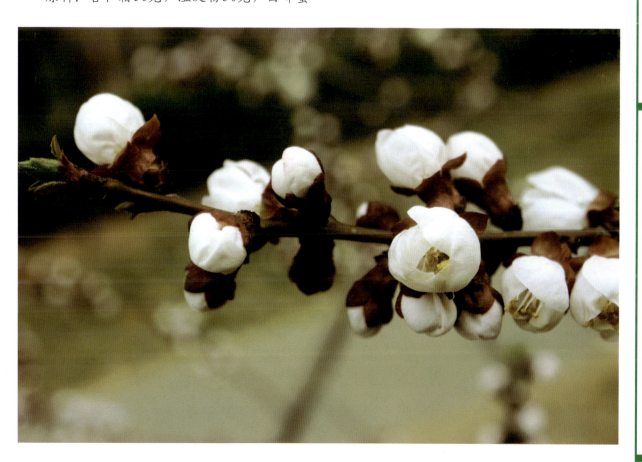

桃核仁

【原文】 味苦，平。主瘀血、血闭癥瘕；邪气；杀小虫。桃花，杀疰恶鬼；令人好颜色。桃枭，微温。主杀百鬼精物。桃毛，主下血瘕，寒热积聚，无子。桃蠹，杀鬼邪恶不祥。生川谷。

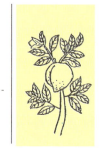

【今 释】

性味归经： 苦、甘，平。归心、肝、大肠经。

功效主治： 活血祛瘀，润肠通便，止咳平喘。用于经闭痛经，癥瘕痞块，肺痈肠痈，跌仆损伤，肠燥便秘，咳嗽气喘。

用量用法： 5～10克，煎服。捣碎用；桃仁霜入汤剂宜包煎。

使用禁忌： 孕妇慎用。

来源： 本品为蔷薇科植物桃或山桃的干燥成熟种子。

形态特征： 种子呈扁椭圆形，先端具尖，中部略膨大，基部钝圆而偏斜，边缘较薄。长1.2～1.8厘米，宽0.8～1.2厘米，厚2～4毫米。表面红棕色或黄棕色，有细小颗粒状突起。尖端

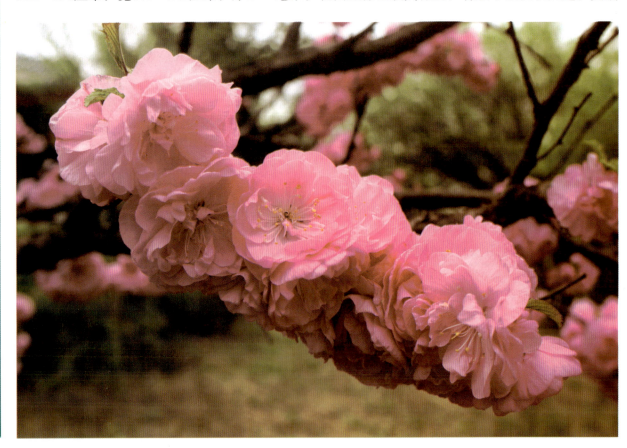

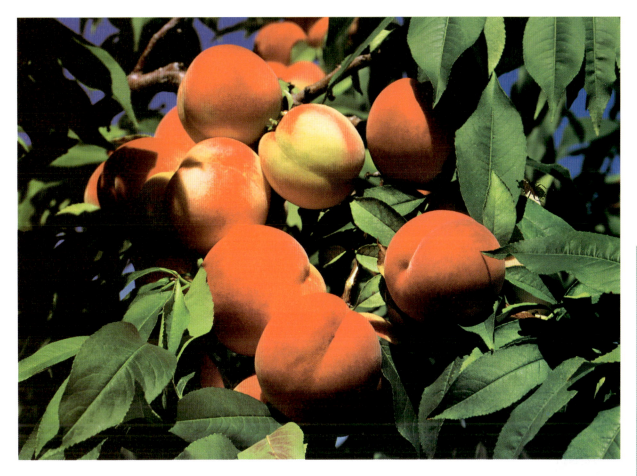

一侧有一棱线状种脐,基部有合点,并自该处分散出多数棕色维管束脉纹,形成布满种皮的纵向凹纹,种皮薄。子叶肥大,富油质。气微,味微苦。

采收加工:果实成熟后收集果核,除去果肉及核壳,取出种子,晒干。

别名:核仁。

〖现代研究〗

化学成分:含苦杏仁苷、苦杏仁酶、挥发油、脂肪油,油中主要含有油酸甘油酯和少量亚油酸甘油酯。

药理作用:桃仁提取液能明显增加脑血流量,增加犬股动脉的血流量,降低血管阻力,改善血流动力学状况。提取物能改善动物的肝脏表面微循环,并促进胆汁分泌。桃仁可使小鼠的出血及凝血时间明显延长,煎剂对体外血栓有抑制作用,水煎液有纤维促进作用。桃仁中含45%的脂肪油可润滑肠道,利于排便。桃仁能促进初产妇子宫收缩及出血。水煎剂及提取物有镇痛、抗炎、抗菌、抗过敏作用。桃仁中的苦杏仁苷有镇咳平喘及抗肝纤维化的作用。

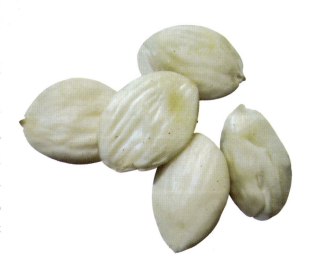

〖配伍应用〗

瘀血经闭、痛经：常与红花相须为用，并配当归、川芎、赤芍等，如桃红四物汤（《医宗金鉴》）。

产后瘀滞腹痛：常配伍炮姜、川芎等，如生化汤（《傅青主女科》）。

瘀血日久之癥瘕痞块：常配桂枝、丹皮、赤芍等，如桂枝茯苓丸（《金匮要略》）；或配三棱、莪术等。

瘀滞较重、须破血逐瘀：可配伍大黄、芒硝、桂枝等用，如桃核承气汤（《伤寒论》）。

跌打损伤、瘀肿疼痛：常配当归、红花、大黄等用，如复元活血汤（《医学发明》）。

肺痈：可配苇茎、冬瓜仁等用，如苇茎汤（《千金方》）。

肠痈：配大黄、丹皮等，如大黄牡丹皮汤（《金匮要略》）。

肠燥便秘证：常配伍当归、火麻仁、瓜蒌仁等用，如润肠丸（《脾胃论》）。

咳嗽气喘：常与杏仁同用，如双仁丸（《圣济总录》）。

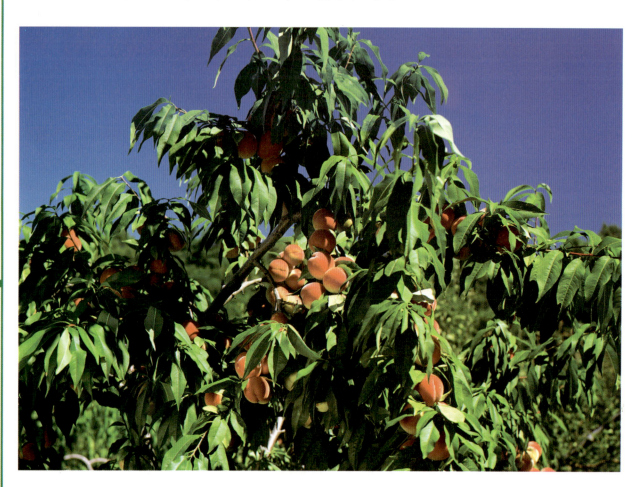

〖药膳食疗〗

◎ **桃仁山楂粥**

原料：桃仁10克，山楂20克，粳米50克。

制法：将桃仁、山楂加水煎汤，去渣取汁，加粳米煮粥。

用法：每日1次顿食，连用1个月。

功效：活血消痈散结。

适用：痤疮、便秘。

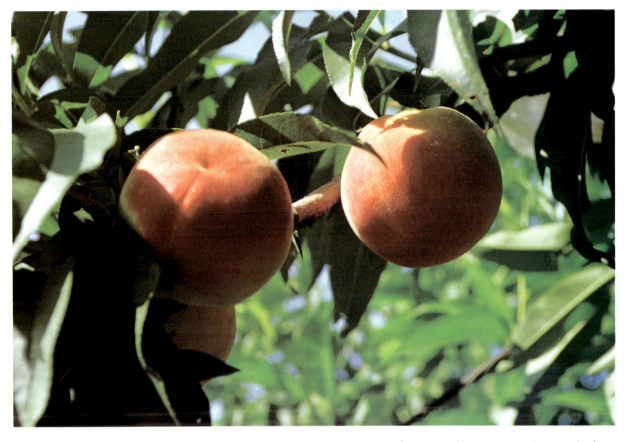

◎ 桃杏仁凉菜

原料：桃仁、杏仁各50克，花生米150克，芹菜250克。

制法：将桃仁、杏仁泡发洗去皮；花生米泡发洗净，加作料共煮熟，勿煮过火；将芹菜洗净切断，用开水焯过待凉，与桃仁、杏仁、花生米拌匀即可。

用法：经常佐餐食用。

功效：宣肺化痰，益气活血。

适用：咳嗽、便秘。

◎ 桃仁红花羹

原料：桃仁、红花各10克，藕粉100克。

制法：将桃仁、红花加水500毫升，煎取浓汁200毫升，再加入藕粉搅拌即成。

用法：经常食用。

功效：活血化瘀。

适用：气滞血瘀经闭、月经不调。

◎ 桃仁粥

原料：桃仁10克，粳米100克。

制法：先将桃仁捣烂如泥加水研汁去渣，与粳米同煮为稀粥。

用法：每日1次，7日为1个疗程。

功效：活血祛瘀，润肠通便。

适用：冠心病、心绞痛、便秘等。

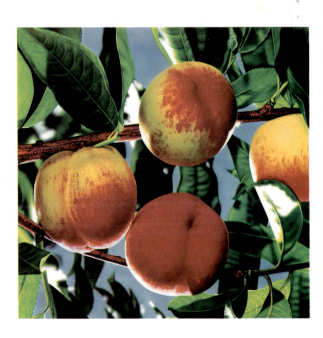

瓜蒂

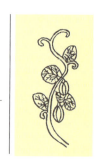

【原文】味苦,寒。主大水,身面四肢浮肿,下水;杀蛊毒;欬逆上气及食诸果病在胸腹中,皆吐、下之。生平泽。

〖今 释〗

性味归经:苦,寒。有毒。归胃经。

功效主治:涌吐痰食,祛湿退黄。用于痰热,宿食,湿热黄疸。

用量用法:2.5～5克,煎服。入丸、散服,每次0.3～1克。外用小量,研末吹鼻,待鼻中流出黄水即停药。

使用禁忌:体虚、吐血、咯血、胃弱、孕妇及上部无实邪者忌用。

来源:为葫芦科甜瓜属植物甜瓜的果梗。

形态特征:一年生蔓草。茎有长粗毛,以卷须缠绕他物而成长。叶柄颇长,花为单性。黄色合瓣花冠,雌雄花同株。果实为浆果,成熟呈黄色,有光泽,有绿色纵线,其蒂之熟者苦味少而效力薄,故入药宜以来熟瓜之蒂,六七月间采之,阴干供药用。

采收加工:甜瓜盛产期,剪取青绿色瓜蒂阴干即可。

别名:苦丁香。

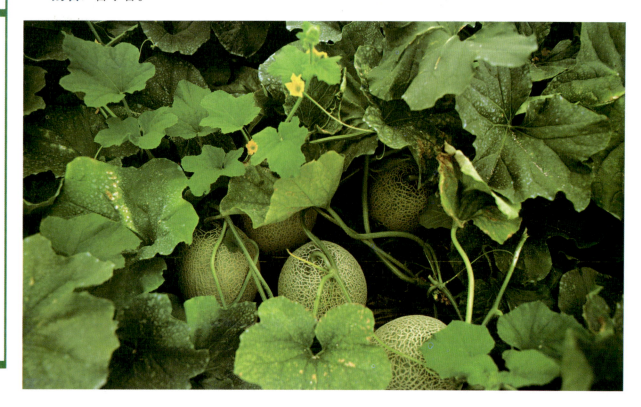

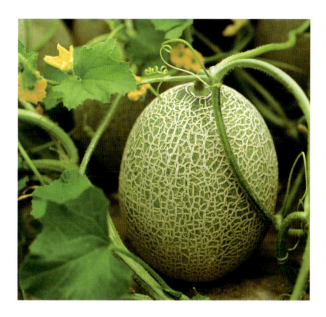
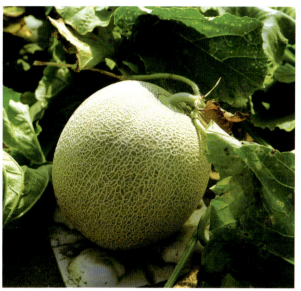

【现代研究】

化学成分：含葫芦素B、E（即甜瓜素或甜瓜毒素）、D、异葫芦素B及葫芦素B苷，尚含喷瓜素。其中以葫芦素B的含量最高（1.4%），其次为葫芦素B苷。

药理作用：甜瓜素能刺激胃感觉神经，反射地兴奋呕吐中枢而致吐；能明显降低血清ALT，对肝脏的病理损害有一定的保护作用，能增强细胞免疫功能；尚能抗肿瘤、降压、抑制心肌收缩力、减慢心率等。

【配伍应用】

宿食停滞胃脘、胸脘痞鞕、气逆上冲者或误食毒物不久，尚停留于胃者：皆可单用本品取吐；或与赤小豆为散，用香豉煎汁和服，如瓜蒂散（《伤寒论》）。

风痰内扰、上蒙清窍、发为癫痫、发狂欲走者或痰涎涌喉、喉痹喘息者：亦可单用本品为末取吐。

【药膳食疗】

◎ 瓜蒂茶

原料：瓜蒂6克，好茶3克。
制法：上捣为末。
用法：每服6克，齑汁调。
功效：化痰止咳。
适用：痰积。

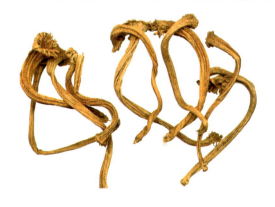

苦瓠

【原文】味苦，寒。主大水，面目、四肢浮肿，下水；令人吐。生平泽。

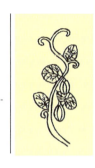

〖今 释〗

性味归经：酸、涩，温。归肺、胃、肾经。

功效主治：止泻，引吐，利水消肿，散结。用于热痢，肺病，皮疹，重症水肿及腹水，颈淋巴结结核。

用量用法：25～50克，煎汤、绞汁，或煮食等。

使用禁忌：脾胃虚寒者，不宜服食。

来源：为葫芦科葫芦属植物葫芦的果实。

形态特征：一年生攀援草本，有软毛；卷须2裂。叶片心状卵形至肾状卵形，长10～40厘米，宽与长近相等，稍有角裂或3浅裂，顶端尖锐，边缘有腺点，基部心形；叶柄长5～30厘米，顶端有2腺点。花1～2果生于叶腋，雄花的花梗较叶柄长，雌花的花梗与叶柄等长或稍短；花萼长2～3厘米，落齿锥形；花冠白色，裂片广卵形或倒卵形，长3～4厘米，宽2～3厘米，边缘皱曲，顶端稍凹陷或有细尖，有5脉；子房椭圆形，有绒毛。果实光滑，初绿色，后变白色或黄色，长数十厘米，中间缢细，下部大于上部；种子白色，倒卵状椭圆形，顶端平截或有2角。花期6～7月，果期7～8月。

采收加工：立冬前后，摘下果实，剖开，掏出种子，分别晒干。

别名：葫芦，胡芦。

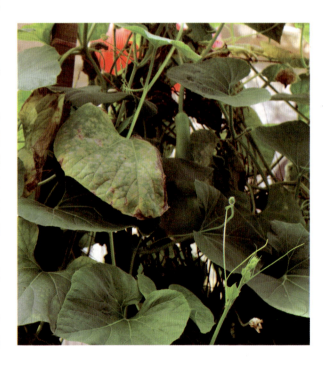

〖现代研究〗

化学成分：含葡萄糖、戊聚糖、胡萝卜素，维生素B、C，脂肪、蛋白质等成分。

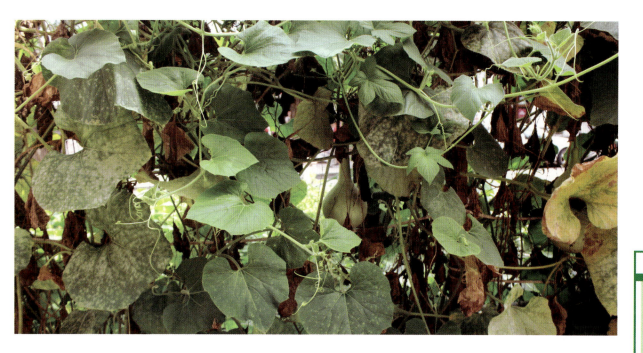

〖配伍应用〗

面目浮肿、大腹水肿等症：与茯苓、猪苓、泽泻等药同用。

〖药膳食疗〗

◎ 青蛙蝼蛄粉

原料：青蛙2只（焙干），蝼蛄7只（焙干），葫芦壳15克。

制法：上三者共研细末。

用法：1次或分2次空腹服，黄酒送下。

功效：利水消肿，清热解毒。

适用：身面浮肿。

◎ 葫芦减肥茶

原料：陈葫芦15克，茶叶3克。

制法：将陈葫芦制成粗末，与茶叶一同放入杯内，用沸水冲泡即成。

用法：频频饮之。

功效：利水，降脂。

适用：肥胖症。

◎ 车前葫芦茶

原料：鲜车前草、鲜葫芦各60克（干品减半）。

制法：将上两味以水煎2次，每次用水400毫升，煎半小时，2次混合。

用法：代茶频饮。

功效：利水消肿，降脂。

适用：急性黄疸型肝炎、急性肾炎、尿路感染。

◎ 葫芦二皮粥

原料：成熟葫芦1个，冬瓜皮30克，西瓜皮30克，红枣15枚，粟米100克。

制法：先将成熟葫芦洗净，剖开后去籽，连皮切碎，与冬瓜皮、西瓜皮共剁成碎末。将红枣洗净，与葫芦、冬瓜皮、西瓜皮碎末同放入砂锅，加水500毫升，用中火煎煮至200毫升。另取粟米，洗净，加水煮1小时，待粟米酥烂，调入葫芦、冬瓜皮、西瓜皮浓煎汁，拌匀，再煮至沸，即成。

用法：早、晚2次分服。

功效：清热利湿消肿。

适用：慢性肾小球肾炎。

附录一：拼音索引

A
阿胶 ··· 133

B
巴戟天 ··· 175
白瓜子 ··· 151
白及 ··· 371
白僵蚕 ··· 288
白颈蚯蚓 ··· 389
白蔹 ··· 367
白术 ··· 30
白头翁 ··· 369
白薇 ··· 239
白鲜 ··· 265
白英 ··· 106
白芷 ··· 237
百合 ··· 249
柏实 ··· 22
败酱 ··· 375
斑蝥 ··· 393
半夏 ··· 341
贝母 ··· 197
萆薢 ··· 225
萹蓄 ··· 319
鳖甲 ··· 294

C
苍耳 ··· 243
柴胡 ··· 78
菖蒲 ··· 37
车前子 ··· 91
川芎 ··· 190
慈石 ··· 160

D
大黄 ··· 304
大枣 ··· 141
代赭石 ··· 302
丹参 ··· 201
当归 ··· 306
地肤子 ··· 99
地榆 ··· 351
冬葵子 ··· 155
独活 ··· 76
杜仲 ··· 69

F
防风 ··· 168
防己 ··· 347
茯苓 ··· 20
附子 ··· 325

G

干地黄	33
干姜	271
甘草	51
葛根	192
狗脊	223
枸杞	84
瓜蒂	406
贯众	357
龟甲	292

H

海藻	373
合欢	2
厚朴	204
胡麻	157
虎掌	363
滑石	14
槐实	82
黄连	179
黄芪	172
黄芩	349

J

鸡头	149
积雪草	331
蒺藜子	101
假苏	329
桔梗	188
菊花	47
瞿麦	231
卷柏	67
决明子	184

K

苦参	212
苦瓠	408
款冬	343
栝楼	199

L

狼毒	317
藜芦	361
连翘	365
楝实	337
凌霄花	259
羚羊角	278
龙胆	62
龙骨	131
龙眼	10
漏芦	110
露蜂房	286
陆英	381
鹿茸	284
络石	60

M

麻黄	335
麦门冬	27
蔓椒	309
蔓荆实	120
茅根	245
梅实	298
牡丹皮	345
牡蛎	135
木香	274

N

凝水石	162
牛黄	282
牛角	280
牛膝	64

女贞实 …………………………………… 122

O
藕实茎 …………………………………… 145

P
蓬蘽 ……………………………………… 139
葡萄 ……………………………………… 137
蒲黄 ……………………………………… 114

Q
茜根 ……………………………………… 103
蜣螂 ……………………………………… 391
秦艽 ……………………………………… 170
秦皮 ……………………………………… 233
青葙子 …………………………………… 359

R
人参 ……………………………………… 54
肉苁蓉 …………………………………… 116

S
桑根白皮 ………………………………… 221
桑螵蛸 …………………………………… 290
桑上寄生 ………………………………… 125
沙参 ……………………………………… 210
山茱萸 …………………………………… 218
商陆 ……………………………………… 321
芍药 ……………………………………… 186
蛇床子 …………………………………… 95
蛇蜕 ……………………………………… 385
射干 ……………………………………… 327
麝香 ……………………………………… 276
升麻 ……………………………………… 241
石膏 ……………………………………… 164

石斛 ……………………………………… 58
石韦 ……………………………………… 227
石下长卿 ………………………………… 118
蜀椒 ……………………………………… 235
薯蓣 ……………………………………… 44
水萍 ……………………………………… 269
水蛭 ……………………………………… 395
酸酱 ……………………………………… 251
酸枣 ……………………………………… 80

T
桃核仁 …………………………………… 402
天麻 ……………………………………… 6
天门冬 …………………………………… 24
通草 ……………………………………… 229
桐叶 ……………………………………… 339
菟丝子 …………………………………… 97

W
王不留行 ………………………………… 112
卫矛 ……………………………………… 257
乌头 ……………………………………… 323
乌贼鱼骨 ………………………………… 296
吴茱萸 …………………………………… 177
蜈蚣 ……………………………………… 387
五加皮 …………………………………… 267
五味子 …………………………………… 181

X
细辛 ……………………………………… 72
夏枯草 …………………………………… 383
辛夷 ……………………………………… 127
杏核仁 …………………………………… 399
续断 ……………………………………… 214
玄参 ……………………………………… 208

旋覆花……………………………… 313

Y

羊桃………………………………… 377
羊蹄………………………………… 379
阳起石……………………………… 166
薏苡仁……………………………… 88
茵陈蒿……………………………… 108
淫羊藿……………………………… 253
榆皮………………………………… 129
禹余粮……………………………… 16
郁核………………………………… 397
远志………………………………… 40

Z

蚤休………………………………… 315
皂荚………………………………… 333
泽兰………………………………… 353
泽漆………………………………… 311
泽泻………………………………… 42
知母………………………………… 195
栀子………………………………… 255
枳实………………………………… 216
猪苓………………………………… 18
竹叶………………………………… 206
紫参………………………………… 355
紫草………………………………… 261
紫菀………………………………… 263

附录二：笔画索引

二画
人参 ………………………………… 54

三画
卫矛 ………………………………… 257
大枣 ………………………………… 141
大黄 ………………………………… 304
女贞实 ……………………………… 122
山茱萸 ……………………………… 218
川芎 ………………………………… 190
干地黄 ……………………………… 33
干姜 ………………………………… 271

四画
丹参 ………………………………… 201
乌头 ………………………………… 323
乌贼鱼骨 …………………………… 296
五加皮 ……………………………… 267
五味子 ……………………………… 181
升麻 ………………………………… 241
天门冬 ……………………………… 24
天麻 ………………………………… 6
巴戟天 ……………………………… 175
木香 ………………………………… 274
水萍 ………………………………… 269
水蛭 ………………………………… 395
牛角䚡 ……………………………… 280
牛黄 ………………………………… 282
牛膝 ………………………………… 64
王不留行 …………………………… 112
贝母 ………………………………… 197
车前子 ……………………………… 91

五画
代赭石 ……………………………… 302
冬葵子 ……………………………… 155
半夏 ………………………………… 341
玄参 ………………………………… 208
瓜蒂 ………………………………… 406
甘草 ………………………………… 51
白及 ………………………………… 371
白头翁 ……………………………… 369
白术 ………………………………… 30
白瓜子 ……………………………… 151
白芷 ………………………………… 237
白英 ………………………………… 106
白颈蚯蚓 …………………………… 389
白薇 ………………………………… 367
白鲜 ………………………………… 265
白僵蚕 ……………………………… 288
白薇 ………………………………… 239
石下长卿 …………………………… 118
石韦 ………………………………… 227
石斛 ………………………………… 58

石膏	164	陆英	381
龙胆	62	鸡头	149
龙骨	131	麦门冬	27
龙眼	10	龟甲	292

六画

决明子	184		
合欢	2		
地肤子	99		
地榆	351		
当归	306		
百合	249		
竹叶	206		
羊桃	377		
羊蹄	379		
肉苁蓉	116		
芍药	186		
防己	347		
防风	168		

八画

卷柏	67		
泽兰	353		
泽泻	42		
泽漆	311		
狗脊	223		
知母	195		
细辛	72		
苦参	212		
苦瓠	408		
茅根	245		
虎掌	363		
败酱	375		
贯众	357		
郁核	397		
青葙子	359		

七画

阳起石	166		
吴茱萸	177		
杏核仁	399		
杜仲	69		
沙参	210		
牡丹皮	345		
牡蛎	135		
皂荚	333		
苍耳	243		
辛夷	127		
远志	40		
连翘	365		
阿胶	133		
附子	325		

九画

厚朴	204		
枳实	216		
枸杞	84		
柏实	22		
栀子	255		
独活	76		
禹余粮	16		
络石	60		
胡麻	157		
茜根	103		
茯苓	20		
茵陈蒿	108		

神农本草经彩色图鉴

Shen Nong Ben Cao Jing Cai Se Tu Jian

蚤休 315

十画

凌霄花 259
夏枯草 383
射干 327
柴胡 78
栝楼 199
桃核仁 402
桐叶 339
桑上寄生 125
桑根白皮 221
桑螵蛸 290
桔梗 188
海藻 373
狼毒 317
秦皮 233
秦艽 170
积雪草 331
通草 229

十一画

假苏 329
商陆 321
旋覆花 313
梅实 298
淫羊藿 253
猪苓 18
续断 214
羚羊角 278
菊花 47
菖蒲 37
菟丝子 97
萆薢 225
蛇床子 95

蛇蜕 385
鹿茸 284
麻黄 335
黄芩 349
黄芪 172
黄连 179

十二画

斑蝥 393
款冬 343
滑石 14
紫参 355
紫草 261
紫菀 263
萹蓄 319
葛根 192
葡萄 137

十三画

慈石 160
楝实 337
榆皮 129
槐实 82
蒲黄 114
蒺藜子 101
蓬蘽 139
蜈蚣 387
蜣螂 391

十四画

漏芦 110
蔓荆实 120
蔓椒 309
蜀椒 235
酸枣 80

酸酱 ………………………… 251

十六画
凝水石 ………………………… 162
薏苡仁 ………………………… 88
薯蓣 ………………………… 44
瞿麦 ………………………… 231

十八画
藕实茎 ………………………… 145

藜芦 ………………………… 361

二十画
鳖甲 ………………………… 294

二十一画
露蜂房 ………………………… 286
麝香 ………………………… 276

附录三：常见病症选药指南

一、常见急症

高热 石膏 知母 柴胡 鲜芦根 大黄 栀子 金银花

心绞痛 丹参 三七 红花 川芎 赤芍 银杏叶 瓜蒌 桂枝 人参

休克 人参 附子 干姜 枳实

昏迷 石菖蒲 郁金

中暑 青蒿 荷叶 藿香 佩兰 香薷 芦根 滑石 白茅根

吐血（呕血） 大黄 白及 三七 海螵蛸 侧柏叶

咯血（咳血） 阿胶 白及 生藕汁 三七

便血 大黄 白及 三七 炮姜 地榆 槐花 海螵蛸

尿血 白茅根 石韦 小蓟 藕节 栀子 蒲黄 仙鹤草

鼻出血 马勃 海螵蛸 藕节 青黛

崩漏 艾叶 阿胶 贯众炭 荆芥炭

外伤出血 白及 三七 马勃 儿茶 海螵蛸 煅石膏

急性喉梗阻 乌梅肉 络石藤

烧烫伤 鲜蒲公英 鲜大蓟叶 地榆 大黄 白及 女贞叶 甘草 石榴皮 紫草 煅石膏 贯众 白蔹 鲜地龙 侧柏叶 青黛 黄连

诸骨鲠喉 威灵仙 淫羊藿

急性阑尾炎 大黄 牡丹皮 薏苡仁 赤芍

急性扁桃体炎 山豆根 射干 马勃 玄参 青果 薄荷 胖大海 板蓝根 桔梗 牛蒡子 大黄 金银花 连翘 丹参

急性结膜炎 青葙子 决明子 夏枯草 黄连 木贼 菊花 龙胆草 白蒺藜 蒲公英 紫花地丁 栀子 车前子

鱼蟹中毒 紫苏 生姜 橘皮汁 鲜芦根汁

毒蕈中毒 生甘草 金钱草 忍冬藤

酒精中毒 葛根 葛花 鲜萝卜汁

砒霜中毒 土茯苓 白芷 防风

汞中毒 土茯苓 金钱草

铅中毒 金钱草 大青叶 贯众 党参 鸡血藤 菊花 甘草 木贼

有机磷杀虫剂中毒 生甘草 滑石粉 洋金花

乌头、附子中毒 黄连 甘草 柿蒂 金银花

半夏、天南星中毒 生姜

巴豆中毒 黄连 大黄 板蓝根

马钱子中毒 乌梅 肉桂 甘草 鸡蛋清

毒蛇咬伤 鲜半边莲 禹白附 鸭跖草 紫花地丁 穿心莲 白花蛇舌草 垂盆草 青木香 金钱草 虎杖

蜂蜇伤 紫花地丁 蒲公英 生半夏

蝎蜇伤 蒲黄 海螵蛸

家犬咬伤 生甘草 地龙 益母草 野菊花 青黛 细辛

二、传染病与寄生虫病

流行性感冒 大青叶 板蓝根 蒲公英 连翘 贯众 野菊花 桑叶 苍术 鲜藿香 鲜佩兰 薄荷 金银花 半边莲 葛根 虎杖 鱼腥草 鸭跖草 艾叶 柴胡 麻黄 桂枝

流行性腮腺炎 大青叶 板蓝根 青黛 金银花 鸭跖草 野菊花 蒲公英 鱼腥草 侧柏叶 地龙 大黄 天南星 苍耳子

肝炎 茵陈蒿 金钱草 鸭跖草 垂盆草 虎杖 栀子 大黄 大青叶 柴胡 秦艽 郁金 五味子 龙胆草 黄连 黄芩 大蓟 三七 矮地茶 山豆根

百日咳 百部 白及 侧柏叶 鱼腥草 穿心莲 黄连 地龙 墨旱莲 厚朴

麻疹 紫草 荆芥 穿心莲 苍耳子 薄荷 牛蒡子 升麻 葛根 金银花 贯众

白喉 黄芩 土牛膝 生地 玄参 白芍 牡丹皮 金银花 连翘 鱼腥草 虎杖 野菊花 甘草 仙鹤草 诃子

肺结核 百部 白及 丹参 大蓟 夏枯草 侧柏叶 黄连 黄柏 艾叶 甘草 仙鹤草 金银花 紫菀 地骨皮 远志 黄精 玉竹 冬虫夏草 艾叶 全蝎 蜈蚣 升麻 枳实 地榆 莱菔子 紫草 矮地茶

淋巴结结核 白头翁 半夏 白附子 槐花 玄参 鳖甲 牡蛎 威灵仙 蜈蚣 禹白附 川贝母 浙贝母 海藻 昆布 生首乌

疟疾 青蒿 柴胡 草果 鸦胆子 豨莶草 常山 槟榔 艾叶 乌梅 鳖甲 仙鹤草 地骨皮 苍耳子 黄芩 黄连 黄柏 龙胆草 苍术 生首乌

流行性脑脊髓膜炎 贯众 鸭跖草 黄芩 黄柏 金银花 板蓝根 紫花地丁

流行性乙型脑炎 大青叶 板蓝根 虎杖 大蓟 金银花 连翘 穿心莲 蒲公英 紫花地丁 知母 栀子 龙胆草 山豆根 黄连 黄芩 黄柏 夏枯草

猩红热 黄芩 黄连

麻风病 小蓟 苍耳草 穿心莲 郁金 大黄 朴硝

痢疾　黄连　马齿苋　鸦胆子　秦皮　白头翁　苦参　鱼腥草　仙鹤草　地榆　穿心莲　虎杖　黄柏　木香　山楂　乌梅　栀子　金银花　黄芩　龙胆草　紫花地丁　蒲公英　白芍　青木香　诃子　大青叶　墨旱莲　大黄　老鹳草

钩端螺旋体病　大青叶　鱼腥草　板蓝根　穿心莲　土茯苓　栀子　黄连　黄芩　黄柏　连翘　地榆　虎杖　金樱子　青蒿

血吸虫病　南瓜子　大戟　丹参　小茴香　苦参　商陆　栀子　花椒　瞿麦

蛔虫病　使君子　苦楝根皮　槟榔　贯众　乌梅　芜荑　榧子　花椒　吴茱萸　薏苡根　石榴皮

丝虫病　威灵仙　桑叶　青蒿　五加皮

蛲虫病　百部　苦楝根皮　使君子　贯众　鹤虱　榧子　花椒　牵牛子　槟榔

绦虫病　石榴皮　仙鹤草　槟榔　鹤草芽　贯众　榧子　鹤虱

钩虫病　槟榔　榧子　苦楝根皮　石榴皮　马齿苋　乌梅　贯众

三、内科病症

感冒（以下伤风感冒）　生姜　葱白　紫苏叶　荆芥　防风　薄荷　淡豆豉　（以下风寒感冒）麻黄　桂枝　紫苏　荆芥　防风　羌活　独活　白芷　细辛　藁本　辛夷　苍耳子　荜澄茄　艾叶　（以下风热感冒）薄荷　牛蒡子　桑叶　菊花　金银花　前胡　蔓荆子　葛根　升麻　柴胡　大青叶　野菊花　（以下暑热感冒）藿香　香薷　佩兰　紫苏　扁豆花　厚朴　荷叶

咳喘（以下寒性咳喘）　麻黄　干姜　细辛　桂枝　白前　半夏　天南星　苏子　白芥子　厚朴　杏仁　紫菀　款冬花　陈皮　远志　莱菔子　旋覆花　五味子　（以下热性咳喘）　浙贝母　瓜蒌　桑白皮　地骨皮　石韦　车前子　鱼腥草　黄芩　瓜蒌　胆南星　竹茹　马兜铃　桑白皮　葶苈子　射干　知母　地龙干　芦根　天花粉　青黛　前胡　（以下虚性咳喘）川贝母　百合　北沙参　南沙参　玉竹　紫菀　款冬花　百部　阿胶　五味子　诃子　乌梅　冬虫夏草　罂粟壳　洋金花　人参　黄芪　党参　山萸肉

大叶性肺炎　生石膏　知母　黄芩　鱼腥草　麻黄　芦根　金银花　连翘　大青叶　山豆根　蒲公英　紫花地丁　青黛　穿心莲

肺脓疡　鱼腥草　桔梗　芦根　薏苡仁　蒲公英　金银花　浙贝母　合欢皮　黄芩　青黛　三七　白及　甘草　黄连　连翘

渗出性胸膜炎　白芥子　葶苈子　桑白皮　甘遂　大戟　夏枯草　黄连

心律失常　苦参　黄连　冬虫夏草　青皮　延胡索　葛根　人参　丹参　甘草　党参　当归　麦冬　附子　桑寄生　仙鹤草　郁金

肺源性心脏病　赤芍　人参　川芎

病毒性心肌炎　丹参　淫羊藿　半夏　太子参　西洋参

高血压病　葛根　菊花　天麻　钩藤　银杏叶　刺蒺藜　罗布麻　汉防己　青木香　大蓟小蓟　槐花　马兜铃　豨莶草　夏枯草　生石决明　地龙　决明子　车前子　地骨皮　丹参　川芎　牡丹皮　益母草　炒杜仲　桑寄生　野菊花　山楂　大黄　吴茱萸　泽泻　黄芩　玉竹　王不留行　栀子　黄精　全蝎　桑白皮　地龙

高脂血症　山楂　荷叶　决明子　大黄　三七　生首乌　泽泻　虎杖　野菊花　茵陈　白罗布麻　枸杞子　葛根　丹参　郁金　穿心莲　益母草　姜黄　蒲黄

冠心病　山楂　丹参　川芎　赤芍　瓜蒌　三七　葛根　红花　补骨脂　银杏叶　附子　仙茅　汉防己　桑寄生　菟丝子　益智仁　月季花　蒲黄　益母草　淫羊藿　人参　茵陈　金银花

低血压　麻黄　枳实　鹿茸　人参　五加皮　黄芪　艾叶　补骨脂　红花　细辛

血栓闭塞性脉管炎　丹参　金银花

呃逆　丁香　柿蒂　刀豆　沉香　荜茇　荜澄茄　威灵仙　山楂　砂仁

呕吐（以下寒呕）　半夏　生姜　吴茱萸　砂仁　木香　丁香　橘皮　柿蒂　刀豆　旋覆花　藿香　佩兰　白豆蔻　草豆蔻　紫苏　沉香　（以下热呕）　黄连　竹茹　芦根　石膏　栀子

胃及十二指肠溃疡、胃酸过多　海螵蛸　甘草　白及　生姜　红花　煅牡蛎　青木香　地龙　蒲公英　大黄

萎缩性胃炎　枸杞子　麦芽　鸡内金

胃下垂　黄芪　升麻　葛根　枳实　石菖蒲

消化不良　山楂　麦芽　谷芽　鸡内金　莱菔子　槟榔　木瓜　神曲　枳实　大黄　青皮

胃脘痛（以下寒痛）　高良姜　生姜　干姜　吴茱萸　荜茇　荜澄茄　丁香　小茴香　花椒　胡椒　白芷　桂枝　肉桂　附子　益智仁　威灵仙　青木香

（以下热痛）黄连　生石膏　白芍　川楝子　枳实　栀子　芦根　郁金　（以下气滞痛）川楝子　佛手　延胡索　香附　木香　砂仁　陈皮　枳壳　乌药　青木香　厚朴

急性胰腺炎　大黄

肝硬化　丹参　鳖甲　莪术　泽兰　王不留行　鸡内金　地龙

胆囊炎　大黄　虎杖　王不留行　金钱草　茵陈　郁金　乌梅　姜黄　枳实　栀子　柴胡　玫瑰花　木香　黄连　黄芩　黄柏　香附

便秘　瓜蒌仁　郁李仁　火麻仁　柏子仁　杏仁　决明子　黑芝麻　紫苏子　当归　生首乌　玄参　麦冬　天冬　大黄　芦荟　牵牛子　甘遂　大戟　商陆　千金子　枳实　槟榔　白术　虎杖

急性胃肠炎　紫苏　藿香　黄连　黄芩　黄柏　葛根　白头翁　马齿苋　苍术　车前子　鱼腥草　仙鹤草　厚朴　陈皮　焦山楂

慢性腹泻　黄芪　党参　白术　茯苓　山药　炒扁豆　炒薏苡仁　芡实　木香　砂仁　益智仁　煨肉豆蔻　附子　肉桂　补骨脂　五味子　吴茱萸　乌梅　五倍子　石榴皮　干姜　炮姜　金樱子　菟丝子　煨诃子　罂粟壳

肠粘连 三七

慢性结肠炎 黄连 苦参 鸦胆子

脱肛 黄芪 升麻 葛根 五倍子 石榴皮 诃子

急性肾小球肾炎 麻黄 猪苓 茯苓 泽泻 车前子(草) 半边莲 萹蓄 瞿麦 石韦 滑石 白茅根 芦根 香薷 鸭跖草 茵陈 益母草 大腹皮 防己 五加皮 桑白皮 生姜皮 淡竹叶 木通 白花蛇舌草

慢性肾炎 黄芪 白术 茯苓 山药 人参 附子 桂枝 菟丝子

尿毒症 大黄 丹参 冬虫夏草

肾病综合征 丹参 雷公藤 鱼腥草

肾性腹水 甘遂 大戟

尿路感染(肾盂肾炎、膀胱炎、尿道炎) 车前子(草) 鸭跖草 木防己 半边莲 地耳草 蒲公英 小蓟 石韦 萹蓄 穿心莲 野菊花 白茅根 黄柏 黄连 关木通 虎杖 垂盆草 土茯苓 滑石 薏苡仁 龙胆草 苦参 大黄

尿潴留 地龙 生姜

遗尿、尿频 益智仁 鸡内金 乌药 覆盆子 补骨脂 海螵蛸 威灵仙 人参 洋金花 沙苑子 菟丝子 淫羊藿 桑螵蛸 山茱萸 莲子 狗脊

乳糜尿 瞿麦 萹蓄 槟榔 射干 桑叶 玄参 黄芪

贫血 鹿茸 当归 熟地 阿胶 枸杞子 龙眼肉 制首乌 夜交藤 鸡血藤 人参 白术 茯苓 党参 大枣 巴戟天 补骨脂 丹参 白芍

血小板减少性紫癜 王不留行 甘草 连翘 商陆 冬虫夏草 当归 白芍 生地 熟地 山茱萸 龙眼肉 赤小豆 花生衣 大黄 三七 白及 仙鹤草 黄柏

白细胞减少症、血小板减少症 鸡血藤 虎杖 黄芪 太子参 白术 当归 阿胶 鹿茸 丹参 生地 熟地 冬虫夏草 枸杞子 五味子 补骨脂 蛇床子 石韦 石斛 玄参 益智仁 女贞子 墨旱莲

过敏性紫癜 雷公藤

阳痿、男性不育症 枸杞 鹿茸 杜仲 淫羊藿 制附子 仙茅 蛇床子 杜仲 巴戟天 人参 黄芪 菟丝子 五加皮 细辛

甲状腺肿大 海藻 昆布 玄参 牡蛎 浙贝母 半夏

糖尿病 山茱萸 五倍子 山药 麦冬 知母 天花粉 玉竹 五味子 葛根 枸杞子 人参 黄芪 白术 苍术 茯苓 黄精 生地 熟地 玄参 制首乌 淫羊藿 泽泻 地骨皮 虎杖 仙鹤草 鸡内金 天冬 南瓜 白芍 乌梅

肥胖病 大黄 决明子 山楂 泽泻 白芥子 枸杞子 荷叶 生首乌

尿崩症 甘草

痛风 忍冬藤 秦艽 防己 豨莶草 制川乌 制草乌 石膏 知母 络石藤

风湿性关节炎、类风湿关节炎 独活 威灵仙 川乌 草乌 防己 秦艽 五加皮 雷公藤 木瓜 伸筋草 老鹳草 桑枝 豨莶草 桑寄生 狗脊 巴戟天 千年健 细辛 牛膝 羌活 防风 苍耳子 藁本 白芷 苍术 天麻 三七 附子 络石藤 虎杖 凌霄花 肉桂 桂枝 薏苡仁 忍冬藤 地龙 全蝎 蜈蚣 生地黄 姜黄 仙茅 川芎 石菖蒲 淫羊藿 马钱子 鸡血藤 夜交藤

头痛、头晕 白芷 川芎 蔓荆子 藁本 葛根 天麻 细辛 羌活 薄荷 枳实 钩藤

偏头痛 全蝎 蜈蚣 天麻 地龙

癫狂、癫痫、惊风 石菖蒲 地龙 全蝎 牵牛子 地龙 胆南星 天南星 禹白附 远志 天麻 蜈蚣 生姜汁

失眠 茯神 酸枣仁 柏子仁 远志 五味子 夜交藤 合欢皮 何首乌 党参 黄芪 白术 黄连 阿胶 麦冬 丹参 百合 莲子心 生栀子 淡竹叶 生地 玄参 半夏 淡豆豉 王不留行 苦参 朱砂 龟甲 龙眼肉

面瘫 禹白附 地龙 全蝎 蜈蚣 天南星 生姜 马钱子 白芥子

脑血栓、中风后遗症 丹参 川芎 赤芍 当归 地龙 全蝎 蜈蚣 葛根 银杏叶 黄芪 桂枝 肉桂 红花

重症肌无力 马钱子 黄芪 白芷

梅核气 紫苏 半夏 马兜铃 厚朴 茯苓 柴胡 郁金 旋覆花 全瓜蒌

自汗 麻黄根 五味子 山茱萸 酸枣仁 人参 黄芪 白术 煅牡蛎

盗汗 知母 黄柏 生地黄 熟地黄 白芍 龟甲 鳖甲 天冬 酸枣仁 牡丹皮 地骨皮 煅牡蛎 山茱萸 麻黄根

四、骨伤、外科病症

跌打损伤、骨折 三七 儿茶 川乌 草乌 虎杖 洋金花 石菖蒲 细辛 续断 月季花 凌霄花 牛膝 泽兰 益母草 红花 姜黄 莪术 川芎 延索 茜草 地耳草 合欢皮 生栀子

急慢性肌肉劳损 仙鹤草 红花 苍耳子

骨髓炎 地榆 虎杖 黄连 蜈蚣 雷公藤 蒲公英

胆结石 金钱草 郁金 鸡内金 大黄 木香

泌尿系结石 金钱草 石韦 萹蓄 瞿麦 虎杖 鸡内金 王不留行

疝气疼痛 小茴香 乌药 木香 吴茱萸 荜澄茄 香附 青皮 延胡索 高良姜 橘核 山楂 川乌头 附子 肉桂

痔疮 地榆 槐花 马兜铃

乳腺炎 蒲公英 瓜蒌 麦芽 浙贝母 鱼腥草 远志

乳腺小叶增生 天门冬

血栓闭塞性脉管炎 丹参 当归 麻黄 地龙 红花 五加皮

痈、疽、疔、疖 金银花 忍冬藤 连翘 蒲公英 紫花地丁 野菊花 穿心莲 大青叶 板蓝根 青黛 贯众 鱼腥草 黄连 黄芩 黄柏 栀子 拳参 半边莲 白花蛇舌草 甘草 大黄 马齿苋 垂盆草 白及 全蝎 蜈蚣 土茯苓 鸭跖草 生半夏 天南星 仙鹤草 益母草 川贝母 浙贝母 远志 合欢皮 生首乌

五、妇科病症

月经失调、痛经、闭经 丹参 川芎 当归 白芍 红花 益母草 泽兰 牛膝 鸡血藤 王不留行 月季花 凌霄花 香附 玫瑰花 肉桂 赤芍 牡丹皮 虎杖 苏木 莪术 矮地茶 茜草 山楂

崩漏、月经过多 荆芥炭 贯众炭 阿胶 大蓟 小蓟 地榆 侧柏叶 三七 茜草 蒲黄 仙鹤草 棕榈炭 藕节 炮姜 艾叶 山茱萸 海螵蛸 五倍子 乌梅炭 龟甲 墨旱莲 鹿角胶

子宫脱垂 升麻 葛根 黄芪 五倍子 金樱子 三七

子宫糜烂、宫颈炎 山豆根 半夏 鱼腥草 马钱子 紫草 益母草 黄柏 金银花 莪术 白带 芡实 莲子 海螵蛸 金樱子 石榴皮 山药 白蔹

念珠菌阴道炎 虎杖 鸦胆子 益母草 黄柏

滴虫阴道炎 百部 苦参 仙鹤草 蛇床子 贯众 鸦胆子 吴茱萸 苦楝根皮 鹤草芽 白头翁

乳汁不通 木通 通草 丝瓜络 续断 王不留行

回乳 麦芽 花椒

妊娠呕吐 砂仁 苏梗 半夏

胎动不安 苏梗 砂仁 黄芩 杜仲 续断 桑寄生 阿胶

子宫肌瘤 莪术

乳头皲裂 白及

产后尿潴留 地龙

产后腹痛 川芎 山楂 当归 红花 益母草 丹参 荔枝核

不孕症 鹿茸 菟丝子 杜仲 巴戟天 附子 仙茅 淫羊藿 人参 黄芪

六、儿科病症

小儿惊风 钩藤 白芍 地龙 制南星 天麻 柴胡 石菖蒲

百日咳 百部 黄连 地龙 马齿苋 侧柏叶

小儿夏季热 青蒿 地骨皮 银柴胡 胡黄连 荷叶 香薷

小儿疳积 使君子 鸡内金 地骨皮 银柴胡

胎毒 黄连 甘草

七、五官科病症

牙痛 细辛　拳参　半夏　茜草　苍耳子　丁香　白头翁　石膏　知母　黄连　荜茇　牛膝

口腔溃疡 白及　五倍子　灯心草　淮山　细辛　吴茱萸　朱砂　仙鹤草　板蓝根

急慢性鼻炎 苍耳子　白芷　辛夷　细辛　丹参　当归

急慢性咽喉炎 桔梗　诃子　薄荷　牛蒡子　山豆根　玄参　麦冬　玉竹　胖大海　半夏　黄连　甘草　板蓝根　丹参　人参叶　石菖蒲　马勃　射干

中耳炎 紫草　半夏　荷叶

耳鸣、耳聋 当归　丹参　红花　葛根　山茱萸　石菖蒲　何首乌

急性结膜炎 黄连　车前子　密蒙花　青葙子　决明子　夏枯草　谷精草　栀子　槐花　秦皮　蒲公英　牡蛎　珍珠母　桑叶　菊花　蔓荆子　木贼

麦粒肿 大黄　鸭跖草　淡竹叶　紫花地丁

视物昏花、白内障 沙苑子　枸杞子　女贞子　菟丝子　石斛　黑芝麻　石决明

夜盲 苍术

脱发 侧柏叶

八、皮肤科病症

湿疹、湿疮 苦参　土茯苓　虎杖　白鲜皮　地肤子　蛇床子　白蒺藜　黄连　黄柏　龙胆草　野菊花　穿心莲　地榆　艾叶　煅紫草　豨莶草　苍术　益母草　滑石　萹蓄　茵陈蒿　花椒　青木香　苦楝皮

风疹 荆芥　防风　苍耳子　刺蒺藜　薄荷　升麻　凌霄花

疥癣 川楝子　苦楝皮　芫荑　凌霄花　百部　石菖蒲

神经性皮炎 生地黄　红花　吴茱萸　苦参

银屑病 乌梅　全蝎　商陆　紫草　槐花　雷公藤　洋金花

寻常疣 乌梅　艾叶　三七　半夏　鸡内金　野菊花　刺蒺藜　蒲公英

扁平疣 地骨皮　板蓝根　香附　鸦胆子　柴胡　紫草　刺蒺藜

鸡眼 半夏　芦荟　鸦胆子　蜈蚣

手足皲裂 白及　甘草

带状疱疹 升麻　王不留行　当归　板蓝根　菟丝子　地龙

稻田性皮炎 川椒　墨旱莲

头虱、体虱 百部

白癜风 马齿苋　乌梅　生姜　刺蒺藜　补骨脂　菟丝子

斑秃 侧柏叶　墨旱莲

带状疱疹 马齿苋　半边莲　当归　王不留行　升麻　地龙　板蓝根　海螵蛸

九、肿瘤

恶性肿瘤 白花蛇舌草 莪术 天花粉 薏苡仁 茯苓 猪苓 瓜蒌 山豆根 射干 汉防己 夏枯草 全蝎 蜈蚣 半边莲 蒲公英 鱼腥草 丹参 赤芍 三七 大蓟 小蓟 鸦胆子 石菖蒲 儿茶 紫草 天南星 威灵仙 补骨脂 女贞子 山茱萸 淫羊藿 半夏 海带 海藻 昆布 瞿麦

食管癌 蜈蚣

肺癌 鸦胆子 蜈蚣 蒲公英 山豆根

胃癌 大黄 蜈蚣 白花蛇舌草

肝癌 莪术 虎杖

白血病 鸡血藤 青黛 莪术

乳腺癌 蜈蚣 夏枯草 蒲公英

子宫颈癌 天南星 蜈蚣 莪术 鸦胆子

绒毛膜上皮癌 天花粉

膀胱癌 山豆根

癌症疼痛 罂粟壳

附录四：识别植物四字诀

一、看

看，就是指认真、细致地观察植物的全貌，掌握其根、茎、叶、花和果的特征。看的内容包含植物的形、色、"眼"、点、毛、刺、翅、卷须及断面等特点。"看"是认识植物最重要的手段之一。常用的"看"的方法有以下九种：

1. 看形 植物的叶形是多种多样的。仅叶的全形，就有针形、条形、披针形、镰形、矩圆形、卵形、心形、肾形、圆形、三角形、菱形、楔形、匙形、扇形、提琴形、钻形、剑形、带形、管形、鳞形等二十多种。若看叶的顶端、基部、边缘、叶脉及叶序，那就更是丰富多彩了。正因如此，植物名称中，就有很多是依叶形而命名的。如半边旗的叶，上边无分裂，下边有梳状分裂，就像古代的旗子一样；石莲花的基生叶呈莲座状，像一朵用粉蓝玉石雕琢的莲花一样；梵天花通称"狗脚迹"，它的叶子就像狗的脚痕印在叶上一样；落地生根的叶边缘有芽眼，很容易落地生根发叶；半枫荷下面的叶半边像荷叶，半边像枫叶。还有金钱草、马鞍藤、掌叶榕、马褂木、破布叶、犁头尖、金鸡脚、佛甲草、马甲子、蜈蚣草等等，都是根据叶的特征来命名的。

许多植物往往会因为生长环境的改变而发生叶的变异和变态的情况，如山银花，植株下部叶常呈羽状分裂，上部叶却是椭圆形、全缘。水毛茛的沉水叶是丝状全裂，气生叶却是深裂。

有些植物幼苗期和成熟期的叶变异也相差很大。如橄榄的幼苗几片分叉的叶就像七叶一枝花；小檗幼苗期的叶子全为叶形，但在以后的生长过程中，再长出的叶却逐渐转变呈刺形。植物茎的体形也是各具特色，大多数植物的茎是圆柱形的，而有的扁得似腰带，如扁担藤；有的呈三角形，如香附子、咸水草、水蜈蚣等莎草科植物；有的呈四方形，如紫苏、薄荷、益母草等唇形科植物。有些植物，茎上的节明显膨大，如爵床科、禾本科、蓼科以及苋科的牛膝、土牛膝等。有些植物的叶凋落后，会在茎上留下明显的叶痕，如麻楝、大叶合欢、木棉、木薯等，特别是木兰科、榕属植物，它们的枝条有很多托叶遗下的环痕，所有这些都是识别这类科属植物的重要特征之一。厚朴、肉桂、杜仲等植物茎的栓皮很厚，而白千层的树皮像很多白纸一样，一片片地剥落。许多植物就是根据茎的形状而得名，如仙人掌、竹节蓼、霸王鞭、蟹爪兰、佛肚竹、过江藤等。

植物花的形状也是丰富多彩、各具特色的。如半边莲的花开放时就很像半边荷花，花冠偏向一侧；白鹤灵芝的花白色、唇形、花冠长筒状，生在叶腋或枝头，就像成群展翅的白鹤。另外，绣球、红掌、鹰爪、玉叶金花、一串红、鹤望兰、马鞭草、吊灯花、鸡蛋花等都是以花的形状命名的。

植物果实的形状也是千差万别的。如山芝麻的蒴果就像家种的芝麻一样；算盘子的果实像许多红色的算盘珠；灯笼草的果实被膨大的花萼包藏着，形状似灯笼；羊角拗因两个双生的果实连在一起形似羊角，类似羊角拗的果实在夹竹桃科和萝藦科中很常见。在植物家族里，以果实形状命名的也很多，如佛手柑、龙珠果、磨盘草、人心果、翼核果、面包树、鸡蛋果、菠萝蜜、腊肠树、刀豆、蛇瓜等。

植物根的形状也是各不相同的。紫茉莉的根形状像老鼠，所以有"入地老鼠"的俗称；猪仔笠的块根呈纺锤形或球形，很像小猪的形状；乌头的根则呈不规则圆锥形，略弯曲，形似乌鸦头。还有龙须藤、多须公、土茯苓、金毛狗、山乌龟、百眼藤、拳参等等都是以根的形状而命名的。

2.看色 有些植物的叶、花和苞片的颜色十分特殊，让人一看就可以认识。如三白草开花的时候，顶端的三片叶子会全变白；一品红冬月花际，顶端几片较狭的叶子会全变红；雁来红的叶暗紫色，但只要秋天一到，大雁南飞的时候，顶叶就会变为鲜红色，十分壮观；鸳鸯茉莉花初开时紫蓝色，以后会变为白色。有些外形相近的植物，也可以通过辨色来区别，如狗肝菜与红丝线很相似，但是狗肝菜的叶很绿，干后还是青的，红丝线的干后变黑。冬青科和卫矛科植物的叶子很相似，但冬青科的植物在火上一烘会出现黑色弧圈。除此而外，以色命名的植物有紫苏、血苋、叶下红、虎舌红、红背桂、花叶芋、银边桑、洒金榕、豹斑竹芋、金边虎尾兰等。

3.看"眼" 植物叶子上的腺体，茎上的皮孔通称为"眼"。利用看"眼"的方法可以区别叶形很相似的不同植物，如肖梵天花和刺蒴麻的叶形十分相似，但肖梵天花的叶柄顶部有一个凹陷的腺体，可与刺蒴麻区别；水团花和风箱树的花很相似，但因前者茎上有皮孔而区别。叶、茎长"眼"的植物不少，如巴豆、石栗、乌桕、山乌桕、千年桐、梵天花等植物叶柄均有腺体；苦楝、银合欢、裸花紫珠、梅叶冬青等植物茎上有皮孔。

4.看点 有些植物的叶子上散生着一些凸起的痣点。如把大沙叶植物透光一看，叶上的痣点就像星星一样布满叶面，所以也称"满天星"；含芳香油植物如桃金娘科、芸香科的植物，它们的叶片散布有很多油点，而这些通常都是辨识植物的依据。如九里香和米兰的叶子很相似，没有开花时就很难区别，但前者叶片在阳光下一看，整叶布满了油点。

5.看毛 马鞭草科中很多植物如大叶紫珠、野枇杷、红紫珠的枝、叶上生有茸毛、绒毛、星状毛；全缘紫珠、裸花紫珠枝叶有褐色绒毛；杜虹花、珍珠枫叶背密生黄褐色星状毛。以毛命名的植物也不少，如毛稔、毛冬青、毛相思子、毛药红淡、毛野扁豆、毛排钱草、锦毛葡萄、黏毛黄花稔、毛果算盘子等。

6.看刺 蔷薇科、芸香科、五加科、小檗科、仙人掌科的植物常常生长有刺，有的还因刺而得名。如芸香科的勒党又被称为"鹰不泊"，冬青科的枸骨又叫"鸟不宿"，都是因为它们的枝、叶上长有许多硬刺，使鸟无法在上面落脚做窝而得名。

7.看翅 许多植物的茎、叶有翅。翅茎白粉藤的茎在棱上就有狭翅，六棱菊的叶子下延成包茎的翅，葫芦茶的叶柄有翅很像倒置的葫芦一样，而柑橘属植物的叶柄也多有翅，在叶的分类上均属单身复叶。盐肤木和漆树也很相似，但可以依据前者的叶上有翅来与后者区别。

8.看卷须 葡萄科植物在与花枝位置相当的地方会长出卷须，这是茎的变态；葫芦科植物的茎也会变为卷须，但它却位于叶腋内，在叶腋内长出卷须的还有苏木科羊蹄甲属的很多种植物。由叶变态为卷须的也不少，如豌豆及菝葜科的植物。

9.看断面 在识别植物时，折断根、茎，观察断面是很有必要的。如杜仲的枝在折断后不但会有乳液流出，还可见白色细丝和片状心；鳢肠的茎折断后伤口流出的汁液呈黑色；鸡血藤、大血藤、山鸡血藤切断后都会流出红色的像血一样的汁液，但不同之处是：鸡血藤是皮下、木质的每一层都流，大血藤是整个断面流，山鸡血藤只是皮下流"血"，而且流出量少。

二、摸

摸，就是利用手触摸、揉捻的办法来观察和区分植物。很多植物经过这一摸一揉后就能很快被辨认出来，如锡叶藤的叶表面粗糙而涩，又称"涩叶藤"；木贼、笔管草的茎也很涩，可以用来打磨金属，所以又叫"锉草"。有些植物如薜荔、榕树、铁榄、番薯、掌叶榕、飞扬草、水同木、狗牙花、千根草、人心果、盆架树等，摘下叶片后，叶子就会流出白色乳汁。姜黄、栀子、黄花倒水莲、线纹香茶菜的叶子揉后会有黄色的汁液；鳢肠的叶揉后汁液会变为黑色；红丝线、大红花、风箱树的叶子撕烂后，用开水一泡就呈红色；黄葵、蓝果、黄麻、南五味子、大红花、潺槁树等植物的叶揉后会有黏性；冬青科和卫矛科的植物叶柄拉断后会有胶质丝。

三、嗅

嗅，就是利用鼻子仔细嗅一嗅植物各个部位挥发出来的气味，并根据不同气味来鉴别类似植物，实现这一步往往需要把叶揉碎或剥开果实或切断根茎等。如毛麝香有麝香的气味；山香、薄荷、山薄荷、球花毛麝香有薄荷味；六棱菊、艾纳香呈冰片味；罗勒、野香薷、毛罗勒有香草味；天胡荽、野芫荽有芫荽味；蒌叶、海风藤有胡椒辣味；鱼腥草、罗勒有鱼腥味；毛鸡屎藤、鸡屎藤揉叶有鸡屎臭味；山苍子的根既有豆豉气味，又有姜味，所以有"豆豉姜"之称；樟、阴香、黄樟的叶及豺皮樟的根都有香樟味；香茅的叶揉捻后会有姜味；毛大丁草会有煤油味；桢桐、臭牡丹、臭茉莉很相似，但桢桐的叶子不臭，臭牡丹的叶子还没有揉捻就十分臭，而臭茉莉的叶子揉捻后才有臭味。

四、尝

尝，就是用嘴舌来尝植物的味道，根据舌、喉的具体感觉来辨别植物。如胡椒、辣椒、鹰不泊、山肉桂、飞龙掌血、九里香、姜类等有辛辣味；金纽扣的花蕊、九里香的叶子、两面针的皮有麻舌感；扛扳归、酢酱草、马齿苋、酸果藤的叶有酸味；三桠苦和穿心莲的叶、黄连的根、铁冬青的皮都很苦；秤星树、余甘子的根先苦后甜；相思藤、野甘草的叶有甘味；龙须藤、大血藤、桃金娘、番石榴、锡叶藤、算盘子等的根有涩味；猪仔笠、牛大力藤的根有薯味。尝的方法应在经验丰富的人的指导下进行，一般情况下，尝试微量又不吞咽，是不容易引起中毒的，但对某些毒性较大或生物碱含量高的植物，如钩吻、海芋、巴豆、洋金花、土半夏、天南星、白木香(种子)等，千万不能用尝的方法尝试。

附录五：古今计量单位对照与换算

一、古代重量单位对照表

1厘：约等于0.03125克。
1分：约等于10厘（0.3125克）。
1钱：约等于10分（3.125克）。
1两：约等于10钱（31.25克）。
1斤：约等于16两（500克）。

二、古代医家用药剂量对照表

1方寸匕：约等于2.74毫升，或金石类药末约2克；草本类药末约1克。
1钱匕：约等于5分6厘，或2克强。
1刀圭：约等于1方寸匕的1/10。
1撮：约等于4圭。
1勺：约等于10撮。
1合：约等于10勺。
1升：约等于10合。
1斗：约等于10升。
1斛：约等于5斗。
1石：约等于2斛或10斗。
1铢：一两等于24铢。
1枚：以体积较大者为标准计算。
1束：以拳头尽量握足，去掉多余部分为标准计算。
1片：以1钱的重量作为1片计算。
1茶匙：约等于4毫升。
1汤匙：约等于15毫升。
1茶杯：约等于120毫升。
1饭碗：约等于240毫升。

三、古今计量单位的换算

朝代	古一斤合今的克数
周	228.86
秦	258.24
西汉	258.24
新莽	222.73
东汉	222.73
魏	222.73
西晋	222.73
东晋	222.73
南齐	334.1
梁陈	222.73
北魏	222.73
北周	250.56
隋	668.19
唐	596.82
五代	596.82
宋	596.82
元	596.82
明	596.82
清	596.82